中药整合药理学

主编　许海玉　杨洪军

科学出版社

北京

内 容 简 介

整合药理学是许海玉、杨洪军于2014年提出的新概念，该概念也引起了中医药学界的广泛关注，相关研究人员纷纷开展相关研究。本书紧跟最新进展，注重原创发现，强调应用转化的原则，对中药整合药理学相关研究工作及成果进行了梳理和总结。本书作为中药整合药理学的创新概念和示范应用研究专著，从中药整合药理学的提出背景、核心理论、研究策略、研究方法、应用领域等方面进行了系统论述。本书分为3部分共14章，第1章和第2章介绍中药整合药理学的研究概论；第3章至第9章介绍中药整合药理学的研究内容；第10章至第14章介绍中药整合药理学的研究应用。

本书获得国家自然科学基金重点项目（项目编号：81830111）及陕西国际商贸学院优秀学术著作基金项目支持，可供中医药类院校、科研院所及其制药企业的教师、科研人员及本科以上学历学生参考使用。

图书在版编目（CIP）数据

中药整合药理学 / 许海玉，杨洪军主编. —北京：科学出版社，2021.1
ISBN 978-7-03-067114-1

Ⅰ. ①中… Ⅱ. ①许… ②杨… Ⅲ. ①中药学–药理学–研究 Ⅳ. ①R285

中国版本图书馆 CIP 数据核字（2020）第 239521 号

责任编辑：刘　亚　鲍　燕 / 责任校对：王晓茜
责任印制：李　彤 / 封面设计：北京蓝正合融广告有限公司

科 学 出 版 社 出版
北京东黄城根北街 16 号
邮政编码：100717
http://www.sciencep.com
北京虎彩文化传播有限公司 印刷
科学出版社发行　各地新华书店经销
*
2021 年 1 月第　一　版　开本：787×1092　1/16
2022 年 7 月第三次印刷　印张：20
字数：468 000
定价：128.00 元
（如有印装质量问题，我社负责调换）

编委会名单

序 一

　　中药是中华民族在长期的医疗实践中发现、总结、凝练而成的宝贵财富，是我国古代优秀文化遗产的重要组成部分。当前，中医药发展迎来良好机遇，"传承精华，守正创新"是国家对中医药发展作出的重要指示。中药是复杂性科学，方剂是中药临床治疗的主要形式和手段，是中医理法方药的核心环节，揭示方剂物质实体与机体生命活动的关系及其复杂交互规律，是中药现代研究的关键科学问题之一。

　　面对方剂组成的复杂性和生物效应表达的多样性，本书作者于2014年提出了中药整合药理学概念，即通过多学科知识交叉触合，强调"宏观与微观"、"体内与体外"、"药代与药效"多维整合研究，系统揭示中药多成分与机体相互作用及其整合规律，这是中医药发展的重要路径。同时本书作者以元胡止痛方为范例，建立了"肠吸收-活性评价-数据挖掘"体外联用模型和"化学指纹-代谢指纹-网络药理学"整合药理学研究体系，并于2015年出版了著作《整合药理学——元胡止痛方探索研究》。研究项目《基于整合药理学策略的"中药成分群-体内过程-药效活性"的关联性研究》获中国中西医结合学会科技进步一等奖。近年来，积极利用互联网、大数据、人工智能等新技术促进了整合药理学的进一步发展，作者构建的中医药百科全书（ETCM）在国际知名期刊 *Nucleic Acids Res* 上发表，并且建立的具有中医药特色的中药整合药理学网络计算平台（TCMIP V2.0），得到《中国中药杂志》和国际期刊 *Frontier in Pharmacology* 的响应，已在国际国内产生了一定影响。

　　本书系统梳理了中药整合药理学研究工作及科研成果，从中药整合药理学的发展历程、核心理论、研究策略、研究方法、应用领域等方面进行了全面论述。本书突出科学前沿和转化应用，强调系统性，坚持实际工作基础并启发和开拓读者的思路，对整合药理学提出了一系列的新观点和新见解，预示未来研究的热点和新方向。

　　整合药理学是中药学的一个极具前瞻性和前景性的分支，是在中医药理论指导下，实现宏观与微观相结合和互补共参的有效路径。相信在广大中医药学者共同努力和推动下，整合药理学将为传统中药原创理论科学内涵的揭示，证候生物学基础的诠释，中医理、法、方、药四个环节的融合，中药新药创新研究等方面做出贡献，在继承传统医药知识和吸收现代医药知识基础上，成为中药学创新发展的新模式和新方法。

鉴于此，书稿付梓之际，我欣然为序以表肯定及鼓励。

国医大师
北京中医药大学终身教授 颖正华

2020 年 10 月 21 日

序　二

　　整合医学（holistic integrative medicine，HIM）是未来医学发展的必然方向和必由之路，是医学发展大势所趋。中医药学凝聚着深邃的哲学智慧，充满了中华民族几千年的健康养生理念及其实践经验，是中国古代文化的瑰宝，也是打开中华文明宝库的钥匙。中医药讲整体，是宏观的整体概念。中医药的现代化和国际化发展，需要从微观的物质基础和分子机制方面来研究，然后对研究结果进行整合，这是中医药学基础及临床研究的必然路径。

　　近代中药研究取得了巨大进步，在还原论思想的指导下，中药研究是先进行系统化学分离再进行药效评价，或者在药效活性指导下进行化学分离，青蒿素等重磅药物就是通过这种方式发现的，此方式也一直在推动中药现代研究发展与进步。但是，单体药物不是中药主要研发模式，脱离了中药整体论思想，未体现中药配伍理论。且通过分离纯化通常难以发现有效单体，往往是纯度越高，活性越低。因此，近年来十分重视中药整体研究。随着分析技术快速发展，相关技术对化学成分的定性和定量能力明显提升，研究人员也开始针对中药体内外药效物质进行整体化学系统表征研究。同时，随着系统生物学和网络药理学的发展，研究人员开始在系统的分子水平上诠释中药对证候或疾病网络的干预与调控作用。但是，中药"化学成分群–体内过程–药效活性"之间缺乏"完整证据链"，存在严重的"碎片化"现象，这是中药现代研究面临的关键问题之一，也是瓶颈问题。

　　中药研究贵在整合，中药作为一个复杂体系，强调"多成分、多途径、多靶点"整合调节作用，但目前沿用的西药药理学的研究思路和方法，缺乏有效模式和方法学体系。中药研究难在整合，而整合药理学为中医药研究带来了新的机遇与挑战，通过多学科知识交叉与整合，强调"宏观与微观""体内与体外""药代与药效"多维整合研究，系统揭示中药多成分与机体相互作用及其整合规律，是中医药发展必然方向和必由之路。中药研究赢在整合，以元胡止痛方为范例，建立"肠吸收–活性评价–数据挖掘"体外联用模型和"化学指纹–代谢指纹–网络药理学"整合药理学研究体系，2015年在"科学出版社"出版了《整合药理学——元胡止痛方探索研究》。《基于整合药理学策略的"中药成分群–体内过程–药效活性"的关联性研究》获得了中国中西医结合学会科技进步一等奖。近年来，积极利用互联网、大数据、人工智能等新技术发展起来的整合药理学，不仅在中医药百科全书（ETCM）得到认可，而且在国际知名期刊 *Nucleic Acids Res* 发表，由该理论建立的具有中医药特色的中药整合药理学网络计算平台，得到《中国中药杂志》和国际期刊 *Frontier in Pharmacology* 的响应，已在国际国内产生了一定影响。

作为整合医学的重要组成部分，整合药理学是中药现代研究的一个创新理念，体现了"既一分为二，又合二为一"之哲学思想，是系统论与还原论有机结合的有效路径，开创了中药复杂体系作用解析新模式和新方法。希望整合药理学在广大中医药学者共同努力和推动下，成为理论思想创新、研究技术先进、学术影响广泛、人才队伍不断壮大的一门新兴的交叉学科，成为中医药学一个极具前瞻性和前景性的分支，为丰富整合医学的内涵，拓展其应用做出贡献。

是为序

中国工程院院士

第四军医大学原校长

中国工程院原副院长

美国医学科学院外籍院士

2020 年 10 月 10 日

序　三

　　方剂是中医临床治疗的主要形式和手段，是中医理法方药的核心环节，是在"辨证立法"基础上形成的"有制之师"，进而发挥"以平为期"的和谐效应。揭示方剂物质实体与机体生命活动的关系及其复杂交互规律，是中药现代研究的关键科学问题之一。为此，本书作者于 2014 年提出的中药整合药理学概念，并以元胡止痛方为范例，建立了"肠吸收–活性评价–数据挖掘"体外联用模型和"化学指纹–代谢指纹–网络药理学"整合药理学研究体系，并于 2015 年出版了著作《整合药理学——元胡止痛方探索研究》。同时，研究项目《基于整合药理学策略的"中药成分群–体内过程–药效活性"的关联性研究》获中国中西医结合学会科技进步一等奖。

　　面对方剂组成的复杂性、生物效应表达的多样性、"物质–效应"关联的模糊性和不确定性，方剂作用原理如何由"黑箱模式"转化为"白箱模式"成为当前研究的重要发展方向。整合药理学是中药复杂系统分子作用解析的有效策略及方法，它强调"宏观与微观""整体与局部""体内与体外"以及"药动与药效"等多维度、多层级的整合研究。特别体现了在以生物技术革命为代表的第四次浪潮的时代背景下，利用互联网、大数据、人工智能为代表的新技术驱动整合药理学发展的新趋势。在整合药理学理念指导下，作者团队建立了权威的、开放共享的中医药大数据平台——中医药百科全书（ETCM）和具有中医药特色的中药整合药理学网络计算平台，创建了基于数据和算法驱动的中药代谢产物鉴定方法（TCM-DI）、中药药代动力学预测方法（TCM-ADMEpred）等研究方法，并将其应用于脑心通胶囊等中成药的质量标志物发现、分子机制阐释等研究，产生了一系列的科研成果。

　　中医药属于复杂性科学，我本人在 2002 年把复杂性科学的思维和理论引入到中医药的研究之中，主持国家自然科学基金首次立项的中医药复杂性课题，应用复杂系统的"熵"理论探讨了脏腑关系、方证相关等中医药领域的重大问题。中药整合药理学具有动态性、关联性、开放性等特点，强调从定性到定量对中药复杂作用进行系统解析，其本质上是复杂性科学的基本研究方法之一。

　　我认为，中药整合药理学还需要在理论、方法和技术上不断创新与完善。本书对整合药理学的发展历程、核心理论、主要研究方法、研究成果等进行了系统的论述。该书的出版对开展中医药特色的药理学研究有着积极的推进作用。在此之际，希望有识之士共同努力促使整合药理学进一步发展成为药理学的一个极具前瞻性和前景性的学科分支，为推动中医药现代化和国际化发展作出应有的贡献。

鉴于此，欣然为之作序。

中国工程院院士
中国中医科学院院长

2020 年 10 月 15 日

《整合药理学——元胡止痛方的探索研究》

序　一

　　中药方剂学是中医药学的重要组成部分,体现中医理论整体观和辨证论治的思想,周光召先生曾提出:"中医学有理论,中医理论是现象理论,一是指导实践,二是原创思维。"为了从中药中发现中医原创思维,揭示其科学价值,杨洪军、许海玉两位博士在《中国中药杂志》针对中药方剂的现代研究,提出了"整合药理学"策略,并以元胡止痛方为模式方剂进行示范性研究。主要内容如下:在化学指纹方面,开展元胡止痛方的化学指纹图谱和多指标含量测定研究等;在代谢指纹方面,进行了该方剂肠吸收研究、血清和脑脊液药物化学研究以及多成分药代动力学研究等;在药理活性方面,开展了网络药理学研究、整体药效学评价和体外药理学评价等。以此为基础,构建"化学指纹–代谢指纹–网络靶标"和"肠吸收–活性评价–数据挖掘"两位一体的研究体系,其研究结果为实现基于活性成分的质量控制、临床适应症的优化,具有较强的理论和实践意义,该项研究获得"中西医结合学会科技进步一等奖"。

　　我在主持国家973项目《方剂关键科学问题的基础研究》中,就十分强调整合,提出"方剂的潜能蕴藏于整合之中,不同饮片、不同组分,不同化合物的不同配伍,具有不同的效应,要探讨多组分和多靶位的相关性。针对全息病证,融合对抗、补充、调节于一体,发挥增效减毒与减毒增效的和谐效应"。以杨洪军为代表的年轻科技工作者,针对中药研究中存在着的"碎片化"问题,形成一体化的研究方案,以元胡止痛方为范例开展整合研究。虽然研究处在起步阶段,但是,提出一个创新的研究模式,体现了系统论与还原论的统一,能够在系统论指导下进行还原分析。

　　中药整合药理学研究刚刚起步,以元胡止痛方示范研究开了个好头,我希望杨洪军团队和他的同道共同努力,在实践中不断摸索经验,在理论上不断探寻,在方法和技术上不断提高,使之在将来能成为中药药理学一门新兴三级学科。

　　在《整合药理学——元胡止痛方的探索研究》成书之际,谨志数语,爱为之序。

中国工程院院士

中国中医科学院名誉院长　王永炎

2015年6月

《整合药理学——元胡止痛方的探索研究》

序　二

　　中药方剂是中医临床治疗的主要形式和手段，是中医理论整体观和辨证施治的最佳体现，探索中药方剂的化学物质实体与机体生命活动的交互规律，是揭示其科学内涵，发现中医原创思维科学价值的基本路径。当前，"中药成分群–体内过程–药效活性"的之间关联性不强，存在着严重的"碎片化"现象，为此，杨洪军、许海玉两位博士提出了整合药理学研究策略，即以多学科交叉、融合为基础，通过"整体与局部研究相结合"，"体内 ADME 过程与活性评价相结合"、"计算、体外与体内相结合"等多层次、多环节的整合研究，形成一体化的解决方案。

　　在此理念指导下，以元胡止痛方为范例进行研究，通过化学指纹图谱和多指标含量测定研究，从定性、定量两个方面描述该方剂的化学物质基础；通过对该方剂进行肠吸收、血清药物化学和脑脊液药物化学以及多成分药代动力学研究，从而描述其在体内的代谢途径及其代谢轨迹；通过网络药理学构建元胡止痛方"成分–作用靶标–疾病靶标"多维异质网络，并预测其药理活性，然后，从体外到整体药理学进行活性评价，进一步挖掘其药效物质及其作用机制。通过上述研究，构建"化学指纹–代谢指纹–网络靶标"和"肠吸收–活性评价–数据挖掘"两位一体的研究体系，该研究模式有望从整体动物到组织、细胞、分子等多个层次上，定性、定量的构建中药体内过程与生物活性之间关联，为实现基于活性成分的质量控制、临床适应症的优化，具有较强的理论和实践意义。同时，相关整合药理学研究策略与技术还应用于脑心通胶囊、龙血竭肠溶片、银翘散与麻杏石甘汤合方等多个方剂的现代研究。

　　中药整合药理学的研究思路，与本人在《中药药物代谢动力学研究思路与实践》提出的三维思路（中药活性物质基础–药物代谢体内过程–反映中药疗效和安全性的药物效应）和针对中药复方制剂配伍规律研究的"点–线–面–体"研究模式，有较好的一致性，以期进一步完善整合药理学的相关理论体系，创新建立的研究技术和方法，使之发展成为一门新的学科体系，鉴此，欣然为之作序。

中国工程院院士

天津药物研究院名誉院长

2015 年 6 月

前　　言

　　中医药学是中国古代科学的瑰宝，也是打开中华文明宝库的钥匙，遵循中医药发展规律，传承精华，守正创新，加快推进中医药现代化、产业化，这是国家为中医药高质量发展指明的方向。中药方剂是中医临床治疗的主要形式和手段，是中医学理论和临床实践的桥梁，集中体现了中医药治疗疾病的特色，是在"辨证立法"基础上通过配伍形成"有制之师"。以揭示中药方剂物质实体与机体生命活动交互规律为核心的中药复杂作用体系解析，是中药现代研究的关键科学问题之一。为突破关键问题，著者于 2014 年在《中国中药杂志》首次提出中药整合药理学概念，并以元胡止痛方为范例，建立"肠吸收-活性评价-数据挖掘"体外联用模型和"化学指纹-代谢指纹-网络药理学"整合药理学研究体系，于 2015 年在科学出版社出版了《整合药理学——元胡止痛方探索研究》，同时，《基于整合药理学策略的"中药成分群—体内过程—药效活性"的关联性研究》获中国中西医结合学会科技进步奖一等奖。

　　目前，人类正处于以生物技术革命为代表的第四次浪潮，以大数据和人工智能驱动中药复杂体系分子作用解析方法发展，为此，我们构建了权威的、开发共享的中医药大数据平台——中医药百科全书（ETCM）和中药整合药理学网络计算平台 V2.0（TCMIP V2.0），并且构建中药药代动力学预测方法（TCM-ADMEpred）等创新方法，形成以多学科交叉、融合为基础，以满足"整体与局部"、"药动与药效"、"计算与试验"的整合药理学研究体系，并应用于脑心通胶囊、龙血竭肠溶片、冠心静胶囊、益心舒胶囊等 10 余个中药大品种技术提升研究，为中药大品种的有效成分辨识、质量标志物发现、分子机制阐释、临床应用、中医原创思维诠释等方面提供科学依据。同时，近年来，整合药理学也获得了中医药学者的广泛关注，已经在国内外期刊发表了超过百篇学术论文，中华中医药学会第五届岐黄论坛期间举办"整合药理学：中药现代研究新模式"分论坛，整合药理学作为中药复杂系统的基本解析方法被中华中医药学会遴选为中医药领域重大前沿科学问题之一。

　　本书是在著者及同行学者经过多年的积累和研究，形成的相对成熟的理论框架和技术体系基础上编撰而成。与《整合药理学——元胡止痛方探索研究》相比，本书更加注重跟踪科学前沿，关注最新进展，突显技术原创，强调应用转化，更具有系统性。第 1 章和第 2 章介绍中药整合药理学的研究概论，主要包括提出背景、研究思路、关键技术等；第 3 章至第 9 章介绍中药整合药理学的研究内容，包括中药化学指纹、代谢指纹、网络靶标、药理作用等，在此基础上，基于多维整合和数据挖掘构建的定性和定量"组效关系"；第 10 章至第 14 章介绍基于整合药理学在中药质量标志物发现、关键靶标识别、经典名方研究、中药新药开发、中药大品种培育等方面的应用研究。它们均是最新工作进展的总结和提炼，提出了符合中医药特点的复杂体系分子作用解析的创新策略和方法，体现了中药整合药理学研究的热点和难点，也是中药药理学研究的新方向。

特别感谢刘昌孝院士、黄璐琦院士对本书的编写工作的指导和支持。参加本书编写的人员均是活跃在中药整合药理学的工作前沿的相关人员，为本书的出版付出了艰辛的劳动和汗水，在此表示感谢。同时，感谢国家自然科学基金委员会重点项目对本书的资助，感谢科学出版社对本书出版提供的便利条件。

本书是众多科研成果的最新展示，坚持理论探讨和实际工作相结合，旨于启发和开拓读者的思路。同时，也为中药整合药理学发展提供一个开放的交流平台。由于本人的学识有限，不足之处在所难免，期盼同行交流、指正！

许海玉　杨洪军

2020.9.16

缩 略 词 表

缩略词	英文名称	中文名称
^{13}C-NMR	^{13}C-nuclear magnetic resonance	磁共振碳谱
^{1}H-NMR	^{1}H-nuclear magnetic resonance	磁共振氢谱
AC	affinity chromatography	亲和色谱
AD	Alzheimer disease	阿尔茨海默病
ADME	absorption、distribution、metabolism、excretion	吸收，分布，代谢，排泄
ADMET	adsorption, distribution, metabolism, excretion, and toxicity	吸收，分布，代谢，排泄和毒性
ADP	adenosine diphosphate	二磷酸腺苷
ALK	anaplastic lymphoma kinase	间变形淋巴瘤激酶
ANDN	abbrevitive new drug application	仿制药上市申请
ANN、NN	artificial neural networks	神经网络
APL	acute promyelocytic leukemia	急性早幼粒细胞白血病
asON	antisense oligonucleotide	反义寡核苷酸
AUC	area under the cure	血浆浓度-时间曲线下的面积
AVPR	arginine vasopressin receptor	精氨酸加压素受体
BBB	blood brain barrier	血脑屏障
BLAST	Bell labs layered space-time	贝尔实验室分层空时
BMC	biopartitioning micellar chromatography	生物分配胶束色谱
BNC	Buchang Naoxintong capsules	脑心通胶囊
CADD	computer aided molecular design	计算机辅助药物分子设计方法
cAMP	adenosine cyclophosphate	环磷腺苷
CAR	combination-activityrelationship	组效关系
CDK	cyclin-dependent protein kinase	周期素依赖性蛋白激酶
CE	capillary electrophoresis	毛细管电泳
CE-MS	capillary electrophoresis-mass spectrometry	毛细管电泳-质谱
CHF	chronic heart failure	慢性心力衰竭
C_{max}		最大血药浓度
Cp	plasma concentration	药物血浆浓度
CYP450	cytochrome P450 proteins	细胞色素 P450 同工酶
DARTS	drug affinity responsive target stability	药物亲和致靶点稳定性
DKD	diabetic kidney disease	糖尿病肾病
DL	drug likeness	类药性
DM	diabetes mellitus	糖尿病

缩略词	英文名称	中文名称
DNA	deoxyribonucleic acid	脱氧核糖核酸
DPN	diabetic peripheralneuropathy	糖尿病周围神经病变
DPPH	1,1-diphenyl-2-picrylhydrazyl	二苯基苦基肼基
EGFR	epidermal growth factor receptor	表皮生长因子受体
EST	expressed sequence tag	表达序列标签
ETCM	the encyclopedia of traditional Chinese medicine	中医药百科全书
F	fraction of bioavailability	生物利用度
FDA	Food and Drug Administration	美国食品药品监督管理局
GAP-43	growth-associated protein 43	生长相关蛋白-43
GC-MS	gas chromatography-mass spectrometry	气相色谱-质谱法
GCP	good clinical practice	药物临床试验质量管理规范
GLP	good laboratory practice of drug	药物非临床研究质量管理规范
GMP	good manufaoturing practices	药品生产质量管理规范
GO	gene ontology	基因本体
GrC	granular computing	粒计算
HILIC	hydrophilic interaction chromatography	亲水作用色谱
hiPS-CMs	human induced pluripotent stem cells	多能干细胞衍生心肌细胞
HO-PBDES	hydroxylated polybrominated diphenyl ethers	羟基多溴联苯醚
HPA	hypothalamic-pituitary-adrenal	下丘脑-垂体-肾上腺
HPLC	high performance liquid chromatography	高效液相色谱
HPLC-DAD	high-performance liquid chromatography-diode array detection	高效液相色谱-二极管阵列检测
HPLC-HRMS/MSn	high-performance liquid chromatography coupled with high resolution mass and multiple-stage mass spectrometry	高效液相色谱-高分辨质谱/多级质谱
HPLC-MS/MS	high-performance liquid chromatography with tandem mass spectrometric	高效液相色谱-质谱
HPO	human phenotypic ontology	人类表型本体论
HRMS	high-resolution mass spectrometry	高分辨质谱
HTS	high-throughput	高通量筛选
IAM	immobilized artificial membrane	固定化人工膜技术
IEC	ion exchange chromatography	离子交换色谱
ILC	immobilized liposome chromatography	固定化脂质体色谱
IMS	ion mobility spectrometry	离子迁移谱
IND	investigational new drug	新药临床试验
IP	integrated pharmacology	整合药理学
IPS	induced pluripotent stem	诱导多能干细胞
KEGG	Kyoto Encyclopedia of Genes and Genomes	京都基因和基因组百科全书
KNN	k-nearest neighbour	k 近邻法
LARS-PLS	least angle regression-partial least squares	最小角度回归-偏最小二乘

缩略词	英文名称	中文名称
LC-MS	liquid chromatography mass spectrometry	液相色谱质谱联用
LD	lethal dose	致死剂量
LD50	median lethal dose	半数致死量
MAP-2	microtubule-associated protein 2	微管相关蛋白-2
MD	Microdialysis	微透析
MEKC	micellar electrokinetic chromatography	胶束电动色谱
MTSF	mass spectrum trees similarity filter	质谱树状图相似度过滤
NDA	new drug application	新药上市申请
NIRS	near infrared spectrum instrument	近红外光谱
NMPA	National Medical Products Administration	国家药品监督管理局
NMR	nuclear magnetic resonance	磁共振
NPLC	normal phase chromatography	正相色谱
NSCLC	non-small cell lung cancer	转移性非小细胞肺癌
OB	bioavailability	生物利用度
OLAP	on-line analytical processing	联机分析处理
PAMPA	parallel artificial membrane permeability assay	平行人工膜渗透模型
PAT	process analysis technology	过程分析技术
PD	pharmacodynamic	药效动力学
PD-1	programmed cell death protein 1	程序性死亡受体1
PICO	patient/problem-intervention-comparison-outcome	问题和人群-干预措施-对照-结局
PK	pharmacokinetic	药代动力学
PK-PD	pharmacokinetic- pharmacodynamic	中药药代动力学-中药药效动力学
PPK	population pharmacokinetics	群体药物动力学
QbD	quality by design	质量源于设计
QCAR	quantitative composition activity relationship	定量组效关系
QED	quantitative estimate of drug-likeness	药物相似性评价
Q-markes/Q-标记	quality markes	质量标志物
QQQ	triple quadrupole	三重四极杆质谱
Q-Trap	quadrupole-ion trap mass spectrometry	四级杆-离子阱质谱
RA	rheumatoid arthritis	类风湿关节炎
RNAi	RNA interference	RNA 干扰
RPLC	reversed phase liquid chromatography	反相色谱
RRLC-ESI/Q-TOF	rapid resolution liquid chromatography/quadrupole time-of-flight	快速分辨液相色谱法/四极飞行时间
RRLC-ESI-Q/TOF	rapid resolution liquid chromatography/quadrupole time-of-flight	快速分辨液相色谱/四极杆飞行时
RRLC-QQQ	rapid resolution liquid chromatography triple quadrupole mass spectrometry	快速分离液相-三重四极杆质谱
RRLC-Q-TOF	rapid resolution liquid chromatography coupled with quadrupole-time-of-flight	高分离快速液相色谱-四极杆-飞行时间

缩略词	英文名称	中文名称
RSLC	rapid separation liquid chromatography	快速分离液相色谱
SAH	subarachnoid hemorrhage	原发性蛛网膜下腔出血
SAS	statistical analysis system	统计分析系统
SEC	size exclusion chromatography	尺寸排阻色谱
SERS	surface-enhanced raman scatting	表面增强拉曼光谱
SPRi	surface plasmon resonance imaging	表面等离子体共振成像
SPSS	statistical product and service solutions	统计产品和服务解决方案
SVM	support vector machine	支持向量机
SYN	synapsin	突触素
T2MD	type 2 diabetes	2 型糖尿病
TCM-ADMEpred	traditional Chinese medicine-ADME predictor	中药药代动力学预测方法
TCM-ID	traditional Chinese medicine information database	中医药信息数据库
TCMIP	integrative pharmacology-based research platform of traditional Chinese medicine	中药整合药理学网络计算平台
TCMSP	traditional Chinese medicine systems pharmacology database and analysis platform	中药系统药理学数据库与分析平台
TF	transcription factor	转录因子
TG	triglyceride	三酰甘油
UHPLC-LTQ-Orbitrap	ultra-high-performance liquid chromatography with LTQ-Orbitrap mass spectrometer	超高液相色谱-离子阱-静电场轨道质谱
UPLC	ultra high liquid chromatography	超高液相色谱
UPLC/Q-TOF-MS	ultra-performance liquid chromatography-quadrupole-time of flight mass spectrometry	超高液相色谱串联飞行时间质谱
UPLC-ESI-MS/MS	ultra performance liquid chromatography-electrospray ionization-tandem mass spectrometry	超高效液相色谱与三重四极电喷雾串联质谱联用
UPLC-MS/MS	ultra-performance liquid chromatography-tandem mass spectrometry	超高效液相色谱-串联质谱
UPLC-QQQ	ultra-performance liquid chromatography-triple quadrupole	超高效液相色谱-三重四极杆
UPLC-Q-TOF-MSE	ultra performance liquid chromatography coupled with quadrupole time-of-flight mass spectrometry	超高效液相色谱-四极杆飞行时间质谱
UPLL-ESI-MS/MS	ultrahigh liquid chromatography-electrospray ionization source-triple quadrupole mass spectrometry	超高液相色谱-电喷雾离子源-三重四级杆质谱联用
VC 维.	Vapnik-Chervonenkis dimension	Vapnik-Chervonenkis 维数
VSM	vector space model	向量空间模型
XSNC	Xinsuning capsule	心速宁胶囊
YXSC	Yixinshu capsule	益心舒胶囊

目　　录

第一部分　中药整合药理学的研究概论

第二部分　中药整合药理学的研究内容

第三部分　中药整合药理学的研究应用

第一部分
中药整合药理学的研究概论

第一章

中药整合药理学的发展概况

第一节　中药整合药理学提出背景

一、中药药理学研究面临的瓶颈

中医药是中华民族的瑰宝，传承并发展中医药事业，已经成为"健康中国"国家战略的重要内容。中药方剂是中医临床治疗的基本形式，"药有个性之特长，方有合群之妙用"，探索中药方剂的化学物质实体与机体生命活动的交互规律，是中药研究的关键科学问题之一。

长期以来，人们往往按照西医病理观点和治疗学原理来看待中药的临床应用价值，认识和解释中药的药理作用[1]。对于中药方剂研究，往往也是采用还原论的方法，如在药理活性导向下植物化学分离，主要有 2 种研究思路：先化学后药效或者先药效后化学[2]。该思路对单一成分药物的发现与研究比较适合，如抗疟疾药物——青蒿素的发现就是通过这种研究思路获得的[3]，但是，对于大多数中药方剂，往往不是通过单一成分发挥治疗作用的，它往往割裂了成分与成分之间的协同作用。

目前系统生物学和网络生物学发展十分迅速，研究人员已开始从生物系统中所有组成成分（基因、mRNA、蛋白质等）认识机体的生命活动规律[4]。特别是在 2007 年网络药理学提出后[5, 6]，这些研究方法同样受到中医药学者青睐，被广泛应用到中药方剂的研究中，且取得许多可喜的成果。罗国安等[7]提出了"系统-系统"的中药方剂研究模式，李梢等[8]建立中药网络药理学研究平台，并成功应用于中药方剂作用机制的解析等。特别是陈竺院士[9, 10]通过系统生物学从"整体-器官-细胞-分子-基因"水平全面揭示了急性早幼粒白血病的发病机制及其复方黄黛片治疗的作用机制，到目前为止，是最具有里程碑意义的方剂作用机制研究的范例。但是，现在中药系统生物学和中药网络药理学研究重视中药方剂对机体的生物效应，往往忽视机体对药物的处置过程，即忽视中药物质基础的体内过程研究，致使未能对中药方剂的化学物质实体与机体生命活动的交互规律进行深入阐释。

同时，中药体内药物代谢过程（ADME），即吸收（absorption）、分布（distribution）、代谢（metabolism）、排泄（excretion）研究受到中药学者高度重视，相关学者提出了一些新的研究思路并进行了大量的研究工作，如杨秀伟[11]提出了基于体内过程的中药有效成分和有效效应物质的发现策略，王喜军[12-14]建立血清药物化学的技术方法体系，并应用到多味中药或者中药方剂中研究，李川等[15]从成药性特性（drug-like）角度鉴定了口服三七提取物后的药代标记物，王广基等[16]基于曲线下面积（AUC $_{0~\infty}$）并自定义权重系数，对三七总皂苷进行多效应成分整合药代动力学研究。中药药代动力学研究促进了中药现代化发展，有些学者也开始尝试进行中药 PK-PD 模型的研究，但是，到目前为止，具有里程碑意义的研究范例尚比较缺乏。

中药方剂的化学物质实体与机体生命活动的交互规律研究是十分复杂的过程，与西药的单一"基因-疾病-药物"研究模式相比，中药方剂强调的是药物组合，"七情和合"是中药方剂配伍的基本原则，由此可见，"组效关系"是中药方剂研究的核心问题之一。然而，中药方剂是复杂体系，机体同样是复杂体系，中药方剂治疗疾病的过程是两个复杂体系相互作用的过程，在某一环节上或者某一个方面，无论在研究技术方面还是研究内容方面都取得了较好的研究结果，促进了中药方剂的现代化研究，但是，往往环节上关联还不够，注重中药方剂的药代动力学研究时往往对药理学研究的深入程度不够，反之也一样。在研究层次上，已有从"整体-器官-细胞-分子-基因"水平对复方黄黛片治疗急性早幼粒白血病的方剂作用机制研究成功范例。但是，对于大多数中药方剂来说，成分更加复杂，如何开展中药复杂系统作用解析创新方法研究，已经成为制约中药现代研究的瓶颈，是亟待突破的关键科学问题，需要中药药理学从研究策略、研究方法等方面进行大胆创新，尤其是，中药方剂的现代研究，需要加强整合，包括整体与局部的整合，宏观和微观的整合，体内 ADME 过程与活性评价的整合，计算与实验的整合，也就是进行整合药理学研究。

二、中药整合药理学的提出

面对中药方剂的化学物质实体与机体生命活动的复杂的交互作用，为了开展中药复杂系统作用机制，解析创新方法研究，前期在研究策略和研究方法上进行了大胆的创新，具体如下：

（1）针对中药与西药两种不同药物研究模式，西药强调"构-效"关系，中药除了强调"构-效"关系之外，更强调"组-效"关系，对于如何构建中药"组-效"关系，笔者提出了基于代谢组学的中药"组效关系"的研究思路与策略[17]，即基于药物代谢物组学的有效成分辨识，基于代谢组学的有效成分组合的药效活性评价，基于系统建模的有效成分组合与药效活性之间关联性分析，该研究思路与"中医方证代谢组学"（Chinmedomics）[18]相类似。

（2）随着系统生物学发展，中药网络药理学和大数据成为中医药领域的研究热点，为了促进系统生物学和网络药理学的更好应用，结合中药物质基础的复杂性特点，笔者提出了基于体内 ADME 过程和网络药理学的中药现代研究思路[19]，即必须系统研究中药在体内的 ADME 过程，从而明确在靶组织或靶细胞起作用的物质基础及起效形式（原型成分/代谢产物），在此基础上，开展靶标预测与验证、网络构建与分析等工作，从而系统揭示中药药效物质基础及分子机制，这是中药整合药理学的雏形文章。

（3）中药和生命体都是复杂系统，两个复杂体系相互作用更加复杂，建立模拟"药动-药效"关联的体外复合模型，是一条从复杂到简单、从整体到局部、从体内到体外的中药复杂体系作用的过程解析创新方法。为此，在中药质量控制技术国家工程实验室科技项目（项目名称：基于"肠外翻-离体血管"联用的中药质量活性评价技术研究；编号：655-30）资助下，建立了"肠吸收-血管活性"联用模型[20-22]，既能排除未被吸收成分对活性的干扰，同时，具有灵敏度高、稳定性好等优点，这为建立模拟体内"药代-药效"关联动态过程的体外复合模型奠定了基础。

在上述研究基础上，2014年，许海玉、杨洪军在《中国中药杂志》首次提出整合药理学的概念和研究思路[23]，并以元胡止痛方为典型范例，进行了中药整合药理学的方法体系和关键技术的探索研究，于2015年由科学出版社出版的《整合药理学——元胡止痛方探索研究》一书，标志中药整合药理学的概念正式提出[24]。

第二节　中药整合药理学的概念及研究思路

一、中药整合药理学的概念

中药整合药理学（integrated pharmacology，IP）[23-25]，是研究多成分药物与机体相互作用及其整合规律和作用原理的一门学科，强调"整体与局部""体内与体外""体内过程与活性评价"等多层次、多环节的整合研究，是药理学研究的新领域。整合药理学通过融合中药学、中药化学、药代动力学、药理学、计算机科学等多学科知识，揭示中药方剂复杂物质实体与生命体交互作用规律，从而阐明中药方剂的主要药效物质，深入挖掘其分子作用机制，促进中医药现代化和国际化发展。整合药理学的提出，有利于克服中药"化学成分群-体内过程-药效活性"之间关联性不足和存在严重的"碎片化"现象等问题，形成具有中药特色的药理学评价体系和研究方法。

二、中药整合药理学的主要内容

（一）计算ADME复合模型与计算生物学/网络药理学整合研究

中药方剂主要是口服制剂，在体内经过一系列ADME过程后到达靶标器官、靶组织，与分子靶标网络相互作用而发挥治疗作用，为此，笔者提出过基于体内ADME过程和网络药理学的中药现代研究思路[19]。中药方剂是复杂体系，在体内药物代谢过程十分复杂，与分子靶标网络相互作用过程更加复杂。仅通过试验研究费时、费力、费钱，同时，受到研究技术、手段的影响，有限研究难以进行。例如，在进行中药方剂ADME研究时，微量化合物体内分析方法受到仪器的灵敏度影响，建立难度大；中药方剂代谢指纹与分子生物网络相互作用关联更加难以研究。然而，计算机的虚拟预测技术和生物信息技术的发展，为中药方剂与机体相互作用研究提供了有力的技术手段，受到了广泛重视。

在药代动力学研究方面，自从 Lipinski 等[26]提出"五规则（Rule of 5）"，计算 ADME 早期预测技术发展十分迅速，多个 ADME 预测模式，包括肠道通透性[27]、口服生物利用度[28]、血脑屏障渗透性[29]和 P450 代谢[30]等代谢预测模块被建立，被广泛应用到早期药物成药性评价和先导化合物的发现，近年来，也被应用到中药方剂的药效物质筛选[31]和代谢产物的预测[32]。然而，现在 ADME 预测模块是基于单体化合物而构建，往往没有考虑药物-药物相互作用（成分-成分之间相互作用），没有考虑成分是存在于复杂的中药方剂中，所以为了符合中药方剂特点，需要对现有 ADME 预测模块进行改良。同时，现有的单一化 ADME 预测模块，应该发展"药物溶出-肠内菌代谢-肠吸收-肝脏代谢-组织分布"等 ADME 预测整合模型。

在药效学方面，随着计算机辅助药物分子设计方法（computer aided drug molecular design，CADD）迅速发展，基于计算机虚拟筛选被广泛应用到新药发现和药物设计研究，同样被应用到中药有效成分筛选研究[33]。尤其是网络药理学引起了中医学者的广泛兴趣，被广泛应用到中药的药效物质基础与作用机制的研究中[34-36]。然而，现在中药网络药理学研究，往往是通过中药数据库、文献中选用中药方剂中的原型成分，忽略了中药在体内的 ADME 过程，不符合中药方剂在体内与机体之间的相互作用实际情况。所以，整合药理学研究需要加强对中药方剂进行计算 ADME 过程与计算生物学/网络药理学整合研究，尤其是进行 ADME 预测整合模型与计算生物学/网络药理学整合研究，研究思路见图 1-1。

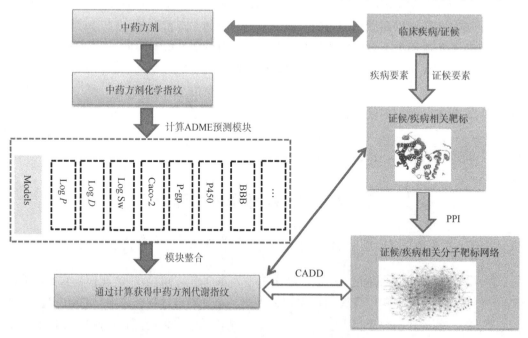

图 1-1　通过计算 ADME 预测-计算生物学/网络药理学的结合研究

（二）体外 ADME 复合模型与体外活性评价整合研究

体外试验能排除体内复杂环境的干扰，往往具有操作简便、敏感特异、条件易控等优点。在体外 ADME 方面，"药物溶出-肠道菌群转化-肠道吸收到肝药酶代谢-血脑屏障"

各个环节都已有成熟的体外模型，如模拟胃肠道消化的仿生提取法[37]，模拟肠道吸收的Caco-2 细胞模型法[38]和外翻肠囊法[39]、模拟肝脏代谢的肝微粒体体外孵育法[40]等。在体外活性评价方面，目前主要采用的方法有直接添加法和间接添加法（血清药理学方法）。直接添加法，忽略了体内 ADME 过程，与中药方剂和机体之间的相互作用关系不一致。血清药理学方法同样存在一些局限性，血清中药物浓度非常低、基质干扰大，尤其是未考虑到没有被吸收成分对肠道菌群的作用，难以深入研究中药方剂与机体之间的相互作用关系。近年来，有研究表明，未被吸收入血的成分未必就不是有效成分，有些成分是通过调节肠道菌群而发挥治疗作用[41]。

在体外试验研究时，整合药理学进行过程解析研究，即模拟体内"药动-药效"关联的动态过程，建立"药动-药效"关联的体外复合模型，开展中药复杂体系作用的过程解析创新方法，实现从复杂到简单、从整体到局部、从体内到体外，挖掘并确认中药方剂复杂化学物质基础与机体复杂的生命活动之间交互规律，其研究思路见图 1-2。一是加强体外ADME 模型整合研究，建立"药物溶出-肠内菌代谢-肠吸收-肝脏代谢-组织分布"复合代谢模型，在体外代谢角度较好地模拟中药方剂在体内的药物代谢动态过程。二是体外 ADME过程与体外活性评价相结合研究，即通过对中药方剂体外代谢物（中药方剂体外代谢指纹）在细胞、组织和器官等水平上进行活性评价，并通过数据挖掘建立成分与活性之间关联，即中药方剂"组效关系"，从而从体外试验揭示中药方剂的药效物质基础及其作用机制。

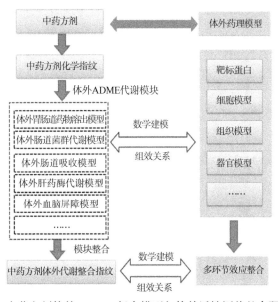

图 1-2　中药方剂体外 ADME 复合模型与体外活性评价整合研究思路

（三）基于整体的中药方剂的药物代谢研究与系统生物学整合研究

中药方剂是通过中药方剂代谢指纹与证候/疾病的分子生物网络相互作用而发挥治疗作用，所以，须在整体动物水平，对中药方剂进行药代动力学和系统生物学研究，尤其是随着新技术应用，提高了中药方剂的研究水平，更能系统地、全面地揭示中药方剂的作用原理。在药物代谢方面，随着液相-质谱联用仪等技术的飞速发展，在定量研究时，如超高效液相色谱法-三重四极杆质谱（UPLC-QQQ）等仪器，能建立多成分同时测定的体内分析方法，尤其是为微量成分的体内分析方法建立提供了技术手段。在定性研究时，高分辨质谱，如高分离快速液相色谱-四极杆-飞行时间（RRLC-Q-TOF）等，通过精确分子量和碎片信息，以及进一步代谢产物预测软件，如 MassHunter 软件等，能高通量、快速地进行代谢产物分析。在药理研究方面，系统生物学，包括基因组学、转录组学、蛋白组学和代谢组学等，被广泛应用到中药复方的药效物质基础和作用机制研究，能从分子水平认识中药方剂作用的机制。然而，从系统生物学的角度，多组学数据融合还面临许多问题，难以构建一张完整的疾病分子生物网络，同时，中药方剂的代谢指纹与证候/疾病分子生物网络相关性研究比较少。

基于整体的整合药理学研究，更加强调多组学数据融合，以及药代与药效关联性研究，见图 1-3，主要包括以下内容：①对中药复方进行较为系统的药物代谢研究，包括血清药物化学、组织药物化学及多成分的药代动力学研究等，获得中药方剂代谢指纹及其代谢轨迹；②通过系统生物学技术，包括基因组学、转录组学、蛋白组学、代谢组学和网络药理学等，对中药复方进行系统的药理学研究，并加强多组学数据融合，获得中药方剂调节疾病失衡的分子生物网络；③建立中药方剂代谢指纹与疾病的分子生物网络之间的关联，从"点-线-面"建立多维度的中药方剂与机体之间的相互作用关系；④通过数据挖掘建立药代标志物与生物标志物之间关联关系，即"组效关系"，以及构建多成分的"PK-PD"模型。

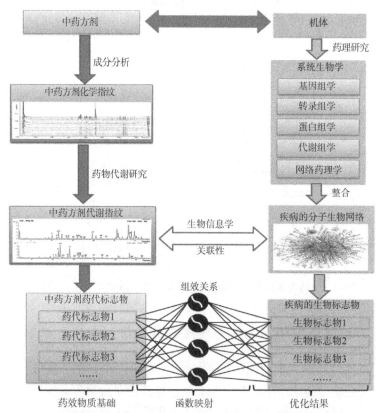

图 1-3 基于整体的中药方剂的药物代谢研究与系统生物学整合研究思路

三、当前中药整合药理学的主要研究思路

当前中药整合药理学的主要研究思路见图 1-4，具体如下：①在整体/器官/组织/细胞水平，中药方剂组成复杂，往往具有多重药理学（multiple pharmacology）作用特点，为此，必须要开展中药多成分与药理，以及多重药理与综合效应之间整合研究。②在分子水平，首先需要开展中药多成分整合药代研究，特别是针对中药复杂体系，存在大量的药物-药物相互作用，按照"点-线-面-体"研究思路，获得中药体内代谢全轮廓及其代谢轨迹；在此基础上，开展中药"多成分-多靶标"网络调控整合研究，构建中药方剂"体内移行成分-作用靶标-疾病靶标-通路"复杂网络，揭示中药多成分协同调控分子模式。③在整体与分子关联方面，在组学数据基础上，通过模式识别技术获得与疾病发生、发展、治疗相关联的生物标志物（biomarker），以及与中药方剂疗效显著相关联的标志物成分（药效标志物），化繁为简，在此基础上，构建中药多成分"PK-PD"关联模式，开展中药"药效标志物-生物标志物-病证效应"的之间整合研究，架起"微观分子-整体药效"之间的桥梁。

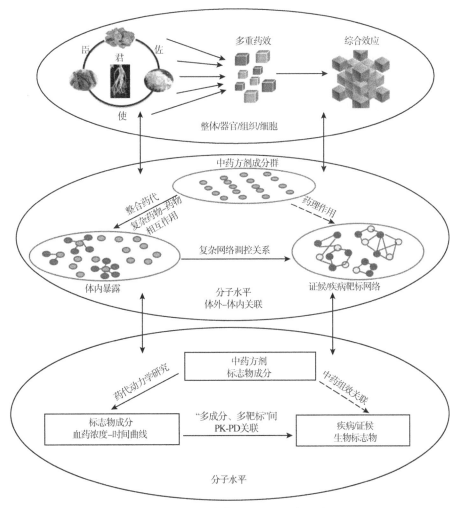

图 1-4　中药整合药理学主要研究思路

四、中药整合药理学与类似概念之间异同点

近年来，随着组学技术、系统生物学和网络药理学的发展，研究学者积极开展中药复杂系统解析方法学研究，如刘昌孝院士提出"中药活性物质-药物代谢体内过程-暴露效应（疗效或者安全性）"三维思路和"点-线-面-体"研究模式[42]。同时，很多新概念不断出现，如中医药方证代谢组学（Chinmedomics）[18]、方剂组学（Fangjiomics）[43]、中药网络药理学（Network Pharmacology）[44]、中药系统药理学（System Pharmacology）[45]等。其中，系统药理学是指在药物开发过程构建系统生物学与 PK-PD 关联[46]，中药系统药理学旨在开发适用于中药复杂体系研究的整合若干时-空尺度数据的数学和计算模型，建立模型内多个元素（药物分子、靶标、细胞、组织、器官等）间的相互作用，借以阐明和预测药物疗效和毒性，并最终构建跨越分子、细胞、组织和患者间知识差异而创建的多维模型，实现评价靶标筛选和测试验证治疗思路的临床前和临床研究的系统理论和方法[45]。

中药整合药理学与"中药活性物质-药物代谢体内过程-暴露效应"三维模式具有一致性，并进一步发展和完善，形成系统理论和研究技术。具体如下：①在哲学与理论方面，正如整合医学一样，整合药理学体现了"既一分为二，又合二为一"的哲学思想，从分化方面，整合药理学强调过程解析，在体外层次，通过"药物溶出-肠道菌群代谢-肠吸收-肝药酶代谢-血脑屏障"等过程对物体内暴露进行系统解析，同时，从分子、细胞、组织等体外水平对药理作用及其机制进行解析；在过程解析基础上，进行系统整合，从局部回归到整体，构建整体药效与微观分子之间关联，充分体现了还原论和整体论统一；②在研究策略方面，整合药理学强调多层次、多环节的整合研究，重点开展"化学-代谢-药理"的关联性研究，以及整体动物、器官、组织、细胞、分子等不同药理水平之间的关联性研究；"整体与局部""体内与体外""药代与药效"之间整合研究，具体而言，在整体研究时，强调"化学指纹-代谢指纹-网络靶标"的三维关联，在体外药理学研究时，构建"药物溶出-肠吸收-肝药酶代谢-生物活性"等不同环节组合的体外复合模型，采用复杂系统建模，模拟体内"药动-药效"关联的动态过程；③在研究技术方面，整合药理学注重不同技术间的组合应用，尤其是计算与试验的"干湿"结合方法及体外"药代-药理"联用的复合模型，如基于高分辨质谱和代谢位点预测的代谢产物结构鉴定方法[47,48]，基于结构类似物的中药药代动力学预测方法[49,50]，"肠吸收-活性评价"联用的体外药理学评价的复合模型[20]等。

第三节 中药整合药理学的发展展望

中药方剂的物质实体与机体的生命活动之间复杂的交互规律是中药现代研究的关键科学问题之一。整合药理学将从微观到宏观系统解析中药与机体之间复杂的相互作用关系，成为中药现代研究的创新方法。中药整合药理学近年来已经在中药质量标志物识别、质量标准建立、有效成分识别、中药新药研发、分子机制探讨及中医原创思维科学价值揭示等方面得到较好的应用，并将成为中药药理学研究一门新兴的、极富前瞻性和前景的分支。

中药整合药理学的重点发展方向如下：①系统整理中医古籍文献、临床医案、中药成分、作用靶标等信息，形成中医药和现代分子生物学融合的大数据平台；②数学模型和生物信息学技术是中药整合药理学的重要研究内容，特别是当前人工智能发展迅速，建立符合中药复杂特点的科学计算模型和方法，如中药复杂体系药代动力学预测方法、中药多成分生物调控模式、"分子网络-药理活性-病症效应"多维关联性模型等，将为解析中药复杂体系作用提供强有力的工具和方法；③建立"肠道菌群代谢-肠道吸收-肝药酶代谢-活性评价"复合体外活性评价新方法，模拟体内"药动-药效"动态关联，将成为中药整合药理学的创新方法；④标志物的识别技术和关联性研究是现代研究的热点，在中药研究方面先后出现了化学标志物、药代标志物、质量标志物，同样，生物标志物指可以标记系统、组织、细胞的结构或功能改变或可能发生的改变的生化指标，可用于疾病诊断、判断疾病分期或者疗效的评价等，是架起微观世界至宏观世界的有效桥梁。

中药整合药理学提出后，在技术方面以下几个方面取得了较大进步：①以元胡止痛方为范例，构建形成了"化学指纹-代谢指纹-网络靶标"和"肠吸收-活性评价-数据挖掘"的整合药理学的研究体系。②强调中药大数据和网络药理学在中药复杂体系作用分子机制解析的作用，面对两个复杂系统错综复杂的关系，仅仅依靠试验手段难以实现，必须依靠大数据的人工智能，通过计算模型先预测中药关键药效成分及作用关键靶标、通路、药理作用等，明确中药主要起效物质及作用途径，在此基础上，开展药理试验研究。为此，研发整合药理学计算中文平台（http://www.tcmip.cn/）和英文平台（http://www.nrc.ac.cn:9090/ETCM/），这应该是当前中医药领域最为权威的大数据平台之一，集合当前高质量的中药方剂、中药材、中药成分、作用靶标、疾病靶点等中医药和生物大数据，并实现自定义网络，文章在国际知名期刊 Nucleic Acids Res 发表。③创新性应用数学建模技术在中药复杂体系作用解析的作用，利用灰色关联分析和支持向量机等方法构建中药多成分与生物活性之间的定量关联模型，挖掘影响活性的关键成分，同时，针对中药复杂体系开展中药药代动力学曲线模拟与预测研究，利用化学结构类似，表现相似的物理化学性质和药理空间，我们研究发现，结构类似中药成分，表现了相似的药代动力学血药浓度-时间曲线的变化趋势，为此，开发出一种中药药代动力学曲线模拟与预测的创新方法。④面对中药复杂体系，一直缺乏符合中药特点的体外药理学评价方法，直接提取物给药，存在"体内-体外"药效物质基础严重不一致地方，血清药理学，一定程度上满足了"体内-体外"一致性，但是，存在药物浓度低、基质干扰大等问题，为了创新中药体外药理学评价方法，笔者首次模拟体内"药动-药效"关联的动态过程的体外复合模型，通过过程解析开展中药复杂体系作用分子机制的解析。

中药整合药理学提出虽短短五年时间，但在中药大品种培育、质量控制、作用机制、临床应用、中药新药研发等方面表现出了较好的应用价值，尤其是在中药大品种培育方面，如脑心通胶囊、龙血竭肠溶片、冠心静胶囊等，在质量控制和机制阐释等方面开展了较为系统的研究。同时，中药整合药理学也得到了同行专家的认可，王永炎院士提出："中药产品的物质基础是一个复杂化学体系，生物机体也是一个复杂生命系统，使得中药产品的化学物质实体与机体生物活动的交互规律研究，尚未形成有效研究模式和方法学体系，也就成为制约中药现代研究的瓶颈。该问题的解决，必须采取整合策略，以多学科交叉、融合为基础，构建新的研究体系"。刘昌孝院士指出："'化学-药效学-药代动力学'三维研究体系和'点-线-面-体'思路，药代标示物等新研究理论、概念和方法促进了中药药代动力学研究。这些研究有助于认识中药有效成分的指纹和药代指纹的一致性和差异性，阐明了'君药'的药代规律和'臣、佐、使'药味的相互影响；建立了集成整合体外、体内及计算分析研究体系，以整体的观点认识复方合理配伍减毒增效和配伍禁忌的增毒降效的科学性。这些将是基于整合药理学开展现代中药研究的重要内容"。中药整合药理学的研究工作荣获中国中西医结合学会科技进步奖一等奖（获奖名称：基于整合药理学策略的中药成分群-体内过程-药效活性的关联性研究），同时，中药整合药理学也引起了中医药行业的关注，在"中医药现代化研究"重点专项年度项目申报指南"1.3.2 名优中成药作用机制解析创新方法研究"，主要内容包括：构建模拟体内"药动-药效"关联的动态过程的体外复合模型，研究"分子网络-药理活性-病症效应"多层次整合作用解析的关键技术。这些研究内容与中药整合药理学的研究思路相一致，也是中药整合药理学下一步需要突破的关键技术。

　　总之，整合药理学于 2014 年提出，其思路与研究方法需要进一步完善与丰富，需要更多中医药专家给予指导和帮助。笔者也坚信，随着有关研究的逐步深入开展，整合药理学定将在组合药物发现和中医药现代研究等方面作出应有的贡献。

参 考 文 献

[1] 胡天佑，钟瑞基. 略论现代中药方剂研究的方向[J]. 中国药业，2004，13（2）：9-12.

[2] 陈晓萌，陈畅，李德凤，等. 中药有效成分辨识的研究进展[J]. 中国实验方剂学杂志，2011，17（12）：249-252.

[3] Tu Y. The discovery of artemisinin（qinghaosu）and gifts from Chinese medicine[J]. Nat Med，2011，17（10）：1217-1220.

[4] Zieglgänsberger W，Tölle TR. The pharmacology of pain signalling[J]. Curr Opin Neurobiol，1993，3（4）：611-618.

[5] Hopkins AL. Network pharmacology：the next paradigm ih drug discovery[J]. Nat Chem Biol，2008，4：682-690.

[6] Hopkins AL. Network pharmacology[J]. Nat Bioteeh，2007，25：1110-1111.

[7] 罗国安，梁琼麟，王义明，等. 中医药系统生物学发展及展望[J]. 中国天然产物，2009，7（4）：242-248.

[8] Zhang B，Wang X，Li S. An Integrative Platform of TCM Network Pharmacology and Its Application on a Herbal Formula，Qing-Luo-Yin. [J]. Pubmed，2013，2013：456-747.

[9] Wang L，Zhou GB，Liu P，et al. Dissection of mechanisms of Chinese medicinal formula Realgar-Indigo naturalis as an effective treatment for promyelocytic leukemia[J]. Pubmed，2008，105（12）：4826-4831.

[10] Zhang QY，Mao JH，Liu P，et al. A systems biology understanding of the synergistic effects of arsenic sulfide and Imatinib in BCR/ABL-associated leukemia[J]. Proc Natl Acad Sci USA，2009，106（9）：3378-3383.

[11] 杨秀伟. 基于体内过程的中药有效成分和有效效应物质的发现策略[J]. 2007，32（5）：365.

[12] 王喜军. 中药血清药物化学的研究动态及发展趋势[J]. 中国中药杂志，2006，31（10）：789-791.

[13] Sun H，Wu F，Zhang A，et al. Profiling and identification of the absorbed constituents and metabolites of schisandra lignans by ultra-performance liquid chromatography coupled to mass spectrometry[J]. Biomed Chromatogr，2013，27（11）：1511-1519.

[14] Wang H，Yan G，Zhang A，et al. Rapid discovery and global characterization of chemical constituents and rats metabolites of *Phellodendri amurensis* cortex by ultra-performance liquid chromatography-electrospray ionization/quadrupole-time-of-flight mass spectrometry coupled with pattern recognition approach[J]. Analyst，2013，138（11）：3303-3312.

[15] Liu H，Yang J，Du F，et al. Absorption and disposition of ginsenosides after oral administration of *Panax notoginseng* extract to rats[J]. Drug Metab Dispos，2009，37（12）：2290-2298.

[16] 李晓宇，郝海平，王广基，等. 三七总皂苷多效应成分整合药代动力学研究[J]. 中国天然产物，2008，6（5）：377-381.

[17] 许海玉，唐仕欢，陈建新，等. 基于代谢组学的中药"组效关系"研究思路与策略[J]. 世界科学技术−中医药现代化，2011，13（1）：30-35.

[18] Wang X，Zhang A，Sun H. Future perspectives of Chinese medical formulae：chinmedomics as an effector[J]. OMICS，2012，16（7-8）：414-421.

[19] 许海玉，黄璐琦，杨洪军，等. 基于体内 ADME 过程和网络药理学的中药现代研究思路[J]. 中国中药杂志，2012，37（2）：142-145.

[20] Zhang Y，Xu H，Chen X，et al. Study on the application of intestinal absorption in vitro coupled with bioactivity assessment in Yuanhu Zhitong Preparation[J]. J Med Plants Res，2012，6（10）：1941.

[21] Xu H，Li K，Chen Y，et al. Study on the absorbed fingerprint-efficacy of yuanhu zhitong tablet based on chemical analysis，vasorelaxation evaluation and data mining[J]. PLoS One，2013，8（12）：e81135.

[22] Zhang FB，Huang B，Zhao Y，et al. BNC Protects H9c2 Cardiomyoblasts from H_2O_2-Induced Oxidative Injury through ERK1/2 Signaling Pathway. Evid Based Complement Alternat Med. 2013，2013：802784.

[23] 许海玉，杨洪军. 整合药理学：中药现代研究新模式[J]. 中国中药杂志，2014，39（3）：357-362.

[24] 杨洪军，许海玉. 整合药理学-元胡止痛方的探索[M]. 北京：科学出版社，2015.

[25] 王萍，唐仕欢，苏瑾，等. 基于整合药理学的中药现代研究进展[J]. 中国中药杂志，2018，43（7）：1297-1302.

[26] Lipinski CA，Lombardo F，Dominy BW，et al. Experimental and computational approaches to estimate solubility and permeability in drug discovery and development settings[J]. Adv Drug Deliv Rev，1997，23：3-25.

[27] Li Y，Wang Y，Yang L，et al. Impact of molecular hydrophobic field on passive diffusion，p-glycoprotein active efflux，and p-glycoprotein modulation of steroids[J]. Internet Electronic Journal of Molecular Design，2006，5：60-78.

[28] Yoshida F，Topliss JG. QSAR Model for Drug Human Oral Bioavailability[J]. Journal of medicinal chemistry，2000，43（13）：2575-2585.

[29] Clark D E. In silico prediction of blood-brain barrier permeation[J]. Drug Discovery Today，2003，8（20）：927-933.

[30] Ai C，Li Y，Wang Y，et al. Insight into the effects of chiral isomers quinidine and quinine on CYP2D6 inhibition[J]. Bioorganic & Medicinal Chemistry Letters，2009，19（3）：803-806.

[31] Li XX，Xu X，Wang JN，et al. A System-Level Investigation into the Mechanisms of Chinese Traditional Medicine：Compound Danshen Formula for Cardiovascular Disease Treatment[J]. PLoS ONE，2012，7（9）：e43918.

[32] Xu HY，Tao Y，Lu P，et al. A Computational Drug-Target Network for Yuanhu Zhitong Prescription[J]. Evid Based Complement Alternat Med，2013，e658531：1-15.

[33] Chan SM，Ye JM. Strategies for the discovery and development of anti-diabetic drugs from the natural products of traditional medicines[J]. J Pharm Pharm Sci，2013，16（2）：207-216.

[34] Zhao J，Jiang P，Zhang WD. Molecular networks for the study of TCM pharmacology[J]. Briefings in Bioinformatics，2010，11：417-430.

[35] Li S，Zhang B，Jiang D，et al. Herb network construction and co-module analysis for uncovering the combination rule of traditional Chinese herbal formulae[J]. BMC Bioinformatics，2011，11（S11）：S6.

[36] Li S. Network systems underlying traditional Chinese medicine syndrome and herb formula. Current Bioinformatics，2009，4（3）：188-196.

[37] 张兆旺，孙秀梅. 半仿生提取法的特点与应用[J]. 世界科学技术，2000，2（01）：35-38，55.

[38] 孙海燕，廖晓慧，彭光华，等. Caco-2 细胞模型及其在食品营养物质吸收研究中的新进展[J]. 时珍国医国药，2007（10）：2573-2575.

[39] Wilson TH，Wiseman G. The use of sacs of evened small intestine for the study of the transference of substances from the mucosal to the serosal surface[J]. Physiol，1954，123（1）：116-125.

[40] 陈万平，孙翔，程鹏远. 体外药物肝代谢研究进展[J]. 第四军医大学学报，2008，29（09）：861-863.

[41] 左风，严梅桢，周钟鸣. 肠道菌群对中药有效成分代谢作用的研究进展[J]. 中国中药杂志，2002，27（08）：568-572，616.

[42] 刘昌孝. 中药药物代谢动力学研究思路与实践[M]. 北京：科学出版社，2013.

[43] Wang Z，Liu J，Cheng Y，Wang Y. Fangjiomics：in search of effective and safe combination therapies[J]. J Clin Pharmacol，2011，51（8）：1132-1151.

[44] Li S，Zhang B. Traditional Chinese medicine network pharmacology：theory，methodology and application[J]. Chin J Nat Med，2013，11（2）：110-120.

[45] Huang C，Zheng C，Li Y，et al . Systems pharmacology in drug discovery and therapeutic insight for herbal medicines[J]. Brief

Bioinform，2014，15（5）：710-733.

[46] Piet H，van der Graaf，Neil Benson. Systems Pharmacology：Bridging Systems Biology and Pharmacokinetics-Pharmacodynamics（PK-PD）in Drug Discovery and Development[J]. Pharm Res，2011，28（7）：1460-1464.

[47] Characterization and rapid identification of chemical constituentsof NaoXinTong capsules by UHPLC-linear ion trap/Orbitrapmass spectrometry[J]. Journal of Pharmaceutical and Biomedical Analysis，2015，111：104-118.

[48] Tao Y，Xu HY，Wang SS，et al. Identification of the absorbed constituents after oral administration of Yuanhu Zhitong prescription extract and pharmacokinetic study by rapid resolution liquid chromatography/quadrupole time-of-flight [J]. J Chromatogr B Analyt Technol Biomed Life Sci，2013，15（935）：1-9.

[49] Wang P，Zhang TL，Yu GH，et al. Poly-pharmacokinetic strategy-delineated metabolic fate of bioactive compounds in a traditional Chinese medicine formula，Yuanhu Zhitong tablets，using parallel reaction monitoring mode. [J] Phytomedicine，2019，（53）：53-61.

[50] Wang P，Li K，Tao Y，et al. TCM-ADMEpred：A novel strategy for poly-pharmacokinetics prediction of traditional Chinese medicine based on single constituent pharmacokinetics，structural similarity，and mathematical modeling[J]. Journal of Ethnopharmacology，2019，236：277-287.

（许海玉　杨洪军）

第二章

中药整合药理学的研究平台及关键技术

第一节　中医药百科全书（ETCM）

一、ETCM 简介

当前人类正处于以生物技术革命为代表的第四次浪潮，生物医药大数据技术的发展代表着当今世界技术革命的最新成果，如何利用大数据的思维、方法与技术，对学科领域浩繁数据进行挖掘利用，这成为包括医学在内，当下各学科领域的重要议题。中医药作为中华民族的科学瑰宝，是中国数千年临床实践经验的总结，是天生的具有中国特色的健康大数据，作为全人类的财富，集中体现和代表了中国中医药发展的水平和科研实力。系统生物学、网络药理学等的飞速发展，促进了中药复杂体系与系统生物学的融合发展，中医药在创造属于自己的大数据时代，从历朝历代的海量古籍文献，到现代临床海量的医案，以及中药成分、靶标、药理或毒理作用等，构成了十分浩瀚的中医药大数据。

中药整合药理学须以大数据为支撑，为此，中国中医科学院中药研究所、中药资源中心与中国科学院遗传与发育生物学研究所、北京大学药学院等单位协同攻关，构建了中医药自主知识产权在线开源数据库——中医药百科全书（ETCM：an encyclopaedia of traditional Chinese medicine），该研究论文已发表在国际著名期刊《核酸研究》（*Nucleic Acids Research*）上[1]。

ETCM 的主要功能包括：①提供关于常用中草药、中药复方及其所含成分的全面且标准化的信息，为用户获取关于中药及方剂的全面信息提供便利资源；②根据中药成分和已知药物之间的化学指纹相似性，进行中药成分的靶标预测；③系统分析功能，用户能够在网站内建立网络来探索中药、复方、成分、基因靶点和相关作用途径或疾病之间的关系。ETCM 基于网络药理学策略，旨在阐明中药与靶标和现代疾病之间的潜在联系，揭示中药的作用机制，成为促进中医药相关基础研究、临床应用和药物开发的宝贵资源。ETCM 整体框架见图 2-1，访问地址：http://www.nrc.ac.cn：9090/ETCM/。

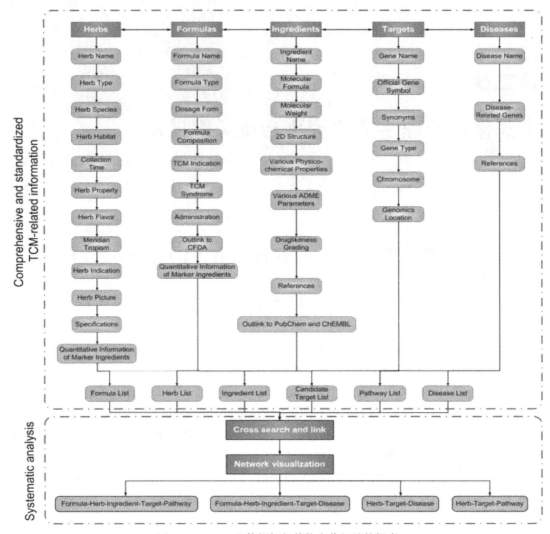

图 2-1   ETCM 整体框架与其他中药相关数据库

二、ETCM 的数据结构

ETCM 中汇集了 402 味中药（产地、性味归经、适应证、所含成分、质量控制标准等）、3959 个中药复方（名称、剂型、组成、适用证、所含成分等）、7284 种中药化学成分、2266 种有效或预测的药物靶标及 4323 种相关疾病，详细信息见表 2-1。

表 2-1   ETCM 的内容统计

数据种类	数量	来源
中药	402 味	第四次全国中药资源普查（http：//www.zyzypc.com.cn/）
有指标性成分定量信息的中药	263 味	《中华人民共和国药典》（2015 年版）
中药复方	3959 个	中国药品监督管理局（http：//www.nmpa.gov.cn）
有指标性成分定量信息的复方	478 个	《中华人民共和国药典》（2015 版）

续表

数据种类	数量	来源
成分	7284 种	手动文献检索和 PubChem 数据库（https：//pubchem.ncbi.nlm.nih.gov/）
具有药物相似性评价的成分	7269 个	Bickerton 公司报道的一种药物相似性的定量评价模型 [Nat Chem.2012，4（2）：90-98.]
药物靶基因	2266 种	MedChem Studio（3.0 版；Simulations Plus, Inc Lancaster, CA, USA, 2012）
中药相关疾病	4323 种	人类表型本体论（HPO，http：//human-phenotype-ontology.github.io/） 人类孟德尔遗传 在（OMIM，http：//www.omim.org/） 基因疾病关联数据库 （DisGeNET，http：//www.disgenet.org/web/DisGeNET/menu；jsessionid= 　c807m1cvnhyn1uc0dr111ox8c，v5.0） ORPHANET（https：//www.orpha.net/consor/cgi-bin/Disease.php?lng=EN）

ETCM 五大数据库如下：

（一）中药材数据库

ETCM 中收载 402 味常用中药材，包括药材的中文名称、拉丁名、性味归经、基原、产地、采集期、功效等信息，同时，对性、味、归经、功效、产地等字段进行结构化。这些信息大多数来源于 2015 年版《中华人民共和国药典》（以下简称《中国药典》），草药的图片来自第四次全国中药资源普查（http：//www.zyzypc.com.cn/）。进一步将中药按照药味（酸、苦、甘、辛、咸）、药性（寒、热、温、凉、平）、归经（肺经、肝经等）进行分类，通过点击上述每个类别的饼图，用户即可获得属于每个类别的草药的完整列表（图2-2）。每种草药的详细信息可以通过点击其中文或拼音名称来检索，查得每味药的图片及其在中国的产地分布、质量控制标准（图 2-2）。草药的成分主要来自已发表的论文，以及ChEMBL（https：//www.ebi.ac.uk/chembl/）、PubChem（https：//pubchem.ncbi.nlm.nih.gov/）。

（二）中药方剂数据库

ETCM 中收载 3959 种中药复方，主要记载方剂名称、剂型、服用方法、方剂功效、适应证、方剂组成（包括药材名称、用量、方剂地位）等信息，信息来源于《中华人民共和国卫生部药品标准：中药成方制剂》（1993 年版），对方剂名称、剂型、服用方法等字段进行结构化，中成药质量评价信息来源于《中华人民共和国药典》（2015 年版）。用户也可以单击复方名称后通过提供的国家药品监督管理局外部链接来获得更详细的药物信息。中药的信息页面中还提供了包含该味药的所有复方名称，单击每个复方名称可以直接链接到复方的信息页面。图 2-2 为由特定成分、中药、复方或与特定疾病相关的基因所富集的基因本体（gene ontology，GO）或通路。

（三）中药成分数据库

ETCM 中收录上述 402 味常用中药材所含的 7284 个中药化学成分信息，其中包括每一个成分的名称、分子式、分子量、平面结构、脂水分配系数、分配系数、溶解度、分子体积、表面积、极性表面积，以及可旋转键的数量、H 受体和 H 供体。我们使用 Pipeline Pilot 软件（7.5 版本）计算这些物理化学性质。为每一个成分都提供公共数据库源的外部链接，如 ChEMBL、PubChem。为了评估每种成分的类似药物，根据 Pipeline Pilot ADMET 收集的模型计算药代动力学参数，如水溶性、血脑屏障穿透力、CYP450 2D6 抑制率、肝毒性、人体肠道吸收和血浆蛋白结合率。量化指标，作为药物相似性（quantitative estimate of drug-likeness，QED）的定量评价，被用来评价药物的相似性，其估计值范围从 0（所有属性都不利）到 1（所有属性都有利）。药物化学鉴定的药物开发中，有吸引力和没有吸引力的化合物的平均 QED 值分别为 0.67 和 0.49。因此我们根据 QED 分数将 ETCM 中收集的所有 7274 种成分分成三组：良好（QED＞0.67），中等（0.49≤QED≤0.67）和弱（QED＜0.49）。

（四）靶标数据库

在 ETCM 中，借助高效药物相似性搜索工具 MedChem Studio（3.0 版本）来预测草药成分的潜在靶点，其被用于识别和草药成分具有高结构相似性（Tanimoto 分数＞0.8）的已知药物。Tanimoto 分数在[0，1]范围内，其中"0"表示成分与已知药物的结构完全不同，"1"表示两种化合物的结构相同。药物数据库[2]中已知药物的治疗靶点被看作是与已知药物的 Tanimoto 分数＞0.8 的草药成分的候选靶点。根据基因本体论和 KEGG（京都基因和基因组百科全书）途径数据库[3]来研究候选药物靶点的生物学功能和参与途径。

（五）疾病/症状数据库

ETMC 的疾病部分记录了来自人类表型本体论（HPO，2018 年 3 月发布），人类在线孟德尔遗传（OMIM，2018 年 4 月发布），基因–疾病关系数据库（DisGeNET，5.0 版本）和 ORPHANET 数据库中的疾病及其相关基因的详细信息。手动检验不一致的基因或不同来源的蛋白质 IDs 并转换为官方基因符号和 UniProt 登录号。根据致病基因和草药/复方的假定靶基因的重叠，将疾病与草药/复方联系起来。

三、ETCM 的功能介绍

（一）中药成分靶标预测

该数据库使用 MedChem Studio（3.0 版）来预测中药成分的潜在靶标，MedChem Studio 是一种药物相似性搜索工具，用于查找与中药成分具有高度结构相似性（Tanimoto＞0.8）的已知药物，从而进行靶标预测。Tanimoto 的值限定在[0，1]的范围内，其中"0"表示成分和已知药物之间结构完全不同，"1"表示两种成分具有相同的结构。针对用户输入的中药成分，MedChem Studio 经过筛选后，得到 Tanimoto＞0.8 的候选药物靶标列表。候选药物靶标的生理功能和参与途径从 Gene Ontology 和 KEGG 数据库中获取。

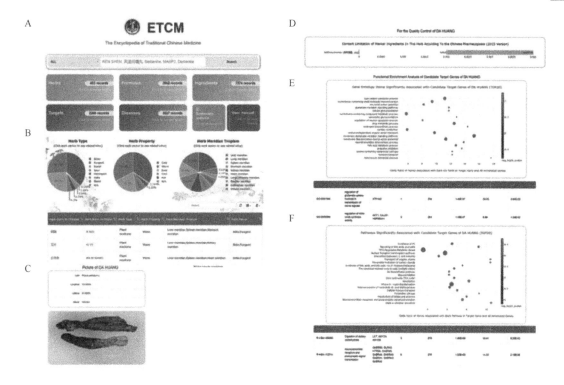

图 2-2　ETCM 的主要功能说明

A. ETCM 功能概述。B. ETCM 草药部分，点击饼图的任意比例部分，将在下面的列表中显示此类中全部的草药。C. 草本植物大黄的图片。D. 大黄的质量控制标准。E. 大黄的预测靶基因的富集和 GO 表。F. 大黄的预测靶基因的富集路径

（二）网络分析

为了更好地说明成分、中药、复方、靶标、涉及靶标的通路和疾病之间的关系，ETCM 提供了系统分析功能，允许用户在上述两个或多个项目之间建立网络。通过输入查询项并选择一个或多个类别，用户能够在系统内构建中药—成分—靶标、复方—中药—通路、复方—中药—靶标—疾病及其他网络（图 2-3）。还可以在其中标记或修改网络的节点和边缘，以方便进一步的研究。

（三）基于化合物 ADMET 预测评估成分的类药性

为了评估每种成分的类药性，ETCM 中还提供了基于 Pipeline Pilot 平台的 ADMET 模块计算得到的各成分的药代动力学参数，包括水溶性、血脑屏障渗透性、CYP450 2D6 抑制率、肝毒性、人体肠内吸收和血浆蛋白结合率等。并运用 QED 来定量评估成分的类药性，QED 的取值范围为[0，1]，QED 值为 0 表示该化合物所有的性质都不利于成药；而 QED 值为 1 则说明该化合物的成药性极好。有研究表明，在药物开发中有吸引力成分的平均 QED 值为 0.67，无吸引力成分的平均 QED 值为 0.49。据此，ETCM 将其中收集的 7274 种中药成分按照其 QED 值（即成药性）分为三组：良好（QED＞0.67）、中等（0.49≤QED≤0.67）和弱（QED＜0.49），为成分后续的成药研究提供一定的依据。

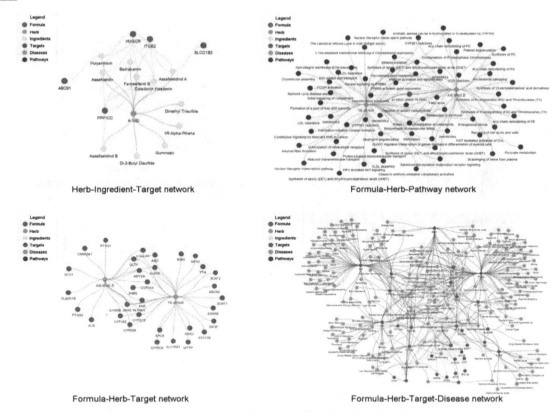

图2-3   ETCM 系统分析功能构建的各种网络示例

四、ETCM 的特色

　　ETCM 的特色主要体现以下几个方面：①2015 年版《中国药典》中提供的适应证不同于现代疾病，因此 ETCM 尝试使用中药成分和现代疾病间的基因关系来建立中药适应证和现代疾病之间的联系；②为了更好地说明成分、中药、复方、靶标、涉及基因的通道和疾病之间的关系，ETCM 使用基于动态浏览器的可视化库 vis.js（4.21.0，https：//visjs.org/）网络模块，用户可以构建中药、复方、靶标与疾病之间多级交互的网络；③与其他中医药相关数据库相比，ETCM 增加了许多新的模块和功能，包括中药的产地分布图、草药的图片、中药及复方的质量控制标准、指标性成分的定量信息、成分的 ADME 参数、药物相似性评价、ChEMBL 和 PubChem 数据库的链接、网络构建和分析等。

五、ETCM 的应用展望

　　中医药理论强调整体观念和辨证论治，这些概念与精准医学的目标完全一致。近年来，中医药的价值越来越受到重视。经过了几千年的历史实践，中药已成为现代药物开发的宝库。然而，迄今为止，与 TCM 相关的数据资源仍然非常有限。为了满足日益增长的需求，我们提出将 ETCM 作为一个新的中药相关数据库，其中包括中草药和复方相关基本信息的各个方面。与有限的可用中药相关数据资源库[4-10]相比，ETCM 更全面（例如，草药的产地和质量控制信息，成分的药物相似性），功能更多样化（例如，允许用户进行交叉分析和建立网络），每个类别中包含的项目更多。

为了促进对中草药和复方的机制研究，我们根据成分与已知药物的结构和化学相似性，预测了中药成分的靶基因。尽管我们使用的预测方法已被评估为基于药物研发相似性中最佳执行方法之一[11, 12]，但预测结果中仍可能存在许多误报。因此，靶点预测结果只能作为中药成分、草药和复方的机制指征，并等待将来进一步研究。

多药联合治疗已被认为是一种通过同时调节多个靶点、发挥多种药理作用来控制复杂疾病的合理有效的治疗方法[13]。作为多药联合治疗的经验系统，中医处方通常包括两种或更多种中草药，其组合效应可能大于个体效应的总和[14]。越来越多的证据表明，多种草药组合的中药专利处方可以增加治愈复杂疾病的可能性，减少副作用，降低适应性抵抗力[15]。因此，了解中药处方中草药的协同机制对于优化和发现新的药物组合可能具有重要意义。ETCM 不仅包括 3962 个药品监督管理局批准的中药处方的详细信息，且这些处方已被广泛用于具有确切疗效的疾病，而且还为用户提供了一个系统的分析工具，去研究中药复方中成分或草药的协同作用的推定机制。

总之，ETCM 是一个用于辅助中药机制研究、新药研发和临床应用的综合数据资源库。它可免费用于学术用途，其数据输出方便。该数据库将不断更新和扩展，以包含更多新数据和新功能。

第二节　中药整合药理学网络计算平台

一、平台概述

中医药学是中国古代科学的瑰宝，也是打开中华文明宝库的钥匙。如何进行中药现代研究？王永炎院士认为，"中药是一个复杂的化学体系，生物机体也是一个复杂的生命体系，使得对中药的化学物质实体与机体生命活动的交互规律的研究，尚未形成有效模式和方法学体系，也就成为制药中药现代研究的瓶颈问题。该问题解决，必须采取整合药理学策略，开展多层次、多环节研究"。2014 年，中药整合药理学被提出并迅速发展，在国内、国外已发表多篇相关论文，在代谢产物识别、中药药代动力学预测、靶标预测和网络分析、体外生物活性评价等关键技术方面也已取得一些重要进展，然而，到目前为止，在计算分析方面尚未形成完整的研究平台，制约了整合药理学研究策略在中药研究中的应用。

为此，在大数据和人工智能背景下，中国中医科学院中药研究所联合北京大学药学院、中国科学院相关机构，构建中药整合药理学网络计算研究平台（Integrative Pharmacology-based Network Computational Research Platform of Traditional Chinese Medicine，TCMIP，http://www.tcmip.cn/），该平台数据资源来自国际权威数据库 ETCM（The Encyclopedia of Traditional Chinese Medicine，中医药百科全书，http://www.nrc.ac.cn：9090/ETCM/），汇聚了五大中医药数据资源，包括中药材数据库、中药方剂数据库、中药成分数据库、中药靶标数据库、疾病相关分子库，该数据库具有数据质量高、类型齐全、功能强大、界面友好等优势，于 2018 在国际著名期刊 *Nucleic Acids Research* 上发表，《中国中医药报》也进行了专题报道。

中药整合药理学网络计算研究平台[16]是一个集中医药大数据管理及整合药理学计算服务于一体的智能化数据挖掘平台，为揭示中医药理论的科学内涵和中医原创思维的科学价值、总结与传承名医经验、中药质量控制、中药作用原理阐释、中药新药研发，尤其是现代药物组合发现和优化等，提供了强有力的数据基础和分析工具，网址：http://www.tcmip.cn/，平台整体框架见图 2-4。

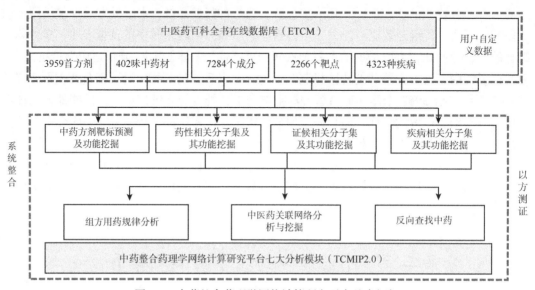

图 2-4　中药整合药理学网络计算研究平台基本框架

二、中药整合药理学网络计算研究平台的特色与优势

中药整合药理学网络计算研究平台（TCMIP）是在 V1.0 基础上全面升级为 V2.0，包括五大数据库和七大功能模块，通过系统集成和模块整合，化繁为简，可快速实现"病-证-方"互作网络多层次关联的全套分析。该平台具有以下四大优势：

（1）TCMIP V2.0 所包含的五大数据库资源来自国际权威数据库 ETCM，具有数据质量高、类型齐全、功能强大、界面友好等优势，相关论文于 2018 在国际著名期刊 *Nucleic Acids Research*（IF=11.3）上发表，《中国中医药报》也同期进行了专题报道。

（2）TCMIP V2.0 是一个智能化数据平台，嵌合了物理化学性质、成药性评价、靶标预测等多种权威算法，以及药物靶标和疾病靶标相关功能和通路的系统分析功能，提供"中草药→方剂→成分→靶标基因→功能/通路→疾病"之间的交叉检索、多维智能化网络构建和可视化，全面解析中药复杂系统与机体分子网络之间相互作用关系。

（3）TCMIP V2.0 所包含的七大功能模块，可实现疾病、证候、中药药性相关分子查询和功能挖掘，中药（含方剂）靶标预测及作用机制研究，临床组方规律分析，中医药多维关联网络自定义构建和核心靶标群筛选，以及基于分子靶标群的中药反向查找等。

（4）TCMIP V2.0 是一个开源数据生态社区，将开源技术、数据生态理念与中医药数据资源相融合，上传个人的临床医案数据或者中药成分数据，打造个性化数据平台，实现个人用药组方规律分析并挖掘其潜在的分子机制，有利于名老中医经验的传承和创新。

三、中药整合药理学网络计算研究平台的功能

整合药理学围绕中药方剂的传统知识、物质基础、体内代谢、活性预测与评价等多个核心环节，突出中医药作用特点，以大数据库为依托，采用人工智能、数据挖掘、网络计算科学等方法和技术，突破中医药传承与发展面临的关键科学问题，实现中药（含方剂）信息、成分信息、疾病/症状靶标信息等的管理、检索、分析、活性预测等功能，从数据导入和转化、功能模块和计算结果三个层级，实现中药方剂"化学成分–体内过程–网络靶标–药理作用–中医理论"多维度关联分析，主要功能模块有中药成分识别、ADME 预测、靶标预测、网络构建与分析、"组-效"关系构建等。在中药整合药理学 V1.0 版本，已实现药物靶标预测、药物多层次网络构建、分析以及可视化的功能模块，如图 2-5 所示。

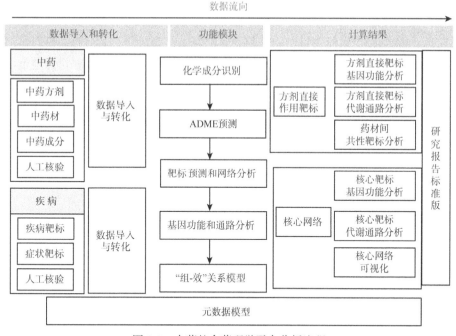

图 2-5　中药整合药理学平台分析流程

（一）检索、查询

针对中药整合药理学 4 个数据库（中药方剂数据库、中药材数据库、中药成分数据库和疾病靶标数据库），可进行以下内容的检索：中药方剂数据库中方剂名称、功效、方剂类型、服用方法、方剂组成等信息；中药材数据库中中药名称、拉丁名、性味归经、基原、产地、功效及其所含化合物等信息；中药成分数据库中中英文名称、CAS 号、分子量、物

理化学性质及药物代谢性质等；疾病/症状靶标数据库，可以疾病或症状的英文关键词进行快速检索，获得治疗相关疾病或症状的药物及其靶标信息。

（二）靶标预测和共性靶标分析

基于化学信息学的药物靶标预测方法分为基于配体特征的预测、基于蛋白质结构特征的预测和基于数据挖掘方法的预测。本平台目前采用二维结构相似性搜索，即采用 MACCS 分子指纹，使用开源软件 OpenBabel 来进行化学指纹特征的提取，并采用 Tanimoto 系数定义的相似度计量方法，通过与美国食品药品监督管理局（FDA）上市药物进行相似性打分（Score＞0.6），并提取作用靶标，最后将中药药物成分的靶标预测结果持久化存储。共性靶标分析，即不同中药作用于相同靶标，说明中药之间存在协同或者拮抗作用，共性靶标越多，说明协同作用或者拮抗作用越强，为科学揭示中药方剂的配伍理论提供科学依据。

（三）网络构建和分析、可视化

基于药物靶标与疾病/症状靶标之间的相互作用网络，建立中药靶标-疾病基因互作网络；以"节点连接度（degree）"的 2 倍中位数为卡值，选取中药靶标-疾病基因互作网络的核心节点（hubs）；在构建关键节点子网（图 2-6）的基础上，以"degree"、"节点紧密度（closeness）"和"节点介度（betweenness）"的中位数为卡值，选取同时满足 3 个卡值的节点为中药方剂矫正疾病失衡网络的候选靶标；然后，通过对上述药物候选靶标所参与的功能和通路进行富集分析，进一步挖掘中药缓解疾病关键病理环节的分子机制，并构建"中药方剂-中药材-化学成分-核心靶标-关键通路-疾病关键病理环节"的多层次网络关联图（图 2-7）。

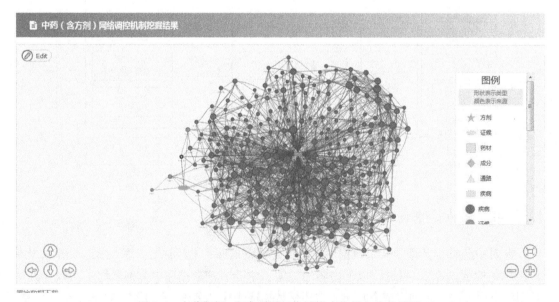

图 2-6 中药靶标-疾病基因互作网络中的核心节点子网

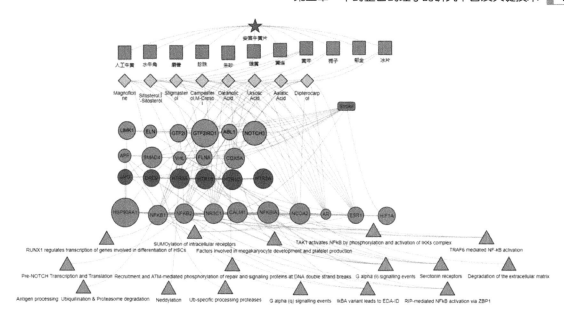

图 2-7 "中药方剂-中药材-化学成分-核心靶标-关键通路-疾病关键病理环节"多层次网络关联图

（四）基因功能分析和通路分析

为深入挖掘上述网络计算筛选得到的中药核心靶标的功能，本平台基于基因本体数据库（Gene ontology，GO）和 KEGG 通路数据库，提取靶标基因或蛋白质的分子功能（molecular function）、细胞内定位（subcellular localization），以及其所参与的生物学反应（biological process）和通路（pathway），并通过富集计算。针对中药方剂直接作用靶标和中药方剂治疗疾病的核心靶标，进行基因功能分析和通路分析，将 P-Value 排名前 10 的展示在结果中。

（五）证候相关分子挖掘及功能分析

证候相关分子挖掘及功能分析主要包括：证候基因获取（用户可通过基于"表型组合"的正向筛选、基于"以方测证"的反向查找，以及正反组合等三种方式获得目标证候的相关基因集），证候基因的功能挖掘（在获得证候相关基因集的基础上，进一步开展功能富集分析），证候基因相关中药信息挖掘（在获得疾病或临床表型相关基因集的基础上，进一步筛选与疾病或临床表型基因显著相关中药方剂、中药材和中药成分信息）。

（六）反向查找药（含方剂）

反向查找目标中药信息（通过富集分析，反向查找显著参与目标通路，或可能干预目标疾病，或作用于目标基因集的中药方剂、中药材或中药成分，进一步根据方剂组成、方剂类型、主治疾病和主治证候等条件限定，输出相应的反向查找结果）。目标中药方剂、中药材或中药成分详细信息查询（通过与本平台数据库资源链接，用户可查询显著参与目标通路或可能干预目标疾病的中药方剂、中药材或中药成分的详细信息），见图2-8。

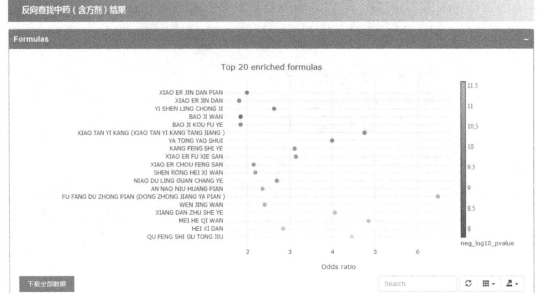

图 2-8 　基于疾病/证候靶标群反向筛选中药（方剂）（排名前 20 ）

四、应 用 领 域

中药整合药理学自 2014 年提出以来，发展十分迅速，已经被应用到元胡止痛片、脑心通胶囊、龙血竭肠溶片等多个中药方剂的现代研究中。中药整合药理学数据和计算平台在中药质量评价、中医原创思维诠释、中药临床精准定位、中药新药研发等方面，均具有良好的应用前景。

（一）中药质量评价

中药质量评价是中药有效性和安全性的保障，如何建立与功效/活性相关联的中药质量控制方法，是当前的研究热点之一。前期，在元胡止痛片的研究中，采用"化学指纹-代谢指纹-网络靶标"和"肠吸收-活性评价-数据挖掘"的整合药理学研究模式，识别 7 个关键药效成分，在此基础上，进一步采用降维研究，获得最少 3 个质量标志物，能较为准确预测元胡止痛片的生物活性。为此，我们联合 13 家企业建立并发布"元胡止痛片的优质产品质量标准"的团体标准，为中药产品优质优价开辟了一条新的道路。

（二）中医原创思维诠释

中医药是中华传统文化中最为璀璨的瑰宝之一，具有独特的、自成体系的原创思维，是我国最具有原始创新潜力的学科领域之一。整合药理学能够有效地揭示"异病同治""方剂配伍""扶正祛邪"等中医原创理论的分子机制，从分子层次上认识中医原创理论承载的科学内涵。

（三）中药的临床精准定位

如何实现中药的临床精准定位，是中医药研究面临的关键科学问题之一。中药整合药理学数据和计算平台，可预测中药多成分的作用靶标，获得中药方剂缓解疾病网络调节机制，从分子层次确定中药作用的特点和疗效相关的生物学基础，为中药的临床精准定位提供科学依据。在前期，基于整合药理学策略，本课题组首次报道元胡止痛片具有抗抑郁作用，进而召开临床专家咨询会，将元胡止痛片的临床适应证优化为慢性疼痛伴有抑郁症状。

（四）中药新药研发

中药整合药理学为中药新药研究与设计提供了技术支撑。通过整合药理学研究，构建中药成分与活性之间的关联，当成分为活性高、成药性好的单体化合物时，即可开发为一类新药；获得一类活性物质，可开发成为有效部位中药新药（五类新药）；获得两类及以上活性物质，进一步通过配比优化，可获得组分中药新药。

五、总结与展望

解析中药方剂与机体两个复杂体系之间的交互规律，是发现中医原创思维和促进中药新药研发的有效途径之一。中药整合药理学数据和计算平台，以中医药大数据为支撑，采用人工智能、数据挖掘、网络科学等学科的方法和技术，形成智能化和网络化的功能模块，构建中药多成分与活性之间关联，明确中药药效物质及其分子机制，为中药质量评价、分子机制阐释、临床定位、新药研发等方面提供强有力的数据和技术支撑，促进中医药现代化和国家化发展。

第三节　中药数据挖掘方法

一、数据挖掘技术概况

数据挖掘一般是指从大量的数据中通过算法搜索隐藏于其中信息的过程。数据挖掘通常与计算机科学有关，并通过统计、机器学习、专家系统（依靠过去的经验法则）和模式识别等诸多方法来实现上述目标。机器学习是数据挖掘的核心，其通过学习大量数据的特征和优化计算机的性能，来获得判断和推理某个问题的能力。机器学习的方法分为三类：有监督学习、无监督学习、半监督学习。

数据挖掘的过程包括数据准备、计算建模、测试验证及模型应用。第一步，数据准备，包括三个步骤：数据选取、数据预处理及数据变换；第二步，数据挖掘阶段确定任务和算法；第三步，对挖掘的结果进行解释和评价。

二、数据挖掘方法

（一）熵值法

1. 基本原理

熵的概念来源于热力学，是表征物质状态的参量之一，其物理意义是体系无序程度的度量。熵值法是一种客观赋权法，它根据各项指标观测值所提供的信息大小来确定指标权重[17]。一般来说，若对于某项指标，指标值的变异程度越大，则该指标提供的信息量就越多，在综合评价中所能起到的作用也越大，其权重也就越大。反之，若某项指标的指标值变异程度越小，则该指标提供的信息量越少，在综合评价中所起到的作用也越小，其权重也就越小。所以可以根据各项指标的变异程度，计算出各个指标的权重，从而为多指标综合评价提供依据。

2. 算法步骤

设有 m 个待评方案，n 项评价指标，形成如下的原始指标数据矩阵

$$X = (x_{ij})_{m \times n} = \begin{pmatrix} x_{11} & \cdots & x_{1n} \\ \vdots & \vdots & \vdots \\ x_{m1} & \cdots & x_{mn} \end{pmatrix},$$

其中 x_{ij} 为第 i 个方案第 j 项指标的数值，则用熵值法进行综合评价的步骤如下。

（1）原始数据的标准化处理

对于越大越好的指标，采用公式

$$x'_{ij} = \frac{x_{ij} - \min(x_{1j}, x_{2j}, \cdots, x_{mj})}{\max(x_{1j}, x_{2j}, \cdots, x_{mj}) - \min(x_{1j}, x_{2j}, \cdots, x_{mj})}, \quad i = 1, 2, \cdots, m, j = 1, 2, \cdots, n_{\circ}$$

对于越小越好的指标，则采用公式

$$x'_{ij} = \frac{\max(x_{1j}, x_{2j}, \cdots, x_{mj}) - x_{ij}}{\max(x_{1j}, x_{2j}, \cdots, x_{mj}) - \min(x_{1j}, x_{2j}, \cdots, x_{mj})}, \quad i = 1, 2, \cdots, m, j = 1, 2, \cdots, n_{\circ}$$

（2）计算第 j 项指标下第 i 个方案占该指标的比重

采用如下公式计算

$$p_{ij} = \frac{x'_{ij}}{\sum_{i=1}^{m} x'_{ij}}, \quad i = 1, 2, \cdots, m, j = 1, 2, \cdots, n_{\circ}$$

（3）计算第 j 项指标的熵值

所采用的公式为

$$h_j = -K \sum_{i=1}^{m} p_{ij} \ln p_{ij}, \quad i = 1, 2, \cdots, m, j = 1, 2, \cdots, n_{\circ}$$

式中，K 为正常数，一般取为 $\dfrac{1}{\ln m}$。

（4）计算第 j 项指标的信息效用值

所采用的公式为

$$d_j = 1 - h_j, \ j = 1, \ 2, \ \cdots, \ n。$$

（5）计算各项指标的权值

所采用的公式为

$$W_j = \frac{d_j}{\displaystyle\sum_{i=1}^{n} d_i}, \ j = 1, \ 2, \ \cdots, \ n。$$

（6）计算各方案综合得分

所采用的公式为

$$S_i = \sum_{j=1}^{n} W_j p_{ij}, i = 1, \ 2, \ \cdots, \ m, \ j = 1, \ 2, \ \cdots, \ n。$$

S_i 越大则该方案效果就越好。最终比较所有分值可得评价结论。

（二）径向基神经网络概述

径向基神经网络[18]是基于人脑的神经元细胞对外界反应的局部性而提出的，它可以用来处理系统内难以解析的规律性，具有良好的泛化能力，并有很快的学习收敛速度，已成功应用于非线性函数逼近、时间序列分析、数据分类、模式识别、信息处理、图像处理、系统建模、控制和故障诊断等。1985 年，Powell 提出了多变量差值的径向基函数方法，之后被 Broomhead 和 Lowe 应用到神经网络领域形成了径向基神经网络。

径向基函数是某种沿径向对称的标量函数，通常定义为空间任意点到某一中心之间径向距离（通常是欧氏距离）的单调函数。常用的径向基函数是高斯核函数，其形式为

$$K\left(\left\| x - x_c \right\|\right) = e^{\frac{-\left\| x - x_c \right\|^2}{2\sigma^2}},$$

其中，x_c 为核函数中心，σ 为函数的宽度参数，它控制了函数的径向作用范围。

径向基神经网络是具有单隐层的三层前向网络（结构图如图 2-9 所示）。第一层为输入层，由信号源节点组成。第二层为隐藏层，隐藏层节点数视所描述问题的需要而定，隐藏层中神经元的变换函数即径向基函数。第三层为输出层，是对输入模式做出的响应。

径向基神经网络的基本思想是：用径向基函数作为隐单元的"基"构成隐藏层空间，这样就可以将输入矢量直接映射到隐藏空

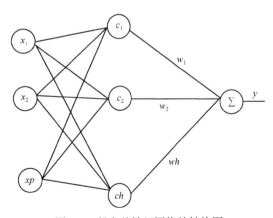

图 2-9　径向基神经网络的结构图

间，而不需要通过权连接。当径向基函数的中心点确定以后，这种映射关系也就确定了。而隐藏层空间到输出空间的映射是线性的，即网络的输出是隐单元输出的线性加权和，此处的权即为网络可调参数。其中，隐藏层的作用是把向量从低维度映射到高维度，这样，低维度线性不可分的情况到高维度就可以变得线性可分了。因而，网络由输入到输出的映射是非线性的，而网络输出对可调参数而言却又是线性的。网络的权就可由线性方程组直接解出，从而大大加快学习速度并避免局部极小问题。

（三）广义回归神经网络概述

广义回归神经网络是基于径向基神经网络的一种改进，它是由 Donald F.Specht 在 1991年提出的。广义回归神经网络具有很强的非线性映射能力和柔性网络结构及高度的容错性和鲁棒性，适合于解决非线性问题（图 2-10）。它在逼近能力和学习速度上比径向基神经网络更具优势，而且在样本数据较少时，预测效果也较好。此外，它还可以处理不稳定数据。近年来，广义回归神经网络在预测控制、教育、药学、能源、食品科学、生物工程、系统辨识和金融等多个领域得到广泛应用。

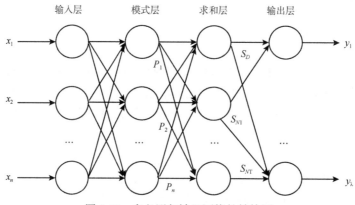

图 2-10　广义回归神经网络的结构图

如图 2-10 所示，广义回归神经网络包括输入层、模式层、求和层和输出层四个层次。输入层神经元的数目等于学习样本中输入向量维数，各神经元是简单的分布单元，直接将输入变量传递给模式层。模式层神经元数目等于学习样本数目 n，各神经元对应不同的样本，模式层神经元传递函数为

$$P_i = e^{-\frac{(X-X_i)^T(X-X_i)}{2\sigma^2}}, \quad i = 1, 2, \cdots, n,$$

式中，X 为网络的输入变量，X_i 为第 i 个神经元对应的学习样本，T 为转置向量，σ 为光滑因子，它决定了传递函数的形状，其值越大则传递函数越平滑。求和层使用两种类型的神经元进行求和。一类是

$$S_D = \sum_{i=1}^{n} P_i,$$

其与模式层各神经元的连接权值为 1。另一类为

$$S_{Nj} = \sum_{i=1}^{n} y_{ij} P_i, \quad j = 1, 2, \cdots, k,$$

式中，y_{ij} 为第 i 个输出样本 $\boldsymbol{Y}_i$ 中的第 j 个元素，k 为输出向量维数。

输出层中神经元的数目等于学习样本中输出向量维数 k，神经元 j 的输出对应于估计结果的第 j 个元素

$$y_j = \frac{S_{Nj}}{S_D}, \ j = 1, 2, \cdots, k_{\circ}$$

（四）自组织特征映射网络概述

自组织特征映射网络[19]是 Kohonen 于 1981 年提出的，它的出发点是模拟大脑皮层中具有自组织特征的神经信号传送过程，属于无监督学习的自组织竞争型神经网络。在生物神经系统中，存在着一种"侧抑制"现象，即当一个神经细胞兴奋以后，会对周围其他神经细胞产生抑制作用。这种抑制作用会使神经细胞之间出现竞争，开始时可能多个细胞同时兴奋，但一个兴奋程度最强的神经细胞会逐渐对周围神经细胞产生明显的抑制作用，其结果使周围神经细胞兴奋度减弱，该神经细胞是这次竞争的"胜者"，而其他神经细胞则在竞争中失败。自组织竞争型神经网络就是模拟上述生物神经系统功能的人工神经网络。

自组织特征映射网络只有两层（如图 2-11 所示），即输入层和竞争层（输出层），输入层是一维的，而竞争层可以是一维、二维或多维，其中二维竞争层由矩阵方式构成，它的应用最为广泛。自组织特征映射网络的基本思想是：当输入某类模式时，输出层某节点得到最大刺激而获胜，获胜节点周围的节点因侧向作用也受到刺激。这时网络进行一次学习操作，获胜节点及周围节点的连接权值向量朝输入模式的方向做相应的修正。当输入模式类别发生变化时，二维平面上的获胜节点也从原来节点转移到其他节点。这样，网络通过自组织方式用大量样本数据来调整其连接权值，最后使得网络输出层特征图能够反映样本数据的分布情况。

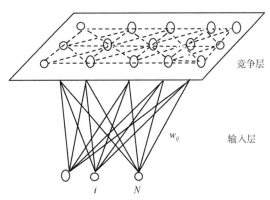

竞争层

w_{ij}　输入层

i　N

图 2-11　自组织特征映射网络的结构图

自组织特征映射网络的主要特性为：①自组织排序性质，即拓扑保持能力；②自组织概率分布性质；③以若干神经元同时反映分类结果，具有容错性；④具有自联想功能。

算法步骤如下：

（1）网络初始化

对输出层各权向量赋予较小的随机数并进行归一化处理，得到 $\hat{w}_j$ ($j=1,2,\cdots,m$)，建立初始优胜邻域 $N_j^*(0)$ 和学习率 α 初值。这里，m 为输出层神经元数目。

（2）接受输入

从训练集中随机取一输入模式并进行归一化处理，得到 $\hat{X}^P$ ($p=1,2,\cdots,n$)，n 为输入层神经元数目。

（3）寻找获胜节点

计算 $\hat{X}^P$ 和 $\hat{w}_j$ 的点积 $\hat{w}_j^T\hat{X}^P$ ($j=1,2,\cdots,m$)，从中找到点积最大的获胜节点 j^*。

（4）定义优胜邻域 $N_j^*(t)$

设 j^* 为中心确定 t 时刻的权值调整域，一般初始邻域 $N_j^*(0)$ 较大，训练过程中 $N_j^*(t)$ 随训练时间收缩。

（5）调整权值

对优胜邻域 $N_j^*(t)$ 内的所有节点调整权值：

$$w_{ij}(t+1)=w_{ij}(t)+\alpha(t,N)[x_i^p-w_{ij}(t)],\ i=1,2,\cdots,n,j\in N_j^*(t),$$

式中，$w_{ij}(t)$ 为神经元 i 从 0 到 n 在 j 时刻的权值，$\alpha(t,N)$ 是训练时间 t 和邻域内第 j 个神经元与获胜神经元 j^* 之间的拓扑距离 N 的函数，该函数随 t 和 N 的增大而减小。

（6）结束判定

当学习率 $\alpha(t)\leqslant\alpha_{\min}$ 时，结束训练；不满足结束条件时，则转到步骤（2）继续。

三、数据挖掘技术在中药药理学应用进展

（一）中药"组-效关系"研究

中药"组-效关系"（combination-activity relationship，CAR）是指在不同层次上的中药物质组合与药效活性之间的关联性。中药"组-效关系"研究就是在饮片、提取物、化学成分三个层面，采用数据挖掘的方法对物质组合与药效活性间的关联规律进行研究。基于"组-效关系"的有效成分辨识是指基于中药化学与药效学信息，采用数据挖掘手段从中辨别出真正的起效成分或者与药效关系紧密的成分。

在川芎挥发油舒张血管有效成分辨识研究中，选取不同产地的川芎提取挥发油，运用气相色谱-质谱法（GC-MS）进行化学成分表征，同时检测舒张血管活性。运用 LARS 和 LASSO 回归算法进行数据挖掘，构建川芎挥发油化学成分与血管活性之间的数学模型，在此基础上辨识出 13 个与血管活性相关的化学成分[20]；在元胡止痛片的有效成分辨识研究中，首先采用肠吸收模型对有效成分进行初步筛选，在此基础上采用液质联用技术对肠吸收液的 34 个化学成分进行色谱表征，并对不同厂家、不同批次的元胡止痛片肠吸收液的舒张血管活性进行了分析，基于以上化学-药效学信息，采用了灰色关联分析（grey relational analysis）的数据挖掘方法识别出 7 个化学成分与舒张血管活性关系最为紧密，其结果为进一步的组方优化、质量控制奠定基础[7]；此外，在山楂降脂的有效成分辨识研究

中，首先采用液质联用技术对山楂不同提取物的化学成分进行了表征，并对不同提取物降低三酰甘油（TG）的作用进行实验测定，结果采用偏最小二乘相关分析进行数据挖掘，最终辨识出 7 种黄酮类化合物与降低 TG 的作用最为紧密[5]。

基于"组-效关系"的组方优化研究，目前在实验设计最常用的方法是正交试验设计和均匀设计。正交试验设计作为一种多因素、多水平的常用设计方法，是根据正交性从全面试验中挑选出部分有代表性的点进行试验，这些有代表性的点具备"均匀分散，整齐可比"的特点。但是，正交设计试验不能实现多目标优化，不具备良好的非线性拟合能力，仅限于研究药味组成较为简单、因素水平较少的组方配伍机制研究[6]。均匀设计法同样适用于多因素、多水平的实验研究，该方法舍弃了正交设计的整齐可比特点，而让试验点在试验范围内充分均匀分布，所以需安排的试验次数仅与水平数相等，与正交试验相比大大减少了试验次数。另外，均匀设计实验的结果可进行多元统计处理，经回归分析确定各因素对实验结果的影响，从而可以定量预测、优化条件[7]。除以上 2 种方法外，还有析因设计、基线等比增减设计、正交与均匀联合设计、因果关系发现设计等[8]。其中，析因设计最大的优势是可在中医理论指导下进行分组，按君、臣、佐、使的配伍关系进行拆方分析，结合统计学方法进行实验，大大地减少了工作量，但对于多水平的实验，实验组数仍然过于庞大[9]。

例如，在丹参有效成分组合与抗氧化活性的配伍优化研究中，采用最小夹角回归方法，按照"均匀试验设计-药效试验-数学建模（模型验证）"的程序，得到丹参素钠、原儿茶醛、咖啡酸 3 种成分的组合与抗氧化活性间的定量关系，成功预测其最佳配比[10]；在川芎有效成分配比优化研究中，基于 LARS 算法，按照"均匀试验设计-药效试验-数学建模（模型验证）"的程序，得到阿魏酸、丁基苯酞、藁本内酯 3 种成分不同组合与血管活性的关系，实现了成分组合的活性优化[21]。在益气解毒方的组方优化研究中，选取了人参、黄连、栀子的主要药效成分人参总皂苷、黄连素、栀子苷进行组方优化及配伍机制的研究。以均匀设计方法对大鼠进行分组给药，局灶性脑缺血大鼠脑部离体线粒体功能评价为数学建模指标，结果采用 Least Angle Regression-Partial Least Squares（LARS-PLS）进行数据挖掘分析，成功发现并验证了 3 种成分抗脑缺血的最佳配比及各组方成分的药效贡献度[22]；此外，在复方脑脉通有效部位组分配伍优化研究中，采用均匀设计法将脑脉通中的 5 个有效部位（大黄总蒽醌、人参总皂苷、葛根总黄酮、川芎总酚酸、川芎总挥发油）的 10 个不同水平的配比组合进行抗脑缺血药效考察，以脑梗死面积和坏死区体密度作为药效指标，实验结果采用人工神经网络的数据挖掘方法建立药效预测模型，成功发现并验证了 5 种有效组分的最佳配比[23]。

（二）数据挖掘在系统生物学中的应用策略

近年来，随着系统生物学相关学科研究的发展，以及多种数据挖掘策略的综合应用，各种"组学"技术如基因组学、蛋白质组学和代谢组学等在中药复方研究中迅速得以推广应用，并取得了令人瞩目的成绩，其中最为典型的就是陈竺院士领导的课题组采用系统生物学的研究手段[2]，在一定程度上揭示了复方黄黛片治疗急性早幼粒细胞性白血病多靶点、协同作用的机制。罗国安教授进一步拓展了"系统"的概念，认为中药复方作用于人体即是一个"系统-系统"相互作用的整合系统生物学过程,在此基础上提出了中药复方的"化学物质组学"的研究思想[24]。随着研究的深入,人们越来越认识到大多数疾病是复杂的、多因素多环节相互关联的系统性疾病,中药复方对人体的作用更是一个复杂的生物网络调节的过程,而通过中药系统生物学结合数据挖掘的研究,可以从整体上深入了解中药及其复方的药理作用特点,初步揭示中药作用的本质,特别是药效成分之间的协同作用机制和药物靶点与相关的代谢通路。

目前基于实验数据挖掘策略在中药作用机制研究中的应用主要包括如下一些方面:

1)利用基因组学技术策略,结合数据挖掘方法,对中药复方作用相关的所有基因进行基因组作图(包括遗传图、物理图谱、转录图谱)、核苷酸序列分析、基因定位和基因功能分析,利用系统聚类法、动态聚类法、自组织映射网络和主成分分析等数据挖掘手段,可以提供数目可观的新药靶标,并针对中药的多成分、多途径、多系统、多靶点的作用特点而进行系统深入的研究,以探索中药作用的靶点与作用机制。

2)利用蛋白质组学技术和策略,比较分析中医证候及经单味药或复方药处理过的组织、细胞或体液表达的蛋白质组,比较治疗前后蛋白质组的表达差异、蛋白质功能结构及相互作用的变化,利用加权整合分类分析方法、基于定量信息的蛋白质相互作用组学聚类分析、过滤式非参数检验、基于种群的随机式遗传算法、微粒群算法、支持向量机等数据挖掘策略方法,系统地对证候本质和中药的多环节、多靶点调整作用机制进行数据挖掘分析,最终揭示证候的物质基础和中药单方及复方的作用机制和配伍规律。

3)对于代谢组学实验研究得到的大量、多维的小分子化学信息,应用一系列的数据挖掘分析方法,开展中药有效作用的物质基础和作用机制、作用靶标、安全性、组方依据和配伍规律,以及中药种植资源等研究。在代谢组学研究中,大多数是从检测到的代谢产物信息中进行两类(如基因突变前后的响应)或多类(如不同表型间代谢产物)的判别分类,以及从中挖掘出具有价值的生物标志物。数据分析过程中应用的主要手段主要为模式识别技术,包括非监督学习方法(如主成分分析、分级聚类分析、自组织特征映射网络等)和有监督学习方法(偏最小二乘判别分析、人工神经元网络、支持向量机等)。利用反映整体思想的代谢组学研究中药,对于以现代科学方法和标准认识中药,确保合理、安全、有效应用均有理论意义和实用价值。

4)在中药安全性研究方面,利用蛋白质组及代谢组学技术策略,可以研究外源性物质对机体所产生的整体性效应及药物对机体所形成的生化物质的总体应答及代谢调控作用,而且鉴于蛋白质组及代谢组学的实验样品多为外周性生物样品(如血液),便于连续多次获取,样品处理简单,适用于高效液相色谱法(HPLC)、液相色谱-质谱法(LC-MS)和核磁共振(NMR)分析,可以针对蛋白质组或代谢物组谱图的变化,利用主成分分析、分级聚类分析等生物信息工具,进行数据挖掘分析,早期发现毒性的化学或生物标志物,以此作为体内药物安全性评价的方法,可以更快、更准确地发现毒性物质和毒性规律。

(三)基于数据挖掘的中药作用特定靶标群研究

近年来,目标组学如目标蛋白质组学等的研究越来越受到人们关注,而对中药多系统、多靶点作用机制进行系统研究的一个重要内容即是针对一些特定的目标蛋白或代谢物，开展更为深入的数据挖掘及研究工作，以发现新的目标药物靶标。其中转录因子便是一类很重要的特定药物作用靶标。转录因子（transcription factor，TF）是一类重要的细胞信号转导分子，因其存在的广泛性和调控靶基因的多样性，与细胞的生长、增殖、凋亡、肿瘤细胞浸润转移及血管生成等各个重要环节密切相关。同时，转录因子也是一类重要的药物作用靶标，许多药物分子通过与其发生相互作用，进而使其结合基因上游的特异核苷酸序列，活化后从胞质转位至胞核，通过识别和结合基因启动子区的顺式作用元件，启动和调控基因的表达。因此，对药物作用靶标转录因子的研究一直以来都是药物研发关注的重点与热点。而且研究表明，有 1000 余种中药的作用靶标都具有潜在的转录因子活性。通过对中药作用靶标转录因子的整合分析研究，可以进一步详尽阐明中药作用的具体环节与机制，还可进一步发现未知的药物作用靶标，拓展对该药物作用机制的认识，开发新的药物功能。但在对转录因子进行综合分析时，由于其往往是一些低丰度的蛋白质，还需要结合一些富集的分析手段。为了富集分析特异的转录因子，人们利用转录因子可以特异性地与一些 DNA 序列结合的特性，发展了一些在蛋白质组水平上利用 DNA 序列富集分析转录因子的方法[3]。通过人工合成一个长度为 2.8kb、含 100 个转录因子结合位点的 DNA 序列，成功实现了 11 个细胞系中 878 个转录因子的深度覆盖分析。而且采用该蛋白质组学研究策略，还对一些药物作用的靶点进行了系统阐述，为我们研究中药作用机制提供了一种新的策略。

针对转录因子此类特定的中药作用靶标，可以结合数据挖掘工具，进一步发展其整合分析技术策略，从理论计算数据挖掘和实验验证两个层次对中药作用的靶标转录因子进行系统分析。在数据挖掘层次上：①针对感兴趣的中药复方/单味药，通过网络药理学分析，预测其可能作用的转录因子及转录因子的功能；②针对感兴趣的转录因子列表，构建转录因子-靶标相互作用网络，得到关键的转录因子及被其转录调控的基因，从而以转录因子为媒介，建立中药与重要分子之间的关联；③针对感兴趣的靶基因列表挖掘其上游可能发挥调控功能的转录因子以及在上游激活转录因子的信号转导通路，逆向建立分子-转录因子-信号/药物的关联。在实验层次上：①针对感兴趣的中药复方/单味药，结合其药效特点，利用高通量的转录因子富集分析与质谱鉴定技术，通量化分析与其药理作用相关的转录因子；②基于通量化分析得到的转录因子列表，构建转录因子-疾病靶标-药物化学成分作用网络，筛选关键的转录因子及被其转录调控的基因，建立以转录因子为媒介的中药作用重要分子间的关联；③针对感兴趣的靶标转录因子，开展进一步的功能验证实验，证实转录因子的转录活性及对下游基因的调控作用。

利用如上所述转录因子规模化富集分析技术方法，结合网络药理学等数据挖掘技术策略，对丹红注射液的作用及其机制特别是靶标转录因子开展了系统的研究工作。缺血性脑卒中是一种严重的多发性疾病，对缺血性脑卒中复杂病理级联反应及其重要相关分子的系统研究有助于进一步发现和阐释脑卒中新的治疗靶标[11]。虽然已有一些文献报道某些转录因子参与了脑卒中的病理级联反应，有可能成为脑卒中新的治疗靶标，但对其在缺血性脑损伤中作用的系统调查研究尚未有文献报道。此外，一些多靶点药物已在临床上显示出对缺血性脑卒中的有效保护，但其机制特别是作用靶标转录因子仍不清楚。丹红注射液是以丹参、红花为原料制成，具有活血化瘀、通脉舒络的功效，临床广泛应用于瘀血闭阻所致的脑卒中、冠心病的治疗[12]，且质量稳定可控，成分基本明确，但其作用机制特别是靶标转录因子仍有待于进一步研究，且对其靶标转录因子的系统研究也有助于进一步发现和阐释新的治疗靶标。

首先利用最新的转录因子规模化富集分析技术方法，对缺血性脑损伤过程中转录因子的变化进行了系统的调查研究，发现了一批发生显著变化的转录因子，并利用网络药理学数据挖掘分析策略，对其中的一些重要转录因子进行了分析验证，发现前 B 细胞白血病转录因子 1（pre-B-cell leukemia transcription factor 1）和 cAMP 依赖的转录因子 1（cyclic AMP-dependent transcription factor 1）为丹红注射液作用的重要靶标转录因子，同时还发现了一些新的与丹红注射液作用相关的重要脑卒中治疗靶标，为该药物作用机制的科学阐释提供了重要参考[13]。

四、数据挖掘技术应用展望

当前的中药药理学沿用了西药药理学的研究方法和思路，对研究对象中药方剂的物质基础与机体生命活动的交互规律的层次性重视不够，也没有充分重视中药组-效关系，未能形成独立的研究体系，学科特点不明确。面对中药方剂的化学物质实体与机体生命活动的交互规律研究，必须以多学科交叉、融合为基础，构建新的研究体系，尤其重视数据挖掘技术的应用[14]。

（一）计算 ADME 复合模型与计算生物学/网络药理学整合研究

当前 ADME 预测模块是基于单体化合物构建的，往往没有考虑药物-药物相互作用（成分-成分之间相互作用），没有考虑成分是存在于复杂的中药方剂中，所以为了符合中药方剂特点，需要对现有 ADME 预测模块进行改良。同时，现有的单一化 ADME 预测模块，应该发展"药物溶出-肠内菌代谢-肠吸收-肝脏代谢-组织分布"等 ADME 预测整合模型。

目前，中药网络药理学研究，往往是通过中药数据库、文献中选用中药方剂中的原型成分进行研究，忽略了中药在体内的 ADME 过程，不符合中药方剂在体内与机体之间的相互作用实际情况。所以，整合药理学研究需要加强对中药方剂 ADME 计算过程与计算生物学/网络药理学的整合研究，尤其是进行 ADME 预测整合模型与计算生物学/网络药理学整合研究。

（二）体外 ADME 复合模型与体外活性评价整合研究

体外试验能排除体内复杂环境的干扰，往往具有操作简便、敏感特异、条件易控等优点。在体外试验研究时，需要通过体外 ADME 模型与体外活性评价相结合开展中药方剂研究。一是加强体外 ADME 模型整合研究，建立"药物溶出-肠内菌代谢-肠吸收-肝脏代谢-组织分布"复合代谢模型，从体外代谢角度较好地模拟中药方剂在体内的药物代谢过程；二是体外 ADME 过程与体外活性评价相结合研究，即通过对中药方剂在体外的代谢物（中药方剂体外代谢指纹）在细胞、组织和器官等水平上进行活性评价，并通过数据挖掘建立成分与活性之间关联，即中药方剂"组-效关系"，从而从体外试验揭示中药方剂的药效物质基础及其作用机制。

（三）基于整体的中药方剂的药物代谢研究与系统生物学整合研究

中药方剂是通过中药方剂代谢指纹与证候/疾病的分子生物网络相互作用而发挥治疗作用，所以，在整体动物水平，通过对中药方剂进行药代动力学和系统生物学研究，尤其是随着新技术应用，提高了中药方剂的研究水平，更能系统地、全面地揭示中药方剂的作用原理。

基于整合药理学研究，更加强调多组学数据融合，以及药代动力学与药效关联性研究，加强多组学数据融合，获得中药方剂调节疾病失衡的分子生物网络，建立中药方剂代谢指纹与疾病的分子生物网络之间的关联，从"点-线-面"建立多维度的中药方剂与机体之间的相互作用关系，通过数据挖掘建立药代动力学标志物与生物标志物之间关联关系，即"组-效关系"，以及构建多成分的"PK-PD"模型。

第四节　中药整合药理学试验特色研究方法

一、中药复杂体系体内外化学物质系统表征方法

（一）中药多组分系统表征技术

中药复方体系系统表征方法要求快速、灵敏、高效、高通量，能提供结构信息、能实施定量表征且兼顾多类成分群的分析。针对中药多成分共存、理化性质和含量差异悬殊的难题，建立快速、高选择和高灵敏的中药多组分定性定量系统表征至关重要。

1. 中药化学对照品制备技术

中药化学对照品是药效物质研究的基本保障，虽有中国食品药品检定研究院生物制品检定所及众多的专业化学对照品供应公司提供商品化的化学对照品，但品种和数量还远远不能满足需求。尤其是需要加强水溶性成分、微量成分的分离、纯化研究。

2. 中药复杂成分快速检出和结构解析技术

面对中药复杂化学体系，特别是有些微量或痕量成分在传统分离方法上分离难度大、容易被忽略，而高效液相色谱-质谱联用技术（HPLC-MS）集成了色谱的高分离能力和质谱的高选择性、高灵敏度，可检测到皮克（pg）级物质，可以检测到感兴趣的化合物或新化合物。对于如何以大数据库驱动中药成分结构解析，本研究团队以 ETCM 为基础，快速构建中药方剂特有成分数据库，一方面通过高分辨、高灵敏的分子离子峰与分子式信息实现快速匹配，另一方面系统总结主要类别化学成分（皂苷类、黄酮类、酚酸类、萜类、生物碱类等）的质谱裂解规律，通过共有碎片离子信息，获得该类化合物特征裂解途径和诊

断离子，建立了具有普适性的中药多组分快速检出与结构解析技术。该研究方法已经被应用到脑心通胶囊进行示范研究，高通量、快速、准确地识别出脑心通胶囊中 178 个化学成分，其中包括黄酮类化合物 27 个、菲醌类化合物 18 个[15]。

3. 中药不同理化性质成分、预浓缩的中药差异悬殊成分定量分析技术

中药复方往往是多类成分协同发挥疗效，高效液相色谱-二极管阵列检测器-蒸发光散射检测器（HPLC-DAD-ELSD）色谱联用技术，解决有紫外、无紫外吸收成分，超高效液相色谱-高分辨飞行时间质谱（UPLC-TOF/MS）等液质联用技术，分析时间短，灵敏度高，可对含量低、不易分离得到或缺乏特征紫外吸收的物质实现中药多类成分的同时、快速、高选择、高灵敏定性定量分析。毛细管电泳法（CE）在线预浓缩技术不需要对仪器进行改装，只需要通过调节样品溶液和运行缓冲液之间的组成、电导、黏度和进样方式的优化来实现。李萍团队[25]探讨了在线预浓缩的方法及富集程序，建立基于 CE 的在线堆积技术，进行了丹参等中药多组分含量测定研究，在不影响分离度的前提下，又兼顾了量大和量小组分。

（二）中药生物体内动态药效物质系统表征技术

体内代谢是桥接中药化学物质与体内药效/毒性的桥梁，是从整体上把握中药复杂药效物质的关键所在。可基于高灵敏、高选择、快速分析的 UPLC-MS、液相色谱-四极杆-飞行时间-质谱（LC-Q/TOF/MS）、LC-Q/E 等技术，建立符合中医药特点的生物体内中药动态药效物质及整体药代分析技术，创新中药体内 ADME 预测模型，提高中药体内药效物质与体内处置特征的整体认识，实现中药生物体内动态药效物质系统表征。

1. 中药生物体内动态药效物质定性表征

利用 LC-Q/TOF、LC-Q/E 等高分辨质谱，结合化学信息分析策略，建立了体内外中药复杂物质组的高灵敏、快速检出与结构鉴定技术，体内外物质组关联性快速鉴定中药复杂组分在生物体内形成的原形成分组，在此基础上，整合代谢产物预测软件（ADMET predictor），既能快速获得代谢产物代谢反应类型，又能确定其代谢位点。本研究团队应用快速液相-电喷雾电离-四极杆/飞行时间（RRLC-ESI-Q/TOF）技术识别口服元胡止痛方提取物后的活性成分，发现 21 个入血成分并用色谱-质谱联用技术识别其中 15 个成分，发现 17 个入脑脊液成分即能透过血脑屏障成分，并鉴定了延胡素乙素、紫堇碱、原阿片碱等 13 个代谢产物[26]。

2. 中药生物体内动态药效物质定量表征

建立通量高、专属性强、准确度高、可靠性好，具有良好的线性关系及检测灵敏度的体内定量分析方法，是中药药代动力学研究关键所在。本研究团队以元胡止痛方为模型药物，基于 UPLC-QQQ、RRLC-Q/TOF、UPLC-Q/E 三种 LC-MS 质谱[26-28]，UPLC-QQQ 为常用的体内定量分析方法，但是属于靶向药代动力学分析方法，RRLC-Q/TOF 和 UPLC-Q/E 属于高分辨质谱，能够实现同时定性和定量分析，相对而言，UPLC-Q/E 更具有检测灵敏度高、线性关系良好的特点，更加符合中药特点的生物体内动态药效物质系统表征方法。

在此基础上，测定复方和两味单味药材中 7 个成分的不同时间的血药浓度，结果发现，配伍使君药（延胡索）中 4 个生物碱的血药浓度-时间曲线明显升高，AUC_{0-t} 明显变大；同时，配伍使佐药（白芷）中 3 个香豆素类成分血药浓度-时间曲线明显降低，AUC_{0-t} 显著变小。暗示配伍能使结构类似化合物的血药浓度-时间曲线表现相似的变化趋势，基于此现象，首先，通过梯形法来计算单味药和复方药中 AUC-时间曲线，通过数学模型获得结构类似化合物在配伍后的 AUC-时间曲线，并进一步转换为血药浓度-时间曲线，计算相关的药代动力学参数，该方法已经获得国家发明专利（申请号 CN201510132249.2），见图 2-12。

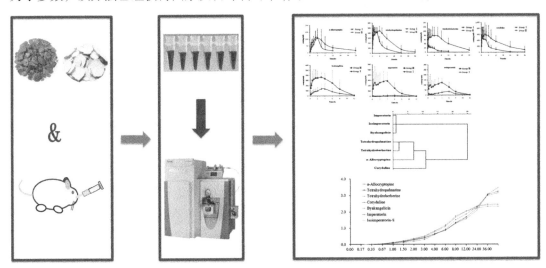

图 2-12　基于结构相似性药代动力学的曲线模拟方法

二、基于 3D-carbene 芯片 SPRi 技术的中药小分子化合物与靶标蛋白的高通量互作研究

中药直接靶标研究是由现象研究转向本质研究，由相关性研究转向因果关联研究，基于三维卡宾（3D-carbene）芯片 SPRi 技术的中药小分子化合物与靶标蛋白的高通量相互作用研究，是开展中药化学物质群与机体生物网络之间相互作用研究的有效方法。近年来，作为一种先进的基于光学的定量检测方法，表面等离子体共振传感已经扩展到了高通量探测生物分子相互作用的表面等离子体共振显微术或成像技术。尽管 SPRi 存在着一些固有的缺点，如固定化和表面污染的影响，但其作为一种强大的检测工具，因为可以无标记检测生物分子，并以实时和微阵列的形式测量结合动力学，仍然值得广泛应用。固定化策略和配体在芯片表面的间距会影响 SPRi 的检测效率。卡宾的交联方法，由于其高度的稳定性和不同的化学反应性（例如，碳插入、迈克尔加成、亲核反应等），可以快速地将分子固定在随机取向上，这正成为制造微阵列的优化固定方法。同时，由于其对生物分子的高负载能力和防污性能，具有设计结构的三维聚合物表面在 SPRi 中往往表现出高信噪比。理论上，基于卡宾的三维表面可以在适当的位置和方向上随机固定生物分子，以最好地保持功能，同时具有高灵敏度和低非特异性吸附的优点[29]。

（一）3D-carbene 芯片的设计与制作

作为芯片的核心元件，3D-carbene 表面构建在 SPRi 金衬底上。然后，生物分子水溶液阵列（多达数百至数千个斑点）被附在表面，并在黑暗中干燥。随后，芯片表面被 365nm 的紫外光辐射，产生高活性卡宾，卡宾再将生物分子以随机取向固定在原位。因此，固定化配体的结合位点几乎呈现在所有可能的方向上。为了实时和高通量检测，芯片被组装到 SPRi 仪器中，呈现微阵列的灰度成像。然后结合蛋白流过芯片表面并与固定的配体相互作用，导致弹簧角度的移动。所有的结合信号都被记录为动力学曲线，该曲线中的结合热力学和动力学数值可在计算机程序帮助下获取。

（二）3D-carbene 芯片固定生物大分子

卡宾随机插入生物分子中普遍存在的碳氢键中，理论上可以将肽、蛋白质和脱氧核糖核酸/核糖核酸固定在三维卡宾芯片上，具有全方位的取向，以最好地保持它们各自的功能。在三维卡宾芯片上固定了一个 18bp（5′-CTTATG-GAAAGCATGCTT-3′）的双链 DNA。FOXP3，一种识别该 DNA 序列的蛋白质，其解离常数（KD）值为 3.1μm±0.1μm。突变体 CHD1（CHD1 W325A）和 FOXP3（FOXP3 H387A）失去了与该芯片上相应结合配偶体的结合信号，还固定了一个 16bp 的 RNA 序列（5′- GACGACCGGGACUGUCU-3′），并测定了同源结合蛋白 HNRNPA2B1（22）的 KD 值为 17.0±1.6μm。修饰的肽、抗体、双链 DNA 和单链 RNA 都可以固定在 3D-carbene 芯片上，且没有可检测的活性损失。当与 SPRi 技术相结合时，3D-carbene 芯片能够为以高通量方式分析这些生物分子之间的结合动力学提供一个方便和通用的平台。

（三）3D-carbene 芯片的表征

在优化了表面光栅密度、固定肽浓度、印刷密度和再生条件后，3D-carbene 芯片具有低非特异性结合、无标记检测、坚固性和稳定性的特点。将 H3 K4un 和 H3 k4me 3 固定在 3D-carbene 芯片、2D-carbene 芯片和裸金芯片上。高信噪比（3D 卡宾芯片为 61.3，2D 卡宾芯片为 52.4，裸金芯片为 38.6）通过减少与表面的非特异性结合来减少假阳性结果。与 2D 卡宾芯片（-0.479）和裸金芯片（-1.194）相比，3D 卡宾芯片的 Z'因子（0.896）显示出压倒性优势，表明 3D 卡宾芯片上高通量分析的质量或性能是理想的。

（四）蛋白"标记-识别"相互作用的动力学特征

为了证明基于 3D-carbene 的 SPRi 技术在分析高通量的表观遗传相互作用方面的潜力，在 3D-carbene 芯片上固定了靶标蛋白和阴性对照。分析单个芯片上的交互，相互作用的热图是根据结合亲缘关系生成的。首先，检查肽阵列中的阳性对照组。在该高通量实验中，阳性对照组和阴性对照组有明显的区别。

（五）SPRi 结合检测实时监测结合动力学

与荧光芯片检测不同，SPRi 提供了反映结合特异性的动力学特征。为了识别假阳性位点，通过对 SPRi 动力学曲线的分析，确定了再生标定（RC）值的参数，SPRi 动力学曲线的 RC 值有助于消除假阳性结果。3D 卡宾 SPRi 平台使得对蛋白"标记-读卡器"的高通量动力学分析成为可能。结果表明，基于卡宾的 SPRi 技术是比较高通量下结合亲和力的合适方法。这表明 JMJD2A 具有更动态的结合特性，可能对局部蛋白质浓度更敏感。总的来说，这些结果表明 SPRi 可以反映出不同的动力学特征，即使其结合亲和力几乎相同。

三、中药体外药理评价创新方法

目前采用的中药体外药理研究方法主要包括直接加药法和含药血清法。直接加药法是直接采用中药提取物或提取部位干预体外模型，以筛选和评价中药药效和安全性。该方法简单便捷，但无法避免中药提取物中杂质对离体组织及细胞活性的影响，如所含鞣质、无机盐等成分都可能干扰实验结果，导致体外实验结果与体内不一致，即以中药提取物直接干预难以反映中药对机体的真实影响。中药含药血清法于 1984 年由日本学者提出[30]，是通过给动物或人服用单味中药或中药复方一定时间后进行采血、分离血清，得到含有原型药物成分及其代谢产物，以及由或不由它们刺激产生的内源性物质。该法可以减少中药本身杂质对实验的干扰，但也存在无法避免的问题。血清中自有内源性活性物质对实验的影响无法消除，多种活性物质可能会影响体外细胞、组织的生物活性，而导致假阳性或假阴性的实验结果。通过灭活处理的含药血清，虽然血清自有内源性活性物质减少，但药物有效成分及由其刺激产生的内源性活性物质也可能损失，导致含药血清药效减弱。因此，含药血清法并不是一种理想的中药体外实验方法。近年来，含药肠吸收液法作为一种新的中药体外药理研究方法，已逐步在中药及其复方研发中得以应用。

近年来，含药肠吸收液开始应用于中药饮片、中药复方汤剂、中成药的体外药理实验中，主要进行药理活性评价、作用机制探索、活性成分辨识等研究。中药含药肠吸收液在干预离体组织药理研究中的应用形式主要包括肠外翻-离体血管、肠外翻-离体气管联用模式；在体外细胞实验中，中药含药肠吸收液被用于干预的疾病模型细胞包括心肌细胞、血小板、人视网膜色素上皮细胞、软骨细胞及巨噬细胞等。郭宇飞等[31]评价常用伞形科辛味中药对体外二磷酸腺苷（adenosine diphosphate，ADP）诱导血小板聚集的影响。应用外翻肠囊法制备伞形科辛味中药提取物的含药肠吸收液，并干预 ADP 诱导的大鼠血小板聚集。研究表明，伞形科中药藁本、防风、前胡、白芷、羌活、蛇床子和当归使血小板聚集率显著降低，具有相同的抗血小板聚集的药理活性，且呈剂量依赖性。雷云等[32]对延胡索生品及醋制品肠吸收液中的 10 种成分（别隐品碱、海罂粟碱、盐酸黄连碱、盐酸巴马汀、盐酸小檗碱、脱氢紫堇碱、延胡索乙素、紫堇碱、四氢黄连碱、脱氢海罂粟碱）与血管舒张活性的关系进行研究，结果显示延胡索肠吸收液与血管舒张活性存在量-效关系与时-效关系，但未见该 10 种成分的量与舒张血管活性之间的直接关联，说明中药的药理作用是多成分的协同作用。

参 考 文 献

[1] Xu HY, Zhang YQ, Liu ZM, et al. ETCM: an encyclopaedia of traditional Chinese medicine[J]. Nucleic Acids Res, 2019, J: 47 (D1): D976-D982.

[2] Wang L, Zhou GB, Liu P, et al. Dissection of mechanisms of Chinese medicinal formula Realgar-Indigo naturalis as an effective treatment for promyelocytic leukemia[J]. Proc Natl Acad Sci USA, 2008, 105 (12): 4826-4831.

[3] Ding C, Chan DW, Liu W, et al. Proteome-wide profiling of activated transcription factors with a concatenated tandem array of transcription factor response elements[J]. Proc Natl Acad Sci U S A, 2013, 110 (17): 6771-6776.

[4] Xu HY, Li K, Chen YJ, et al. Study on the absorbed fingerprint-efficacy of yuanhu zhitong tablet based on chemical analysis, vasorelaxation evaluation and data mining[J]. PLoS One, 2013, 8 (12): e81135.

[5] 邵峰, 谷丽菲, 钟丹丹, 等. 山楂体外降三酰甘油主要活性组分谱效关系研究[J]. 中草药, 2017, 48 (02): 339-344.

[6] 麦蓝尹, 李怡萱, 陈勇, 等. 基于数理统计方法学的中药复方配伍研究进展[J]. 中国中药杂志, 2014, 39 (10): 1749-1756.

[7] 宋小莉, 高艳青, 牛欣. 复方配伍实验设计方法评述[J]. 中西医结合学报, 2003, 1 (3): 177-179.

[8] 杨金果, 李珺, 李运伦. 中药有效组分配伍的研究进展[J]. 上海中医药杂志, 2012, 46 (3): 89.

[9] 吴素芬, 余日跃, 周俊, 等. 析因设计与中医补气生血方剂最佳药效配伍的研究[J]. 中国实验方剂学杂志, 2011, 17 (8): 153-156.

[10] 吴宏伟, 陈建新, 杨洪军, 等. 丹参成分组合与抗氧化活性相关性分析[J]. 中国实验方剂学杂志, 2009, 15 (8): 67-71.

[11] Cuartero MI, Ballesteros I, de la Parra J, et al. L-kynurenine/aryl hydrocarbon receptor pathway mediates brain damage after experimental stroke[J]. Circulation, 2014, 130 (23): 2040-2051.

[12] Guo H, Li MJ, Liu QQ, et al. Danhong injection attenuates ischemia/ reperfusion-induced brain damage which is associating with Nrf2 levels in vivo and in vitro[J]. Neurochem Res, 2014, 39 (9): 1817-1824.

[13] Wei J, Zhang Y, Jia Q, et al. Systematic investigation of transcription factors critical in the protection against cerebral ischemia by Danhong injection[J]. Sci Rep, 2016, 6: 29823.

[14] 许海玉, 杨洪军. 整合药理学: 中药现代研究新模式[J]. 中国中药杂志 2014, 39 (03): 357-362.

[15] Wang SS, Xu HY, Ma Y. Characterization and rapid identification of chemical constituents of NaoXinTong capsules by UHPLC-linear ion trap/Orbitrap mass spectrometry[J]. J Pharm Biomed Anal, 2015, 111: 104-118.

[16] 许海玉, 刘振明, 付岩, 等. 中药整合药理学计算平台的开发与应用[J]. 中国中药杂志, 2017, 42 (18): 3633-3638.

[17] Guo J, Wang S, Zhang T, et al. Research on Evaluation Method of Comprehensive Strength. Advances in Applied Mathematics[J]. 2017, 6 (1): 37-44.

[18] 朱云龙, 申海, 陈瀚宁, 等. 生物启发计算研究现状与发展趋势[J]. 信息与控制, 2016, 45 (5): 600-614.

[19] Arrigo P, Giuliano F, Scalia F, et al. Identification of a new motif on nucleic acid sequence data using Kohonen's self-organizing map [J]. Bioinformatics, 1991, 7 (3): 353-357.

[20] Chen C, Chen JX, Wu HW, et al. Identification of key constituents in volatile oil of Ligusticum chuanxiong based on data mining approaches[J]. Pharmaceutical Biology, 2011, 49 (5): 445-455.

[21] 李振坤, 陈建新, 杨洪军, 等. 基于 LARS 算法的川芎成分组合与血管活性关系分析[J]. 中国实验方剂学杂志, 2009, 15 (3): 24-27.

[22] Li SJ, Wu CH, Chen JX, et al. An effective solution to discover synergistic drugs for anti-cerebral ischemia from traditional Chinese medicinal formulae[J]. PLoS One, 2013, 8 (11): e78902.

[23] 吴纯伟, 郭嘉雯, 陈超, 等. 基于人工神经网络优化脑脉通治疗缺血性脑中风组分配伍研究[J]. 中国药学杂志, 2016, 51 (06): 454-458.

[24] 罗国安, 梁琼麟, 刘清飞, 等. 整合化学物质组学的整体系统生物学——中药复方配伍和作用机制研究的整体方法论[J]. 世界科学技术—中医药现代化, 2007, 9 (1): 10-16.

[25] 齐炼文, 周建良, 郝海平, 等. 基于中医药特点的中药体内外药效物质组生物/化学集成表征新方法[J]. 中国药科大学学报, 2010, 41 (3): 195-202.

[26] Tao Y, Xu H, Wang S, et al. Identification of the absorbed constituents after oral administration of Yuanhu Zhitong prescription extract and its pharmacokinetic study by rapid resolution liquid chromatography/quadrupole time-of-flight[J]. J Chromatogr B Analyt Technol Biomed Life Sci, 2013, 935: 1-9.

[27] Wang P, Zhang TL, Yu GH, et al. Poly-pharmacokinetic strategy-delineated metabolic fate of bioactive compounds in a traditional Chinese medicine formula, Yuanhu Zhitong tablets, using parallel reaction monitoring mode[J]. Phytomedicine, 2019, 53: 53-61.

[28] Wang P, Li K, Tao Y, et al. TCM-ADMEpred: A novel strategy for poly-pharmacokinetics prediction of traditional Chinese medicine based on single constituent pharmacokinetics, structural similarity, and mathematical modeling[J]. J Ethnopharmacol, 2019, 236: 277-287.

[29] Zhao S, Yang M, Zhou W, et al. Kinetic and high-throughput profiling of epigenetic interactions by 3D-carbene chip-based surface plasmon resonance imaging technology[J]. Proc Natl Acad Sci U S A, 2017, 114 (35): E7245-E7254.

[30] 田代真一. "血清药理学"と"血清药化学"--汉方の药理学かろ始まつた药物血中浓度测定の新しい世界[J]. TDM 研究, 1988, 5: 54.

[31] 郭宇飞, 杨洪军, 王燕平, 等. 伞形科辛味中药抗血小板聚集的作用研究[J]. 中国中医基础医学杂志, 2016, 22 (12): 1629-1631.

[32] 雷云, 李先端, 杨洪军, 等. 基于成分分析和活性评价的延胡索醋制的研究[J]. 中草药, 2013 (21): 2992-2996.

（许海玉　杨洪军　吴嘉瑞）

第二部分
中药整合药理学的研究内容

第三章
中药化学整合分析及化学指纹研究

第一节　研　究　概　述

中药多为植物药，且植物的次生代谢产物被认为是中草药的主要有效成分。一味中药中就含有数十种甚至上百种化学成分，它们结构类型多样，含量参差不齐，也是现代药物发现的主要来源之一。

植物的次生代谢过程易受到其生长环境中多种因素的影响，包括气候、温度、湿度、光照、营养成分、土壤微生物、降水量等。此外，采收时间的选择及采收后的贮藏、炮制、加工、制剂等过程，都会对中药材中的化学成分产生影响，这使得中药具有复杂性、多样性、易变性的特点。再加上中药多以复方的形式应用于临床，使得对中药化学成分的研究更加复杂[1, 2]。但物质基础是中药研究和发展的关键问题，明确中药的化学成分对中药的研究和发展具有举足轻重的地位[3]。因此，将现代的分离分析技术和方法整合起来，对中药化学成分进行系统科学的表征研究，争取全面揭示中药的物质基础，实现对中药产品开发过程的有效质量控制，保证用药的安全性和有效性，是实现中药现代化的重要环节。

一、中药化学成分概述

目前，从中药中提取分离出来的化学成分已有 2 万多种，分子量从几十到几千，结构类型多样，含量参差不齐，理化性质也存在差异。但并非所有的成分都是有效成分，甚至有一些是毒性成分。把中药中具有显著生理活性并且能预防或治疗疾病的成分，称为有效成分。中药有效成分具有广泛的生理活性，如降压、降血脂、抗炎、抗病毒、抗肿瘤、扩张冠脉、抗心律失常、调节免疫、兴奋中枢等，已经被看作是天然药物发现的重要来源[4]。此外，中药有效成分的种类和含量不仅与其临床疗效有关联，同时对于中药的种植栽培、采收、加工、贮藏、真伪鉴定等过程都具有重要的指导意义。

（一）中药化学成分的种类

中药所含化学成分可根据其不同的性质分为不同的类别，如酸碱性、水溶性、分子量、极性、结构类型、生理活性等。由于结构相似的成分之间往往具有相近的理化性质和生物活性，因而在中药化学成分的研究中常常按照结构类型对其进行分类，主要可分为以下几大类（表 3-1）[5]。

表 3-1　中药化学成分的结构种类、代表中药和成分

结构类型	代表中药	代表性成分	生物活性
生物碱	麻黄，延胡索，黄连，罂粟，乌头，马钱子，长春花，洋金花，天仙子，苦参，山豆根	麻黄碱，伪麻黄碱，延胡索乙素，小檗碱，罂粟碱，去甲乌药碱，利血平，士的宁，长春碱，莨菪碱，古柯碱，硫酸阿托品，苦参碱、氧化苦参碱	兴奋中枢，解痉镇痛，松弛支气管平滑肌，抗菌，抗病毒，降压，抗心肌缺血，抗肿瘤，抗溃疡
黄酮	黄芩，芫花，槐米，枳实，陈皮，葛根，红花，补骨脂，儿茶，银杏	木犀草素，芦丁，槲皮素，川陈皮素，水飞蓟素，葛根素，大豆异黄酮，红花苷，补骨脂乙素，儿茶素，银杏素，柏木双黄酮	清热解毒，抗菌，抗炎，降低血管脆性，扩张冠脉，抗溃疡，清除氧自由基，保肝，抗癌，降低胆固醇，雌激素样作用，心脑血管活性
皂苷	山药，茯苓，猪苓，人参，西洋参，绞股蓝，女贞子，柴胡，远志，甘草，夏枯草，枇杷叶，酸枣仁	薯蓣皂苷元，人参皂苷 Rg_2，人参皂苷 Rg_3，人参皂苷 Rh_1，人参皂苷 Rh_2，齐墩果酸，甘草酸，甘草次酸，柴胡皂苷 A，熊果酸，羽扇豆醇，白桦酸	抗感染，抗病毒，抗菌，抗炎，调节免疫，保护肾脏，抗肿瘤，增强免疫力，抗疲劳，促进核酸合成，保肝，皮质激素样作用
醌类	紫草，丹参，大黄，茜草，番泻叶	辅酶 Q10，信筒子醌，紫草素，丹参醌 ⅡA，丹参醌 ⅡB，丹参新醌，茜草素，大黄素，番泻苷 A	驱绦虫，抗菌，治疗心脏病及高血压，抗炎，抗菌，抗肿瘤，泻下
萜类	薄荷，紫苏，青蒿，莪术，红豆杉，穿心莲，龙胆，栀子，地黄	薄荷醇，樟脑，紫苏醇，青蒿素，莪术醇，紫杉醇，穿心莲内酯，栀子苷，龙胆苦苷，梓醇	抗菌，抗炎，抗疟，抗肿瘤，利胆，降血糖
香豆素	秦皮，白芷，独活，前胡，补骨脂，白芷，当归，前胡	秦皮甲素，当归内酯，欧前胡素，补骨脂内酯，紫花前胡素	抗菌，抗炎，镇痛，舒张血管，保肝，扩冠脉，预防血栓形成，抗肿瘤
糖类	灵芝，人参，远志，黄芪	人参多糖，远志多糖，灵芝多糖，黄芪多糖	抗肿瘤，免疫活性，抗氧化，抗疲劳

（二）中药化学成分的影响因素

中药从最初的种植生长到产地初加工、炮制再到最终以中药饮片或中成药的形式应用于临床，这一过程中存在着诸多可能对其化学成分产生影响的因素，使得最终的临床疗效产生差异。明确可能对中药成分特别是药效成分产生影响的因素并对其加以规范控制，对于保证中药的质量具有重要作用。

1. 原药材

植物药中所含化学成分的种类和含量容易受到很多因素的影响，大致可分为环境因素

和人为因素两类。环境主要指其产地环境，中医自古以来就有"道地药材"的说法，认为药材的产地与药物质量有着直接关系。现代研究也证明，药材的生长环境确实会对其成分造成影响，环境因素包括温度、湿度、光照、海拔、营养成分、土壤微生物、微量元素、降水量等多种因素。例如，内蒙古赤峰市产的甘草中总皂苷含量高达15.40%，而甘肃产的仅为4.66%[6]。人为因素包括人工种植、除草、施肥、喷洒农药、采收等。不同种类、不同药用部位的中药材具有其各自适宜的采收期，即使是同一味药材因治疗目的、药用部位的不同，也需要选用不同的时间采收。选择合适的采收期对于保证中药有效成分的种类和含量具有十分重要的意义。例如，甘草在生长初期甘草皂苷的含量为6.5%，开花前期为10.0%，开花盛期为4.5%，生长末期为3.5%；冬季采收的丹参中丹参酮ⅡA、丹参酮Ⅰ的含量比其他季节采收的高2~3倍[7]。

2. 加工过程

中药大都来源于天然的植物、动物或矿物，采集到的原料药往往附有泥沙、动物毛发等多种杂质，或者带有大量的非药用部位，或是直接应用对人体具有一定的毒性，不能直接入药。因此，采收到的原料药往往需经过净制、切制、粉碎、炮制等加工处理后，才能成为中药材或者中药饮片应用于临床。净制与切制，主要是为了去除杂质和非药用部位，将药材转换成易于入药的形式，常需要对药材进行清洗或浸泡，使得其中的某些生物碱盐、无机盐、苷类等成分发生水解或酶解。

中药炮制包括修制、水制、火制、水火共制以及其他多种制法。中药材在炮制过程中，由于加热、溶剂浸泡以及辅料的加入，如酒、醋、蜂蜜、食盐水、姜汁等，使得药材中的化学成分在种类和含量上发生了一定变化。例如，附子生品中含有的双酯类生物碱具有较强的毒性，需加水煮至透心，使其水解生成毒性较小的乌头次碱，才能应用于临床；又例如，用醋炮制延胡索，使其中的生物碱类成分与乙酸反应生成易溶于水的生物碱盐，提高溶出率，增强药效。

3. 制剂工艺

目前中药的临床应用形式不再局限于传统的煎煮，更多的是以中成药的形式应用，具有方便、快捷、卫生等优点。中药制剂过程包括配料、提取、沉淀、过滤、浓缩、干燥、粉碎、制剂、灭菌等多个步骤。不同的制剂工艺可能会对中药成分的种类和含量产生不同的影响。例如，在干燥中药提取物的浸膏时，运用常压干燥法和喷雾干燥法易使中药材中的热敏性成分发生分解，而冷冻干燥法能有效避免这一问题。在灭菌过程中，采用干热灭菌法、湿热灭菌法会造成挥发油类成分的大量损失，因而不适用于以挥发油为主要药效成分的中药材或中药制剂的灭菌[8]。再加上中药多以复方的形式应用于临床，药材混合后，在制剂过程中各成分之间可能发生多种的相互作用，也会对中成药中最终含有的化学成分造成一定的影响。

综上所述，中药化学成分在临床施用于人体前容易受到多种因素的影响，具有易变性和复杂性，给中药研究带来了较大困难，而明确中药的物质基础是对中药进行其他一切研究的基础。因此，通过一定的方法简化中药化学成分，对其各种影响因素加以规范化控制，有利于降低其复杂性，对中药物质基础的研究具有重要作用。

二、中药化学成分的提取分离

一味中药中常含有多种结构类型的化学成分，具有多种生理活性，可在临床上发挥多种治疗作用。针对不同的治疗目的，往往需要其中的特定成分群发挥作用，其他的成分可能对其有增效作用，但也可能是无效成分，甚至是毒性成分。因此，采用适合的提取方法尽可能简便又高效地获得中药中的有效成分，去除非药效成分或者毒性成分，对于中药的研究尤为重要。

（一）中药化学成分的提取

传统的提取方法有煎煮法、浸渍法、渗漉法、回流提取法、水蒸气蒸馏法等（表3-2）。这些方法往往费时费力，提取效率低，对成分的选择性较低，且提取物中含有的杂质较多，而且需要使用有机溶剂，可能具有一定的毒性，不利于环境保护。但由于这些方法的仪器设备简单、技术含量低且适用于大批量药材的提取，目前仍广泛应用于工业生产和医院药房中[5, 9]。随着科技的发展，出现了越来越多的新型提取方法[10]，常见的有超声提取法、超临界流体萃取法、超高压提取法、真空冷冻干燥法、空气爆破提取法、连续逆流提取法、固相萃取法、半仿生提取法等（表3-2）。与传统提取方法相比，新型提取方法具有提取率高、选择性强等优点，更适合于提取中药含有的特殊类成分，如热不稳定性成分、高沸点成分、易水解成分、强脂溶性成分等。但是由于其对仪器、实验条件、操作要求较高，不适合大批量药材的提取，目前多用于实验室提取。因此，在选择提取方法时，往往需要根据有效成分与杂质成分间的性质差异，并结合实际情况来选择适合的提取工艺和条件，或者将多种提取方法联合使用，来提高原料的利用率，降低生产成本。

表3-2 中药化学成分提取方法、原理及特点

提取方法	原理	特点
煎煮法[5, 10]	依据中药化学成分与提取溶剂间"极性相似相溶"原理，将所提成分从药材中溶解出来的方法	适用于药效成分对热较稳定且能溶于水的药材；操作简便易行，能煎出大部分有效成分，但对亲脂性成分提取不完全，煎出液杂质较多，且易发生霉变、腐败
浸渍法[5, 10]	同上	尤其适用于有效成分遇热易挥发和易破坏的药材、黏性药材、无组织结构的药材、新鲜、易膨胀、价格低廉的芳香性药材；但出膏率低
渗漉法[5, 10]	同上	适用于贵重药材、毒性药材及高浓度制剂，也可用于有效成分含量较低的药材；不适用于易膨胀、无组织结构的药材；提取效率优于浸渍法，但溶剂消耗量大、费时且操作麻烦
回流提取法[5]	同上	提取效率较高，但不适用于含热不稳定成分的药材
水蒸气蒸馏法[5, 10]	同上	适用于能随水蒸气蒸馏而不被破坏的且难溶于水的化学成分，多用于提取挥发油

提取方法	原理	特点
超声提取法[11]	利用超声的空化作用破坏细胞膜,使活性成分释放与溶出	不会改变有效成分的化学结构,大大缩短了提取时间,提高了有效成分的提取率
超临界流体萃取法[12]	利用温度和压力略超过或接近临界的、介于气体和液体之间的流体作为萃取剂,从固体或液体中萃取某种高沸点和热敏性成分,以达到分离和提纯的目的	操作周期短、提取效率高、无溶剂残留,具有高选择性、高收率、低毒性的特点;对脂溶性成分溶解能力强,但对水溶性成分溶解能力弱
固相萃取法[13]	先利用固体吸附剂将药液中的目标化合物吸附,然后再用洗脱液将其洗脱下来	操作快速,易于实现自动化及与其他分析仪器连用;能处理小体积试样;有机溶剂消耗量低,可减少对环境的污染
超高压提取[14]	常温下对提取溶剂和中药的混合液加压,当细胞内外压力达到平衡后迅速卸压,由于细胞内外渗透压力忽然增大,细胞膜的结构发生变化,使得细胞内的有效成分能够穿过细胞的各种膜而转移到外面的提取液中	收率高、时间短、耗能低,而且产物易分离、纯化,同时可在低温下进行,特别适宜于受热不稳定化合物的提取
半仿生提取法[15]	将药料先用一定 pH 的酸水提取再以一定 pH 的碱水提取,来模拟口服给药及药物经胃肠转运的原理	体现了中医临床用药综合作用的特点,符合口服药经胃肠道转运吸收的原理,且在提取过程中可提取和保留更多的有效成分
酶解提取法[16]	选择恰当的酶,通过酶反应较温和地将植物组织和细胞壁分解,使成分流出	加速有效成分的释放提取,还可促进脂溶性成分转化为易溶于水的成分而有利于提取
真空冷冻干燥法[17]	将含有大量水分的物料预先降温冻结成固态,在真空的条件下使其中的水分从固态直接升华变成气态排出,除去水分而保存物质	能够快速富集有效成分,由于操作温度较低、不易破坏活性成分,适于生命活性组织中有效成分的提取分离

(二)中药化学成分的分离

中药成分经提取浓缩后,得到的仍是多种成分的混合物,需选用适当的方法将其中的各种成分逐一分开,并把所得单体加以精制纯化,这一过程称为分离。目前常用的分离方法有多种,包括溶剂萃取法、结晶法、沉淀法、大孔树脂柱层析法、色谱法和膜分离法等,不同的分离方法常常具有不同的分离机制和不同的适用范围(表 3-3)[18]。溶剂萃取法、沉淀法、大孔树脂柱层析法等适合于对成分进行粗分,色谱法多用于成分的进一步分离,可得到单体化合物。根据被分离组分间的物理化学性质的不同,选用合适的分离方法,对中药化学成分的分离纯化具有重要意义。

表 3-3　中药化学成分分离方法、机制和特点

分离机制	分离方法	特点
溶解度的不同[19]	结晶法	多用于成分的精制,得到的化合物较纯,对设备要求低;但往往需要进行多次,速度较慢,对溶剂的要求较高
	水提醇沉法	操作简便,多用于除去中药煎液中的水溶性杂质;但醇沉周期较长,乙醇消耗量较大,有效成分损失较严重

分离机制	分离方法	特点
溶解度的不同[19]	酸提碱沉法	多用于生物碱类成分的提取分离
	碱提酸沉法	多用于黄酮类成分、蒽醌类成分的分离
	沉淀剂沉淀法	操作简单，沉淀剂多为金属盐类，某些具有毒性
分配系数的不同	液液萃取法	适合分配系数差异较大的成分的分离，条件温和，但操作烦琐，不适合分离微量的、易产生乳化的成分，溶剂消耗量大
	液液分配色谱法[20]	正向色谱法：固定相极性大于流动相，适于分离水溶性或极性较大的成分，如生物碱、苷类、糖类、有机酸类等化合物
		反向色谱法：固定相极性小于流动相，适于分离脂溶性化合物，如高级脂肪酸、游离甾体等
吸附性[21]	物理吸附	硅胶、氧化铝：极性吸附剂，对极性物质有较强的亲和能力
		活性炭：非极性吸附剂，对非极性物质具有较强的亲和能力，在水中对溶质表现出强的吸附能力
	化学吸附	靠化学反应吸附，有选择性，吸附牢固，部分不可逆，如碱性氧化铝吸附黄酮等酚酸性物质
	半化学吸附[22, 23]	主要有聚酰胺吸附色谱、大孔吸附树脂，既可通过范德瓦耳斯力或产生氢键选择性吸附，也具有分子筛的功能
分子大小	分子排阻法[24]	可提供样品中各组分的近似分子量，不适合分子大小组成相似组分的分离
	膜分离法[25]	常用于分离纯化皂苷、蛋白质、多糖等大分子成分，以除去无机盐、单糖、金属离子等小分子杂质
解离度	离子交换色谱法[26, 27]	多用于氨基酸、核酸、蛋白质等的分离。离子交换树脂耐酸碱、易再生处理、使用寿命长，缺点是机械强度差、易溶易胀、易受有机物污染
沸点[28]	分馏法	多用于挥发油及一些液体生物碱的分离，沸点相差越小，需要的分馏装置越精细
	短程蒸馏法	分离过程中，物料处于高真空、相对低温的环境，停留的时间短，损耗极少，适用于高沸点、低热敏性物料的分离，尤其是挥发油类

（三）中药化学成分提取分离中的难点及研究思路

中药所含的化学成分，一方面种类多样、结构复杂、组分间的理化性质和相对含量存在较大差异；另一方面又存在着较多的同分异构体以及同系物，它们之间往往具有相似的结构和理化性质，使得对中药化学成分的提取分离具有较大难度[29]。但是经过多年研究经验的积累以及方法技术、仪器设备、填料等的发展进步，已经能成功提取分离得到大多数中药成分的单体化合物。目前研究的重点和难点在于中药所含有的同系成分。之所以对这些成分的研究存在较大困难，是由于其在理化性质上具有较强的相似性，目前所用的分离材料及分离技术难以实现较好的分离效果。

梁鑫淼等提出了基于色谱和质谱联用的同系物表征方法，其基本思路为：根据同系组分在结构上的特点，选择建立合适的色谱方法，通过多次梯度实验，获取各组分准确的色谱参数，进而建立起不同取代基及取代位点与色谱参数间的定量关系；在质谱上，通过对大量的同系物进行结构分析，建立不同取代基及取代位点对裂解行为的影响方式，总结同系物的裂解规律。通过建立同系组分的结构与色谱和质谱信息间的关系，最终实现对同系中未知成分的结构预测[30]。

第二节　基于整合分析策略的中药化学成分研究

一、中药化学成分的主要研究内容

中药成分具有多样性、复杂性和易变性的特点，而且临床上又多以复方的形式发挥作用，成分的叠加以及各成分间可能发生的相互作用使得研究对象更加复杂。虽然，之前对中药化学成分的研究已经有了一定成果，但多数只是针对其中的某些高含量成分或主要药效成分，不能代表中药整体的化学物质组，忽视了中药多靶点多成分协同作用的整体性；而且对于临床上广泛应用的方剂、中成药的化学成分研究还比较少[31]。对中药化学成分的分析是研究和阐明中药作用机制的基础，因此，尽可能地明确其化学成分对于阐明中药作用机制、推动中医药事业的发展具有非常重要的意义。

对中药化学成分的研究，主要包括定性和定量两方面。按照当前的研究进展，中药成分又可分为已知成分和未知成分。对于已知成分的研究，可参照《中国药典》或相关文献，选择合适的分析方法和条件，常用 HPLC 法、GC 法或者与质谱法联用，通过与标准品比对出峰时间来定性，通过峰面积来定量。对已知成分的研究常用于进行中药的真伪鉴别、质量控制和生产工艺的优化。而对于未知成分的研究，多经高效液相色谱分离后，进入质谱，得到其分子量和多种结构碎片，再通过与标准谱库比对等方法推测目的化合物可能的结构，而后再通过核磁共振技术验证而定性[32, 33]。目前，中药中的未知成分多是一些含量低微或者不稳定极易分解或发生异构化的化合物，由于仪器灵敏度和分辨率等的限制，运用常规的方法和技术很难对其进行分离分析。

随着科技的快速发展，UPLC、高分辨质谱仪等高灵敏度、高分辨率的新技术的出现和联用为更精确、全面、快速地了解中药的化学成分提供了强有力的工具[28, 29]。高分辨质谱不仅可以用于定性，也可用于成分的定量分析并且具有较高的灵敏度和选择性，如三重四极杆质谱（QQQ）、四级杆-离子阱质谱（Q-Trap）等[34]，通过选择合适的监测模式，可以较好地对中药中的微量成分进行定量分析。中药混合组分经 UPLC 分离后进入高分辨质谱仪获得成分结构碎片，再通过 Masslynx、UNIFI 等多种数理统计软件筛选提取谱图中的目标信息，然后在相关质谱数据库中搜索匹配可能的结构，最终实现对成分结构的预测和确定。通过对中药所含成分的定性定量分析，发现其中主要的活性成分，确认质量标志物，有助于阐明中药的物质基础和作用机制，更科学合理地进行中药材的质量控制、指导临床合理用药[29]。

总之，高通量、高分离效能、高灵敏度的新技术，日益完善扩大的中药成分数据库以及功能越来越强大的分析工具为研究中药化学成分提供了极大的便利。而如何将已有的大量数据和分析方法高效整合起来，似乎又成了中药化学成分研究中的一个新难题。

二、整合分析方法研究

（一）基于化学数据库与高分辨质谱的中药数据整合分析

迄今为止，中药数据整合与分析已经发展了几十年，积累下了大量相关的研究数据和资料，特别是在中药化学成分方面。一味中药就可能含有数十种甚至上百种化学成分，而且对中药未知成分或复杂成分的结构研究又多是通过质谱，一种结构会产生多个碎片。无论是在化学成分还是质谱碎片之间，在结构上既有差异很大的，又有结构非常相似的。如何从繁杂的中药化学成分数据库和质谱数据库中快速筛选出有用的信息，或者是有效建立起化学成分和质谱结构碎片之间的关联，对中药化学成分的研究具有重要意义。

1. 常用中药化学成分数据库

中药成分的复杂性在一定程度上制约了中药现代化的发展，随着各种高分辨率仪器的广泛应用，对中药化学成分的研究越来越深入，各种相关信息越来越繁杂。而中药化学数据库的出现将中药的现有化学信息经过筛选后整合起来，其中包括了化学成分的通用名称、分子式、分子量、化学结构、理化性质参数、药代动力学参数、成药性等基本信息，有利于快速检索到中药成分的相关信息，了解研究进展，避免无意义的重复研究。近几年，各种的中药化学成分数据库层出不穷，但其中也不乏水准较低、信息老旧甚至存在错误的劣质数据库。这里介绍几个信息相对准确全面、检索方便、功能多样的数据库。

（1）ETCM：中医药百科全书

ETCM[35]的主要功能包括：①提供了关于 402 味中草药、3959 个中药复方及 7284 种中药化学成分的全面且标准化的信息，为用户获取关于中药及方剂的全面信息提供便利资源；②使用 MedChem Studio（3.0），根据中药成分和已上市药物之间的化学指纹相似性，进行中药成分的靶标预测，得到 Tanimoto＞0.8 的候选靶标列表；③系统网络分析功能，用户能够在库内自己建立目标网络来探究中药、复方、成分、靶点和相关作用途径或疾病之间的关系；④为了评估每种成分的类药性，ETCM 中还提供了基于 Pipeline Pilot 平台的 ADMET 模块计算得到的各成分的药代动力学参数，包括水溶性、血脑障碍渗透性、CYP450 2D6 抑制率、肝毒性、人体肠内吸收和血浆蛋白结合率等。并运用 QED（quantitative estimate of drug-likeness）来定量评估成分的类药性，QED 的取值范围为[0，1]，QED 值为 0 表示该化合物所有的性质都不利于成药；而 QED 值为 1，说明该化合物的成药性极好。ETCM 基于网络药理学策略，旨在阐明中药与靶标和现代疾病之间的潜在联系，揭示中药的作用机制，成为促进中医药相关基础研究、临床应用和药物开发的宝贵资源。访问地址：http://www.tcmip.cn/ ETCM/indx.php/Home/Index/.

（2）TCMID：中医药信息数据库

TCMID[36]中收录了 1313 味中药，1588 个中药复方，5669 种中药成分，以及 3725 种药物成分的 3D 结构。可直接在检索框中输入中药、复方或化学成分的名称来搜索，也可以通过输入特定的疾病或选择特定的功效来进行搜索。该数据库的一个特点是：利用特定中药化学成分的三维结构，经由计算机模拟计算预测它们的靶点。并能对已确定的靶点进行进一步检测，以确定这些成分的已知治疗效果是否可以通过干扰这些靶点的预期效果来解释。访问地址：http://119.3.41.228.8000/tcmid/.

（3）TCMSP：中药系统药理学数据库及分析平台

TCMSP[37]数据库中包含了 502 味中药、29384 种中药化学成分、3311 个靶标和 837 种疾病的相关信息，并针对每种成分提供了较全面的药代动力学参数，如口服生物利用度、肠上皮通透性、Alog$P$（脂水分配系数）等，同时提供了每种活性成分的潜在靶点及相关疾病的信息。该数据库基于系统药理学的研究方法，整合了中药活性成分、潜在靶标、相关疾病以及药代动力学数据，构建了系统水平上的中药-人体作用网络，为从系统水平阐明中药靶标、研究中药作用机制、发现中药活性物质、进行老方优化和新复方配伍提供了基础，为现代中药研究带来了新的方法。访问地址：http://tcmspw.com/tcmsp.php.

2. 常用中药质谱数据库

由于中药成分的复杂性和易变性，在对中药成分进行研究时仍存在许多的未知化合物，往往需要通过质谱技术来进行成分化学结构的推测和确定。多年来，在对中药成分的研究过程中已经积累了大量的质谱图谱和结构碎片信息。具有相似结构的化学成分往往可以产生相似或相同的结构碎片，因此通过将未知化合物的结构碎片与质谱库中已知化合物的结构碎片进行比对，对推测未知化合物的结构具有重要意义[38]。目前，已经有了很多质量较高的质谱数据库，多数都是收费的。通常在购买安装质谱仪时会配套厂家对应的质谱数据库，如 Waters、日本岛津等，这些数据库不能从网络中进入。也有一些质谱数据库是免费开放的，可直接通过网络进入，使用方便。

（1）MassBank

MassBank 质谱数据库是由 UC Davis 维护的公共数据库，其中包含了 20 多万张图谱[41]。主要依赖用户上传的数据不断地更新维护，因而该库中包含的质谱图数据来源于大量不同的仪器。用户可在主页面的检索框中输入化合物名称、InChI 值，或者化合物的类别、分子式、准确分子量等来进行检索，获得目标化合物的详细信息。该数据库的操作简单快捷，对于分析图谱及鉴定化合物十分有用。访问地址：https://massbank.eu/MassBank/Index.

（2）上海有机所质谱谱图数据库

上海有机所质谱谱图数据库是上海有机化学研究所开发的多个化学专业数据库中的一部分，其中收录了超过 12000 个常见化合物的质谱谱图。用户可在其中输入质荷比的数值、丰度组合或者谱峰数据来检索得到库中相似的谱图结构，通过与相似结构进行比对来推测未知化合物的结构；也可输入已知化合物的名称、CAS 号、分子式等来检索其谱图，与用户自己得到的谱图进行比较，优化质谱的条件或进行结构验证。访问地址：http: organ chem.csdb.cn/scdb/main/mss-introduce.asp.

（3）基于化学数据库与高分辨质谱的整合研究

随着质谱技术的快速发展，高分辨质谱（high-resolution mass spectrometry，HRMS）技术受到越来越多的关注和应用。与传统质谱相比，高分辨质谱对相邻峰的分离能力高，能分开质荷比相差很小的两种离子，并且能提供非常准确的质量及可能的元素组成，具有高灵敏度、高分辨率、高选择性、质量范围宽、扫描速度快等优点，同时可对中药成分进行定性和定量分析[39-41]。尤其适合于分析成分复杂繁多的中药及其复方，因此在中药成分分析中得到了广泛的应用。常用的高分辨质谱包括飞行时间质谱（TOF-MS）、傅里叶变换离子回旋共振质谱（Fourier Transform Ion Cyclotron Resonance MS）、静电场轨道阱质谱（Orbitrap）等。虽然离子阱质谱（Ion Trap MS）和四级杆质谱（Quadrupole MS）属于低分辨质谱，但其在某些方面又具有一定的优势。因此，常常将其与高分辨率质谱联用，弥补缺点，使具备更好的性能。例如：四级杆-飞行时间质谱（Q-TOF-MS），将 TOF 的高分辨率与四极杆质谱的高定量能力结合，具有高分辨率、高灵敏度、快速数据采集和精确质量数测定能力，能获得更多准确的碎片信息和更高准确率和分辨率的质谱图，更有利于中药化学成分的定性和定量研究[42]。

中药经高分辨质谱分析后会产生大量的数据，如何高效地从浩大繁杂的质谱数据库中挖掘出有用的信息是一个关键问题。常规的从数据库中提取化合物结构信息的方法是：通过质谱提供的分子量或高分辨率质谱提供的分子式信息，先在中药化学成分数据库（如 DrugBank、Chemspider 等）中匹配可能的化合物作为候选；然后根据质谱提供的结构碎片，在质谱数据库中对候选化合物进行筛选，得到符合裂解规则的化合物，再进一步通过核磁共振技术验证，得到最终可能的化学结构式。还有一种方法是通过收集研究对象（即中药所含化学成分）的质谱数据，包括阴离子和阳离子模式下的离子碎片、m/z 等信息，自己建立一个质谱数据库，然后将实际测得的质谱信息与库中信息进行比对，从而明确其中含有的成分种类。

在现有的研究中，常通过多种质谱联用以提高仪器的灵敏度和分辨率，设置合适的数据采集模式，并对数据进行后处理来提取到目标分析物的关键信息，已取得了一定的成效。常用质谱的数据采集方式有两种：数据非依赖型（DIA）和数据依赖型（DDA）。数据非依赖型，即非选择性的高通量获取碎片信息，包括 MS^E、MS/MS^{ALL}；数据依赖型是通过一定的既定规则触发多级扫描，包括离子响应、母离子列表、中性丢失、多反应监测、质量亏损等，从而提高质谱的选择性，以便将目标分析物与背景干扰或内源性成分完全地区分开来。MS 数据后处理的方法主要有背景扣除、中性丢失、质量亏损过滤、同位素类型过滤等。

Zhang 等采用超高效液相色谱串联 LTQ-Orbitrap 质谱研究金银花中的绿原酸类成分。运用多离子监测（MIM）和目标物数据库匹配与质谱树状图相似度过滤技术（MTSF），首次全面地揭示了金银花中绿原酸类成分，对总共 18 类的 115 种绿原酸进行了表征，为金银花的质量控制和质量评价提供了科学依据[43]。Pan 等采用超高效液相色谱串联 LTQ-Orbitrap 质谱结合内部数据库的综合策略，对钩藤中的 92 个吲哚生物碱进行系统表征并发现 56 个新的潜在生物活性分子，进一步明确了钩藤治疗作用的物质基础[44]。

（二）中药成分分析的仪器整合研究

由于中药成分的复杂性，分析时采用单一的技术，往往得不到很好的结果。多种技术联用，在功能上取长补短，使得仪器性能更好，具有更高的灵敏度和选择性，更适合于复杂样品的分析。基于此，联用策略已被广泛应用于中药成分的分析中。且随着科学技术的发展，新型的分析仪器层出不穷，从最初的 HPLC-MS 到 UPLC-Q-TOF、UPLC-QQQ/MS 等，高分辨率、高灵敏度仪器的整合应用将更有利于对中药化学成分的分析研究。

1. 二维液相色谱-高分辨质谱联用技术

二维液相色谱（2D-LC）是一种将分离机制不同而又相互独立的两根色谱柱串联起来构成的分离系统。因为其包含了两种分离机制，因此与一维液相色谱相比，二维液相色谱的峰容量显著增加，分离度和分辨率都得到极大提高，非常适合中药复杂成分的分离分析，尤其能较好地分离其中的同分异构体成分[45]。高分辨质谱具有高灵敏度、高分辨率、高选择性、质量范围宽、扫描速度快等优点，非常适合用于中药及其复方中复杂成分的分析。因此，将二者联用更加有利于对中药复杂、微量成分进行分析。

二维液相色谱，根据样品在色谱柱间的切换方式，可分为部分切换和整体切换。部分模式又称中心切割模式。只将第一维色谱中分离出的部分组分流进第二维中进一步分离，为了将样品有效地转移到下一维的柱系统中，必须先在第一维分离模式中用标准物进行实验，以获得精确的出峰时间和分离情况，从而据此设计合适的切换方法。因此，中心切割模式不能得到样品中所有组分的信息，样品易损失，而且由于样品量降低、分离条件的改变使得分辨率下降。另外一种是整体模式，又称全二维液相色谱模式，即样品中的所有组分以相等的比例（100%或稍低一些）全部转移到第二维液相系统中[45, 46]。

根据一维中的组分是否直接进入到第二维色谱系统中，二维液相色谱又可分为离线和在线两种方式。在线模式相比于离线模式分析速度更快，重复性更好。因而目前二维色谱中多采用在线分析方式，即一维洗脱产物直接进入到第二维柱系统中进行分离分析。

根据目标组分的不同性质以及不同的分离目的，可以选择不同分离机制的色谱柱系统来构建合适的二维液相色谱分离系统，如正相色谱（NPLC）、反相色谱（RPLC）、离子交换色谱（IEC）、亲和色谱（AC）、尺寸排阻色谱（SEC）、亲水作用色谱（HILIC）等。组合使用两种色谱柱时，往往需要考虑分辨率、峰容量、柱容量、分析速度等因素。常用的二维组合模式有 RPLC-RPLC 模式、NPLC-RPLC 模式、IEC-RPLC 模式、SEC-RPLC 模式、HILIC-RPLC 模式等，各自适合于分析不同组成的样品体系。

二维液相色谱-高分辨质谱联用在中药成分分析中应用已经较为普遍。Yang[47]等提出离线全二维液相色谱偶联 LTQ-Orbitrap 质谱（2D-LC/ LTQ-Orbitrap MS）方法结合通用型数据挖掘策略，系统地表征了红花中的喹诺查耳酮 C-苷同系物（QCGs）共 163 个，其中 149 个是全新化合物。这大大扩展了对 QCG 结构多样性的了解，充分展示了离线二维液相色谱联用高分辨质谱的方法在分离和表征中药微量成分方面的优良性能。Zhou[48]等运用在线全二维液相色谱偶联 Q-TOF 质谱，以 PTAS 柱为第一维，BEH C18 柱为第二维，系统分析了广西姜黄提取物中的化学成分。共得到 439 个峰，初步鉴定出了 105 个化合物，其中 73 个是全新的化合物，丰富了姜黄的物质基础。Cao[49]等运用全二维液相色谱偶联 DAD 检测器和 LTQ-Orbitrap 质谱检测器（2D-LC/DAD/LTQ-Orbitrap MS），以 Hypersil GOLD CN 氰基色谱柱为第一维，以 Accucore C18 柱为第二维，成功检测到 328 个色谱峰，经鉴定得到了 102 个酚酸类和二萜类化合物，其中 7 种化合物是首次从丹参中发现的。

2. 质谱-核磁联用技术

由于中药化学成分的复杂性、易变性和微量性，中药的物质基础还不明确，仍存在许多未知成分，如何快速准确地对中药成分进行结构鉴定是中药研究领域中的一个重要问题。质谱和核磁共振光谱是两种较为突出的技术手段，但在单独使用时都存在一定的局限性。质谱具有高灵敏度，但重现性低；而核磁共振光谱重现性好，对复杂化合物的解析能力强，但灵敏度较低[50]。因此，越来越多的研究者将两者联用，并在前面串联一个色谱系统（液相或者气相），对中药复杂成分的分离和鉴定有很好的效果。首先，样品经过色谱系统进行分离，然后分离得到的组分进入 MS 和 NMR 进行结构分析。MS 可提供组分的准确分子量和结构碎片信息，NMR 可进行详细的结构解析，二者的结构信息叠加，提供了一种实时复合矩阵分析的模式。尤其适合中药复杂成分的分析。

核磁与质谱联用有并联和串联两种模式。并联模式是将色谱洗脱液的大部分直接流入NMR 的流动液槽探针，剩余的少量流入 MS，此模式可同时满足 NMR 的检测灵敏度要求和 MS 响应。串联模式是色谱洗脱液先经过 NMR 后，再通过一个分流装置进入到 MS 中。串联模式所需的检测时间较长，而且可能会增大样品质谱峰扩散和保留时间漂移的可能性。因此，NMR-MS 分析中常采用并联模式[51]。

此外，样品从色谱系统流入 NMR 时，也有连续流动和停止流动两种不同的模式。连续流动模式是让洗脱液以一定的速率连续流入 NMR 的流动液槽探针，从而可获得一系列连续的光谱数据。但是该模式下 NMR 采集数据的时间有限，因此要求样品组分有较高的响应。停止流动模式，又分为直接停流模式和循环储存模式。直接停流模式是在目标色谱峰最高点进入 NMR 流动液槽的中心位置时，停止流动相并进行核磁采样，是目前应用最多的一种模式。循环储存模式则是先将分离得到的色谱峰储存在毛细管中，待分离全部完成后再进行 NMR 检测，该模式不中断色谱过程，并且可按任意顺序对各个样品峰进行检测，但某些不稳定成分可能因为长时间的储存发生降解。停流模式下 NMR 属于静态检测，数据采集时间可根据待测物的浓度进行相应的调整，非常适合于某些质谱响应弱的目标化合物，如中药提取物、药物体内代谢物、生物标记物等。因此，质谱-核磁联用常采用并联、停流模式，而且一定要选择与 NMR 探针体积相匹配长度的毛细管来连接核磁和质谱。

此外，现有的质谱数据库和中药成分数据库已经十分完善，研究者可根据样品中各成分的特征结构碎片和质荷比快速选定目标色谱峰，进一步通过质谱峰信号提供的信息，设计合适的程序来控制液相泵的停止和色谱峰片段的储存，从而有利于色谱-核磁-质谱联用的条件选择和优化，达到较好的分离分析效果。

Wen[52]等基于药理学实验结果，先使用偏最小二乘判别分析和独立样本 t 检验，确定了 22 个 LC-MS 成分与抗高脂血症作用相关；然后运用 UPLC-DAD-MS-SPE 对其中的 10种化合物进行了靶向分离和富集，最后通过 NMR-MS 技术鉴定为柠檬素、杨梅素、对香豆酸、柚皮素、槲皮素、山柰酚、龙胆苦苷、熊果酸、金丝桃苷和 8-表马钱酸。

（三）研究展望

尽管目前对中药化学成分的研究中已经运用了多种技术的整合策略，但在中药次生代谢物的快速结构鉴定、同系物和同分异构体的分离纯化、稳定性差、水溶性差的成分研究等问题上，仍然存在较大困难。但是，随着新兴技术的快速发展、更高通量数据处理方法的建立、新的研究思路的提出及更多不同机制特点的仪器的整合使用，再加上社会各界对中医药越来越关注和重视，不论是在技术上还是人力物力上都将更加有利于开展中药研究，从而使得中药多成分的作用机制和科学内涵不断被揭示，这对中药的继承研究与开发具有重要意义。

第三节 应 用 案 例

一、研 究 概 述

复方脑心通胶囊是基于赵步长教授提出的"脑心同治"理念，由黄芪、赤芍、丹参、藁本、川芎、桃仁、红花、乳香（制）、没药（制）、鸡血藤、牛膝、桂枝、桑枝、地龙、全蝎、水蛭 16 味中药组成。全方标本兼治，具有益气活血、化瘀通络之功效，临床上常用于治疗心脑血管疾病。但其药效物质基础及作用机制目前尚不完全明确。基于此，本课题组对脑心通胶囊进行了深入研究，发现其可通过阻断 Ca^{2+} 依赖性、增强细胞抗氧化能力、激活细胞外调节蛋白激酶（ERK1/2）、抑制线粒体介导的凋亡来保护 H9c2 心肌细胞不受 H_2O_2 诱导的氧化损伤。在其物质基础上，已经从中提取分离出了黄酮类、三萜皂苷类、酚酸类成分，但是对脑心通的化学成分的深入研究却很少，只对其中少数几个成分（羟基红花黄色素甲、芍药苷、藁本内酯、丹酚酸乙、阿魏酸）运用 HPLC-UV 进行了定性和定量分析，用于质量控制。因此，迫切需要一种高通量、高灵敏度的分析方法对脑心通胶囊中的多种化学成分进行系统分析，明确其物质基础，为阐明其作用机制和质量控制奠定基础。

近年来，随着科学技术的快速发展，UPLC、MS 技术受到越来越多的关注。UPLC 相较于 HPLC 具有更好的分离效能。线性离子阱-静电场轨道阱组合式高分辨质谱（LTQ-Orbitrap-MS）是一种基于 LTQ 的多级质谱功能及 Orbitrap 高分辨能力的整合分析方法[5, 6]，具有高灵敏度、高分辨率和精确测定分子量等优点，尤其适用于缺乏对照品的中药复杂体系定性鉴定及新化合物发掘。将二者联用，既可实现 UPLC 技术对复杂成分快速分离的优势，又能获得高分辨质谱信息，达到快速分析鉴定未知成分的目标。实现单针进样即可高通量获取中药中的成百上千化合物的定性和定量信息，显著提高中药复杂体系中化学成分的快速分析鉴定能力。

基于此，本课题组建立了 UPLC-LTQ-Orbitrap-MS^n 分析方法，高通量、快速灵敏地测定了脑心通中的多种成分[53]。

二、研 究 方 法

（一）建立脑心通化学成分信息库

脑心通的化学信息（名称、结构式、分子量等）来自上海有机化学研究所化学专业数据库（www.organchem.csdb.cn）、台湾中医药数据库（http://tcm.cmu.edu.tw/，2014-02-28 更新）、Chemistry 数据库（http://www.organchem.csdb.cn/ scdb/main /slogin.asp，2014-03-05），和其他电子数据库，包括 PubMed、Medline、CNKI 等。

最终，共收集到脑心通中的 932 个成分，其中包含黄芪的 80 个成分、丹参 197 个、藁本 147 个、赤芍 22 个、川芎 98 个、桃仁 63 个、红花 99 个、乳香 47 个、没药 24 个、鸡血藤 26 个、牛膝 28 个、桂枝 14 个、桑枝 33 个、地龙 8 个、全蝎 32 个、水蛭 14 个。

（二）供试品和标准品溶液的制备

1. 供试品溶液的制备

准确称取脑心通胶囊粉末 1g，将粉末在 45ml 75%乙醇中浸渍 1h，然后室温下超声提取 30min，最后定容至 50ml。另将 13 种药材（黄芪、丹参、藁本、赤芍、川芎、桃仁、红花、乳香、没药、鸡血藤、牛膝、桂枝、桑枝）研磨成 60 目的粉末，按照脑心通胶囊的制备方法，制成。配好的溶液用 0.22μm 的微孔滤膜过滤，备用。

2. 标准品溶液的制备

分别精确称取上述 13 味药材所含成分的标准品，共 25 个，包括丹参素、苦杏仁苷、儿茶素、3,4-二羟基苯甲醛、大黄酚、大豆苷、芍药苷、芦丁、毛蕊异黄酮、脱皮甾酮、东莨菪内酯、木犀草苷、迷迭香酸、芒柄花苷素、槲皮素、桑色素、芦荟大黄素、金雀异黄酮、山奈酚、黄芪总皂苷Ⅳ、丹参酮Ⅰ、丹参酮ⅡA、隐丹参酮、齐墩果酸、芍药内酯苷。加入一定量的 75%乙醇，超声溶解，制成 50ng/ml 的混合标准品溶液，备用。

（三）分析条件

1. 色谱条件

柱温 30℃；流动相：A 为 0.1% 甲酸-水；B 为 0.1% 甲酸-乙腈；线性梯度洗脱；洗脱程序见表 3-4。流速为 0.3ml/min，进样量 1μl。DAD 检测器的波长检测范围为 200～400nm。

表 3-4　梯度洗脱程序

总时间（min）	A（V%）	B（V%）
0	90	10
1	90	10
2	80	20
8	60	40
12	20	80
15	0	100
25	0	100
26	90	10

2. 质谱条件

电喷雾离子源（ESI），分别在正离子和负离子模式下检测，电离源电压 5kV，管状透镜电压 120V，离子源温度为 350℃。鞘气流速为 40L/min，辅助气流速为 10L/min。质量扫描范围 m/z 100～1500；全扫描方式（full-scan）的分辨率为 30 000，利用数据依赖模式扫描（dependent scan）获得多级质谱 MS^n，选择上一级丰度最高的 3 个色谱峰进行碰撞诱导解离（CID）碎片扫描，分辨率为 15 000，碰撞能为 35%。

（四）数据采集

利用 Mass Frontier 6.0 软件和 Xcalibur 2.1 工作站进行数据处理。考虑到脑心通中可能的成分元素组成，将相关参数设置为：$C \leq 100$，$H \leq 250$，$O \leq 60$，$N \leq 10$，质量精度误差在 10ppm 以内。

三、结　　果

通过 UHPLC-LTQ-Orbitrap-MS 对脑心通中的化学成分进行定性分析，分别得到在正离子（图 3-1A）和负离子模式下的总离子色谱图（图 3-1B）。通过对照品比对，结合多级质谱碎片离子信息及相关文献报道，最终鉴定出脑心通中的 178 个成分，其中包括 21 个黄酮类成分，6 个黄酮苷类成分，18 个菲醌类成分，22 个萜类成分。25 个对照品成分都在其中被测到。

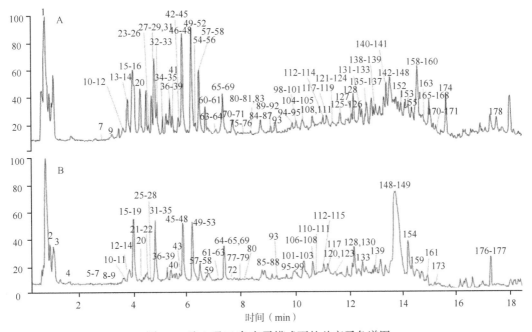

图 3-1　脑心通正/负离子模式下的总离子色谱图

对于那些没有对照品的化学成分，可根据以下步骤推测其结构：①基于质量误差为10ppm 的高精度质子化前体（[M+H]⁺、[M+Na]⁺、[M−H]⁻、[M+HCOO]⁻）和同位素丰度分数，确定其分子式；②通过化学数据库，如 Chemspider（www.chemspider.com）、Massbank（http: //www.massbank.jp），寻找最合理的结构再与事先已建立好的脑心通胶囊成分数据库相匹配,结合质谱裂解情况，找到合理的分子式和化学结构；③借助 Thermo Scientific Mass Frontier7.0，利用 MSⁿ 质谱的碎片离子进一步确定化学结构，特别是对于黄酮类、菲醌类、萜类等成分。因为具有相同基本骨架的成分，往往具有相似的裂解规律。我们可先根据标准品的质谱碎片，推测其可能的裂解规律，进而鉴定其他相似成分的结构。

例如，本研究中鉴定的脑心通胶囊中的黄酮类化合物。我们用了 8 个黄酮类成分的标准品来表征黄酮和异黄酮的断裂方式和裂解规则（图 3-2a 和 b）。对鉴定黄酮类成分最有用的结构碎片，是从 C 环的 0/2、0/3 或 1/3 位断裂而生成的 $^{i,j}A^+$ 和 $^{i,j}B^+$ 离子片段（图 3-2a）。我们将这两条途径分别指定为 Ⅰ 和 Ⅱ（图 3-2c 和 d）。例如，山柰酚通过途径 Ⅰ 生成 $m/z165$ $^{0,2}A^+$ 和 $m/z121$ $^{0,2}B^+$ 碎片离子，通过途径 Ⅱ 生成 $m/z153$ $^{1,3}A^+$ 离子碎片（图 3-2d）。而异黄酮更倾向于断裂 C 环上的 1/3 和 3/4 位置，生成 $^{1,3}A^+$ 和 $^{3,4}A^+$ 碎片（图 3-2e 和 f）。此外，还发现黄酮类化合物，容易连续丢失 3 分子的 CO。黄酮氧苷或异黄酮氧苷类化合物会丢失一个中性的 162Da $C_6H_{10}O_5$ 吡喃葡萄糖苷残基，产生特征性的碎片离子。运用这些规则，并结合相关文献，我们成功鉴定出了脑心通中的 7 种异黄酮类成分：毛蕊异黄酮、非洲异黄酮、大豆苷元、5，7-二羟基-4-甲氧基异黄酮、染料木黄酮、草珊瑚素和芒柄花素；和 6 种黄酮类成分：木犀草素、汉黄芩素、槲皮素、桑色素、芹菜素和山柰酚；还有 3 种异黄酮氧苷和 4 种查尔酮类成分。

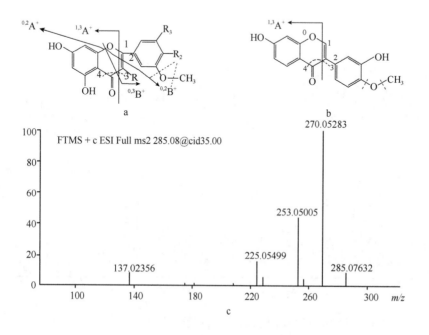

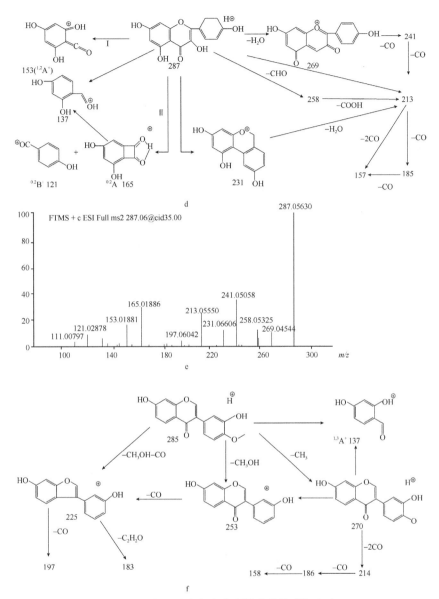

图 3-2 脑心通胶囊中黄酮类成分的裂解方式

运用相同的方法，我们还鉴定出了脑心通胶囊中除了黄酮类成分以外的 17 种二萜类成分、8 种单萜苷类成分、7 种四环三萜类成分、7 种五环三萜类成分，对脑心通胶囊中含有的多种成分有了较为全面的了解。对这些成分进一步了解后，发现大多数对心血管疾病有潜在的治疗活性，这为脑心通胶囊的质量控制和药理机制研究提供了一定的实验基础和思路。

参 考 文 献

[1] 屠鹏飞，史社坡，姜勇. 中药物质基础研究思路与方法[J]. 中草药，2012，43（2）：209-215.

[2] 王阶，郭丽丽，王永炎. 中药方剂有效成（组）分配伍研究[J]. 中国中药杂志，2006，31（1）：5.

[3] 杨秀伟. 中药物质基础研究是中药继承、发展、创新的关键科学问题[J]. 中国中药杂志，2015，40（17）：3429-3434.

[4] 郭文博，徐冰，刘一蔓，等. 中药——天然生物活性寡肽之库[J]. 中草药，2019，50（18）：4477-4484.

[5] 匡海学. 中药化学[M]. 北京：中国中医药出版社，2013：21-23.

[6] 苏苗，张晶，尤艳艳，等. 不同产地甘草有效成分含量分析[J]. 中南药学，2014，12（10）：1022-1024.

[7] 方文韬. 丹参药材商品规格与质量评价研究[D]. 安徽中医药大学，2018.

[8] 孙桂琴，孙桂珍. 灭菌对中成药及中药材所含成份的影响[J]. 辽宁中医杂志，2003，30（10）：856.

[9] 尹永芹，沈志滨. 中药化学成分提取分离方法的研究进展[J]. 中国药业，2012，21（2）：19-21.

[10] 叶陈丽，贺帅，曹伟灵，等. 中药提取分离新技术的研究进展[J]. 中草药，2015，46（3）：457-458.

[11] 陈燕，王文平，邱树毅，等. 响应面法优化超声波强化提取薏苡仁酯[J]. 食品科学，2010，31（8）：46-50.

[12] 王志锋，王青. 超临界流体萃取技术在中药提取中的应用[J]. 科技与创新，2018（14）：13-15.

[13] 陈秦娥，梁金龙. 中药提取、分离与纯化新技术进展[J]. 医药工程设计，2012，33（4）：65-68.

[14] 宁娜，周晶. 超高压提取技术在中药提取中的研究进展[J]. 天津药学，2008，20（5）：62-64.

[15] 惠建国，孙秀梅，张兆旺. 苦参半仿生提取法与水提取法的比较[J]. 山东中医药大学学报，2007，31（3）：245-246.

[16] 文洪宇，李洪，杨娟，等. 酶解技术在中药提取分离中的应用进展[J]. 湖南中医药大学学报，2007，27（8）：352-353.

[17] 曾恋情，魏惠珍，刘圆，等. 天麻真空冷冻干燥粉工艺研究[J]. 时珍国医国药，2015，26（9）：2135-2137.

[18] 富波，宗可昕，孟鑫，等. 中药有效成分分析现状[J]. 黑龙江医药，2015，28（1）：55-56.

[19] 权彦，何建军，刘靖丽，等. 水提醇沉法提取黄芪中黄芪多糖的工艺优化及含量测定[J]. 当代化工，2018，47（7）：1374-1376.

[20] 刘洁，肖红斌. 基于色谱技术的中药药效物质研究进展[J]. 药学学报，2019，54（1）：73-81.

[21] 李怡佳. 中药化学成分系统分离策略及设备研究[D]. 大连工业大学，2016.

[22] 陈帅，王慧竹，王冠，等. 聚酰胺树脂分离纯化罗布麻叶总黄酮的工艺研究[J]. 河南工业大学学报（自然科学版），2016，37（2）：109-116.

[23] 张玲忠，张贵华，段维杰. 大孔吸附树脂在中药活性成分分离纯化中的应用[J]. 中国民族民间医药，2019，28（14）：51-56.

[24] 黄艳艳. 琼脂糖凝胶分离纯化大黄等中药有效成分的研究[D]. 聊城：聊城大学，2008.

[25] 闫治攀，武瑞洁. 超滤膜分离技术在中药制剂生产中的应用进展[J]. 中成药，2018，40（7）：1571-1575.

[26] 江静，吴春敏. 离子色谱法在中药分析中的应用[J]. 海峡药学，2013，25（12）：24-26.

[27] 李伟男，南洋，杨德强，等. 离子交换树脂在中药制剂中的应用[J]. 中医药学报，2011，39（3）：101-102.

[28] 王靖波. 对中药提取分离新技术及其设备的研究[J]. 科技创新与应用，2014，（21）：287.

[29] 马百平，康利平，庞旭，等. 中药化学成分分析、分离技术及策略[J]. 国际药学研究杂志，2015，42（4）：413-426.

[30] 梁鑫淼，徐青，薛兴亚，等. 组分中药系统研究[J]. 世界科学技术，2006，8（3）：1-7.

[31] 吴文杰，周伟娥，张元，等. LC-MS/MS 技术在中药化学成分分析中的应用[J]. 时珍国医国药，2016，27（11）：2735-2737.

[32] 张海. 现代联用分析技术在中药药效成分辨识中的应用研究[D]. 第二军医大学，2008.

[33] Wu HF，Guo J，Chen SL，et al. Recent developments in qualitative and quantitative analysis of phytochemical constituents and their metabolites using liquid chromatography-mass spectrometry[J]. J Pharm Biomed Anal，2013，72：267.

[34] 魏文峰，王昶，张树明，等. 串联质谱技术在中药化学成分分析中的应用研究进展[J]. 中国实验方剂学杂志，2013，19（14）：351-354.

[35] Xu H Y，Zhang YQ，Liu ZM，et al. ETCM：an encyclopaedia of traditional Chinese medicine [J]. Nucleic Acids Res.，2019，47：D976-D982.

[36] Huang L，Xie DL，Yu YR，et al. TCMID 2. 0：a comprehensive resource for TCM[J]. Nucleic Acids Res.，2018，46：D1117-D1120.

[37] Ru JL，Li P，Wang JN，et al. TCMSP：a database of systems pharmacology for drug discovery from herbal medicines[J]. J Cheminform，2014，6：13.

[38] 陶露丝. 质谱技术的研究进展[J]. 中国食品添加剂，2007，（4）：153-155，76.

[39] Horai H，Arita M，Nishioka T. Comparison of ESI-MS Spectra in MassBank Database[C]//International Conference on Biomedical Engineering & Informatics. 2008.

[40] Pasin D，Cawley A，Bidny S，et al. Current applications of high-resolution mass spectrometry for the analysis of new psychoactive substances：a critical review[J]. Anal Bioanal Chem，2017，409（25）：5821-5836.

[41] 贺美莲，郭常川，石峰，等. Orbitrap 高分辨质谱技术在药物分析领域中的应用进展[J]. 药物分析杂志，2019，39（1）：105-110.

[42] Bai G，Zhang TJ，Hou YY，et al. From quality markers to data mining and intelligence assessment：A smart quality-evaluation strategy for traditional Chinese medicine based on quality markers[J]. Phytomedicine，2018，44：109-116.

[43] Zhang J，Wang Z，Li Y，et al. A strategy for comprehensive identification of sequential constituents using ultra-High-performance liquid chromatography coupled with linear ion trap-Orbitrap mass spectrometer，application study on chlorogenic acids in Flos Lonicerae Japonicae[J]. 2016，147（62）：16-27.

[44] Pan H，Yang W，Zhang Y，et al. An integrated strategy for the systematic characterization and discovery of new indole alkaloids from Uncaria rhynchophylla，by UHPLC/DAD/LTQ-Orbitrap-MS[J]. Analytical and Bioanalytical Chemistry，2015，407（20）：6057-6070.

[45] Chai S，MaY，Gao H，et al. Two-dimensional liquid chromatography separation and high resolution mass spectrometry analysis for proteome of rice leaves based on different extraction methods[J]. Chinese Journal of Chromatography，2018，36（2）：107-113.

[46] 周婷婷. 栀子化合物组与代谢物组的多维色谱—质谱法研究[D]. 上海：第二军医大学，2007.

[47] Yang W，Si W，Zhang J，et al. Selective and comprehensive characterization of the quinochalcone C-glycoside homologs in *Carthamus tinctorius* L. by offline comprehensive two-dimensional liquid chromatography/LTQ-Orbitrap MS coupled with versatile data mining strategies[J]. RSC Adv，2016，6（1）：495-506.

[48] Zhou WJ，Guo ZM，Yu L，et al. On-line comprehensive two-dimensional liquid chromatography tandem mass spectrometry for the analysis of *Curcuma kwangsiensis*[J]. Talanta，2018，186，73-79.

[49] Cao J L，Wei J C，Hu Y J，et al. Qualitative and quantitative characterization of phenolic and diterpenoid constituents in Danshen（*Salvia miltiorrhiza*）by comprehensive two-dimensional liquid chromatography coupled with hybrid linear ion trap Orbitrap mass spectrometry[J]. Journal of Chromatography A，2016，1427：79-89.

[50] Prakash L，Himaja M. Stress degradation study and structure characterization of oxidation degradation product of dexlansoprazole using liquid chromatography-mass spectrometry/time of flight，liquid chromatography-tandem mass spectrometry and nuclear magnetic resonance[J]. 2016，34（3）：288.

[51] Kuhn S，Colreavy-Donnelly S，de Souza J S，et al. An integrated approach for mixture analysis using MS and NMR techniques[J]. Faraday Discussions，2019，2018：339-353.

[52] Wen C，Wang D，Li X，et al. Targeted Isolation and Identification of Bioactive Compounds Lowering Cholesterol in the Crude Extracts of Crabapples using UPLC-DAD-MS-SPE/NMR based on Pharmacology-guided PLS-DA[J]. Journal of Pharmaceutical and Biomedical Analysis，2017，150：144-151.

[53] Wang SS，Xu HY，Ma Y，et al. Characterization and rapid identification of chemical constituents of NaoXinTong capsules by UHPLC-linear ion trap/ Orbitrap mass spectrometry[J]. J Pharm Biomed Anal，2015，111：104-118.

（王　萍　吴　丹　巩仔鹏）

第四章

中药整合药代动力学及代谢指纹研究

第一节　中药药代动力学研究概述

一、中药药代动力学的概念及发展历程

（一）中药药代动力学的概念及研究意义

中药药代动力学，即中药药动学，是借助药物代谢动力学的原理，研究单味中药及复方整体、活性单体、有效组分及有效部位的体内吸收、分布、代谢和排泄的动态变化规律，同时，开展中药体内"量-时-效"关联关系的研究，并用数学函数加以定量描述的一门交叉性学科，它是由多个中药学相关领域，如中药药理学、药物代谢动力学等相互融合、相互渗透而形成的研究领域。由于中草药及其复方化学成分复杂，研究其在人体内的作用规律比普通化学药物更为复杂。药物代谢动力学为中药药代动力学提供了新的研究思路，或许能够逐步揭示中药在体内随着时间变化的"量-效关系"规律[1]。

药物作用于人体后，会经过一系列 ADME 的过程，若要清楚药物在体内的经时变化，需要研究在这个过程中，中药化学成分发生了哪些结构变化，中药成分与机体之间发生了哪些生物化学反应。而研究药物在体内代谢的复杂过程，就必须借助动力学的手段。药物对人体内产生药理作用的强弱与药物在体内特别是在作用靶位的浓度大小有关，即为时-效关系；其中药物浓度（药量）随着时间的变化而变化，即为时-量关系。因此，中药动力学不仅要研究药物在体内的动态变化规律，而且还要研究药物的"时-量-效"关系，即中药药代动力学-中药药效动力学（PK-PD）的关系。药物动力学研究应当与药效动力学研究紧密结合，而研究的最终目标就是为了提高药物疗效，降低药物的毒性反应。然而，药物对疾病的治疗效果与药物在体内浓度的大小有直接关系，研究药物动力学应该把重点放在血药浓度随时间的变化规律上，它反映了体内药物浓度的变化过程。总之，药效动力学应该以药代动力学研究为基础。

中药化学成分的多样性导致了中药药理作用复杂性，面对某一特定疾病，传统中医药理论难以说清到底是哪一种中药成分起作用及药物对机体的作用靶点是什么，而且缺乏质量控制的统一标准，难以被国际社会认可和接受。中药药代动力学从微观分子的角度，追

踪药物在体内的经时变化过程，以及其与机体的相互作用，为中医药从宏观到微观研究提供了新思路。因此，中药药代动力学是揭示药物作用机制，阐述中药防病治病原理的强有力工具，它对于设计及优化中草药的给药方案，促进中药新药开发，改进药物剂型具有重大意义，有利于加速中药现代化进程，推动我国传统中医药走向世界。和西方化学药物的药代动力学相比，中药药代动力学虽起步较晚，但发展十分迅速。20 世纪 80 年代以来，该领域的研究十分活跃，新理论、新方法的涌现使得中草药的药代动力学研究迈向了一个新的高度。

（二）中药药代动力学的发展历程

动力学的发展起源于 1913 年 Michaelis 和 Menten 关于动力学方程的提出。1937 年，Teorell 提出房室药代动力学模型的假设，由于当时科学水平发展的局限性，该假设并未得到相关学者的重视。直到 20 世纪 60 年代，研究者才逐渐开始了药代动力学的研究。药代动力学是将动力学理论与药物研究相结合的一门学科，旨在研究药物在机体内的吸收、分布、代谢、消除和排泄的动态变化规律，从而总结出药物剂量与疗效的之间的关联性。它对于建立药物质量标准、新药研发及合理指导临床用药具有积极作用。

20 世纪 50 年代，我国学者宋振玉教授、曾衍霖教授等开始对药物的体内过程进行研究，由此奠定了我国药代动力学的发展，但当时并没有通过参数定量表达药物的体内过程。实际上，我国将药物代谢过程的描述与数学结合到一起的发展仅有四十年的历史。1980 年，国内出版了《药物代谢动力学》著作，这本书第一次系统地介绍了这个新兴学科，并在书中首次引入"pharmacokinetics"这一专业术语，可以说，该书对我国药代动力学的发展具有开拓性的意义。随后，1981 年至 1984 年间，我国学者又先后翻译了《药代动力学》并出版了《药代动力学概论》，更加系统地向国内读者介绍了药代动力学的经典概念。尤其是在《药代动力学概论》中，全面阐述了数学在药代动力学及其相关科学领域中的应用。随后，我国又出版了《药物代谢研究意义、方法、应用》等著作，其中提到的相关概念、方法和应用引起了我国中药学领域研究者们的广泛关注。至此，我国的药代动力学研究得到了快速发展，每年发表的相关学术论文可以达到数百篇。值得一提的是，刘昌孝教授 1992 年在国际杂志上发表了关于我国药物代谢动力学的相关报告，引起了国际社会的关注[2]。他倡导将临床前的药代动力学研究列入国家重大计划，经过几年的不懈努力，得到了国家的高度重视，并将这一计划列入"十一五"重大新药专项计划，这一举动也为药代动力学的发展带来了新的历史机遇。

中药学领域关于中药药代动力学的发展开始于 1963 年陈琼华教授对大黄的体内过程研究，此后随着相关研究的增多，中药药代动力学开始逐步形成较为完整的理论体系。回顾其发展历程，大致分为四个阶段：第一阶段（1949～1970 年）主要进行活性成分的体内过程研究，但未进行动力学分析。第二阶段（1971～1990 年）现代分析仪器和测定方法得到应用，动力学模型理论普遍应用，许多中药如丹参、人参、银杏叶、甘草、小檗碱等的药代动力学研究均是这阶段完成的。第三阶段（1991～2007 年），中药复方制剂的药代动力学研究得到广泛重视，证治药代、辨证药代、霰弹理论、血清药理学、复方药代、中药胃肠药动学等理论丰富了中药药代动力学的研究。第四阶段（2008 年至今）"化学–

药效动力学-药代动力学"三维研究体系和"点-线-面-体"研究思路,药代标示物等新研究理论、概念和方法促进了中药药代动力学研究。这些研究认识了中药有效成分的指纹和药代动力学指纹的一致性和差异性,阐明了"君药"的药代动力学规律和"臣、佐、使"药味的相互影响;建立了集成整合体外、体内及计算分析研究体系,以整体的观点认识复方合理配伍减毒增效和配伍禁忌的增毒降效的科学性。这些将是基于整合药理学开展现代中药研究的重要内容。运用药代动力学原理研究中药配伍组方规律的论文也逐年增多,特别是近十年中药药代动力学研究被列入国家自然科学基金重点项目,对认识中药的药代动力学科学问题产生了深远的影响。

二、中药药代动力学的特点及常用研究方法

(一)中药药代动力学的特点

中药药代动力学运用现代高通量的分析手段,结合数学方法表达药物作用于机体后的动态变化过程,以及阐述药代动力学-药效动力学(PK-PD)之间的相互联系。它的发展结合了中药化学、中药药理学、整合药理学、仪器分析等多门学科,各学科融会贯通形成这一新的研究领域。因此,中药药代动力学需要各学科学者共同努力,形成其自身独特的完整理论体系。在中药研究领域,中药药代动力学的研究方法应当遵循中医"整体观"的思想,将微观物质与中医宏观理论有机结合。

1. 系统性和整体性的指导思想

中医的"五行学说""阴阳学说"等基础理论都将人体看作是一个复杂的整体,而中药又有四气五味之分,中医临床用药以辨证施治、七情和合为指导思想,因此,中医理论归根结底讲究一个"和"字,即通过药物的偏性纠正病变,使人体最终达到平衡的状态。现代中药研究虽然引入了西方的研究观念和先进的科学技术,但绝不能脱离中医的基础理论,要以中医的整体观为指导思想。

中药药代动力学的研究也应该结合中医理论,以系统性和整体性为指导思想。系统性是指在药学研究过程中,从基础实验的开展到实验数据的记录和整理,再到最后的数据的统计和分析是一个连贯的过程,各个环节不可分割。这样做的意义是为了提高实验的精密度,确保实验结果的准确性。整体性是研究药代动力学的另一大特点,无论是单方还是复方都应该被看作是一个有机的集合。中药不同于西方化学药物,它的药效是由几十、几百甚至上千种化合物相互作用、相互制约而产生的综合结果。中药研究之所以复杂,就是因为单味中药或复方中药里面成分繁多,化学结构复杂,干扰因素多样,导致有效成分难以确定,且缺乏体内药物成分定性定量分析方法。中药药代动力学应把整体观融入中药研究中,从化学成分之间、化学成分与机体之间相互作用的角度去理解中药君臣佐使的配伍原理。若抛弃中医传统理论,片面追求西药的研究方法,永远无法获得中药防治疾病原理的精髓。

2. 传统中医宏观论与现代科学微观物质对立统一

中医在实践应用中的最大特点是临床医生依据传统中医疗法中的望、闻、问、切对患

者进行诊疗，并根据自身经验判断对患者用药。这样一来，即使是从医多年积累了大量经验的医生在遣方用药的过程中也难免加入主观因素，使得中药在使用中缺乏标准化和精细化的理论数据支持。此外，单味中药及其复方中化学成分繁多，各成分或组分之间相互关联形成一个有机的整体，共同发挥药效，大多数中药的有效成分及其药理作用尚不明确。中医理论就是从宏观上把人体看成是一个巨大的系统，对病变进行整体把握，缺少微观层面的认识，这也是中医难以被国际社会接受和认可的原因之一。

中药药代动力学运用现代科学分析技术，如超高效液相色谱、紫外分析光谱等，对中药各成分进行提取分离及含量测定，为认识中药作用原理提供了一个全新的角度。宏观物体都是由无数微观分子构成，中医的宏观理论也需要通过微观分子层面上的分析，才能拿出有理有据的科学论断。可以说，传统中医的现代化发展离不开现代分析技术的应用。然而，中药对机体的作用又是多途径、多靶点、全方位的综合效果，对中药进行药效评价绝不能用单纯几个有效指标做判断[3]。整体性和宏观性是传统中药区别于西药的重要标志，现代中药学的研究不能只从分子的角度去理解，而是要与中医的宏观理论相结合，形成宏观与微观、体内与体外、药动与药效辩证统一的中药药代动力学。

例如，刘昌孝院士及其团队[4]对痹祺胶囊的药代动力学研究就是依据中药配伍的思想，他们将全方拆分成君药组、臣药组、使药组和佐药组，将不同药物组分分别与君药组结合，研究不同药物组分如何影响君药马钱子对细胞色素 P450 同工酶（CYP450）的作用。通过对不同组分的化学分析，进一步阐明了复方中君臣佐使药物之间的配伍关系，从而对痹祺胶囊的作用原理有了更深一步的认识。

3. 中药药动学研究的现实性和可及性

中药防治疾病的主要形式为复方，每一剂方中多味药物相互作用形成特殊的药效，即便是由单味药物组成的单方，也有多种化合物产生不同的药理作用，因此，中药复方是一个巨大而复杂的系统。现代药理学研究表明，中药复方中不同中草药之间的配伍关系绝不是几味药物机械地药效相加或毒性相减，而是多种药物构建成一个复杂的体系，产生协同或拮抗作用，从而达到某个特定的治疗效果。中药药代动力学研究的现实性问题就是，单味中药或复方中药含有大量的化学物质，且在体内运转过程中发生较大变化，产生多种代谢成分，中药作用人体后，原型成分和代谢产物可以达到几百甚至上千种，有些有效成分含量极少，难以检测。这给药代动力学和药效动力学研究带来了巨大的困难，无法判断到底是哪一种化学物质产生了药效，也说不清这种物质在体内发生何种变化，其变化与药效的关系又如何。

为了开展中药药代动力学研究，促进用药科学性和合理性，需要创新，一些创新的概念和方法被大胆提出。例如，刘昌孝院士提出的"点-线-面-体"和"化学-药代动力学-药效动力学"三维模式的中药药代动力学研究思路和模式，王广基院士提出的中药整合药代动力学的概念，以及血清药理学、药物代谢动力学标示物等新研究理论、概念和方法促进了中药药代动力学研究。尤其是，选择何种成分或药理效应为指标才能代表整方就显得尤为关键，质量标志物、药代标志物、生物标志物等概念，就是注重了当前中药药代动力学的可及性，用少量代表性成分表征中药整体生物学效应，从而开展中药复方"时-量-效"

关系及中药复方配伍的分子机制研究等。

（二）中药药代动力学常用的研究方法

西药多为单体药物，且化合物结构明确，中药与之不同，无论是单方还是复方，均为混合物，且大多数中药的有效成分尚不明确。因此，中药药代动力学的研究不能完全照搬西药的研究理论，要结合中医整体性的观点，总结出适合研究中药的独特理论。中药药代动力学常用的研究方法有血药浓度法和生物效应法，此外，PK-PD 模型的方法也常用于药代动力学的研究中。

1. 血药浓度法

血药浓度法的具体操作就是选取中药或复方中一种或几种药理作用已知、化学结构明确的有效成分为指标，利用精密度、灵敏度高的检测仪器观察其在体内的浓度随时间变化的规律，结合专业计算机软件计算出相关动力学参数，拟出时-效曲线，从而得出中药在体内的变化规律。具体的研究方法有比色法、荧光分光光度法、原子吸收光度法、高效液相色谱法、气-质联用法、液-质联用法等。

血药浓度法的实验操作简单，对于仪器精密度的要求相对较低，依赖度较小，对于药物的检测较为准确，使用范围广泛，多用于研究黄酮类、蒽醌类、生物碱类、皂苷及挥发油类成分。但是，该方法只适用于药效成分已知、化学结构明确的药物，由于未知成分在计算过程中缺少已知条件，对于测试结果的准确性会有影响。中药及其复方本身化学成分复杂，用一种或几种化学成分难以反映整体的药理学特征，血药浓度法检测出的药代动力学参数也不一定代表整个复方的体内代谢过程。因此，选取特征性强、能够代表整个复方主要药效的有效成分作为检测指标是血药浓度法研究药代动力学的关键。理想的检测成分应该具备以下特征：成分浓度与相关药效关系密切、在作用靶点保持较高浓度，在体内的作用变化能最大限度地反映复方的动态变化规律。

2. 生物效应法

生物效应法是以中医基础理论为指导，结合现代实验分析技术而形成的一种药代动力学分析方法，从实践意义来看，生物效应法更符合中医系统性和整体性的特点，尤其是在指导临床中药制剂的用量方面，更具有现实指导意义。相较于血药浓度法，生物效应法更适合用于研究制剂中有效成分尚不明确、体内作用机制不清楚的中药复方。根据适用性的不同，生物效应法又可以细分为药理效应法、毒理效应法等。

（1）药理效应法

该方法的作用原理是以药理效益作为动力学参数的标准指标，假定中药的化学成分在体内具有线性相关的特点，药物在体内靶部位的剂量与药效作用强度具有一定的函数关系，而药物在体内的浓度又与给药量有关，因此，可以通过建立函数关系间接反映出给药量与药效之间的关系。通过建立时-效曲线、量-效曲线，分析中药及其复方的药代动力学特征。药理效应法的优点在于将中药复杂成分进行了区分，在实验中只关注对药代动力学研究有用的药理成分，忽视了无关成分对临床试验的影响作用，从而简化了实验过程。

除此之外，药理效应法研究所得的结论还能真实地反映出多种药物在机体内的协同效应和动态变化，从这一方面来看，药理效应法与传统中医药所倡导的整体性原则具有较高的契合度。

中草药的药理作用往往是多方面的，单一的药理效应不能代表整方。药理效应法关注的整个方剂的药代动力学特征，符合中药配伍的整体观。例如，于栋华[5]等利用药理效应法检测大鼠体内穿山龙总皂苷的药代动力学参数，建立了量-效关系曲线，探索了时-量-效三者之间的关系，反映了穿山龙总皂苷的药理作用。该实验选取的药效指标能够大体上代表整个方剂的药理作用，既符合药理效应研究方的要求，也反映了传统中医理论的整体观和辨证施治的思想，对临床用药具有一定的指导意义。

（2）毒理效应法

毒理效应法是药代动力学分析的另一种研究方法，它的基本操作方法是检测急性死亡的动物体内的药物累计量，即为不同实验组的动物设置不同的给药时间间隔，测定不同给药时间间隔动物体内蓄积的药量，运用数学方法推算出时间与体存百分率之间的关系，从而得到药物的毒效动力学参数。毒理效应法又分为急性累计死亡率法和半数致死量（LD_{50}）补量法。其中，急性累积死亡率法就是在临床试验过程中，采用多梯度的血药浓度进行试验，并将实验结果与动物急性死亡率测定蓄积量进行参考对照，通过两者之间的对比分析，能够测量出有效的药代动力学参数。该种方法的优点在于实验过程中采取了多组对照试验，将临床试验的误差范围降到最小，确保了试验结果的准确性与代表性；半数致死量补量法是在急性累积死亡率法上进行补充和改进，将第二次腹腔注射同量药物改为求测 LD_{50}，其优点是通过补充计算，进一步提高了测量结果的精确度。但是该方法相比急性累积死亡率法操作较为复杂，而且试验所需的动物机体材料成倍增加，提高了临床试验研究成本。

总体来说，毒理效应法适应范围广泛，只要在一定药量能够使实验动物致死，均可用本法研究其药代动力学特征，求得药代动力学参数。赫梅生[6]等以黄芩苷为例，先测定出给药后小鼠的 LD_{50}，确定了给药剂量，之后将小鼠分为不同的小组，不同的小组设置不同的给药间隔，计算黄芩苷在小鼠体内的药代动力学参数，从而推断出口服黄芩苷后，真正起到药效的量不会超过总量的 5%。

3. PK-PD 模型

近年来，建立 PK-PD 模型逐渐成为药代动力学研究的热点，它以药物浓度与药物效应之间的关系为基础，运用科学的计算方法阐明药物作用机体后时间-浓度-药效三者之间的关系。这种新的研究方法运用现代技术分析传统中药的作用机制，对中草药产生药效的原理进行定量分析，符合中医整体观的思想。该方法是对血药浓度法、生物效应法等药代动力学常见分析方法的补充，有助于研究中药药效成分与药理作用之间的关系。

由于 PK-PD 建模方法更加符合中药研究的特色，因此受到相关研究者的广泛关注。例如，黄芳[7]等研究了板蓝根总生物碱中表告依春作用于发热大鼠后，在其体内的动态变化规律，通过高效液相色谱仪测定大鼠血浆中的药物浓度，计算出药代动力学参数，得出了体内药量与药效之间的关系，建立了 PK-PD 曲线模型，对于指导临床药物用量具有参考意义。

第二节 中药多组分整合药动学研究策略及方法

一、中药多组分整合药动学的概念及研究思路

中药及其复方是一个复杂的整体，其中包含了众多化学成分，具有多组分、多靶点的特性，不同的成分在体内可能具有不同的代谢规律及药理作用。在药代动力学研究中，很难找到单一的有效成分或组分代替整体组方，显然，用复方中个别成分的药代动力学参数描述整体的作用规律是片面的、不合理的。因此，中药药代动力学的重要问题，就是找到合适的方法定量表征中药及其复方在体内的整体作用规律，从而得到整体的药代动力学参数，对其进行定性定量分析。基于此，2009年王广基院士创新性地提出了中药多组分整合药代动力学概念，为中药药代动力学的研究提供了新思路。此概念主要包含三个重要方面：①寻找中药或复方中的标志性化合物：虽然中药成分复杂，但其中几个关键性的有效成分在体内的运转或代谢规律决定了该药物的主要药理作用，具有确切药理效应的成分或其药代动力学特征与整体保持一致的成分，可选定作为标志性成分；②多组分药代动力学研究：随着现代科技的进步，越来越多的现代化高灵敏度、高效率药物检测分析仪器出现，中药药理学得到了快速的发展，利用各种高通量仪器能够对中药成分进行定性定量分析，从而得到有效的数据绘制中药中各成分的量-时曲线、量-效曲线，对各组分进行药代动力学研究；③模型整合：所谓整合，就是分析各成分对整体方剂的药代或药效作用的影响，通过权重对比，得到适合的建模方法，对各成分数据进行整合，最大限度地表述中药整体在体内的作用规律及其药代动力学参数的特征。

王广基院士团队以血塞通注射液为例开展了示范性研究，通过对给药后的大鼠血浆进行检测，并通过 DAS 软件对得到的血药浓度-时间数据进行分析和计算，选定三七皂苷 R_1，人参皂苷 Rg_1、Rd、Re 和 Rb_1 五种标志性成分，通过整合这 5 种成分的 AUC 数据，以及各成分的药代权重系数，最大限度地表征整体的量-时曲线和药代动力学参数。为了证明基于 AUC 自定义权重系数模型整合的合理性，王广基院士团队又在脑卒中患者中进行了血塞通注射液的药代动力学研究，利用药代动力学与药效动力学结合的研究方法，证明了药物的整合血药浓度与整体药效指标之间具有良好的相关性，反映了单个成分对整体药效的贡献。在此研究中，运用多成分整合药代动力学的研究方法，发现了静脉滴注速率、患者个体之间差异等外在因素对测定药代动力学参数和药物疗效有较大影响，因此，优化了血塞通注射液的临床给药方案，同时也初步证明了中药多组分整合药代动力学的研究对于临床上制定并优化药物的给药方案具有一定的参考意义。

中药多组分整合药代动力学是中药药代动力学研究第四阶段，与刘昌孝院士提出的"化学-药效动力学-药代动力学"三维研究体系和"点-线-面-体"思路，药代动力学标示物等新研究理论、概念具有一致性，为研究中药药代动力学的研究提供了新角度，是中药整合药理学研究的重要内容。

二、中药多成分整合药动学的关键技术

（一）概述

中药所含成分复杂繁多，不同成分的含量和化学性质不同，在体内的药代动力学特征也不相同，这就使得中药的体内分析方法不能像单成分、单靶点的化学药那样直接，需要建立一套符合中药多成分药代动力学的分析方法。中药及其复方中通常含有成百上千种化学成分，不能盲目地对其中所有成分进行检测和分析，这显然是不科学的，因此，中药药代动力学分析首先应该把不同的成分按照其化学结构特点进行分类，确定中药的化学组成及其含量如何，因为这些是决定给药后药物在体内分布和代谢情况的一个重要因素，进而决定了该药能产生什么药效。其次，要考察给药后各成分或化学组分在体循环血液中的暴露情况，这表明了该成分或组分是否被机体有效利用。考察药物成分的体内暴露情况需要关注两点，一点是在体内的存在形式是原型成分还是其代谢产物，另一点则是成分的浓度，可以用 AUC、C_{max} 等药代动力学参数来表达。最后，在确定了显著暴露的中药成分后，进一步考察其在体内的药代动力学、药效动力学特征，包括体内清除半衰期、量-时关系、时-效关系、药物成分吸收机制及影响因素等。

中药药代动力学的研究应该有符合自身特点的多成分体内分析法，除了上述的研究思路外，还需要有与之相应的关键技术支撑。中药药代动力学分析面临的主要困难有：①被不同的内源性或外源性杂质干扰，使得检测结果出现假阳性或假阴性的现象；②目标成分含量浓度低且不稳定，仪器难以检测；③中药含有大量的化学成分，各成分在体内有其自身独有的代谢特征和药代动力学参数，需要处理和分析大量的数据，这就给工作人员造成了大量繁重的计算工作。因此，我们需要分离快速、特异性强、质量准确度高、灵敏度高、分辨率高的分析仪器运用到药代动力学的现代研究中去。近年来，随着现代分析仪器的快速发展，越来越多的高通量分析仪器如液相色谱、质谱等被开发利用，也使得中药的现代研究进展有了更大的突破。其中，最具有代表性是 UPLC 技术，与传统 HPLC 相比较，它能够获得更高的柱效，并且在更宽的线速度范围内柱效保持恒定，有利于提高流动相流速，能大幅度改善液相色谱的分离度、样品通量和灵敏度，使液相色谱的分离能力得到进一步的延伸和扩展。此外，还有质谱技术、质谱树状图相似度过滤（MTSF）等技术以其高效率的分析手段在中药体内代谢物研究中发挥着重要的作用。

（二）分析技术特点及应用

1. UPLC 在药代动力学中的应用

UPLC 作为近年来发展起来的分离技术，在药代动力学的分析中应用越来越广泛。小颗粒填料技术的引入，极大地提高了 UPLC 的分离效率，在保证分离度的同时，极大地缩短了分离时间，提高了实验效率，解决了中药有效成分含量低、浓度小、难以检测的难题。由于颗粒度的大小影响了色谱柱效，进而对色谱的分离度产生影响。范德姆特曲线根据此曲线方程可知，填料的颗粒度越小，色谱柱效越高，分离度也会随之提高。UPLC 的填料小颗粒仅 1.7μm，面对复杂的中药成分具有强大的分析能力，可分离出更多的色谱峰，同时，分离出的色谱峰强度也能够明显增加。UPLC 的柱长可比普通的 HPLC 缩短 3 倍而保持柱效不变，分离过程可在 3 倍高的流速下展开，这使得分离速度可提高 9 倍。UPLC 的快速分离技术节省了大量时间，使得样品的方法学考察变得更容易。除了能提高分离度，缩短分离时间外，UPLC 利用小颗粒技术还能使色谱峰变窄、变高，因而具有更高的灵敏度。基于 UPLC 的诸多优势，越来越多的学者将这一强大工具运用到中药药代动力学的分析中，并得到了良好的结果。

霍晓光[8]等以芍药为研究对象,利用 UPLC-MS/MS 技术对芍药苷及其代谢产物芍药苷内酯在 SD 大鼠体内的药代动力学特征进行了检测。该实验为探索不同的给药剂量对芍药苷大鼠体内代谢情况的影响，分别给予大鼠单次给药高、中、低三个不同浓度。通过 UPLC-MS/MS 法检测给药大鼠的血浆样本，得到色谱图及药代动力学参数，结果表明，在芍药苷水溶液的低、中剂量组未能检测到芍药内酯苷，这可能是由于芍药内酯苷在大鼠体内浓度太低而未被检测出来，或者是因为芍药内酯苷仅为中间产物，在代谢过程中又转化为其他产物。总之，该实验不仅通过观察芍药苷及其代谢产物在大鼠体内的血药浓度-时间变化规律，初步揭示了芍药苷在体内的变化过程，而且也为超高效液相色谱串联质谱法用于中药药代动力学的研究树立了典范。

此外，王英[9]等利用 UPLC 与电喷雾离子源–三重四级杆质谱联用 UPLC-ESI-MS/MS 的方法，检测了人血中五种羟基多溴联苯醚（HO-PBDEs）。通过对样品血清的检测，得出这几种化合物在人体血液中的存在情况。实验结果显示了 UPLC-ESI-MS/MS 用于样本分析的可行性，相较于传统方法，无须对样品进行衍生化处理，简化了实验过程，缩短了实验时间，UPLC 在缩短样品中化合物分离时间的同时，保证了样品的分离度。该实验证明了 UPLC-ESI-MS/MS 用于检测血液中药物成分的显著优越性，特别是对于人体血液中微量化合物的检测。王宇光[10]等以中药十八反的经典药对人参反藜芦为研究对象，利用超高液相色谱串联飞行时间质谱（UPLC/Q-TOF-MS）技术分别对藜芦与人参配伍的合煎液与各自单煎后的合并液进行检测，并结合 MassLynx4.1 软件对测得数据进行整合分析，结果表明，与各自单煎后的合并液相比，藜芦中的部分生物碱含量增加，而人参的主要有效成分人参皂苷的含量下降，这从化学定量的角度解释了藜芦反人参的原因。

2. 质谱技术在中药代谢物分析中的应用

研究中药的体内代谢过程，就是研究给药后药物在体内的动态变化规律及其代谢产物，中药的化学成分复杂，含量低而且干扰因素多，给分析造成了很多困难。现代质谱技术的发展为研究中药的体内代谢产物及分析药代动力学特征提供了高通量方法。简单地说，质谱的工作原理就是将待测样品通过离子源使其离子化，之后进入质量分析器，根据不同离子的质荷比不同而将其分离，再进入离子检测器采集信息，得到质谱图。质谱的离子源、质量检测器有多种类型，随着科技的不断发展，近年来逐渐出现了电喷雾电离源、大气压化学电离源等离子源，以及各种高分辨率的质量检测器，如飞行时间质量分析器、离子阱、轨道阱质量分析器等，使得质谱的功能越来越强大。其中，电喷雾电离源适合用于检测极性大、热不稳定的化合物，在电场的作用下，待测样品雾化成小液滴，同时样品溶液蒸发，液滴表面带上电荷，随着表面电荷不断增加，最终形成离子。大气压化学电离源适合极性小的化合物，利用加热管使样品气化，并在加热管口放置电晕放电针，使样品离子化。高分辨质谱及其与相关技术联用的分析手段，为确定药物分子的体内代谢产物的元素组成和结构、鉴定未知物结构提供了精确的信息，极大地推动了中药药代动力学的发展。

中药药代动力学研究常常是几种现代化分析仪器联合使用，质谱与微透析技术联用就是其中之一。微透析（MD）技术是在活体生物上取样的新技术，根据透析原理，以待测物分子体液中的浓度梯度为动力逆向扩散，透析管中的灌流液将穿过半透膜的小分子带出，而大分子被截留在膜外，从而进行取样。微透析技术的最大优势就是保证了实验动物的正常生命活动的前提下在特定的时间点取样，能够随时反映药物在实验动物体内的动态变化。由于半透膜的特殊性，在取样过程中可以有效截留蛋白质、多肽等生物大分子，避免内源性杂质的干扰，提高了实验结果的精确度。同时，微透析技术可以实现在同一只实验动物上连续取样，减少了实验动物的使用数量，有效避免了因个体差异而带来的实验误差。目前，从相关文献来看，微透析技术多运用于大鼠脑部、皮肤及血液中取样，质谱结合微透析联用的技术已经逐渐在药代动力学的研究中展开实践。

唐超园[11]等以银杏酮酯为研究对象，采用微透析方法结合 HPLC-MS/MS 技术对银杏酮酯在大鼠体内的代谢过程进行检测。银杏酮酯是临床上治疗脑血管疾病的常用药，该实验为探究银杏酮酯在大鼠体内不同部位的分布情况，对大鼠以 600 mg/kg 的银杏酮酯混悬液灌胃给药，分别在大鼠的颈静脉处和头部埋置探针，在实验预定的时间点同时对大鼠的脑部及血液进行样本收集，通过 HPLC-MS/MS 技术对样本进行检测与分析，结果表明，在大鼠的血液样本中能同时检测到银杏内酯 A、B、C 和白果内酯，而脑部样本中未检出白果内酯，仅存在银杏内酯 A、B、C。这可能是由于白果内酯的回收率较低，也可能是因为提取物中白果内酯的含量不高，导致给药剂量较小，体内药物浓度含量过低，难以检测出来。总之，这项实验检测了银杏酮酯给药后在大鼠体内的分布情况，初步认为银杏酮酯对脑血管起治疗作用的有效成分可能是银杏内酯 A、B、C，也显示了微透析与质谱联用技术应用于中药代谢动力学中的可行性。

3. 质谱树状图相似度过滤（MTSF）技术在代谢产物结构鉴定中的应用

中药尤其是复方制剂的体内代谢产物通常达到几百甚至上千种，目前对中药代谢产物的研究还不是很充分，仍然有大量的未知化合物尚未被认识。中药代谢产物的结构鉴定对相关研究者是一项巨大的挑战，上文提到的 UPLC、MS 技术在化合物结构鉴定都有其自身的局限性。中药在体内的代谢产物是由存在于中药中的原型成分在体内经过一系列的生化反应得到的化合物，因此，中药代谢产物的化学结构在一定程度上与原型成分具有一定的相似性，基于此，MTSF 技术被提出并运用到中药代谢产物的发掘和结构鉴定中。

MTSF 技术就是把已知的药物或者代谢产物的高分辨质谱数据和与之相关的多级质谱数据导入计算机软件中生成质谱树状图，进而建立一个数据库，把质谱检测到的未知化合物的数据输入到软件中与数据库中已知化合物进行相似度比较，并对比较结果评分，根据分数的高低剔除低分化合物，从而将得分较高的未知代谢产物与数据库中已知的化合物关联起来，由此可推测和判断出未知物的类型和结构。MTSF 技术的优势就是通过比较待测物与数据库中已知化合物的质谱树状图之间的相似性来鉴定化合物结构，不需要预知化合物类型，简化了实验过程。此外，通过对比实验数据的相似性，可以从其他分析仪器检测到的众多复杂代谢产物中排除相关性小的化合物，缩小了研究范围，避免了实验的盲目性，这一点特别适用于中药多成分的特点，对中药在体内大量的代谢产物的结构鉴定有很大帮助。

金滢[12]以中药淫羊藿为研究对象，利用质谱树状图相似度过滤技术对淫羊藿黄酮类成分在大鼠体内的代谢产物进行了研究和结构鉴定，以高效液相色谱-高分辨质谱/多级质谱（HPLC-HRMS/MS[n]）技术对灌胃给药后的大鼠胆汁样品进行检测，所得数据与库中化合物进行对比分析，最终有 11 种结构骨架和 112 种体内代谢物被发现和鉴定，并且对原来的数据库进行了补充和完善，该实验是 MTSF 技术用于中药有效成分体内代谢产物检测和结构鉴定的证明。

第三节 基于中药多成分 "PK-PD" 定量关联研究

一、研究概述

中药药代动力学主要研究中药及其复方制剂在体内的动力学变化规律，中药药效动力学则是研究中药的药性如何对机体的病变产生治疗作用，这两个概念都是中药药理学关注的重点。中药药代动力学和中药药效动力学虽然侧重点不同，但是二者之间有着密不可分的联系，只有将它们综合起来考虑，形成一个体系并建立 PK-PD 模型，才能为中药的研究提供有力的支持。若将它们割裂开来，只关注其中一个方面，必将导致中药药代动力学研究的片面和不完整。

药代动力学与药效动力学之间关联的研究，实际上就是通过高效液相色谱、紫外分析光谱等现代先进分析技术测定药物的动力学参数，运用数学计算方法建立时间-血药浓度、剂量-效应之间的函数方程，阐明药物剂量对药效的影响。现代科学研究表明，药物对机体产生药效的强弱与药物在体内特别是在作用部位浓度的大小有关。药物服用后，由于受到生物体内代谢的影响，药物在血浆中的浓度会随着时间的推移而呈现曲线变化，然而药理作用的强弱又与药物的血药浓度有着密不可分的关联。因此，研究时间、药量、药效三者之间的关系是药代动力学领域的重要环节。

1979 年，Sheiner 等[13]提出了效应室理论，将药效动力学的研究与药代动力学关联到一起。他们提出了一个药效动力学反应的模型，并和药代动力学的模型结合起来，用于表征敏感性成分的药效动力学与时间的关系。它拟合了药物血浆浓度（Cp）和给药初始分配阶段或任何非平衡阶段的效应数据。该模型假设了一个效应室，调整其动态从而反映出药物效应的时间动态。效应室被建模为一个附加室，通过一级过程与血浆室相连接，但由于效应室中药物浓度非常低，相比初始给药剂量可以忽略。因此，在建立药-时曲线方程式，其指数可不计入其中。此模型将药效动力学和药物血浆室浓度联系到一起，为此后药代动力学的研究提供了新方法。

二、研 究 意 义

目前，药代动力学的研究方法有很多，比如前面提到的血药浓度法、生物效应法等，它们都是药物分析的常见方法，但又有各自的局限性，有的适用于有效成分明确的复方分析，有的可以用于有效成分不明确的情况。而 PK-PD 建模的方式是对各种分析方法的一种结合，具有全面性和综合性，应用范围较为广泛。

除此之外，PK-PD 结合的最大意义在于对中药的研究不单单是孤立地分析化合物，而是将药物中各有效成分之间，有效成分与人体之间相互结合起来，这种分析方法符合中医基础理论，也使得中药研究与化学药物的研究区别开，更加具备传统中医药特色。从中医的角度来看，人体各脏腑经络之间是有关联的，它们通过相互影响构成一个巨大而复杂的系统，如果人体某一部位发生病变，也会殃及与之有联系的其他部位。换句话说，中医治疗疾病更看重整体，那么中药发挥药效也应该从整体把握。中药研究者们也一直强调，中药的研究应该以中医理论为指导思想，离开了中医理论支撑，中药研究也就失去了原本的意义。将药代动力学与药效动力学结合起来，研究中药在体内的变化规律以及药效与作用时间的关系，就是从整体上探究中药产生药效的原理。

目前，PK-PD 关联的研究已逐渐成为中药学领域的热点，许多学者都对此展开了研究，并取得了一定进展。在原有的建模基础上，又有一些新的模型被引入，为中药向更深层次的研究提供了有力工具。近年来，PK-PD 模型在新药研发、临床给药方案的制定、药物质量检测等方面都得到了广泛的应用，尤其是对于心血管药物、抗肿瘤药物、作用于神经系统或内分泌系统等药物的药理作用及临床合理用药的研究应用较多。总之，PK-PD 模型对于阐述中药药理作用机制、加快新药研发周期具有积极作用。

但是，该研究也面临着一些挑战，值得被关注。中药中各成分根据治疗目标分为有效成分、有效组分、无效成分，如何从中药及其复方的众多化学成分中选取出能够代表整体治疗效应的基础物质是科研工作者进行 PK-PD 研究首先要面对的问题。此外，PK-PD 关注的并非单体化合物，而是有效成分群或代谢组，各组成分在体内有各自的代谢动力学特征，通过动力学研究会得到不同的参数，如何把这些参数整合到一起，并且与药效动力学关联起来形成一个完整的体系，是 PK-PD 研究的另一个难题。

综上，PK-PD 结合的方式虽然体现了中医的特点，在中药研究领域有重大意义和广阔前景，但是也面临着一些挑战，这些挑战涉及多方面的理论和技术，需要多个学科的研究人员联合起来共同应对。

三、PK-PD 模型及计算机常见分析方法

（一）PK-PD 模型的分类

PK 模型用来描述体内药物浓度随时间的变化过程，常用房室模型如单室、二室、三室模型来拟合药物浓度与时间的关系。PD 模型用来描述药效与血药浓度之间的关系，过

去通常认为药效作用的强弱与药物在体液或血浆中浓度的大小呈正相关，但现代研究发现，药效峰值的出现并不是完全同步于血药浓度峰值的出现，往往时间会有偏迟，因此，研究药效与药物浓度的变化关系是很有意义的。建立药效-药物浓度的关系模型有好多种，常见的有线性模型、对数线性模型、最大效应模型（E_{max} 模型）、Sigmoid-E_{max} 模型和 β-函数模型等。对于不同的药物，其药效作用强弱受血药浓度影响的规律不同，在实际应用中，要根据不同药物的具体性质选择不同的 PD 模型。

PK-PD 结合建模反映了药效随着剂量和时间的变化规律，根据 PK 与 PD 之间联结的方式不同，主要分为四类：血药浓度与药物效应之间的直接联结和间接联结、药效反映系统与效应部位浓度之间的直接反应和间接反应、软联结和硬联结、非时间依赖型和时间依赖型。

1. 直接联结和间接联结

直接联结是指血浆中药物浓度与产生作用的靶部位的药物浓度有直接关联，药物作用于机体后二者能够快速达到平衡，药物效应与血药浓度之间可以直接建立数学方程式，通过血药浓度的输出值来评价药效，具有这种性质的药物，可以直接建立 PK-PD 模型研究药物代谢的规律。间接联结指的是血药浓度与靶部位药物浓度之间没有直接的相关性，给药后二者之间不能立刻达到平衡而是需要一定的时间间隔，作用部位的药物浓度与血药浓度之间存在滞后性，从而导致了药效达到峰值的时间晚于血药浓度达峰时间点。这类型的药物就不能直接借助血药浓度来反映药效，而是需要在两者之间架接一座桥梁，即假设一个效应室将血药浓度-药效间接地联系起来。直接联结和间接联结都是用药物在作用靶部位的浓度来反映药效的强弱，不同的只是血药浓度与药效之间的关系是直接还是间接。这种连接方式的 PD 模型以"S"形 E_{max} 模型为代表。

2. 直接效应和间接效应

直接效应是指药物在其作用部位的浓度直接影响药效，可以理解为药物只要到达了靶部位就会立刻产生药效，时间上没有延后，上述的直接联结和间接联结都认为药物的效应直接受到药物在作用部位的浓度的影响，均属于直接效应。因此，具有这类性质的药物可以采用直接或间接的联结方式构建 PK-PD 模型。而另一类药物，其药量与药物效应没有直接相关性，到达作用部位后不能立即产生药效，这种时间上的差异并非药物从用药部位到产生作用部位之间转运的过程中引起的，可能是由于这类药物的有效成分并非药物中包含的原物质，而是在体内经过生物化学反应后自身发生结构变化或影响了体内的其他内源性物质而产生了药效，因此药效的产生会出现滞后性。药代动力学上把具有这种性质的中药的体内过程命名为间接效应，这类中药的 PK-PD 建模方式不能简单地套用直接联结或间接联结，而需要根据不同药物的作用机制具体分析。

3. 软联结和硬联结

这两种联结方式是根据建模时所选用不同的参考指标区分的。软联结建模是利用中药在体内的浓度与药效的相关数据将 PK、PD 联系起来，所用信息是双向的，即所选用的 PK、PD 数据都可以来确定它们之间的联系。软联结建模方式的典型代表就是效应室模型。而硬联结建模则是通过体外实验,测定药物体外药效数据,并与药代动力学数据相结合将 PK 和 PD 连结起来建立模型,PD 参数不作为该模型的特征。这种硬联结方式是基于药物的作用机制建立的模型,可用来预测新药或新化合物的体内过程。

4. 时间依赖型和非时间依赖型

时间/非时间依赖型建模,顾名思义就是根据时间对药效是否有影响来区分的。药物的药理效应强弱主要受两个因素影响:一个是时间,另一个是药物在作用部位的浓度。大多数药物产生药效的强弱值只取决于药物的浓度,而时间对于药效动力学参数保持恒定,这类药物属于非时间依赖型。然而,另一类药物适合时间依赖型建模方式,如抗生素类,其药效动力学参数受时间的影响,也就是说,即使在作用部位药物浓度相同的条件下,它们产生的药效强度也会随着时间的变化而产生差异。时间依赖型 PK-PD 建模有助于设计临床个性化的给药方案,并减少药物的毒性反应。

(二)计算机分析 PK-PD 模型的常用方法及应用软件

设计 PK-PD 模型需要考虑诸多因素,如药量、采血时间点、药效动力学指标的选取等,针对药物的性质不同,选取不同的建模类型。一般采用药物实验研究与计算机结合的方式,首先确定 PK-PD 模型的类型,通过实验得出药代动力学参数,再利用软件计算数据,建立模型。国内外大多数药代动力学应用程序均采用加权非线性最小二乘法进行曲线拟合,以迅速计算出精确、合理的药代动力学参数。

目前,PK-PD 模型数据分析常用的软件有以下几种:NONLIN 系列软件目前是应用最广泛的 PK-PD 分析软件,它可用于房室或非房室模型的数据分析,计算各种药代动力学参数,分析 PK/PD 模型的特点;ADAPT II 也是常用的应用程序,其中含有多种类型的 PK-PD 模型。此外,还有 PH\EDSIM、JGuiB、acs1Xtreme、MEDICI-PK、MKMODEL 等多种程序也被逐渐开发用于药代动力学模型的分析。

四、PK-PD 的药代动力学在新药研究领域的应用

(一)PK-PD 模型应用于新药研究中的意义

从以往的经验来看,新药开发一般需要关注两点,一点是判断这种药物的临床价值是否比已有的药物优越。为避免研究的盲目性,我们需要在药物研发的早期对它们进行严格的筛选;另一点是要确定有效的研究方案,避免在实验中走弯路。基于这两个问题,新药的研发过程需要经历三或四个阶段的实验,因此,一种新药研发从实验到上市通常是一个漫长的过程,这期间会遇到各种各样的难题,需要大量的人力、物力及资金的支持。PK-PD 模型为新药开发提供了一种新的手段,它将时间、效应、剂量等相关变量整合到了一起,阐述了它们之间的关联性,又通过建立曲线关系和函数方程,揭示效应随时间和剂量的变化过程。PK-PD 模型对于探索药物在体内的作用规律有很大帮助,这将有助于药物的筛选,不仅提高了新药研发的成功率,而且加速了新药研发的进程。

（二）新药临床前研究中的应用

在新药临床前的研究中，PK-PD 模型是考察药物成分在实验动物体内的有效性和安全性的重要手段，只有选择出适合的模型才有可能筛选出最有效的化合物。在后期的临床实验中，PK-PD 模型通过对比临床前的实验数据和已知相关化合物的临床数据，在二者之间建立起联系。总之，通过建立药物的 PK-PD 模型来分析实验数据是临床前药物筛选的有效方法。除筛选化合物之外，PK-PD 模型还能通过预测药物的口服生物利用度、肝清除率等预测药物的体内过程，根据作用靶部位的浓度估测药物使用的安全浓度，制定合理的给药方案，为早期临床实验提供指导并预测临床效果。

目前，PK-PD 模型在心血管类、降压类、降血糖类、抗生素类药物的研发中应用较为广泛，众多学者对此进行了较多研究。例如，印晓星[14]等对美托洛尔的旋光异构体进行 PK/PD 模型的研究，美托洛尔属于 β_1 受体阻断剂，广泛用于心血管疾病的治疗中，该实验组发现美托洛尔对于自发性高血压大鼠产生药效的时间滞后于血药浓度，即效应与血药浓度出现分离现象，这一现象使得临床上难以确定美托洛尔的有效给药剂量。因此，实验组以 Sheiner 提出的效应室理论为指导思想，将药效-血药浓度的滞后环转化为药效-药物效应室浓度的正变关系，通过观察比较美托洛尔对正常大鼠和自发性高血压大鼠的不同药理效应，完善 PK-PD 模型，进一步精确地推算出血药浓度与效应之间的关系，对指导临床用药有一定的参考价值。

（三）新药临床研发中的应用

新药上市前需要经过三个阶段的临床试验，Ⅰ期和Ⅱ期临床一般为早期探索，Ⅲ期临床进一步确认药物的安全性和有效性，也是新药注册的关键阶段，PK-PD 模型在不同的临床试验周期应用的侧重点也有所不同。Ⅰ期临床主要研究人体对药物的耐受性，实验测定药代动力学与药效动力学参数，并与临床研究数据结合起来，可进一步完善在临床实验前已经建立的 PK-PD 模型。这种改进后的模型能够更全面地评价药物的性质，为Ⅱ期临床实验确定药物剂量和给药方案提供有益的指导。Ⅱ期临床将在少数患者志愿者身上重新检测药物的药代动力学特征，评价剂量-药效关系，初步确定药物的有效剂量。利用 PK-PD 模型的方法可有效减少Ⅱ期临床的实验数量。此外，在评价药物不良反应、确定达到预期治疗效果的同时不良反应最小的剂量等方面，PK-PD 模型也发挥了重要的作用。有研究表明，一些改良的时间-效应模型可以预测药物在体内平衡时的效应及治疗效果。Ⅲ期临床实验在Ⅱ期的基础上进一步扩大实验范围，以评估药物的安全性和有效性。在Ⅲ期临床中构建 PK-PD 模型，可探究内外因素对药效的影响，确定量-效关系。

第四节　基于整合药动学的元胡止痛方示范研究

中医药是一种古老的医学体系，在防病治病、改善人类健康方面有着巨大的潜力，特别是对于老年人、患有慢性或非传染性疾病的患者，传统中药制剂多以口服为主，这就决定了其药效多受药物在体内吸收、分布、代谢和排泄的影响。因此，对于中草药及其复方的研究，除了对有效成分的鉴定及其作用机制的确定外，中药的药代动力学研究对评估中药制剂的疗效和毒性也是至关重要的。以元胡止痛方为例，它是中医临床上的传统方剂，方中药物配伍相对简单，由元胡、白芷以 2∶1 的比例组成，在临床上广泛用于由气滞血瘀引起的头痛、胃痛、痛经等疼痛的治疗。根据相关研究报道，元胡止痛方中起治疗作用的主要活性成分为生物碱类和香豆素类，其中生物碱类成分来源于中药元胡，香豆素类成分来源于白芷。然而，关于元胡止痛方减缓疼痛的作用机制以及体内药代动力学特征尚不明确。要明确药理作用的活性成分，首先要掌握中药成分在体内的化学特性，一些学者对此进行了相关研究，利用现代先进的分析仪器及实验方法，结合计算机软件辅助分析，鉴定了元胡止痛方的体内活性成分及代谢产物，并进行了药代动力学研究，为阐明元胡止痛方的作用机制、配伍原理提供了科学理论指导。

一、体内原型药物及代谢产物的定性分析

在相关研究人员的努力下，元胡止痛方的体内原型药物及代谢产物的定性分析取得了一些进展，高通量的分析技术被开发并应用到实际研究中。其中，快速分辨液相色谱法/四极飞行时间（RRLC-ESI-Q/TOF）技术在复杂基质中鉴定已知和未知化合物具有更高的灵敏度，符合中药多成分的特点，适合用于中药在体内活性成分的定性定量分析及其化学结构的鉴定，因此，将该方法运用到元胡止痛方提取液在实验动物体内活性成分的分析中能够得到较好的结果。

元胡止痛方具有中枢镇痛作用，脑神经组织或许是它的一个靶部位，一般地，无论以何种方式给药（皮肤外用药物除外），药物都需要经过血液循环转运到作用部位才能起作用。因此，若要对元胡止痛方的体内成分及其代谢产物进行结构鉴定和分析，需要检测药物在血浆及脑脊髓液中的存在形式。血清药物化学通常以大鼠为实验对象，灌胃后，分别在预先设定的给药后时间点在大鼠的颈总动脉采集血浆样本，并在给药 1 小时后通过经皮穿刺在大鼠小脑延髓池采集脑脊髓液样本。利用 RRLC-ESI-Q/TOF 技术对给药大鼠的血浆样本及脑脊髓液样本进行检测，并进行方法学考察，得到峰谱图及相关的药代动力学参数。最终在大鼠血浆中检测出 21 个峰谱，通过对元胡止痛方提取液的色谱图与标准品的色谱图进行比较，在这 21 个峰谱中，有 15 个（峰值 1、3、5、7～9、11～14、17～21）可以被确认，分别为原阿片碱、DL-四氢巴马汀、高白屈菜碱、黄连碱、四氢小檗碱、延胡索碱、白当归脑、当归素、黄连素、补骨脂素、花椒毒素、佛手内酯、氧化前胡内酯、白茅苷、异前胡醚。另外，在 MS 谱中峰 15 和峰 16 分别在 $m/z366.1671$ 和 $m/z352.1500$ 处显示了准分子离子。此外，在大鼠脑脊液样本中检测到 17 种化合物（峰 1、3～6、8～11 和 13～20），表明元胡止痛方提取液中的部分药物成分已通过血脑屏障（BBB），这些也许能够在一定程度上解释元胡止痛方的中枢镇痛作用。

实验证明，RRLC-ESI-Q/TOF 能够快速可靠而且高效地检测中药元胡止痛方提取液在大鼠体内的活性成分，得到相关色谱图谱。更重要的是，该实验建立了 RRLC-ESI-Q/TOF 方法用于同时检测大鼠血浆中的原阿片碱、高白屈菜碱、延胡索乙素、延胡索碱、四氢小

檗碱和当归素，并用于药代动力学研究。这些研究能够更深入地观察复方中的活性成分在实验动物体内的动态变化，将有助于进一步揭示元胡止痛方的药理学原理和作用机制。

二、元胡止痛方的药代动力学研究

中药产生药效受体内代谢规律的影响，因此除了鉴定药物在体内的活性成分及其代谢产物外，中药药代动力学研究也是必不可少的重要环节。然而，中药复杂的化学成分使得体内药代动力学的研究耗时耗力，目前运用计算机模拟模型进行 PK 预测是一种快速、简便的高通量分析技术。化学相似性是化学信息学中重要的概念之一，结构相似的化合物可能具有相似的理化性质。该理论也可以用于中药药代动力学的预测中，许多中草药或中药制剂都含有化学结构类似物，这些结构类似的成分可能与相同或相似的生物学靶标相互作用，因此表现出相似的药理作用。基于此，一种新的方法——TCM-ADMEpred 被开发用于元胡止痛方的体内药代动力学的研究，该方法是将单组分药动学、结构相似性和数学建模结合起来用于中药多成分药代动力学预测。

目前已知元胡止痛方中的有效成分为生物碱和香豆素类，但是尚不明确元胡与白芷相互作用后是否会影响其中生物碱和香豆素的体内代谢规律。实验大鼠分为三组，分别口服元胡止痛方提取液、白芷提取液、元胡提取液，在大鼠的颈总动脉处收集血浆样本用于实验分析。首先，对样本进行化学指纹图谱和定量分析，以鉴定其成分及其含量；其次，在体外分析化学成分的肠道吸收及其血清药理学和药代动力学特征，以确定其中哪些容易吸收并具有良好的类药物特性；随后，应用网络药理学和生物学评估更深入地了解元胡止痛方活性成分及其分子治疗机制。利用超高效液相色谱结合三重四极串联质谱联用电喷雾电离（UPLC-ESI-MS／MS）技术对大鼠的血浆样本进行检测，在大鼠的血浆样本中发现了 7 种活性成分，根据其结构相似性将这 7 种化合物分为生物碱类和香豆素类，并建立了数学模型来预测大鼠血浆浓度-时间曲线下的面积（AUC），计算 Γ^+ 值（结构类别内 AUC 轮廓之间的相关性）来表达结构相似的成分之间的 PK 相关性，最终建立了计算机 AUC 预测模型。

实验结果显示，与元胡或白芷单独给药相比，大鼠口服元胡止痛方提取液的血浆样本中 4 种生物碱成分的 AUC 显著增加，3 种香豆素成分的 AUC 值下降。这表明了两种药物联合使用能够提高生物碱的生物利用度，并且降低了香豆素的血浆浓度。元胡止痛方中，元胡为君药，起主要的治疗作用，白芷是臣药，用于提高元胡的治疗效果，且白芷中的香豆素成分可能引起肝炎和光毒性。实验结果证明了元胡与白芷配伍能够有效地减毒增效，为临床元胡止痛方的应用提供了科学依据。同时，也表明了 Γ^+ 变量可用于表达结构相似的化合物 AUC 之间的相关性，结构相似的组分具有相似的 PK 特性，这也促进了计算机内 AUC 模型的开发。

参 考 文 献

[1] 刘昌孝. 中药的药代动力学研究在中药现代化中面临的任务[J]. 天津中医药, 2003 (6): 1-5.

[2] 刘昌孝. 我国药代动力学研究发展的回顾[J]. 中国药学杂志, 2010, 45 (2): 81-89.

[3] 何晓山, 代蓉, 李秀芳, 等. 中药药理动物模型的研究与中药功效分析[J]. 中医药信息, 2007, 24 (2): 39-42.

[4] 张韶瑜, 宋乃宁, 樊慧蓉, 等. 痹祺胶囊配伍组分对体内 CYP450 同工酶活性的影响[J]. 中草药, 2011, 42（8）: 1571-1575.

[5] 刘树民, 张宁, 周琦, 等. 药理效应法测定穿山龙总皂苷的药动学参数[J]. 中国实验方剂学杂志, 2016, 22（16）: 75-79.

[6] 赫梅生, 王尧先. 用动物急性死亡率法估测中草药的药动学参数[J]. 中药药理与临床, 1988, 4（1）: 5-8.

[7] 黄芳, 陈渊成, 刘晓东. 板蓝根总生物碱中表告依春在发热大鼠体内的药动学-药效学结合模型研究[J]. 中草药, 2007, 38（10）: 1514-1519.

[8] 霍晓光, 王珉, 冯心池, 等. 基于 UPLC-MS/MS 的芍药苷及其代谢产物在大鼠体内药动学研究[J]. 中草药, 2017, 48（17）: 3582-3586.

[9] 王英, 丁问微, 金军. 超高效液相色谱-电喷雾离子源-串联三重四极杆质谱分析人血中羟基多溴联苯醚[J]. 分析化学, 2011, 39（1）: 22-26.

[10] 王宇光, 王超, 梁乾德, 等. 十八反中藜芦与人参配伍化学成分变化的 UPLC/Q-TOFMS 研究[J]. 中国科学: 生命科学, 2011, 41（10）: 925-932.

[11] 唐超园, 祝丽欣, 陈芝, 等. 血脑同步微透析研究大鼠口服银杏酮酯后内酯类成分的血脑分布[J]. 中草药, 2017, 48（2）: 272-277.

[12] 金滢. 质谱树状图相似度过滤技术进行淫羊藿单体和药材代谢产物发现和鉴定新策略的研究和应用[D]. 北京协和医学院, 2013.

[13] Sheiner L B, Stanski D R, Vozeh S, et al. Simultaneous modeling of pharmacokinetics and pharmacodynamics: application to d-tubocurarine. Clin pharmacol Ther, 1979, 25（3）: 358-371.

[14] 印晓星, 罗建平, 黄小平, 等. 美托洛尔在犬体内的药动学—药效学结合模型[J]. 中国药理学通报, 1997, 13（5）: 467-470.

（王　萍　时晨晶　黄壮壮）

第五章

中药网络整合调控及网络靶标研究

第一节 研究概述

中医药具有以整体观念和辨证论治为特色的理论体系和几千年的临床实践经验，中医药现代化亟需建立符合其整体特点的科学研究方法。其中，如何将传统中医药的宏观表象与现代医学的局部细节（靶蛋白和基因通路等）统一起来，在继承的基础上阐明中药的科学内涵，是推动中医药发展必将面临的关键科学问题之一[1]。

随着医学与生命科学研究步入大数据时代，中医药这一古老而智慧的领域也不断迸发出新的生命力，系统生物学、网络生物学、多向药理学、网络药理学和整合药理学等新兴学科蓬勃发展、标新立异，在中药药理学领域中开疆拓土，为中医药现代化献计献策。表 5-1 简要地比较了以上学科的提出时间、研究方法和应用领域，以飨读者。

其中，网络药理学由英国邓迪大学药理学家 Andrew L.Hopkins[2]于 2007 年首次系统阐述，同年，我国学者李梢[3-4]等也报道了中医寒热证生物分子网络和寒热方剂的网络调节效应，并提出了基于生物网络的中药方剂研究框架。此外，我国学者许海玉[5]等在 2014 年首先提出了具有多学科交叉融合优势的整合药理学的概念，并以元胡止痛方为范例，建立了"化学指纹-代谢指纹-网络靶标"和"肠吸收-活性评价-数据挖掘"两位一体整合药理学研究体系。

通过表 5-1 的简单介绍，可见网络药理学是以网络靶标作为其研究切入点，推动中药研究从"单靶标、多靶标"向"网络靶标"研究模式转变，并为整合药理学在多维网络角度研究中药的整合研究提供了方法学智慧和研究基础。有鉴于网络靶标在中药研究中愈发得以显现的重要性，本章节即以此为根据展开，主要介绍网络靶标的定义、研究方法和其在中药网络调控机制研究中的意义，而在第二节中对中药网络调控机制的研究进展进行综述，并对其未来发展前景加以展望。

表 5-1　中药药理学领域中若干新兴学科的比较[6]

学科	提出时间	研究方法	应用领域
系统生物学[7]	2002 年	①以"单基因-单药物-单疾病"为主导模式；②将中药复杂体系分解成较简单的子系统分别进行研究，以寻找具有明显药理作用的活性成分，从而分析体内大量单个分子靶点及其与多种疾病和药物的关系	揭示药物在单一靶点或作用途径对疾病的治疗作用
网络生物学[8]	2004 年	①借助计算机科学、数学和物理学对生物系统进行复杂网络分析；②研究在不同生物学水平（如基因调控网络和蛋白质互作网络等）下的复杂生物系统间的互作关系	建立包括化学物质基础研究、现代药理研究、系统生物学研究以及网络生物学研究的现代中药复方研究体系，揭示生物系统的原理和本质
多向药理学[9]	/	①利用网络特征参数或"疾病导向，反向筛选"策略；②研究中药复方中的单化合物与多个配体-靶标的作用网络	揭示中药治疗疾病的多靶点作用，探究药物对疾病的直接和间接药理学行为
网络药理学[2]	2007 年	①采用生物网络分析法对构建的"疾病-靶点-基因-药物"互作网络进行分析；②以网络靶标为切入点，从整体生物网络稳态角度分析药物分子与疾病网络之间的关联及动态变化规律	全面阐释中药对机体的系统调控机制，科学理解中药副作用和毒性，为新药研发时的质量控制和安全性评估提供理论依据
整合药理学[5]	2014 年	①"体内和体外、整体和局部、活性评价和 ADME 过程"等多层次、多角度相结合；②研究药物与机体间的相互作用及整合规律	阐明中药的活性成分及其药理学机制，建立中药的质量标准等

一、网络靶标的概念

整合药理学、系统生物学、多向药理学提出的网络药理学通过对疾病网络、靶点网络、药物-疾病网等的分析，从系统观角度考察药物对疾病网络的纠偏，在中医药整体观与西医的还原论之间起到了桥梁作用。

2011 年，李梢[10]提出了网络靶标的概念，除了对概念进行阐释外，还对其研究方法进行了开拓性的尝试，从此基本形成了以网络靶标为切入点，从整体生物网络稳态角度分析药物分子与疾病网络之间的关联及动态变化规律的研究模式。

"网络"是机体复杂生物系统的构建基础。提出"网络靶标"旨在将病证生物分子网络当作靶标，由此设计和预测最佳的药物干预方式。网络靶标方法的重点是将方药、病证映射于生物分子网络，以网络为基础建立方药与病证的关联机制。这里的"方药"指中药、方剂里成分清楚的化合物或其集合，或现代化学药物；"病证"指具有分子基础的疾病、证候或有关表型；"生物分子网络"主要是基因及基因产物等生物分子之间通过复杂相互作用而形成的网络，也可拓展到以生物分子为基础的信号通路网络、生物过程网络、组织网络等。网络靶标方法具体而言，即以病证生物分子网络的关键环节为靶标，通过衡量方药成分的靶标谱与病证分子网络关键环节的关系，发现中药方剂的药效物质及其作用机制；通过分析方剂所含成分的靶标在网络上的分布规律，来探索药性、君臣佐使、七情和合等方剂特色内涵的网络特征；进一步地，利用这种网络特征来预测组方用药的临床生物标志，并利用所发现的规律来进行组方用药的理性设计。

网络靶标[10]有别于以往的单靶标、多靶标等概念。单靶标、多靶标是从药物作用性质的角度来定义的，网络靶标是从药物与机体相互作用的角度来定义，亦即同时考虑了药物作用机制与病证分子机制；此外，多靶标、多途径等概念是解释性、描述性的，网络靶标则强调量化分析、机制性预测。

总而言之，网络靶标方法具有以下特点[10]：

1）系统性：以生物分子网络为基础来理解病证相关复杂生物系统，从网络的系统调控角度研究药物干预机制，体现了从还原到系统的迈进。

2）关联性：利用生物分子网络衔接方剂复杂化学体系与机体复杂生物系统，在网络的基础上分析二者的相互作用和关联机制。

3）预测性：在病证生物分子网络的基础上，对中药方剂复杂成分的作用特点、组合效应进行定性与定量分析，为组方用药提供机制上的预测，从而大大降低试错法的消耗，快速获得规律性发现。

由此观之，网络靶标概念和方法在当前研究背景下具有一定的科学性和先进性，近年来在系统生物学、网络药理学和整合药理学的研究应用中不断涌现，可见其也具有贴合当下中药领域发展的可行性。

二、网络靶标研究方法

既然网络靶标最先在网络药理学领域被提出，那么其在该领域内相对成熟的研究思路也就更加值得关注。网络药理学强调"疾病–基因–靶点–药物"多层次、多角度的相互作用网络，其研究思路主要有两套[11]：一是以基因、蛋白质数据资源为基础，建立疾病与靶点基因或蛋白的相互作用关系网络，模拟疾病发生发展及转归过程中靶点所产生的生物效应，找到与疾病关系密切的关键靶点，预测疾病发生的启动环节与转归的关键途径。二是在组学技术和高通量检测（蛋白质表达谱、基因表达谱等）的基础上，运用生物信息分析手段完成药物靶点筛选，进而完成疾病与靶点基因或蛋白的相互作用关系网络的构建。

而对应到整合药理学的研究之中，则要求不仅要将大数据和网络药理学、体外活性评价研究和数据挖掘等整合起来，还要求充分利用整合药理学的优势将目前掣肘网络药理学发展壮大的问题加以解决。他山之石，可以攻玉，网络靶标研究方法不失为一个很好的借鉴之处，下面将继续就着网络药理学的理念进一步说明网络靶标研究方法的具体内容。

网络药理学研究的观点与中药方剂注重多组分配伍、多靶点及整合调节的思想有许多相似之处，系统揭示中药方剂治疗病症/疾病状态下失衡网络，构建中药方剂"化学成分–作用靶标–疾病靶标–PPI 网络"多维网络，从分子层次阐释中药方剂作用原理，被应用于中药药效、作用原理、方剂配伍的科学内涵、中药药性与疗效的相关性及中药产品的安全性评价等相关领域的研究中。目前，中药整合药理学研究平台（TCMIP）已经整合了 ETCM 的中药方剂数据库、中药材数据库、中药成分数据库、中药靶标数据库和疾病相关分子库 5 个数据库[12]。同时集成了靶标预测、数据挖掘、网络构建和分析、可视化等网络药理学模块，实现一站式服务，为解析中药方剂复杂体系提供了强有力的平台。

（一）一般研究方法

网络靶标研究方法可被看作是两套网络药理学研究思路的方法核心，亦即"药物-靶标-病证"网络的建立是网络药理学研究的核心，其具体应用现主要以第一套思路为例做如下说明。

该思路下的主要技术环节有：①生物网络数据库；②生物网络构建方法；③网络可视化；④网络分析技术等。基于公开的数据库以及实验数据，建立疾病作用网络和药物干预靶点网络，以此构建药物-靶点-疾病网络，经网络可视化和网络分析处理后，进而阐述网络药理学机制，并通过相应的实验进行机制的验证。

1. 生物网络数据库

目前用于构建疾病相关生物分子网络的数据主要包括基因表达谱芯片等各种高通量实验所产生的生物实验数据，以及海量的生物学及医学文献数据、多种数据库中搜集的蛋白质相互作用数据、转录调控数据等。

生物信息数据库是按照一定的目标收集和整理实验数据，并提供相关数据查询和进行数据处理服务的软件系统。根据数据库中的信息类型可将生物数据库分为以下 4 类：①信息生物分子数据库；②疾病／表型数据库；③化学／药物相关数据库；④中医药相关数据库。

随着网络药理学和组学技术的不断发展，各类生物信息数据库得以更好地完善和发展。此外近年来，国内外许多科研院所、课题组成功建设了一批数据、多元化、涉及内容广的中药、天然药物化学成分数据库[13]，并广泛应用于中药及方剂的网络药理学研究。表5-2 简要地分类列举了部分常用的网络药理学相关数据库，可供参考使用。

表 5-2　常用网络药理学相关数据库[14-15]

类型	名称
药物信息数据库	DrugBank
化合物和蛋白质互作关系数据库	STITCH
药物化学成分数据库	ChEMBL、PubChem
疾病相关分子数据库	OMIM
生物分子通路数据库	KEGG
生物分子相互作用信息数据库	String
蛋白质相互作用信息数据库	HAPPI、Reactome、OPHID、InAct、HPRD、MINT、DIP、PDZBase
靶标预测工具	Arrowsmith、PharmMapper、DRAR-CPI、idTarget、HTDocking、BATMAN-TCM、TargetHunter
中医药生物信息数据库	HerbBioMap、TCMDatabase@Taiwan、TCMID、HIT、TCMSP、TCMD、HerbBioMap、TCMGeneDIT、TCM-PTD、TCMSP、CHMIS-C、3D-MSDT、CNPD
网络毒理学数据库	CTD、TOXNET、HSDB、IRIS、GENE-TOX、CCRIS、NTP、RTECS
毒性预测相关数据库	TOPKAT、HazardExpert、DEREK、M-CASE、ToxSYS
神经-内分泌-免疫系统及其相关疾病和药物数据库	dbNEI

2. 生物网络构建方法

生物网络构建方法是网络药理学研究的基础，其基于海量文本数据的获取，通过组学（基因组、蛋白组、代谢组等）、高通量和高内涵、双高通量基因表达检测和分析相互作用等技术，构建"药物-基因-疾病"分子网络，其最终目标是构建多层次、高精准、动态的分子网络，全面真实地反映生物机体分子间及其与药物间的相互作用关系，从而为进一步信息数据挖掘打下基础。主要包括三大类分子网络构建，分别是：①药物网络构建；②疾病网络构建；③分子相互作用网络构建。包括以生物分子为基础的蛋白质相互作用网络、代谢网络、信号通路网络、基因调控网络、组织网络、miRNA 网络、生物过程网络等。

因此主要通过对药物组、疾病组、分子相互作用进行分子网络构建。例如，药物组中的"药物-靶标"网络，获取"药物-靶标"的作用关系是构建该网络的关键，理论及方法有：①通常采用数据库查询法、分子对接仿真法、反向分子对接仿真法及计算预测法获取"药物-靶标"间的作用关系。②利用化学结构相似性、药物效应相似性、药物表达谱相似性及药物共享靶标或疾病的方法获取"药物-药物"间的作用关系。③"靶标-靶标"间的某种联系可以通过分析序列相似性、通路相似性、基因本体相似性、基因表达相似性和共享药物或疾病得到。④采用数学领域图论和复杂网络的研究方法，将生物体内的各种物质及其相互作用进行抽象描述，如将生物系统中的各个组分描述成节点，各种物质的联系及相互作用描述成边，而由节点和边构成的最后图形就是网络，包含多个体、多层次的复杂网络。

近年来，国内外研究者对于构建"疾病-靶点-药物"分子网络的算法或软件进行了一些有益的探索，发展了较多适合于网络分析的计算方法。

2006～2011 年，针对疾病、证候、中西药物有关的网络药理学研究，李梢[14, 16]课题组共创建了 14 种方法（CIPHER，drugCIPHER，comCIPHER，CIPHER-HIT，DMIM，NADA，NIMS，SAF，LMMA，CSPN，sGSCA，ClustEx，GIFT 和 DGPsubNet）和 2 个数据平台（HerbBioMap 和 dbNEI），这些方法体现了"网络靶标"的核心思路，并在中药方剂六味地黄丸、清络饮、乌头汤和葛根芩连汤等中药方剂的药效物质发现、协同作用机制、病证方关联机制和生物标志、新活性成分发现等方面取得了较好的应用成果。这些数据分析工具和数据库资源，促进了网络药理学，尤其是中药网络药理学的快速发展和应用。表 5-3 就主要算法进行了简单的介绍。

表 5-3 常用网络药理学相关算法[14]

名称	概述	应用范畴
CIPHER	基于网络的疾病基因预测方法	疾病基因预测
drugCIPHER	基于网络的药物靶标和功能预测方法	药物靶标预测
comCIPHER	药物-基因-疾病的网络共模块分析方法	药物作用机制挖掘
CIPHER-HIT	基于模块化分析的疾病基因预测方法	疾病基因预测
DMIM	中药方剂的药物网络构建方法	药物作用机制挖掘
NADA	基于网络靶标的药物作用预测方法	药物作用机制挖掘
NIMS	基于网络靶标的多成分协同作用和药物组合预测方法	药物组合设计

续表

名称	概述	应用范畴
SAF	协同作用评价因子	药物组合设计
LMMA	疾病特异性的生物分子网络构建方法	疾病分子机制挖掘
CSPN	疾病特异性的通路网络构建方法	疾病分子机制挖掘
GIFT	基于全局优化的药物-靶标相互作用特征预测方法	药物设计
DGPsubNet	基于药物-基因-疾病相干子网，筛选药物和疾病共同相关的基因功能模块	药物作用机制挖掘
sGSCA	基于基因共表达标签的通路网络分析方法	疾病分子机制挖掘
ClustEx	疾病特异性的基因模块分析方法	疾病分子机制挖掘

3. 网络可视化

网络可视化和网络分析是网络药理学研究的重要工具。生物网络由于结构复杂、节点众多、节点与节点之间作用数量大且强度不一，难以从中获取有用的信息。网络可视化技术是指利用可视化工具将联系表中的对应关系转换成节点由边相联的可视网络的过程，一般分为 3 个过程：①将药物、疾病、靶点间的对应关系网络可视化；②丰富网络属性，增添节点、边及整个网络的网络属性；③网络描述，使网络表现更直观丰富。

常用的网络可视化工具有：①编程语言；②半编程语言；③界面交互式软件。界面交互式软件操作更为简单，受到广大研究人员的青睐。表 5-4 即简要罗列了常用的网络图绘制软件。

表 5-4　常用的网络图绘制软件（网络可视化与网络分析）[14]

名称	概述	应用范畴
Pajek	复杂网络分析和绘制工具，在 Windows 环境下运行，用于上千乃至数百万个结点，大型网络的分析和可视化	复杂网络分析工具
CytoScape	图形化显示网络并进行分析和编辑的软件，支持多种网络描述格式，也可以用以 Tab 制表符分隔的文本文档或 Microsoft Excel 文件作为输入，或者利用软件本身的编辑器模块直接构建网络	图形化显示网络并进行分析和编辑的软件
NAViGaTOR	网络可视化工具，支持多种网络描述格式，也可以用 Tab 制表符分隔的文本文档作为输入	网络可视化工具

4. 网络分析技术

网络分析技术是指利用相关技术对构建出的药物网络、疾病网络和分子相互作用网络进行分析，以挖掘出发挥特定药理作用的药物（成分）或组合及具有特定生理功能的节点或模块，为进一步阐明疾病发生机制、药物作用机制、设计靶点和研发新药提供指导。常用的网络分析技术有网络节点中心性分析、网络模块分析、网络全局拓扑属性分析、网络比对和相似性分析、网络的动态分析等。

上述部分就是目前网络药理学研究的第一套思路。此外，第二套思路则是利用高通量、高内涵技术，观察药物对细胞或动物模型的作用，并针对检测得到的大量数据，用生物信息学的手段解析药物对病理网络的干扰状况。

受益于生物芯片等高通量技术的应用，关于疾病的发生机制开始从基因、蛋白等层面刻画分析，伴随着生物学、医学大量数据的涌现，因此与疾病相关的基因相互作用网络、蛋白相互作用网络、信号转导网络以及代谢调控网络等得到丰富和发展。药物通常都是直接或间接地通过修饰、改变机体基因的表达及蛋白的功能而生效，而生物芯片技术（包括基因芯片、蛋白质芯片、细胞芯片）具有高通量、高规模、平行性地分析基因表达谱的差异或蛋白质功能异常的能力，得到中药各成分对靶点功能的调节机制，靶点间的协同和拮抗作用可以反映对整个生物网络的扰动情况，较优的量比结构则能提供更有效的调节生物系统网络。此外，基于细胞模型的高通量/高内涵技术中的报告基因技术可以作为靶点验证和作用途径确认的有效手段，它使连接有靶基因的报告基因在细胞中表达，并能通过报告基因的表达变化反映靶基因表达的激活或抑制。

（二）基于网络靶标的药效成分筛选与靶标预测研究方法

中药成分挖掘及靶标预测是网络药理学研究的基础工作，运用公共的中药化学数据库、靶标数据库、基因组数据库、知识发现工具，化合物-蛋白互作网络及一站式中药网络药理学分析平台，挖掘中药药效成分，预测其潜在功能靶标，构建"药物-靶点-疾病"网络，阐明其"多组分、多靶点、多途径"的药理机制，已成为中药网络药理学研究中必不可少的内容。

在网络靶标的一般研究方法基础上，对药效成分筛选与靶标预测的研究方法进行以下两个方面的介绍。

1. 中药药效成分筛选

通过数据库资源和网络药理学研究工具，构建"药物-靶点-疾病"网络，可以模拟疾病调控网络，预测疾病调控过程中的关键靶点，分析与具体疾病相关、作用于特定靶点的药物分子，然后对所预测的药物分子进行构效关系分析和分子性质归类，能够推测出治疗相关疾病的有效成分的结构特性以及在提取分离时的有效部位，以此为基础，结合中药化学成分数据库，可以对含有相同或相似特性化学成分的中药材进行定向分离，用分离得到的化学成分进行模型验证，定向检测所得成分的活性，这样可以使中药有效成分的发现工作更具有目的性，减少不必要的试验，而且拓展了成分发现的药材选择范围。

2. 靶标预测

药物靶标预测分析方法是在整合药物结构、药物靶点、药物副作用和相互作用组学等数据基础上，遵循一定的假设进行研究的。这些假设包括：

（1）结构与功能的一致性原理

化学结构相似的药物具有相似的功能。从药物功能角度分析，药物的功效或者所治疗的疾病相似，是因为这些药物作用的靶点蛋白质的功能或者结构具有相似性。与此类似，结构相似的受体可能具有类似的药物绑定能力，从而能够与结构相似的药物产生绑定作用。

（2）Guilt By Associations（GBA）原则

功效或者副作用相似的药物具有相似的靶点集，这是依据靶点作为药物起作用的主要途径的直接推理，结合结构与功能的一致性原则，大部分的药物靶点预测分析方法都是基于 GBA 的原则，利用药物结构或者功能的相似性，对药物的潜在新靶点进行预测。

而根据预测原理的不同，药物-靶标相互预测技术和策略大致可以分为 4 类[15]，即基于配体的预测方法、基于受体的靶标预测、机器学习方法、组合应用的预测方法。

1）基于配体的预测方法：主要包括化学相似性搜索、药效团模型。

基于化学相似性的预测方法基本理论是，具有化学相似性的配体，也具有类似的生化活性，即可以结合相似的靶标，从而确定靶标蛋白之间的关联性，预测药物靶标。

药效团是指配体对靶标蛋白识别起关键作用的分子结构要素，包括氢键受体、氢键供体、疏水基团等。基于药效团的药物筛选是利用特定靶点活性的药效团模型在化合物数据库中进行三维结构筛选，可与之相匹配的化合物具有与药效团相应的潜在靶点活性。

2）基于受体的靶标预测：基于受体的靶标预测方法主要是反向分子对接，通过分子对接来预测配体与受体相互结合形成稳定络合物的最优取向，基于打分函数反映配体与受体之间的亲和力。对接过程模拟的主要相互作用力有氢键及电引力、极性作用、范德瓦耳斯力等。最终目标是寻找配体与受体结合的最优构象，使得系统的自由能达到最低。

3）机器学习方法：主要分为监督学习和非监督学习 2 种模式。非监督学习是只有输入数据，没有对应的输出数据，因此只能针对输入数据分析和构建模型，如主成分分析。监督学习是利用已知的输入数据与对应的输出数据产生函数，对新的输入数据使用该函数可以获得预测的输出数据。常用的监督学习模式包括贝叶斯法（Bayes 法）、支持向量机（SVM 法）、神经网络（ANNorNN）、决策树（decisiontree）、K 近邻法（KNN 法）、向量空间模型（VSM 法）等，以及从而衍生出来的各种方法。

4）组合应用：无论是化学相似性搜索、药效团模型、分子对接，还是机器学习算法等，都存在不同的问题，因此将多个技术进行组合应用，取长补短，互相进行补充逐渐成为一种趋势。一般将基于配体的预测方法中的化学相似性搜索和药效团模型方法，以及机器学习方法相结合进行初筛，然后用分子对接方法对初筛结果进行复筛，这样既能提高虚拟筛选的速度，又能保证其精度，是一种优势互补的药物-靶标筛选策略。

基于机器学习算法的靶标预测包括基于配体相似性和药物-靶点间的相互作用进行预测，基于配体相似性将受体分成几个类别，然后对每个靶点类别收集已知的配体建立预测模型，对新的化合物是否可能成为这类靶点的药物进行预测。基于药物-靶点间的相互作用进行靶标预测，通过计算小分子与靶点蛋白的描述符，整合成描述配体-受体复合物的组合描述符来进行靶标预测。

（三）基于网络靶标的中药复方分子机制研究方法

可将基于分子网络的中药作用机制研究问题分解成 4 个步骤：①识别中药的有效活性成分；②识别各活性成分的作用靶标；③识别中药所治疗疾病的相关基因并构建疾病网络；④确定中药作用靶点所调控的信号通路和网络，评价中药对疾病网络的影响。

成分靶标网络主要反映的是药效成分的功能，表现为对生命体各个层次靶标产生的调控作用。中药复方多数药效成分能够调控生物膜通道、受体蛋白、跨膜信号转导蛋白等多种靶标，或影响肠道菌群，从而影响多种生物途径的作用方式已基本成为共识。

当前构建中药复方成分靶标网络主要有两种模式：①是利用化学信息学、结构生物学和分子模拟等方法，通过分子相似性、药效团搜索，或通过化学、生物信息学软件模拟并评价药物与明确晶体结构蛋白靶标的相互作用，来预测并验证药效成分的作用靶点；②是引入高通量的生物信息学技术方法，从"动物-组织-器官-细胞-分子"等多个层次进行整体的药理学研究，并筛选出调控明显的靶标。两种研究模式各有优劣，前者药物作用途径相对明晰，但不同剂量、多种效应成分组合在一起所产生的综合效应难以评判；后者虽具体成分作用途径模糊，但能够评价中药复方多成分的整体效应，两种方法互相结合、优劣互补，再通过智能计算等分析方法构建、优化中药复方分靶标网络是相对可行的。

三、网络靶标在中药网络调控机制中的研究意义

网络药理学的观点认为疾病的产生是有多个动态变化又相互联系的基因或蛋白协同引起的，药物可以调节多个网络节点，作用生物功能特异的不同靶点，使网络趋于平衡状态。网络药理学的研究技术主要有网络拓扑结构及网络平衡分析等，通过网络分析可以直观、准确地找出具有特定生物功能的关键节点、亚结构，明确药物干预的主要靶点、次要靶点和协同靶点，得到恢复生物网络平衡状态的必要条件，为预测和研究干预药物特点提供理论计算的参考。最重要的是从数据库收录的药物分子和靶点蛋白（基因）的信息，构建疾病基因（蛋白）网络、药物靶点网络、蛋白质相互作用网络，再通过网络拓扑参数等特征解析药物通过怎样的途径，调节了哪些靶点达到调节病理网络的效果，从而阐明中药复方药效、药理、毒性的分子作用机制。换言之，网络的构建和分析将复杂的化学成分的聚类、差异及有效成分与疾病网络的分子作用机制可视化，将以更快速的、更准确的计算机分析方法用于未知药物的发现和已知药物研究的深入，主要包括基于网络的疾病基因预测，"药物-基因-疾病"的共模块分析，中药成分的靶标谱和药理活性预测，中药方剂多成分协同作用的大规模筛选，以及中药方剂的配伍规律和网络调节机制分析等。

网络药理学为中药复方作用机制研究提供了全新的技术手段和视角。中药复方正是通过其所包含的多组分发挥多途径、多靶点的协同、有机整合药效作用，从而在慢性、多基因复杂疾病中体现出优于单成分、单靶点药物的疗效优势，这一点已经得到中西方学术界的公认。但中药复方的疗效优势大多仍仅来源于临床经验的总结和判断，运用生化和分子生物学方法在单一机制的药理模型和分子水平分析中药复方作用机制，很难诠释中药复方多靶点、整体性作用机制。而网络药理学强调的整体性与系统性，与中医"整体观"与"辨证论治"的原则以及中药的复杂作用原理相契合，不仅适应了中医药对系统性研究方法的迫切需要，还能很好地与传统中医药相结合，从而体现原创性和解释中医药的科学内涵，尤其包括君臣佐使配伍机制等。

网络药理学有利于推进中医证候学的发展与创新，解释"同病异治"和"异病同治"的科学内涵，为临床药物重定位和扩大适应证等创造更大可能性。"证候"是中医学的特有名词，在中医理论框架内占有重要地位。医生通过分析、总结患者的四诊信息以辨证，并以此作为遣方用药的依据，每个中药复方的药味组成均是针对特定病证选定的，与西方

医学的主要研究对象"病"有所差异，因此在中药复方网络药理学的研究中需要对病证相应的生物学网络进行深入的基础研究。靶标富集再分析是中药复方网络药理学研究的拓展与外延。当前，中药制剂的二次开发被认为是驱动中药产业跨越发展的有效途径，其可以有效地减少研发成本和周期，且对药物安全性和药代动力学等方面均能够有效控制，是国家大力倡导的。完善的中药复方网络药理学研究能够明晰中药复方所能调控的靶点信息，而这些分子靶点常与多种生命活动、多种疾病存在关联，通过对靶标进行富集再分析，有极大概率发现其临床新的适应证，体现的也是中医学"异病同治"理念的内涵本质。

网络药理学为发展整合药理学提供了可贵的原创性理念和技术支撑。当前整合药理学强调：在分子水平，首先需要开展中药多成分整合药代动力学研究，特别是针对中药复杂体系，存在大量的药物-药物相互作用，按照"点-线-面-体"研究思路，获得中药体内代谢全轮廓及其代谢轨迹；在此基础上，开展中药"多成分-多靶标"网络调控整合研究，构建中药方剂"体内移行成分-作用靶标-疾病靶标-通路"复杂网络，以揭示中药多成分协同调控分子模式。

网络药理学的核心在于网络靶标的挖掘，关键在于表型-疾病网络、药物-药物网络以及疾病关键节点-药物之间关联网络的构建，其中关键节点的确认可通过系统筛选、知识挖掘和网络分析等手段获得。需要说明的是，网络模型的构建基础主要是依据目前已有的数据库以及与药物、疾病相关的研究成果，难免存在图谱信息假阳性或假阴性、已经评价的化合物及其作用靶点有限、生命体物质结构和功能解析不完善、数据库信息资源存在研究领域的偏倚、缺少药物间相互作用信息、未纳入药物含量这个维度、海量数据难以有效整合等诸多问题，需要不断地用动物试验、临床试验以及多种分析方法来验证、补充与完善。

第二节 中药网络调控机制研究

随着系统生物学和多向药理学的发展，越来越多的证据显示疾病的发生发展过程是多重生物分子、信号（受体、酶蛋白、基因、通道等）参与的生物系统网络失衡紊乱引起的[17]。干预疾病的发生发展，就需要从整体生物系统网络的角度系统调控这种失衡紊乱，将其调至正常水平或范围。这与中医药防病治病的"整体观"和"辨证论治"特点相一致。

中药网络调控机制的研究发展正源于此，随着系统生物学、网络生物学、多向药理学、网络药理学和整合药理学等学科的不断发展，网络靶标与中药网络调控正在被赋予新的价值和意义。网络靶标的定义、研究方法和其在中药网络调控机制研究中的意义已在上一节中进行了介绍，在此不必赘述。在第二节中，将对中药网络调控机制的研究进展进行综述，并对其未来发展前景加以展望。

中药网络调控机制研究基本贯穿于中药学的整个研究领域[6]，其现有的研究成果大致包括：①科学阐释中药复方的作用机制或配伍规律；②科学解释中药药性理论；③科学解释中医药"病证结合"理论；④科学解释中医证候学与"同病异治""异病同治"；⑤发现中药或复方新适应证、新药研发；⑥发展网络毒理学与药材质量控制；⑦发现中药药效物质基础与靶向分离。下面就将从以上 7 个方面，介绍目前中药网络调控机制研究的最新进展。

一、中药网络调控机制研究

（一）科学阐释中药复方的作用机制或配伍规律

"药有个性之所长，方有合群之妙用"，中药复方配伍是中医药临床应用的特点之一。中药复方是指在辨证审因决定治法后，遵循君臣佐使和七情配伍等原则，针对病情设定的两味或两味以上药味组成的方剂，所含化学成分复杂，并具有"多成分、多途径、多靶点"的特点。中药复方临床疗效显著，但其药效物质基础和作用机制一直是影响现代中医药研究发展的瓶颈。新兴的网络药理学符合中医整体观和辨证论治的思维模式，在研究中药复方方面具有独特的优势，其可通过系统性、多层次的"药物-基因-疾病"网络构建和高通量分析检测技术，挖掘中药复方有效活性成分及多成分间的协同作用，预测中药复方有效成分靶点和药理作用机制，这有助于中药复方活性物质、配伍规律和多途径系统调控机制的研究和多分子、多靶点中药新药的研发[18]。

利用网络药理学深入研究复方中药，通过生物芯片等高通量检测、筛选技术来分析构建"组分中药-靶点-疾病"相关网络，在兼顾疗效与毒效的基础上对活性配伍组分、成分进行筛选和优化，能更好体现出合理配伍中有效组分间的协同、相加、拮抗等药物相互作用的特点，有利于阐明中药复方的物质基础、配伍规律及作用机制和指导中药复方的二次开发，可进一步提高中药复方有效组分配伍"君臣佐使"的中医理论科学内涵。在中医理论指导下，利用符合、理解病证方药网络调控模式的分析方法，逐步构建、完善以中药药效成分网络、成分靶标网络、靶标病证网络为基础的中医药网络数据库，是将来亟需进行的工作[19]。

（二）科学解释中药药性理论

1. 中药性味理论

李梢团队从网络药理学、系统生物学角度进一步提出"网络靶标"这一新的概念与方法，中药寒热药性的研究也转向"网络靶点，多成分药物"的新模式。基于这些研究，多个中药研究优势团队在学科交叉融合的基础上，提出[20]了寒热药性理论研究的基本假说："药性是中药的特征组分作用于机体的共性靶标而产生的生物效应的高度概括。"陶瑾等[21]利用网络药理学方法对治疗消渴方药的作用机制进行研究，通过筛选核心药对，从海量数据库中提取治疗消渴病的药味成分，结果发现"甘味"的皂苷类成分和"苦味"的黄酮和生物碱等成分是方药发挥治疗作用的主要成分，并对其作用的信号通路和靶点进行预测，为探索治疗消渴方药的作用机制及消渴病的综合治疗提供参考。还有学者利用网络药理学对具有明显临床疗效的药对进行作用机制分析，如吴嘉瑞等[22]利用数据库筛选出"金银花-连翘"药对的所有化学成分，并预测其作用的潜在靶点，在构建的"药物分子-靶点

-疾病"网络中还预测了该药对可能相关的疾病范围,初步验证了该药对的作用机制,并提示该药对的临床应用有待于进一步开发。

2. 归经理论

归经作为中药药性理论的重要组成部分是中药功用的定位性概念,即药物选择性作用于机体特定部位,是中医个体化医疗理念和精准化用药观的体现。为阐明药物归经的实质内涵,陈月娥等[23]最早提出利用高通量筛选技术对中药归经作用进行研究的构想。沈霞等[24]在网络药理学理论的指导下,构建了连翘 C-T-D 网络模型,对连翘的清热解毒效应与其抗炎药理活性的相关性展开研究,并采用反向药效团处理技术、BioGPS 数据库器官定位技术和分子对接技术,从现代医学角度分析、印证了连翘归心、肺经的物质基础,为阐释中药复杂体系提供了新的思路和方法。王珂欣等[25]基于网络药理学发现了苦参碱可能抗肝癌的相关靶点与通路,其中关键验证靶点有乙酰肝素酶(HPSE)、半胱氨酸蛋白酶 3(CASP3)、Myc 原癌基因蛋白(MYC)、基质金属蛋白酶 2(MMP2)等,关键预测靶点有碳酸酐酶1(CA1)、再生基因 1A(EG1A)、羧酸酯酶 1(ES1)和乙醛脱氢酶 2(ALDH2)等。李立等[26]利用药理网络对比不同归经芳香药藿香和苍术调节甲型 H1N1 流感免疫相关通路的差异,发现归肺经芳香药藿香较非肺经芳香药苍术对甲型 H1N1 流感可能更有免疫调节优势。邓凯文等[27]在中医药理论整体观的指导下,从系统生物学的角度出发,在以往研究的基础上从"针刺腧穴-经络脏腑-特定中药成分群网络药理学"对应关系中找到规律,创立"穴药"中药归经研究新方法,是网络药理学在中药归经理论研究中的一项新的应用。

3. 毒性理论

范骁辉等[28]把系统生物学和网络药理学有机结合,提出了"网络毒理学"的概念。宋捷等在网络毒理学的基础上进一步提出具有中医药特色的"结合病证模型和网络毒理学的中药量-效-毒关系研究"的新思路。谭勇等[29]利用网络药理学方法对甘草减低附子对证使用后毒性的分子机制进行预测,发现甘草减低"对证使用附子后的毒性",可能与调控 3个关键分子(RGS4、MAPT、CASP3)和 3 条信号通路(Gaq、p70S6K、ET-1)有关。刘洪等[30]采用网络药理学方法对甘遂与甘草反药的相互作用进行分析发现,甘遂与甘草配伍存在药效降低或药效协同或毒性改变等多种情况,体现了中药配伍多成分、多靶点、多途径的作用模式,为深入探讨甘遂与甘草配伍的分子作用机制提供了参考。

此外,吴磊宏等[31]以《中国药典》2010 年版一部所收载饮片为对象,构建中药饮片网络;进而通过网络分析,研究各饮片的功能、主治、归经等属性间相互联系预测不同节点与属性间的相关性,为系统性研究饮片间复杂相互联系提供了新的技术途径。王俊尧[32]以分子对接筛选《中国药典》2015 年版中中药的活性靶点,研究不同归经中药生物学基础,并通过已知的活性靶点与疾病的关系,挖掘不同归经中药的适应证。

(三)科学解释中医药"病证结合"理论

中医学病证结合的概念早在《黄帝内经》中就有所论述,而现代病证结合是指将现代医学中的"病"与中医理论中的"证"相结合进行研究。复方中药网络药理学融合病证理念，通过构建"药物-靶标-病证"复杂关系网络，以相关蛋白、靶点为节点，从而多层次、系统地表征疾病或证候与生物分子的关系。此外，学者们发现同一种疾病所处发展阶段不同，相关功能基因或蛋白发挥的作用也有所差异，故需采取异病同治，这与中医同病同治、异病同治的内涵不谋而合。

基于网络药理学的"病-证-方"研究中医学中"证"是某种疾病发展到某个阶段的总体病理概括，人体多数疾病都和复杂的生物网络信息有关。辨证论治是中医认识疾病和治疗疾病的基本原则，在疾病诊治和治疗过程中，中医学经常通过"辨证"指导"论治"，将"证"作为了解人体生物网络平衡的重要病机，并指导用药。中药复方含多种有效成分，多成分间的协同作用通常是通过作用于多靶点以调控人体生物网络平衡来发挥疗效，所以在"病-证"和"证-方"之间存在复杂的网络关联。

（四）科学解释中医证候学与"同病异治"、"异病同治"

网络证候学[33]是网络药理学在中医证候研究领域的范例，包括证候临床研究、证候实验研究和证候网络研究3个方面。网络证候学的研究模式为先从临床研究中发现证候的临床生物学基础，随后通过动物和细胞实验验证临床生物学基础的"关键发现"，最后利用网络药理学的理论模型和分析技术，对中医证候网络信息系统等相关数据库进行高通量数据挖掘，或以流行病调查方式发现病证关系，构建疾病子网络和病证结合网络，经网络计算分析，对临床和实验研究进行预测和优化，并借助临床和实验数据对中医证候网络模型进行完善和验证，以系统揭示与中医证候相关的整个疾病生物网络及子结构间的相互作用关系，为针对"同病异治"和"异病同治"的靶向药物研发开辟新的途径。图5-1简要地描述了网络证候学的研究模式。

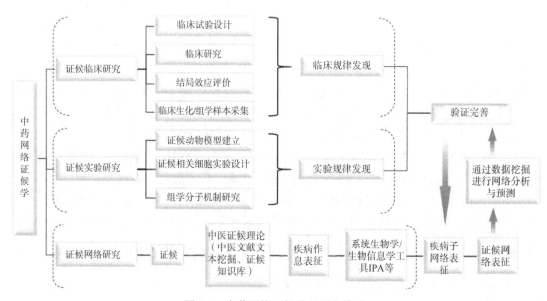

图 5-1　中药网络证候学的研究模式

中药具有"多成分-多靶点-多途径"的作用特点，在预防和治疗复杂性疾病过程中具有明显优势，尤其是在"同病异治"和"异病同治"方面[34]，但目前仍存在药效物质基础不清楚、作用机制不明确等问题。网络药理学是在系统生物学与多向药理学的基础上提出的一种新思想、新策略，它系统综合地观察药物对疾病网络的干预和影响，特别适合复杂中药体系的研究。网络药理学在中药"同病异治"和"异病同治"研究方面已有广泛应用，如逍遥散和开心散"同病异治"抑郁症的网络药理学作用机制研究，交泰丸对糖尿病、抑郁和失眠症"异病同治"的网络药理学机制分析，基于网络药理学的茵陈蒿汤"异病同治"研究，基于整合药理学的越鞠丸"异病同治"研究等。随着系统生物学、多向药理学和生物信息学等技术的不断深入交叉，数据资源准确性、可靠性、完整性的不断提高，网络可视化工具和网络构建分析技术的优化升级，网络药理学的研究思路与技术手段将更好地应用于中药"同病异治"和"异病同治"的机制研究，为中药现代化研究提供更多参考依据。

（五）发现中药或复方新适应证、新药研发

2007 年，Yildirim MA 等[35]通过构建美国 FDA 批准上市的药物与已知靶点相互作用网络，发现疾病相关的靶标具有多样性，大部分药物可通过一定的信号途径间接影响疾病的相关靶标。为了更有效地治疗癌症、心血管疾病、免疫系统疾病等复杂疾病，基于分子网络的多靶点药物发现理念逐渐成为一种新的趋势，而中药整体、辨证、协同的用药观再一次引起了药物发现领域的极大兴趣。中药在治疗复杂慢性疾病方面有确切的疗效和较小的毒性反应。中药网络药理学从分子网络调控的水平上阐明中药的作用机制，为多靶点药物发现提供有益的启示和借鉴，并有可能从临床有效的中药反向开发现代多组分、多靶点新药。

网络药理学多层次的研究策略与中医整体观的原则相一致，给传统方剂及中成药探索作用机制及其作用靶点、探索新的适应证提供了新的方法策略，为药物重定位提供了新的手段。网络药理学方法在药物重定位研究方面发挥着越来越重要的作用，目前其应用于中药药物重定位研究中的策略主要包括基于小分子（或配体）、基于药物靶点和基于网络理论三方面[35]：①基于小分子（或配体）的药物重定位；②基于药物靶点的药物重定位；③基于网络（或表型）的药物重定位。

随着网络生物学及信息学的不断发展，网络药理学方法为药物重定位研究提供了可借鉴的新思路与方法。中药具有多成分-多靶点的特点，与网络药理学从多靶点的研究策略出发不谋而合，在"疾病-基因-靶点-药物"相互作用网络基础上分析药物的作用机制及其主要成分。基于多靶点的研究，可能更容易发现新的作用靶点，从而提高药物重定位的成功率。

采用网络药理学方法以药材及疾病靶点为中心构建网络模型，选择合适的网络分析方法对网络模型中大量的靶点数据进行分析和筛选，可以对化合物的有效性进行初步评价，在最大可能发现药物所含潜在药效成分的同时，为后期的实验验证提供较为可靠的依据，从而提高实验的成功率。网络药理学具有针对不同功能的靶点评价指标，根据研究目标选取合适的网络分析方法对大量中药进行分析预测，可以从数据库中筛选出与疾病网络具有密切联系的药材种类，为后期的实验研究提供重要依据和基础。

网络药理学以其整体网络模型为基础，多种预测方法为分析手段，对新药的发现及潜在

药物的挖掘提供合理的实验依据以及全新的研究思路，提升了新药研究的准确性及可靠性。

（六）发展网络毒理学与药材质量控制

安全性是中药临床用药的基本要求，也是制约中药现代化、国际化的主要因素之一。网络药理学从整体上系统全面地阐释药物治疗疾病的作用机制，为复方中药的毒理学研究开辟了新道路。在中医药研究中，也可利用网络建模来识别复方中药中的有毒成分和毒理学机制，并预测机体潜在的不良反应和复方中药配伍的矛盾（如"十八反""十九畏"）[36]。目前，国家毒理学计划、比较毒理学数据库、毒理学数据网络已被广泛使用。图 5-2 简要描述了中药网络毒理学的研究过程。

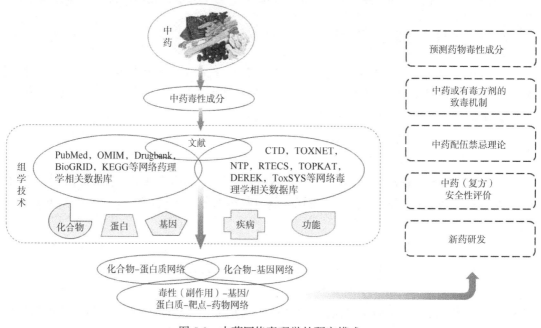

图 5-2　中药网络毒理学的研究模式

网络毒理学的一般研究流程为：①从文献、数据库和实验数据中抽提基因、蛋白、毒性、副作用等多种要素；②将这些要素作为网络中的节点，通过计算节点之间的相互关系，构建网络模型（基因、靶点、药物相互作用的网络）；③在此基础上推测各要素间的相互关系，从而研究药物的毒理学性质及相关致毒机制等。

1. 寻找单味中药或方剂中的潜在致毒成分[28]

随着中药临床应用的增加，其不良反应报道亦逐年增多。然而，受限于中药化学组成的复杂性，目前仍缺乏有效辨识其致毒组分或成分的方法。网络毒理学的提出为该问题的解决提供了新的思路。例如，根据某些毒性反应（或副作用）相关的毒性化合物结构的相似性可构建化合物-化合物网络，再在所建网络中加入结构明确的中药成分，进行网络分析，与已知毒性化合物处于同一子簇的中药成分可能就是该药材的潜在毒性成分。对经体外及动物实验证实的毒性成分，应当在中药制剂中严格控制这些化合物的含量，并在临床上谨慎使用含有这些成分的中药。

2. 阐述有毒中药或方剂的致毒机制[28]

古人对有毒中药的安全应用已有独特的见解，中医古籍中也记载了许多有关有毒中药（按其毒性强弱分为大毒、有毒以及小毒中药）方面的理论知识和临床应用经验，逐渐形成了中药毒性理论和有效控制有毒中药毒性相关的方法体系，但关于有毒中药的致毒机制尚未进行诠释。因此，揭示有毒中药的致毒机制可为合理使用有毒中药提供科学数据。有研究表明，中药的毒性作用很可能也是通过多途径、多靶点起作用，而解释这种复杂毒性机制正是网络毒理学的优势所在。例如，可针对重要的毒性靶器官，从相关数据库和文献中抽取整理中药、蛋白、基因、毒性反应等相关信息，采用前述软件构建有毒中药-靶点网络，进而对所建网络进行系统分析，阐明有毒中药的可能致毒机制。

3. 诠释中药配伍禁忌理论科学内涵[28]

"十八反"、"十九畏"等配伍禁忌理论是中医临床使用的重要指导原则，但其科学内涵尚未得到完全诠释。如"甘草反甘遂"的研究实例表明，当甘草、甘遂2种药合用时，毒性的大小主要取决于甘草与甘遂的用量比例：当甘草的用量等于或大于甘遂的用量时，所产生的毒性相对2味药单用时所产生的毒性作用大；而"乌头反贝母与半夏"的研究实例表明，乌头配伍半夏、贝母后毒性增加并不大。显然，"十八反"和"十九畏"的现象，还有待进一步深入研究，探讨相畏和相反现象产生的机制和规律。网络毒理学为"十八反"和"十九畏"等传统中医配伍禁忌理论现代研究提供了新的思路。以"甘草反甘遂"为例，可通过文献整理、数据库查找、实验研究甚至计算机预测等方法收集由甘草或甘遂引起的毒性反应的相关蛋白、基因等，构建蛋白-蛋白网络、基因-基因网络或基因-蛋白网络；其次，收集2味中药（甘草和甘遂）所包含的尽可能全的成分；再者，通过网络的方法构建这2味中药相关成分的化合物-蛋白网络、化合物-基因网络或化合物-蛋白-基因网络；最后，通过网络分析推测2味中药"相反"的作用的致毒机制。

4. 解释中西药相互作用[28]

目前，中西药结合治疗复杂疾病的现象越来越普遍。合理的配伍有益于疾病的治疗，而不合理的配伍，则会带来许多不良反应与配伍禁忌。有些中西药均具有较强的药理作用，合用后药理作用相互加强产生毒性反应。例如，强心苷有较强的药理效应，过量会引起中毒。因此，蟾酥、夹竹桃等含强心苷成分的中药及其制剂不宜与强心苷类西药合用。与前述中药配伍禁忌研究类似，同样可以使用网络毒理学的研究方法，构建化合物-蛋白网络、化合物-基因网络或化合物-蛋白-基因网络，通过系统的网络分析对联合用药产生毒性反应的原因进行科学解释。

药材的质量控制[37]及毒理学研究能够以网络药理学方法为基础建立系统化的研究体系，得到更为精确、系统的检测结果，为中药质量控制及毒性研究提供新思路、新方法。

（七）发现中药药效物质基础与靶向分离

网络药理学指导下的中药靶向分离方法主要包括3个步骤：①疾病调控网络模拟与关

键靶标预测；②中药活性成分（群）预测与辨识；③中药活性成分（群）的靶向分离。

采用网络药理学进行研究时，可预测药物对疾病干预过程中的关键模块和关键节点；同时对预测的药物分子进行构效关系分析，推测具有治疗特定疾病有效成分的特定结构和有效部位，并从整体角度对药物的体内有效成分进行快速筛选。若将如上所述的研究方法结合中药化学成分数据库，通过定向分离含有相同或相似功效化学成分的中药材、定向检测所得成分的活性以及进行模型验证，则可拓宽成分药材的选择范围，并使新药研发更具靶向性；若进一步结合代谢组学等技术，通过对中药代谢指纹图谱、药代动力学特征等方面的分析，可明确中药有效的入血成分及达靶成分（包括原型成分及其代谢产物），弥补现阶段中药有效组分的体内外 ADME 过程机制研究不足、中药入血有效成分不明、体内代谢过程和药效机制不清以及不同中药在体内相互作用机制不明确等问题所造成的中药药理研究的局限性，进而为药物体内潜在药效成分分析提供可靠依据[38]。

中药活性成分（群）预测与辨识[39]是以与疾病相关的药物分子、生物靶点为节点，建立药物多成分-多靶点的分析网络，能够得出作用于特定靶点的中药成分，明确成分与靶点的关系，通过筛选作用于疾病关键靶点的中药化学成分，可以预测并辨识用于治疗疾病的中药有效成分或成分群，通过研究相似中药成分对相应靶点的作用，可以从不同的中药材中发现相似的成分，进一步扩大成分发现工作的研究范围。

以与疾病相关的药物分子、生物靶点为节点，建立药物多成分-多靶点的分析网络，能够得出作用于特定靶点的中药成分，明确成分与靶点的关系，通过筛选作用于疾病关键靶点的中药化学成分，可以预测并辨识用于治疗疾病的中药有效成分或成分群，通过研究相似中药成分对相应靶点的作用，可以从不同的中药材中发现相似的成分，进一步扩大成分发现工作的研究范围。中药活性成分（群）的靶向分离在分离中药活性成分的研究工作中，以往主要是依靠中药成分的活性作为指导，通过一定的生物模型筛选，逐步分离，达到靶向分离的目的。

Ludwiczuk A 等[40]运用细胞模型，通过细胞增殖实验检测其生长抑制情况，研究了旅顺桤木叶片中的抗癌成分，在此活性指导下，定向分离得到 7 个化学成分，并验证了其中 4 种成分的生物活性。

二、展　望

（一）复方药物靶点网络的降维[41]

鉴于疾病、药物相关生物网络的复杂性，直接去分析这一大网络是缺乏特异性的，因此就要对这一复杂网络进行解构和降维，以网络模块或子网络作为更具有针对性、特异性的中药靶标。以多靶点相互作用的模块化分析也可能在中药配伍应用、增效减毒、整体调节方面更具有优势。

（二）建立和完善中药靶点网络模块化分析方法体系

整合多组学生物大数据、已知药物靶点数据和中药多组分数据，构建多层次、多维度的网络分析平台，研究建立包括网络结构与模块发现、靶点模块识别、核心模块筛选、模块结构变化的定量评价等在内的中药复方靶点模块分析方法体系。

（三）在中医药理论指导下，以网络靶点模块为核心，通过"模块打靶"建立中药筛选模型，发现中药新药组方

结合多组学数据和网络模块分析方法研究中药组分及复方的作用靶点、组方配伍规律，将靶点网络与表型组学相结合，进行中药复方多结局的适应证筛选及比较效益研究，以药物干预的靶点模块网络平衡为目标进行中药复方筛选和优化。

（四）在网络模块层次下揭示中药复方配伍及个体化治疗规律

根据中药作用的多靶点模块在网络水平上的叠加、协同、调节等多维度相互作用关系进行中药靶点与药效的因果推断，探索中药复方配伍及其个体化应用的现代科学内涵。

（五）整合多学科优势，充分利用数学、统计学等方法阐释网络与模块药理分析的科学性

整合多学科优势，充分利用数学、统计学等方法，进行中药复方靶点网络模块的精准识别与确证、临床结局与其关联靶点模块的因果推断，以及网络模块拓扑结构的多维测量与评价等，从而真正形成构建起基于网络模块的创新中药复方新药发现策略。

参 考 文 献

[1] 肖伟，曹亮. 基于网络药理学的中药大品种深入研究策略[J]. 中国药理学与毒理学杂志，2018，32（11）：840-842.

[2] Hopkins AL. Network pharmacology[J]. Nat Biotechnol，2007，25（10）：1110-1111.

[3] Li S, Zhang ZQ, Wu LJ, et al. Understanding ZHENG in traditional Chinese medicine in the context of neuro- endocrine- immune network[J]. IET Syst Biol，2007，1（1）：51-60.

[4] Li S. Farmework and practice of network-based studies for Chinese herbal formula[J]. J Chin Integr Med，2007，5（5）：489-493.

[5] 许海玉，杨洪军. 整合药理学：中药现代研究新模式[J]. 中国中药杂志，2014，319（3）：357-367.

[6] 解静，高杉，李琳，等. 网络药理学在中药领域中的研究进展与应用策略[J]. 中草药，2019，50（10）：2257-2265.

[7] Hood L. A personal view of molecular technology and how it has changed biology[J]. J Proteome Res，2002，1（5）：399-409.

[8] Barabási A L，Oltvai ZN. Network biology：understanding the cell's functional organization[J]. Nat Rev Genet，2004，5（2）：101-103.

[9] Xie L，Xie L，Kinnings S. Novel computational approaches to polypharmacology as a means to define responses to individual drugs[J]. Ann Rev Pharmacol Toxicol，2012，52（1）：361-379.

[10] 李梢. 网络靶标：中药方剂网络药理学研究的一个切入点[J]. 中国中药杂志，2011，36（15）：2017-2020.

[11] 陈娟，顾俊菲，汪春飞，等. 组分结构中药与网络药理学：病理机制网络的系统整体调控[J]. 中国中药杂志，2015，40（4）：758-764.

[12] 王萍，唐仕欢，苏瑾，等. 基于整合药理学的中药现代研究进展[J]. 中国中药杂志，2018，43（7）：1297-1302.

[13] 刘志强，王博龙. 中药网络药理学药效成分筛选与靶标预测的研究进展[J]. 中成药，2019，41（1）：171-178.

[14] 张彦琼，李梢. 网络药理学与中医药现代研究的若干进展[J]. 中国药理学与毒理学杂志，2015，29（6）：883-892.

[15] 吴纯伟，路丽，梁生旺，等. 药物靶标预测技术在中药网络药理学中的应用[J]. 中国中药杂志，2016，41（3）：377-382.

[16] 李梢，张博. 中药网络药理学：理论、方法与应用（英文）[J]. 中国天然药物，2013，11（2）：110-120.

[17] 陈海彬,周红光,李文婷,等. 网络药理学——中药复方作用机制研究新视角[J]. 中华中医药杂志,2019,34(7):2873-2876.

[18] 胡亚洁,赵晓锦,宋咏梅,等. 基于网络药理学的中药复方研究探讨[J]. 时珍国医国药,2018,29(6):1400-1402.

[19] 陶嘉磊,汪受传,陈彦臻,等. 中药复方网络药理学研究述评[J]. 中华中医药杂志,2019,34(9):3903-3907.

[20] 韩森,吕爱平,李健,等. 网络药理学在中药药性理论研究中的应用概述[J]. 中国中医基础医学杂志,2019,25(1):127-130.

[21] 陶瑾,姜民,陈露莹,等. 基于中药性味理论和网络药理学方法的治疗消渴方药作用机制研究[J]. 药学学报,2017,52(2):236-244.

[22] 吴嘉瑞,金燕萍,王凯欢,等. 基于网络药理学的"金银花-连翘"药对作用机制分析[J]. 中国实验方剂学杂志,2017,23(5):179-183.

[23] 陈月娥,赵威. 利用高通量筛选技术研究中药的归经作用[J]. 新中医,2007(7):88-89.

[24] 沈霞,徐蓉蓉,裴丽珊. 基于网络药理学连翘清热解毒功效的分子机制研究[J]. 药学学报,2018,53(11):1834-1842.

[25] 王珂欣,高丽,周玉枝,等. 基于网络药理学的苦参碱抗肝癌作用及机制研究[J]. 药学学报,2017,52(6):888-896.

[26] 李立,寇爽,赵静,等. 藿香、苍术对甲型 H1N1 流感免疫调节差异的生物信息学分析[J]. 中医杂志,2016,57(12):1011-1014.

[27] 邓凯文,贺福元. 中药归经研究的现状及"穴药"法的提出[J]. 中国中药杂志,2013,38(10):1643-1648.

[28] 范骁辉,赵筱萍,金烨成,申秀萍,刘昌孝. 论建立网络毒理学及中药网络毒理学研究思路[J]. 中国中药杂志,2011,36(21):2920-2922.

[29] 谭勇,李健,肖诚,等. 基于网络药理学预测甘草减低附子对证使用后的毒性的分子机制[A]. 中国毒理学会、湖北省科学技术协会. 中国毒理学会第七次全国毒理学大会暨第八届湖北科技论坛论文集[C]. 中国毒理学会、湖北省科学技术协会:中国毒理学会,2015:1.

[30] 刘洪,范欣生. 甘遂与甘草反药相互作用的网络药理学分析[J]. 中国实验方剂学杂志,2016,22(9):186-192.

[31] 吴磊宏,高秀梅,程翼宇,王毅,张伯礼,范骁辉. 基于中医主治关联的中药饮片网络药理学研究[J]. 中国中药杂志,2011,36(21):2916-2919.

[32] 王俊尧. 基于网络药理学研究中药归经与治疗疾病的关系[J]. 北京中医药大学,2018.

[33] 李正,张砚,王莹. 网络证候学——中医证候学研究的新模式[J]. 天津中医药,2015,7(32):388-392.

[34] 田俊生,秦雪梅. 网络药理学在中药"同病异治"和"异病同治"研究中的应用[J]. 中国药理学与毒理学杂志,2018,32(11):861-862.

[35] 刘艳飞,孙明月,赵莹科,姚贺之,刘玥,高蕊. 网络药理学在中药药物重定位研究中的应用现状与思考[J]. 中国循证医学杂志,2017,17(11):1344-1349.

[36] 张雨,李恒,李克宁,樊旭蕾,梁生旺,王淑美. 复方中药网络药理学的研究进展[J]. 中成药,2018,40(7):1584-1588.

[37] 石垚,张巧艳,青梅,辛海量. 网络药理学方法在中药研究领域的应用[J]. 医药导报,2018,37(S1):38-41.

[38] 马清林,杜丽东,臧凯宏,孙敏,曹如冰,任远. 网络药理学在复方中药研究中的应用及其存在的问题[J]. 中国当代医药,2019,26(26):21-24.

[39] 宋阔魁,毕天,展晓日,李志勇,王俊文,何巍,童元元,李彦文. 网络药理学指导下的中药有效成分发现策略[J]. 世界科学技术-中医药现代化,2014,16(1):27-31.

[40] Ludwiczuk A SAKT. Bioactivity guided isolationof anticancer constituents from leaves of Alnus sieboldiana（Betulaceae）[J]. Phytomedicine,2011,18(6):491-498.

[41] 王忠,刘骏. 网络药理学与中药复方新药发现[J]. 中国药理学与毒理学杂志,2018,32(11):862-864.

（张彦琼　陈文佳）

第六章
基于动物模型的中药药理学评价

第一节 概　　述

一、中药药理学概念及研究意义

（一）中药药理学的概念

中药药理学是在中医药理论指导下，应用现代科学技术和方法，研究中药与机体相互作用及作用规律的科学，包括中药药性、中药配伍、中药药效、中药药动、中药毒理和单味药、配伍、方剂、中成药所构建的理论知识体系，又包括中药药理实验、实训、实践所构成的实践技能体系。中药药理学不同于西药药理学和天然药物药理学，其本质特征主要体现在三个方面：中药药理研究必须与中医药理论紧密结合；中药的研究对象和药效物质形式多样；中药的药理作用具有多靶点、多环节、多途径、整合调节的特点。

中药药效学是一门研究中药对机体的作用、作用机制及产生作用的物质基础，阐明中药防治疾病原理的学科，是中药药理学的重要组成部分，也是中药新药研制与开发的主要内容之一。中药药效的发挥与其功效主治、药性理论密切相关。中药的功效是在中医药理论指导下，对于药物治疗和保健作用的高度概括。中药功效的总结来源于临床应用，反过来又能有效地指导临床用药，这与中药药性理论有关。中药的药性理论及功效主治是中医治病用药规律的总结，是对中药作用性质和功能的高度概括，也是中医药理论体系的重要组成部分。

中药具有成分复杂、药理作用广泛的特点，其功效及主治证候涉及面较广。为准确阐明和验证中药的作用机制，采用现代研究方法开展中药药效学研究时，应紧紧围绕中药的功效主治及药性理论，在中医药理论的指导下进行。根据中药主治证候及药性理论，分析病因病机，选择与主治证候相符的动物模型与实验方法，并设计出合理的实验方案进行研究，一方面可以为中药及其复方的传统功效主治及药性理论提供现代科学依据，达到验证传统中医药理论的目的；另一方面，对深化和发展中药功能，修正、完善及创新中医药理论体系也具有重要意义。

（二）中药药理学的研究意义

1. 指导临床合理用药

中药药效研究可直接指导临床合理用药。例如，麻黄为传统的辛温解表药，具有发汗、平喘、利水之功效，是治疗风寒感冒的常用中药。现代药理研究表明，麻黄同时具有强心、升高血压的药理作用，因此，对于伴高血压的风寒感冒患者应禁用或慎用麻黄。

2. PK-PD 结合模型研究补充临床研究不足

临床研究受到伦理学、患者年龄、指标检测的损伤性、患者依从性等多种因素限制。药代动力学（PK）和药效动力学（PD）是分别研究药物在体内动态变化过程和体内效应动力学过程的方法，而 PK-PD 结合模型是研究药物体内过程、药物对机体的作用及二者之间关系的重要工具，揭示药效随血药浓度及时间而变化的规律。作为现代药物研究评价中药作用的一个重要手段，将 PK-PD 结合模型应用于中医药研究，可采用整体动物模型或离体组织、器官模型进行药理实验，深入了解中药的多种作用，以弥补人体实验无法开展的限制性研究，同时也为阐明中医证候实质，发掘中药的药效物质基础及作用机制提供科学依据。

3. 促进中药新药开发

通过中药药效研究可以筛选最优处方、确定最佳工艺、筛选最佳部位或组分，为新药研发的进一步研究奠定基础；开展系统的药效学实验可以确定新药适应证，确定给药剂量、给药途径、用药次数、应用注意事项，为临床试验提供参考；开展深入的作用机制研究，可以为临床适应证的选择提供清晰的作用途径与原理，为新药研发提供更为有力的实验依据。

4. 阐明中医药理论

应用中药药效研究的技术和方法，可以阐明中药药性理论、配伍、治则、理法方药等相关中医药理论。如中药的基本作用为"扶正祛邪，调节平衡"，为达到扶正目的临床用药多采用补益方药。中药药效研究表明，补益药主要是通过增强机体的免疫功能，增强神经内分泌系统功能，尤其是下丘脑-垂体-性腺轴、下丘脑-垂体-肾上腺皮质轴、下丘脑-垂体-甲状腺轴功能而产生扶正之功效。

5. 建立中药药理学研究新思路、新方法

中医药学中众多药物、治疗方法的发现、复方的产生及其疗效的证实都来源于人体试验和反复应用的直接观察与经验总结。现代科学技术在中药药效研究中的应用，为中药临床应用和新药开发提供了大量的药效学研究基础，目前的中药药效研究方法的进步也为中医药理论的发展起到了较好的促进作用。例如，对中药归经理论的现代研究，学者们利用现代药物动力学的研究方法、环核苷酸检测法、现代受体学说及中药微量元素观测等研究思路和方法为中药归经理论提供了新的科学依据。

二、基于动物模型的中药药效学研究

（一）针对功能主治的主要药效或间接相关药效的研究

在中药体内药理研究的过程中，对一些长期被临床实践证明疗效可靠且收录于中医论著的经典方剂、基于临床医生的个人经方及基于长期被临床使用有效的医院制剂而创制的中药，在进行实验设计时要充分考虑其作为中药的特点，在中医药理论的指导下，针对该药的功能主治，优先选择相对应的药效实验方法展开研究。如在研究乌头汤的镇痛作用时，首先选用造模成功的关节炎大鼠，然后分别给予高、中、低剂量的乌头汤进行治疗，结果与模型组相比，乌头汤高、中剂量组能降低大鼠关节肿胀度，且各剂量组均能升高冷板痛阈值，证明乌头汤具有镇痛作用[1]。

中药通常含有多种化学成分，决定了其作用的多效性。因此，我们在研究与其疗效直接相关的药效时，还需开展与功能主治间接相关的药效研究。如对乌头汤通过关节炎大鼠模型开展镇痛实验研究后，进一步使用脊神经结扎术造出神经病理性疼痛小鼠模型，来探讨乌头汤抑制神经病理性疼痛（NP）达到痛与情绪共治的初步机制，发现乌头汤能缓解脊神经结扎（SNL）导致的海马 CA3 区椎体神经元损伤及痛共情绪障碍症状，相关作用可能与其对海马 BDNF/TrkB 通路的调控有关[2]。

（二）基于量效-时效关系的整体药效筛选

药物的量效关系是指在一定剂量或浓度范围内，药效随着剂量或浓度的增加或减少而变化的关系。化学药物的量效关系研究目前已日趋完善，而中药及方药的量效关系有别于西药的线性关系，因其成分复杂，抑或是药物在进入机体后有效成分的作用靶点、系统及组织器官的功能状态不同，它往往具有复杂、非线性的特点。药物在体内的浓度随时间而变化，表现为药效的显现与消失过程，这种时间与药效的关系即为时效关系。实践证明，中药在发挥治疗作用时，有着严格的时效性，随着用药后时间不同，药物所呈现出的效应可能会有所不同。与西药相比，中药作为一种多成分的化合物，更难用单一成分在体内的浓度变化去体现中药的时效关系。基于以上中药量效与时效关系的特点，我们在进行中药整体药效的筛选过程中，不能照搬西药的研究方法，需要同时考虑多种影响因素，从整体层面揭示中药发挥药效的物质基础，为临床用药的合理剂量与给药时间提供依据。如在研究参附强心丸对肺源性心脏病（肺心病）模型大鼠的影响时，通过对参附强心丸不同给药时间、不同剂量组间进行比较，药效实验结果显示其在短期用药即治疗给药 2 周时，在降低右心肥厚指数、抑制气道反应等方面均优于长期用药即预防给药 4 周，且治疗高剂量组效果显著，存在一定的量效关系，明确了参附强心丸治疗实验性肺心病大鼠最佳用药切入点[3]。

（三）基于多指标-拆方的整体药效筛选

中药及其复方在发挥疗效时具有整体性、多成分和多靶点协同作用等特点，这就要求我们在进行整体药效筛选时，不能仅用单一指标对药效进行评价，要利用多维度指标综合评判。采用整体动物模型进行药效筛选是目前较公认的常用方法。首先选择合适的疾病或证候动物模型是研究的关键，将西医辨病与中医辨证的两个指标相结合，既能从宏观角度了解疾病的临床症状及个体差异，也能从微观角度阐明疾病的病理变化；而进行中药复方的拆方研究，有助于辨析"证"的病理机制，进而观察证-方、方-证之间的交互作用，可以进一步加强中药复方的针对性作用。如以冠心病心绞痛作为疾病诊断，选取血瘀气滞证，在病证结合的基础上，通过血府逐瘀汤相同治法不同配伍系列拆方药物的临床指标对药效进行评价筛选[4]。

（四）基于系统生物学的整体药效机制研究

系统生物学是一门试图整合不同层次信息以了解生物逻辑系统如何运作的学科。它是在特定条件下研究生物系统各部分的组成及其相互作用的科学。系统生物学的核心是整体的、系统的研究，它不同于迄今为止所有生物学的其他分支的思维方式和研究方式。因此，其在中医证候及中药方剂的研究中本就具有独特的优势。

中医证候是从中医四个诊断步骤（望、闻、问、切）中采集一个或多个临床表型的例证，用来反映人体内稳态的特殊失衡。其作为辨证论治的核心和起点，为疾病的病理作用、发展过程和疾病特征等提供必要的医学描述，进而为中医治疗方药奠定了基础。证可以看作是中医对患者的一个分类系统，但要建立证与现代病理生理学描述之间的线性关系是困难的。因此，系统化证候诊断对中医治疗至关重要。目前临床上应用辨证的一个主要障碍是其主观性和不可重复性。而系统生物学是以系统理论为指导，来研究一个生物系统中所有组成成分（基因、mRNA、蛋白质等）的构成，以及在特定条件下这些组分间相互关系的科学。系统生物学是发掘复杂生命过程信息的工具，该学科用整体观和系统性的研究手段来揭示生命活动的规律和本质。其基本理念与传统中医的整体观念、辨证施治等基本原则不谋而合，建立了沟通中医学与现代医学的桥梁。因此，将系统生物学的研究方法引入中医证候的研究可以更好地阐明证候实质，使证候得到客观、可计量的定性。

化学成分的复杂性和治疗作用的多样性一直是中药方剂研究的重要内容。在中医理论指导下，根据患者的一系列表型证候，合理组合多种中药，建立中医方剂。针对不同证型的患者，中药方剂的选择及其配比是可调节的。从这个意义上说，中医方剂可以看作是一种古老的个性化医学实践。因此，揭示中医学的科学本质，方剂是一个很好的切入点，是连接古代中医理论和临床治疗的桥梁，对从整体上研究方剂具有重要意义。中药方剂含有多种成分。这些化学成分的作用不仅相互叠加，而且通过多种靶点、途径和机制相互作用。药物作用机制研究进展缓慢阻碍了其在世界范围内的应用和推广，成为中药现代化需要解决的关键科学问题之一。系统生物学从细胞、组织、器官和生物水平研究生物系统不同部分之间的相互作用，通过生物信息学和复杂生物系统的计算与数学建模，定量描述和预测生物功能、表型和行为。系统生物学是一门跨学科的研究领域，它关注生物系统内部的复杂相互作用，采用整体方法，而不是更传统的生物研究还原论。

系统生物学具有整体性和系统性研究的特点，它是对生命规律的"由表及里"的探索，符合中药的整体观。随着高通量技术和数据分析方法的发展，如基因组学、蛋白质组学、代谢组学和转录组学，越来越多的研究集中在系统水平上阐明复杂的生物学现象。大量来自组学技术和计算研究的信息，包括生物信息学、数据挖掘和机器学习，已经被用来解释生物现象，以预测生物系统的相互作用。作为对传统研究模式的补充，建立了网络药理学、组学技术和计算研究相结合的新的中药药理学方法，将研究模式从目前的"一靶点，一种药物"模式更新为新的"网络靶点，多组分"模式。系统生物学方法可以从系统的角度和分子水平上发现中药方剂的组合规律和网络调节效应，通过对疾病相关基因的优先排序，预测中草药化合物的靶向性和药理作用，揭示药物-基因-疾病共模块的关联性，以高通量的方式从中药方剂中筛选协同多组分，通过计算、研究、分析数据，然后阐明组合规则和中药方剂的网络调节效应[5-6]。系统生物学的研究范围见图 6-1。

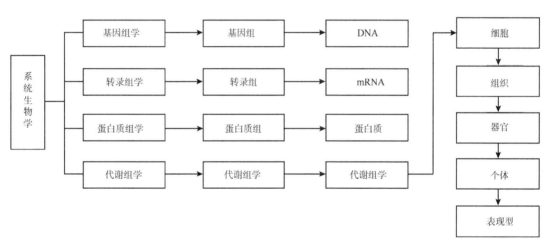

图 6-1　系统生物学的研究范围

第二节　中药体内药效评价研究

一、基于中医药特色的中药药效动物模型

对于动物的实验研究是现代中医药研究过程中举足轻重的一环。部分中药对正常动物并无临床疗效，但对于疾病动物模型却表现出显著的治疗作用。因此仅用正常动物无法满足研究需求，而选用造模动物能比较系统、直观地反映人类疾病的发展过程，并可用以观察中药对病理状态的影响。中药药效研究所使用的动物模型是指在研究过程中，通过选择与人类某些特定结构组织相似的动物来模拟复刻出具有人类病证表现的实验动物与相关材料。主要包含人类疾病动物模型、证候动物模型和病证结合动物模型。

（一）人类疾病动物模型

疾病分类指导下的中医药研究需要使用疾病动物模型，它可分为诱发性疾病动物模型和自发性疾病动物模型。诱发性疾病动物模型是指研究者通过将物理、化学、生物及各种环境因子等致病因素作用于动物，造成动物组织、器官或全身一定程度的损害，从而表现出某些人类疾病的特征，如心律失常动物模型、皮肤烧伤动物模型等；自发性疾病动物模型是指实验动物在自然条件下，未受任何人为有意识处理下所发生并通过定向遗传培育保留下的疾病模型，如高血压大鼠模型、肥胖症小鼠模型等[7]。诱发性疾病动物模型可以通过一些技术手段来控制疾病病程发展的各种因素从而大量复制获得，而自发性疾病动物模型的获取比较困难，一般通过一些遗传学的方法将其特点保留下来，以待后续研究。随着科技的不断进步，有越来越多的疾病动物模型正在被探索开发出来，如转基因动物由于具有可复制性、可控性、实验周期较短、有助于全面认识疾病的本质等特点，已经逐渐成为研究人类疾病发展规律及疾病防治机制的重要工具之一[8]。以下简要举例说明近几年国内外部分疾病动物模型的造模方法，见表 6-1。

表 6-1　部分疾病动物模型造模方法

疾病	造模动物	造模方法	疾病评价	研究者
动脉粥样硬化症	ApoE-/-小鼠	给予小鼠高脂饲料（含 18%氢化可可脂、0.15%胆固醇、7%酪蛋白、7%蔗糖和 3%麦芽糊精）喂养 8 周	心脏主动脉瓣行苏木精-伊红（HE）染色	Zhang 等[9]
糖尿病	ApoE-/-小鼠	注射 STZ（80 mg/kg）3 天，同时高糖高脂饲料（15%蔗糖、4%胆固醇、10%猪油、0.3%胆盐的高脂葡萄糖、10%蛋黄粉、60.7%碱性饲料）喂养 8 周	测定血糖水平	Wang 等[10]
阿尔茨海默病	APP/PS1 双转基因小鼠	/	新物体识别测试（ORT）、Morris 水迷宫实验、测定 β 淀粉样蛋白（Aβ）水平等	Guo 等[11]
肺癌	树鼩	气管内滴注方式向树鼩滴注不同浓度的 3-甲基胆蒽和二乙基亚硝胺的碘油悬液	测量动物的体重，进行胸部 X 线、肺组织病理学检查	Ye 等[12]
类风湿关节炎	SD 大鼠	尾根部皮内注射 Ⅱ 型胶原乳剂	计算各组大鼠的关节炎指数（AI），即四肢肢体关节肿胀评分之和，若 AI≥4 则表示造模成功	刘立玲等[13]
慢性心肌缺血	Wistar 大鼠	皮下注射异丙肾上腺素 7 天	心肌组织行 HE 染色、观察标准肢体导联 Ⅱ 的 ECG-ST 段	Chen 等[14]
慢性心力衰竭	Wistar 大鼠	以 2mg/kg 腹腔注射多柔比星 7 周	ELISA 法检测肿瘤坏死因子-α（TNF-α）和白细胞介素-6（IL-6）、IHC 法鉴定基质金属蛋白酶（MMPs）、人溶血补体（HC）和 RT-PCR 用于心脏组织中四型胶原（COL-IV）表达水平的定量分析、扫描电镜（SEM）用于观察心肌形态	Zhang 等[15]

疾病	造模动物	造模方法	疾病评价	研究者
急性心力衰竭	SD 大鼠	股静脉注射盐酸普罗帕酮	检测大鼠心脏频率（HR）、左心室最大上升速率（+dp/dt_{max}）和左心室最大下降速率（-dp/dt_{max}）的变化，并测定血清中血管紧张素Ⅰ（Ang-Ⅰ）、Ang-Ⅱ、TNF-α 和心钠素（ANP）含量	陈海媚等[16]
高尿酸血症	SD 大鼠	氧嗪酸钾灌胃联合酵母膏饲料	测定血清尿酸、尿素氮、肌酐（Cr）、胰岛素、血糖、三酰甘油（TG）等指标，辅以组织切片染色	李媛媛等[17]
脑卒中	SD 大鼠	单侧大脑中动脉永久性结扎手术	根据大鼠的行为障碍进行评分、行为学考察、脑梗死体积测定、脑水含量测定、血清超氧化物歧化酶（SOD）活性测定，NO 和丙二醛（MDA）含量检测，HE 染色观察脑组织病理学变化等	孙晓丽等[18]
多发脑梗死性痴呆	SD 大鼠	微血栓栓塞法	Morris 水迷宫、腹主动脉取血测定全血黏度和红细胞聚集指数、ELISA 法测定血清一氧化氮合酶（iNOS）和血管内皮生长因子（VEGF）的含量、免疫组化和图像分析技术测定多发脑梗死性痴呆（MID）大鼠海马乳酸脱氢酶-5（LDH-5）的表达	任香怡等[19]
脑缺血	C57BL/6 小鼠	改良线栓法	大脑中动脉血流监测、行神经行为学评分、TTC 染色测定脑梗死体积百分比	贾蔷等[20]

（二）证候动物模型

"证候"作为中医对疾病表征独特的认知模式，是中医传统理论在现代临床诊疗中的具体体现。它的核心内容是中医"象思维"背景下"象素候证"的病机证候要素的整合[21]。证候疗效是中药的重要特点，中医药研究需要使用证候动物模型，其主要是指在中医理论指导下，根据中医病因病机和证候理论，利用特定的致病因素来构建具有与人体疾病病证相同或相似证候的动物模型。国内学者开始大规模研究证候动物模型始于邝安堃教授在 1960 年首次研制出中医阳虚动物模型后，目前已建立"肾虚"、"血瘀"、"血虚"、"气虚"、"阴虚"、"阳虚"等动物模型[22]。只有深入了解中医证候的病因病机和现代病理生化，采用适当的方式方法，才能建立最符合科研要求的"证"的动物模型。模拟中医病因病机建立动物模型可采用单因素造模，如脾虚证多是由于苦寒泻下、饥饱失常、甘肥过度、疲倦伤脾引起的，因此连续数日给动物灌服苦寒类中药大黄便可建立脾虚动物模型；也可采用复合因素造模，如根据血虚证是因为生血少和耗血多造成的，用放血和限制饮食两种处理因素可复制血虚动物模型。采用西医的病因病理来复制证候动物模型也是一种常用的手段，可采用化学因素、生物因素、物理因素和综合因素刺激法来获得，如瘀血证，一般认为有微循环和血液流变学异常，因此可以给家兔耳缘静脉注射高分子右旋糖酐造成血流瘀滞、血黏度增高等病理损害，建立血瘀动物模型；通过给家兔耳缘静脉注射大肠杆菌内毒素造成外感热病的动物模型；采用体外直肠结扎致盲肠狭窄后动物出现反应性肺损害，建立"肺与大肠相表里"动物模型。制备中医"证"的病理模型，对中药药理作用的研究具有重要的意义，可使中药药理学在继承和发展中医药辨证论治基本原则的同时，引入一些现代科学技术的成果使研究结果更具有科学性、客观性和重复性。依据中西医结合病因学说来复制中医证候模型是一个复杂的过程，至今仍缺乏与中医证候完全相同的动物模型，亟需深入研究。

临床上许多常见疾病如高血压、糖尿病、冠心病及部分热病中晚期等都表现为阴虚，因此建立中医阴虚证的动物模型，对于中药药效的临床研究及病理机制的探讨有重要意义。早在 1957 年国内就有学者以甲状腺干粉饲喂家兔造出甲亢的阴虚动物模型，时至今日，阴虚动物模型的研究已经取得了长足发展[23]。以下就阴虚证动物模型的造模方法进行举例说明，见表 6-2。

表 6-2　阴虚证动物模型造模方法

阴虚证型	造模动物	造模方法	证候评价	研究者
肾阴虚	SD 大鼠	灌胃甲状腺素 150mg/kg 及利血平 1mg/kg	血清 cAMP/cGMP、血清肌酐水平	吴国学等[24]
	KM 小鼠	第 1～6 天，每天按 0.02ml/g 灌胃蒸馏水，第 7～10 天，按 50mg/kg 灌胃氢化可的松	观察小鼠活动力、精神状态、毛发光泽度、进食、排便及有无死亡情况；测定血清中促肾上腺皮质激素（ACTH）、皮质醇（Cor）、促甲状腺激素（TSH）、三碘甲状腺素（T_3）、甲状腺素（T_4）、卵泡刺激素（FSH）、雌二醇（E_2）、睾酮（T）的含量	戴冰等[25]
	SD 大鼠	游泳 8 周，每周 5 天，每天 1 次，日游泳时间由 10min 逐日增加，至第 7 周末增至 180min，水深 60cm，水温 30℃	测量大鼠一般行为学指标：体重、面温、痛阈值、抓力	吴柳花等[26]
	SD 大鼠	切除大鼠卵巢	无	Liu 等[27]
肺阴虚	SD 大鼠	灌服甲状腺片+烟熏	测量大鼠体重、肛温、面温、抓力、面部及耳部微循环血流量	苏洁等[28]
脾阴虚	SD 大鼠	猪油（1ml/100g）、甘蓝（100g/只）单双日轮流灌胃，配合游泳耐力极限（水温 21℃，水深 34cm）、灌胃耗伤阴液药	观察大鼠的饮水量、进食量、体重、粪便及鼠毛色泽等一般情况；应用模糊数学中的模式识别方法进行脾虚大鼠模型评价	于漫等[29]
胃阴虚	SD 大鼠	中药草乌水煎浓缩煎剂（燥热耗阴中药）连续灌胃	观察记录大鼠自发活动、小便色度、牙龈黏膜色度、牙龈黏膜肿度、牙龈黏膜出血、舌色质程度；肉眼观察胃溃疡出血情况；观察和测定相关脏器组织病理形态学变化	李莉等[30]

续表

阴虚证型	造模动物	造模方法	证候评价	研究者
肝阴虚	Wistar大鼠	皮下注射40% CCl_4花生油溶液、灌胃给予温热中药	观察大鼠的毛发、活动、大便、饮水量、体重；计算肝脏指数（肝脏指数=肝脏重/体重×100%）	梁增荣等[31]
阴虚内热	SD大鼠	腹腔注射高剂量的 T_3	观察大鼠的自发活动、进食量、体重	Liu 等[32]

（三）病证结合动物模型

病证结合理论指导下的中西医药学研究需要使用病证结合动物模型，其与单纯的疾病模型或证候模型相比更加合理和完善，充分结合了中医基础理论知识与现代医学方法。目前虽无明确的规定，但通常我们所说的"病证结合"是指将中医的"证"与西医的"病"结合。该类动物模型就是指以中医药理论为指导，再结合现代医学理论知识及其相关实验动物科学知识，在动物身上复制既有中医证候的表现，又体现西医疾病的动物模型。该类模型被广泛应用于中药药效的研究中，筛选和寻找特色中药，深度探究并论述了中药的药效机制，对于中医药的现代化进程有着显著的促进作用。

病证结合的动物模型虽较早被提出并被应用于中药药效的评价中，但早年间被技术等条件限制发展较缓，近年来随着现代科学技术的进步，使得该类研究取得了重大进展。然而目前病证结合的动物模型仍存在诸多问题，如许多动物无法完整表现出中医的证候特点，模型的评价体系还不够完善，对于部分模型的制备缺乏有效的验证手段，尤其是模型的不稳定性和重复性差会极大地影响研究人员对药效的判定结果。因此，想使病证结合动物模型被广泛应用于中药药效的评价体系中且其实验结果被高度认可，道阻且长。

尽管在此发展过程中还存在一些问题，但我们应该用发展的眼光来看待，总结分析相关理论、不断丰富中医药动物模型、完善健全建模的科研规范及评价标准体系。可在严格疾病辨证标准、加强"证"本质研究的基础上，以中医药理论为指导，借助现代科学技术及实验动物科学知识，构建重复性良好的病证结合动物模型及科学规范的模型评价体系，以促进中医"证"本质的最后揭示，进一步推动中医药现代化的研究。

二、常见的病证结合动物模型

本节主要介绍近几年较新的中药药理病证结合动物模型的造模方法，主要挑选以下几种疾病的常用病证结合动物模型进行阐述：类风湿关节炎、阿尔茨海默病、冠心病、糖尿病肾病、慢性心力衰竭、肝纤维化和缺血性脑卒中动物模型。

（一）类风湿关节炎

类风湿关节炎（rheumatoid arthritis，RA）作为一种免疫系统疾病，具有高致残率且易反复发作等特点，在一定程度上影响着患者的生活质量。因此，寻觅治疗功效显著的药物便成为如今风湿病的研究热点[33]。中医药在治疗 RA 方面具有独特的优势，现代化的实验研究对于中医药治疗 RA 机制、深层次理论的探讨和进一步临床推广应用具有重要意义，而标准化的 RA 病证结合动物模型则是实验研究的基础[34]。现就目前常用的 RA 病证结合动物模型进行举例说明（表 6-3），以期为 RA 的动物研究提供另一视角。

表 6-3　类风湿关节炎病证结合动物模型造模方法

中医证候	造模动物	造模方法	证候评价	疾病评价	方药相应	研究者
风湿寒痹证	SD 大鼠	风寒湿刺激、尾根部注射完全弗氏佐剂（CFA）	观察大鼠的精神状态、体重、足肿胀和足肿胀度评分	ELISA 检测类风湿因子（RF）、C 反应蛋白（CRP）、抗-CCP 抗体（Anti-CCP）和炎症因子（IL-1β、IL-17 和 TNF-α）含量，观察大鼠后足滑膜组织形态学病理情况	乌头汤	魏艳霞[35]
	新西兰大白兔	双膝关节腔内注射 II 型胶原乳剂、风寒湿刺激、葡萄球菌肠毒素 B 外涂	观察新西兰大白兔的体重、精神状态、背毛和活动情况	测量各组兔双侧膝关节周长、温度，计算关节肿胀度和关节炎症积分；Real-time PCR 法检测 IL-1β、IL-6、TNF-α、核因子-κB 受体活化子配体（RANKL）mRNA 相对表达量	风湿宁胶囊	冯振宇等[36]
风湿热郁证	SD 大鼠	风湿热刺激、背部和尾根部注射 II 型胶原乳剂	观察大鼠一般情况、体重	测量足跖肿胀度、关节炎指数评分、痛阈值、冷痛耐受值、压力耐痛值，以及血清 RF、CRP、TNF-α、IL-1β、前列腺素 E_2（PGE_2）水平	秦艽不同配伍药对	马腾茂等[37]
血瘀证	SD 大鼠	右侧膝关节腔、足跖皮内、背部及尾部注射 II 型胶原乳剂、盐酸肾上腺素，4℃冷水应激	大鼠一般状态观察	大鼠足趾肿胀程度的变化及关节炎指数评分、促炎因子的检测、血液流变学检测	无	李茜等[38]
肾虚证	SD 大鼠	尾根部注射 II 型胶原乳剂、行双侧卵巢切除手术	观察大鼠一般情况、体重	关节炎指数（AI）评分；关节病理损伤；测量踝关节破骨细胞数量、血清 E_2 含量	益肾蠲痹丸	陶黎等[39]
	SD 大鼠	尾根部注射 II 型胶原乳剂、行睾丸切除手术	观察大鼠一般状态	关节炎指数（AI）评分；测定血清二氢睾酮、睾酮和雌二醇水平；测定血清抗 II 型胶原、IL-6 和 IL-10 水平	益肾蠲痹丸	Zhao 等[40]
脾虚证	SD 大鼠	腹腔注射利血平、尾根部注射 II 型胶原乳剂	观测大鼠体重、被毛、活动及排便状况等	行关节切片及光镜下关节破坏半定量分析；测定血浆抗 II 型胶原抗体、血浆皮质酮含量；检测外周血 T 淋巴细胞亚群、脾淋巴细胞增殖	益肾蠲痹丸	肖诚等[41]

（二）阿尔茨海默病

阿尔茨海默病（Alzheimer disease，AD）作为一种与年龄有关的神经系统退行性疾病，对于患者的记忆及认知等功能有着不同程度的影响作用。目前，人口老龄化是 AD 发病率逐年升高的外部因素之一，而 Tau 蛋白异常磷酸化聚集和 β-淀粉样蛋白沉积等则是 AD 发病的可能作用机制[42]。AD 是最常见的老年痴呆病之一，据统计 85 岁以上的老年人 AD 患病率可能高达 25%～50%，因此，探寻新型的药物和治疗手段用于 AD 患者迫在眉睫[43]。近年来，中医药在治疗、改善 AD 病证方面取得一定的进展，以肾虚为代表的证候变化与 AD 认知结局具有相关性，肾虚证候分数的变化能反映认知功能的变化，在一定程度上可作为 AD 结局指标[44]。现就目前常用的 AD 病证结合动物模型进行举例说明（表 6-4），以期为 AD 的动物研究提供另一视角。

表 6-4　阿尔茨海默病病证结合动物模型造模方法

中医证候	造模动物	造模方法	证候评价	疾病评价	方药相应	研究者
肾虚证	C57-B6 小鼠	皮下注射氢化可的松注射液、侧脑室注射 $A\beta_{25-35}$	观察小鼠一般状态	测定小鼠血清皮质醇（CORT）、睾酮水平；海马神经元细胞形态；海马 LC3 蛋白表达；p62 蛋白表达	六味地黄丸	朱仲康等[45]
	SD 大鼠	腹腔注射 D-半乳糖、双侧海马 CA1 区注射 $A\beta_{25-35}$	从抗氧化能力和 HPA 轴检验肾虚模型	Morris 水迷宫定位航行实验；空间探索实验；取血清检测总抗氧化能力（T-AOC）、过氧化脂质（LPO）、总超氧化物歧化酶（T-SOD）、促肾上腺皮质激素释放激素（CRH）、ACTH、CORT；观察 AD 海马区组织形态；对 AD 海马区神经细胞凋亡进行定量分析	地黄饮子	成金枝等[46]
气虚血瘀证	SD 大鼠	腹腔注射 D-半乳糖、双侧海马 CA1 区一次性注射聚集态 $A\beta_{1-40}$	大鼠一般状况观察，对外观状况、平均进食量、体重、游泳时间、精神状态进行评分；舌象图像采集及分析	Morris 水迷宫实验	蛭龙活血通瘀胶囊	罗钢等[47]
血瘀证	中缅树鼩滇西亚种	双侧脑室注射 $A\beta_{25-35}$ 及鹅膏蕈氨酸、腹腔注射角叉菜胶溶液	对树鼩的足爪皮肤、鼻唇部皮肤、舌底进行图像采集，观察所有树鼩的精神状态及有无抓捕抵抗	凝血四项检测；血清 NO 含量及 SOD 活力的测定；Western blot 测定脑组织中 $A\beta_{1-42}$、淀粉样蛋白前体蛋白（APP）、磷酸化 Tau 蛋白（P-Tau）含量；HE 染色及免疫组化法检测脑神经细胞损伤	三七总皂苷	陈奔等[48]

（三）冠心病

冠心病作为一种常见的心血管疾病，是目前全球发病率最高的非传染病之一[49]。据《中国卫生和计划生育统计年鉴（2017）》所统计，2016 年中国城乡居民冠心病死亡率继续保持 2012 年以来的逐年递增趋势，严重威胁着患者的生存[50]。但随着医疗条件的改善，越来越多的患者接受介入治疗，使得患者的生存质量得到明显改善。在心血管疾病现代诊治水平取得长足进步的背景下，中医药仍能够广泛应用于临床，独特的疗效优势应是其传承发展的根基[51-52]。目前我国冠心病患者中医病机为"本虚标实"，证候以气虚为本、血瘀或兼痰浊为标多见[53]。现就目前常用的冠心病病证结合动物模型进行举例说明（表 6-5），以期为冠心病的动物研究提供另一视角。

表 6-5 冠心病病证结合动物模型造模方法

中医证候	造模动物	造模方法	证候评价	疾病评价	方药相应	研究者
寒凝血瘀证	SD 大鼠	大剂量静脉注射垂体后叶素	观察大鼠体征	心电图和心肌微循环；测量微静脉管径和红细胞流速变化，血浆血栓素 B_2（TXB_2）、6-酮前列腺素 F1α(6-Keto- PGF1α)	无	王朋等[54]
气虚血瘀证	Wistar 大鼠	术前 2 周跑台运动、冠脉结扎、术后力竭跑步	观察大鼠宏观体征；检测超声心动指标、呼吸幅度、空场实验相关指标、力竭运动时间，足底图像色彩采集，观察舌象、脉象	超声心动图检测、脑钠肽[和 N 端脑钠肽前体（NT-proBNP）]含量测定；内皮素(ET)、NO、TXB_2、6-Keto-PGF1α 含量测定；大鼠心肌 MASSON 染色、HE 染色	无	黄烁等[55]
痰瘀互结证	中国实验小型猪	高脂饲料喂养、冠状动脉血管内皮损伤	中医四诊评分法测定动物主症、兼症、舌象及脉象改变	血脂测定；血液流变学检测；超声心动图检查；计算梗死区心肌面积和心室面积；按照冠心病痰瘀互结证小型猪中医证候诊断及评分标准进行评价	丹蒌片	李磊等[56]
心脾阳虚证	Wistar 大鼠	采用 BAT 切除术、高脂饲料喂养、隔日寒冷环境刺激、脑垂体后叶素皮下注射	观察大鼠一般生活状况如活动度、摄食行为、毛发改变、体重变化、肛温	心电图检查；大鼠离体心肌舒缩能力观察	附子注射液	唐汉庆等[57]
心阳虚证	Wistar 大鼠	高脂饮食、脑垂体后叶素皮下注射、寒冷刺激	大鼠体温、体征观测	心电图检测；血脂水平测定；血清心肌酶水平测定；彩色多普勒检测；心重/体重变化检测；血清胆碱酯酶测定；肾功能检测；组织形态学改变	温心胶囊	张明雪等[58]
心气虚证	Wistar 大鼠	冠状动脉结扎、注射左旋硝基精氨酸	大鼠一般情况观察	血浆指标的检测	益气活血方	马月香等[59]

（四）糖尿病肾病

糖尿病肾病（diabetic kidney disease，DKD）在一些发达国家中是终末期肾病的主要原因[60]。近年来，有关 DKD 发病机制的研究日益增多，不断有新型的药物被研制利用[61]。现就目前常用的 DKD 病证结合动物模型进行举例说明（表 6-6），以期为 DKD 的动物研究提供另一视角。

表 6-6 糖尿病肾病病证结合动物模型造模方法

中医证候	造模动物	造模方法	证候评价	疾病评价	方药相应	研究者
气虚证	SD 大鼠	高脂饲料饲养、腹腔注射链脲佐菌素（分别予一次大剂量注射、多次小剂量注射）、疲劳游泳	观察大鼠一般情况	尿量、血糖、尿微量白蛋白及肾脏病理的改变情况	无	樊少仪等[62]
气阴两虚证	Wistar 大鼠	单肾切除、高脂饲料、小剂量 STZ 腹腔注射、行为干预（饥饱失常、过度疲劳、惊吓）	观察大鼠一般情况	检测各组大鼠糖脂代谢、胰岛素抵抗指数（HOMA-IR）、24 h 尿白蛋白定量、尿 β_2 微球蛋白、肾功能、右肾重/体重等指标；光镜下观测肾组织病理	益气养阴中药复方	胡爱民等[63]
血瘀证	SD 大鼠	手术＋高糖高脂饮食＋STZ 制作糖尿病肾病模型、甲状腺素片混悬液灌胃、冷水游泳力竭法	观察大鼠一般情况	测定大鼠体重及肾脏肥大指数、ACR 及 24h 尿蛋白、肾功能、肾组织病理形态学观察	糖肾康	高磊[64]

（五）慢性心力衰竭

慢性心力衰竭（chronic heart failure，CHF）是很多心脏疾病发展到一定阶段的症状表现，它具有病死率高和预后不良等特点[65]。张伯礼教授认为，CHF 病机可宗张仲景胸痹之"阳微阴弦"，属本虚标实、虚实夹杂之证，本虚为心气不足、心肾阳虚，标实为血瘀水停[66]。近年来，中医药在治疗 CHF 中发挥着重要的作用，且与西药合用时既可减少药物的使用量，又可缩短病程，提高患者的生活质量，突显了中医药在治疗 CHF 中的优势和广阔前景[67]。现就目前常用的 CHF 病证结合动物模型进行举例说明（表 6-7），以期为 CHF 的动物研究提供另一视角。

表 6-7 慢性心力衰竭病证结合动物模型造模方法

中医证候	造模动物	造模方法	证候评价	疾病评价	方药相应	研究者
气虚血瘀证	SD 大鼠	左冠状动脉前降支高位结扎法	动态观察大鼠宏观体征，计算大鼠应激后呼吸频率，摄足底图像进行色度分析；进行游泳力竭实验、旷场实验	心电图检测、超声心动图检测、心脏血流动力学检测、心脏标本的采集及重量参数的测定、心肌组织胶原纤维的定性分析	无	冯玄超等[68]

续表

中医证候	造模动物	造模方法	证候评价	疾病评价	方药相应	研究者
气阴两虚证	KM 小鼠	皮下注射过量异丙肾上腺素、剥夺睡眠	观察小鼠宏观体征，包括精神、活动、毛发、口鼻、耳、爪和尾的情况；旷场试验；提取小鼠耳、口唇、舌、爪、尾的红色（R）、绿色（G）、蓝色（B）值并计算	超声心动图检测，计算心、肝、肺与体重和胫骨长的比值，观察心肌组织病理变化	无	杨鸣等[69]
心气虚兼血瘀水肿证	SD 大鼠	多柔比星联合丙硫氧嘧啶双重因子攻击技术	观察大鼠一般情况	检测指标或项目包括心率、心肌病理切片、心重指数、呼吸频率、肺重指数、肺脏病理切片、尿量、水肿情况、肝重指数、肝脏病理切片、游泳力竭实验、耳温、T_3、T_4、TSH	无	林家茂等[70]

（六）肝纤维化

肝纤维化是受慢性或反复性肝损伤刺激，最终导致纤维性瘢痕形成的病理过程[71]。近年来国内外学者研究发现，肝纤维化是一个可逆的过程，且中药对于肝纤维化的逆转过程有着独特的优势[72-73]。现就目前常用的肝纤维化病证结合动物模型进行举例说明（表 6-8），以期为肝纤维化的动物研究提供另一视角。

表 6-8　肝纤维化病证结合动物模型造模方法

中医证候	造模动物	造模方法	证候评价	疾病评价	方药相应	研究者
肝郁脾虚证	Wistar 大鼠	注射猪血清、不同乙醇浓度及高脂低蛋白饲料喂养	观察大鼠一般情况，并使用中医肝郁脾虚证证候积分进行评价	检测血清中丙氨酸氨基转移酶（ALT）、天门冬氨酸氨基转移酶（AST）、层粘连蛋白（LN）、透明质酶（HA）、Ⅲ型前胶原（PC-Ⅲ）、Ⅳ型胶原（Ⅳ-C）、转化生长因子-β1（TGF-β1）、BUN、Cr 指标的变化	柴胡水提物、柴胡总皂苷	窦立雯[74]
	大鼠	40%CCl₄ 橄榄油皮下注射、夹尾法、生大黄水煎液灌服法	观察大鼠的一般情况	肝组织病理 HE 染色	逍遥丸	包剑锋等[75]
气虚血瘀证	SD 大鼠	40%CCl₄ 橄榄油皮下注射、游泳力竭试验	观察大鼠的一般情况	肝湿重情况；肝组织天狼星红染色；肝纤维化 Ishak 评分比较	无	徐渴阳等[76]
正虚毒蕴血瘀证	SD 大鼠	40%CCl₄ 橄榄油皮下注射，以及夹尾、食物剥夺、灌胃大黄水煎液、束缚、游泳力竭试验、超声刺激交替刺激	观察大鼠一般情况	肝组织行 HE 及 Masson 染色，观察肝纤维化情况；血清学指标检测	扶肝化纤汤	肖政华等[77]

（七）缺血性脑卒中

缺血性脑卒中是一种由遗传和环境等多因素相互作用引发的疾病，其发病率、死亡率和复发率常年居高不下[78-79]。目前中医药防治脑卒中具有多靶点、多途径等优势，但大多都是临床前的动物实验研究，因此模型的选择显得尤为重要[80]。现就目前常用的缺血性脑卒中病证结合动物模型进行举例说明（表6-9），以期为缺血性脑卒中的动物研究提供另一视角。

表 6-9　缺血性脑卒中病证结合动物模型造模方法

中医证候	造模动物	造模方法	证候评价	疾病评价	方药相应	研究者
火毒证	SD大鼠	腹腔注射角叉菜胶复合线栓大脑中动脉阻塞法	观察大鼠在不同时间点的舌部、耳廓、爪甲、尾部的表征，测量体温	检测相关凝血指标、脑组织形态学等方面的变化	无	王凤丽等[81]
气虚血瘀证	SD大鼠	持续力竭性游泳复合线栓法（大脑中动脉阻塞）	观察大鼠表征、舌象	检测血液流变学及脑组织形态学等指标的变化	无	张锦等[82]

第三节　基于整合药理学的中药整体药理及分子机制研究

一、多组学整合中药药理及分子机制探讨研究

（一）基因组学

基因组学（genomics）的概念最早于1986年由美国遗传学家Thomas H.Roderick提出。基因组学主要对生物体内的所有基因进行图谱分析、核苷酸序列分析、基因功能和基因位置分析，进而研究基因组的功能、结构、进化、变异、定位和编辑等，并从整体的角度研究其对生物体的影响。

1. 基因组学在中医证候研究中的应用

基因组学[83-84]具有整体视野和稳定性等特点，该技术可以从整体上研究基因活动的规律，其内容涉及基因的多样性、基因组的功能、基因组的表达及蛋白质产物的功能等，它从整个基因组的层面来阐释所有基因在染色体上的位置、结构、基因产物的功能及基因之间的关系。随着基因组学的出现与技术的发展，为中医药研究提供了新的研究方法和研究思路，中医理论中的整体观念和辨证论治与基因组学的研究方法有许多相似之处。通过基因组学的方法，可以建立不同证候类型的功能基因调控网络和基因变异及基因表达差异谱，从而可以在基因的层面来探究中医证候的实质。

2. 基因组学在中药研究中的应用

中药药效是对中药中所含复杂化学成分在基因、细胞和组织层面上对不同靶标产生影响的综合效应。多成分、多靶标、多层次的特点为中药药效的分子机制研究带来了巨大困

难。基因差异表达技术的出现为中医药研究提供了强大的动力[85]；基因组学研究方法具有快速灵敏、高通量、多模式、多因素和微型化等特点，使研究人员能够以高通量的方式分析中药处理后靶标基因的差异表达[86]。因此，中药的基因组学研究为探索中药作用机制、筛选鉴定中药活性成分、鉴别道地药材[84]等现代中药研究提供有力的技术支撑。本草基因组学（herbgenomics）这一概念现已有学者提出，该技术主要用于研究中药基原物种的遗传信息及其调控网络，并从基因组水平研究中药对生物体的作用，进而发掘出中药药效的分子机制[87]。基因组学在病证结合模型中的应用见表 6-10。

表 6-10　基因组学在病证结合模型中的应用

研究病证	研究对象	应用技术	疾病评价客观指标
气虚血瘀证大鼠模型[88]	红花注射液	基因芯片	红花注射液对于气虚血瘀证有治疗作用,在基因层次上是通过抗炎损伤机制实现的
脾虚水湿不化证大鼠模型[89]	薏苡仁水煎液	基因芯片	薏苡仁能够修复造模刺激导致的小肠损伤,提高模型溶质载体家族（Slc）表达,使小肠募集白细胞的能力得以恢复;能降低脾虚水湿不化模型的水通道蛋白 3（AQP3）水平,减少水液从肠腔向机体组织的渗透
邪毒壅盛证、气阴阳虚证肝癌模型[90]	腋下接种 H22 肿瘤腹水癌细胞	基因芯片	H22 荷瘤小鼠肿瘤形成后,自发产生的虚证越严重,其睾丸雄激素合成酶基因转录活性越低
糖尿病肾病大鼠模型[91]	高脂饲料喂养加腹腔注射 STZ	基因芯片、RT-PCR 技术	氧化磷酸化通路和 TGF-131 介导的细胞外基质（ECM）受体相互作用通路的激活可能与糖尿病肾病的发生相关
痰湿体质患者[92]	/	基因芯片	基因组学研究发现了四个上调的基因：COPS8、GNPDA1、CD52 和 ARPC3；以及六个下调的基因：GSPT2、CACNB2、FLJ20584、UXS1、IL21R 和 TNPO。基因功能分析表明,痰湿者容易患高脂血症和糖尿病

（二）转录组学

转录组概念是由 Veclalesuc 和 Kinzler 等于 1997 年提出的，是指一个活细胞所能转录出来所有的 RNA，转录组在定义上有时间和空间的限制（同一细胞的基因表达在不同的生长时期或不同的生长环境下并不完全相同）。转录组受外源性和内源性因子协同调节。它是物种的内部基因组与外部物理特征之间的动态链接，反映了生物个体在特定器官、组织或某一特定发育、生理阶段细胞中所有基因的表达水平。因此，转录组的研究不仅可以解释细胞或组织基因组的功能元件，揭示分子组成，而且可以用来理解生物学过程和疾病机制。

转录组学（transcriptomics）是一种有效的工具，该技术利用 RNA 来探究基因的表达情况，具有快速高效、高通量、高度平行性、高灵敏度、大规模、高度自动化等特点。它为基因表达的变化提供了方便和可靠的途径，可以揭示药物的多重机制。与广泛使用的传统转录方法相比，转录组学克服了可测量基因数量的限制，允许在不同水平上同时测定数千个基因的共表达，在这项技术的早期阶段，它在中医学研究中的巨大潜力得到了广泛的认可[93]。

1. 转录组学在中医证候研究中的应用

在中医理论中，疾病是受外感和内因共同作用的结果，因而表达出的证候类型也不尽相同。但这种抽象的描述，使得人们很难理解中医药的益处和潜在的分子与细胞机制[1]。转录组学是一门研究在特定时间和总体水平上某种细胞类型中所有转录本的结构、类型、功能和转录调控的学科。该技术可以提供某些条件下某些基因的表达信息，并据此推断相应未知基因的功能，从而进一步揭示其作用机制。机体通过基因功能和相关途径的应答从整体层面来表达证的状态，证是由外部刺激引起的基因组整体运动的全面反映。因此，转录组学技术在中医证候实质的研究中最为常用，实现揭示疾病证候实质的目标[94]。

2. 中药复方药理作用机制的转录组学应用[95]

中药方剂是由若干味药按君、臣、佐、使的配伍原则搭配而成的，其功效并不是单味药相加，而是相互作用并协同发挥药效。因此，复方对机体作用的机制更为复杂、药效作用范围更广、作用靶点更多，这也进而导致其物质基础和作用机制很难阐述明确，研究难度也相对更大。目前大部分复方的研究方法从中药复方中单独分离出有效成分进行研究，但这似乎是与中医理论相矛盾的，因为我们一直强调它们作为一个整体的整体效应。利用转录组学方法可以确定中药复方诱导的机体的整体效应，同时也可以根据其对整体基因表达的影响来检测活性成分。

3. 中药药效作用机制的转录组学应用

随着药物发现模式由"一靶、一药"向"多靶、多药"的转变，转录组学技术为中药复方作用机制研究提供了新的思路和方法。中药具有成分复杂、作用靶点繁多的特点，单独依靠基因组学、蛋白质组学的信号分析大部分情况下难以准确把握中药药效的分子机制。而利用转录组学的方法配合其他组学方法能够全面掌握机体整体基因表达的情况和调控的变化。

4. 中药基原植物的转录组学应用[96]

药材的基原鉴别是确保药材有效的前提，而明确有效成分又是治疗疾病的保障。但中药品种繁多、成分复杂；同一成分在植物不同部位的含量也不一定相同，现有的传统方法存在经验性强、稳定性差、易受外界环境干扰变化等特点。转录组学技术具有快速、高效和敏感等特点，其最大的优势是不受外界环境改变的影响，能够从整体水平掌握其基因表达和调控规律。代谢组学技术可以与传统方法有所互补，为药用动植物的分类鉴定提供新的方法；发掘道地药材的有效成分，阐明中药有效成分形成机制，为药用植物育种提供参考。转录组学在病证结合模型中的应用见表 6-11。

表 6-11 转录组学在病证结合模型中的应用

研究病证	研究对象	应用技术	疾病评价客观指标
肝纤维化大鼠模型[96]	茵陈蒿汤	基因芯片	富集分析表明茵陈蒿汤能明显影响 TNF、PI3K-Akt 信号通路。体内实验表明，茵陈蒿汤（YCHD）治疗不仅可以减轻肝纤维化症状，而且可以减少肝实质细胞凋亡，通过网络药理学和转录组学的结合分析，确定了 YCHD 抗肝纤维化的 45 个有效成分和 296 个潜在靶点

续表

研究病证	研究对象	应用技术	疾病评价客观指标
脑出血大鼠模型[97]	补阳还五汤	lncRNA、mRNA芯片	鉴定出 18 个差异表达的 lncRNA 和 33 个差异表达的 mRNA。改变后的基因在血红蛋白复合物、氧转运和氧转运蛋白中富集，血红蛋白复合物、氧转运、氧转运体活性和丙酮酸代谢是补阳还五汤治疗脑出血的可能靶点
白细胞减少小鼠模型[98]	芪精升白颗粒	基因芯片	芪精升白颗粒调控了造血细胞谱系、细胞数量稳态、淋巴细胞分化、代谢过程（包括脂质、氨基酸和核苷酸代谢）、B 细胞受体信号通路、T 细胞活化和核苷酸寡聚化结构域样受体（NOD）信号通路等一系列生物学过程
类风湿关节炎虚证[99]	雷公藤多苷片	miRNA	筛选 hsa-miR-4720-5p，hsa-miR-374b-5p 和 hsa-miR-185-3p 作为雷公藤多苷片治疗 RA 的候选生物标记
心脏病血瘀证[100]	患者血浆检验	lncRNA、mRNA、miRNA	CTA-384D8.35、CTB-114C7.4、RP11-567M16.6 和 hsa-miR-3158-3p 是冠心病血瘀证基因调控网络中的关键节点
心脏病血瘀证[101]	患者血浆检验	lncRNA、mRNA、miRNA	hsa-miR-199a-5p 和 hsa-miR-146b-5p 是冠心病血瘀证基因调控的关键节点
慢性乙型肝炎湿热类证[102]	患者血浆检验	基因芯片、microRNA	慢性乙型肝炎脾胃湿热证和肝胆湿热证两证型间存在 microRNA 的差异表达。转录组学可运用于湿热类证的鉴别
急性心衰大鼠模型[103]	附子水煎液尾部静脉注射	高通量测序技术	附子治疗急性心力衰竭大鼠的作用机制可能与调控 PI3K-Akt/Jak-STAT 通路有关
急性缺血性中风阴阳类证[104]	患者血清检验	lncRNA、mRNA、miRNA	急性缺血性中风阴类证、阳类证的 lncRNA、miRNA、mRNA 表达谱存在差异，阴、阳类证的表型差异可能由血压调节、肾上腺素能受体调节、肾素-血管紧张素系统及 γ-氨基丁酸（GABA）等多个通路的共同参与

（三）蛋白质组学

蛋白质组学（proteomics）是由 Marc Wikins 于 1994 年首先提出的新名词，是以蛋白质组为研究对象，研究细胞、组织或生物体蛋白质组成及其变化规律的学科。蛋白质组学研究能够动态描述基因调节，对基因表达的蛋白质水平进行定量检测，鉴定疾病标志物，查明药物对机体功能的影响，解释基因调控的机制。蛋白质组学主要用于阐明生物体中所有蛋白质的表达和功能模式，分析细胞内动态变化的蛋白质成分、表达水平与修饰状态，了解其相互之间的作用与联系[105]。

1. 蛋白质组在中医证候研究中的应用[106]

在中医理论中，证的形成与个体体质的差异密切相关，在疾病发展和病情演变的过程中是不断变化着，其所反映的是疾病的本质在人体的阶段性变化。不同于传统研究，蛋白质组学是对基因组中表达的所有蛋白质或细胞、组织和人体在特定时间和空间表达的所有蛋白质进行研究，其目的是了解蛋白质之间的相互作用和联系，并从整体角度分析蛋白质的组成、表达水平和修饰状态，揭示蛋白质的功能和细胞生命活动的规律，进而阐明证候形成和发展的规律。通过发掘证候的物质基础，从整体蛋白质表达层面上阐明证候的本质。

2. 蛋白质组学在中药方剂中的应用

中药方剂是中药的主要剂型，由单味中药经过配伍组成，具有药理和药效学相容性。单味药合并为方剂，其结果与单味药物的原疗效不同，也能更好地适应有更多复杂症状的疾病。中药方剂是一个具有多个组成部分、多个目标和多个效应的复杂系统。因此中药方剂具有多成分、多作用、多靶点、多层次等特点，在研究方面需要从整体、离体、细胞、分子等各个层次，全方位的齐头并进。蛋白质组学可以全面揭示生物基因组表达的所有蛋白质[107]，并了解其在生理活动中的表达与功能特质，进而可以从分子层面全面了解中药的药效或毒理作用机制。

3. 蛋白质组学在"病证结合"模式中的应用[108]

现如今，病证结合模式是中医在临床上诊疗的重要手段。《伤寒杂病论》中就对病证结合的模式有记载。随着研究的深入，现代医学对疾病的命名更为精准和客观，因而病证结合中病的含义更趋向于西医的命名，如将类风湿关节炎归为尪痹。这将有助于更准确地判断疾病的病情和预后。因此，病证结合模式的规范化、标准化是中医现代化的关键，而发掘不同证型的客观化指标是基础。蛋白质组学技术的应用，可以在物质层面直观体现证的本质。

4. 蛋白质组学在中药药效研究中的应用

蛋白质组学研究的对象是生物体中所有蛋白质的表达和功能模式，分析蛋白质成分在细胞内的动态变化、修饰状态和表达水平，探究其相互之间的联系和作用方式。现代研究表明，疾病的病因和药物作用的靶点大多是受体、蛋白质酶[109]和信号转导蛋白水平。通过对比治疗前后蛋白质谱的变化，可以在宏观上评价、研究中药药效，进而发现中药作用的不同靶点、不同作用环节和不同作用过程。蛋白质组学技术还可以对中药材的有效部位进行识别，因此可以为中药材中化学成分的识别和提取提供指导。中药材大多成分复杂，蛋白质组学的特点非常适用于研究中药的药理作用机制、发掘药物新的功效。蛋白质组学在病证结合模型中的应用见表 6-12。

表 6-12　蛋白质组学在病证结合模型中的应用

研究病证	研究对象	应用技术	疾病评价客观指标
虚证风湿性关节炎[86]	患者血清检测	蛋白质芯片、ELISA	利用蛋白质芯片鉴定类风湿关节炎自身抗体有助于了解中医药中的虚证，抗 vegfa165 抗体的发现为临床精准治疗提供了可能
脑出血大鼠模型[110]	大黄	iTRAQ、Western Blot	大黄在脑出血治疗中主要通过多巴胺能突触途径发挥作用。大黄治疗脑出血的机制可能还包括抗 OS、钙结合蛋白调节、血管生成调节和能量代谢改善
SD 大鼠[111]	固脂增生止痛丸	iTRAQ	对关节疾病的治疗作用可能是通过 TGFB1/RHO 相互作用网络与软骨发育、生长和修复相关的其他蛋白与信号通路共同实现的
慢性抑郁大鼠模型[112]	开心散	iTRAQ	同表达的蛋白质参与突触可塑性、神经发育和神经发生。结果表明，开心散在调节突触信号网络关键节点蛋白方面具有重要作用
阴虚证大鼠模型[113]	致白地黄颗粒	iTRAQ	致白地黄颗粒处理可导致机体免疫应答，尤其是免疫球蛋白的改变凝血和补体级联。致白地黄颗粒可以上调补体级联中的蛋白，使其消失并下调凝血级联中的蛋白抑制炎症反应

续表

研究病证	研究对象	应用技术	疾病评价客观指标
胃溃疡肝郁脾虚证大鼠模型[114]	安胃汤	iTRAQ、	基于 iTRAQ 蛋白组学可筛选出安胃汤干预胃溃疡肝郁脾虚证大鼠胃黏膜细胞相关蛋白（Akt1、Jak1、Jak2、Plcb3、Adrb2、Stat2、Prkcg、Plcb4、Ptpn2、Chrm3 及 Ifngr1），初步分析提示其与胃溃疡的多种细胞生物学活动有关
脾气虚证大鼠模型[115]		iTRAQ、	脾气虚证大鼠回肠组织中 I-FABP、MTTP、L-FABP、NPC1L1、ApoB、ApoA4 及 MGAT7 蛋白表达上调
胃溃疡肝郁脾虚证大鼠模型[116]	痛泻要方	iTRAQ	痛泻要方对阿司匹林及多种不同应激方法进行情志刺激引起的肝郁脾虚证胃溃疡模型具有明显的治疗作用，肝郁脾虚证胃溃疡发病会导致胃窦组织蛋白质组学的显著变化，而痛泻要方对差异蛋白及信号通路具有显著的修复调节作用

（四）代谢组学

组学技术目前可大体分为基因组学、转录组学、蛋白质组学和代谢组学。基因组、转录组及蛋白质组为生物过程提供物质基础，而代谢组信息则提示生物进程中已经发生的物质改变[117]。所以有学者提出，基因组学反映了什么是可以发生的事情，转录组学反映的是将要发生的事情，蛋白质组学指出了发生了的事情，只有代谢组学才真正反映已经发生了的事情。近年来，代谢组学在判断中医证候和中药药效的研究中发展十分迅速，应用范围也更加广泛。

代谢组学（metabonomics）是 20 世纪 90 年代中期发展起来的一种全新的组学技术，其定性定量的分析对象是生物系统中所有小分子（分子量＜1000Da）代谢物。代谢组学技术是通过整体角度来考察机体受外界刺激的变化或机体现有的状态。代谢物处于整个代谢网络的末端，与基因或蛋白的表达高度相关，能迅速反映出外界的刺激对机体造成的影响，通过对与病证相关特定组分的共性加以分析、判断，代谢组学可以更准确、直接地表现出机体所处的环境或状态，从而发现疾病潜在生物标志物（biomarker）[118]。生物标志物一般是指在治疗过程中，对一种常见的生理或病理或某一特征能够进行客观测量和评价的生化指标，通过测量它可以反映机体当前的生物过程。代谢组学通过对生物体在病理生理刺激或基因修饰后出现的代谢产物进行定性和定量分析，发现由疾病或特殊治疗引起的相关特殊代谢产物图谱的变化[119]。

与其他三种组学技术相比，代谢组学具有自己独特的优势，首先代谢组不需要建立全基因组测序的大数据支持；其次，检验样品种类相对较少，所以检测样品更容易获得，检测相对简单且成本较低，与此同时还可以获得大量的信息。由于代谢产物是相对稳定的成分，在外界的环境和基因的表达不改变的前提下，人为因素及其他因素基本不会影响分析的结果，具有相当可观的稳定性。并且代谢组学技术可以动态监测机体受到扰动或在疾病状态下代谢产物的改变。因此，代谢组学技术相较于其他组学技术的静态分析方法更加整体、全面，因而更适合中医中药理论体系的整体性研究。

1. 基于代谢组学方法的中医证型研究

整体观念是中医学理论之一，但对其本质的研究一直未取得突破性的进展。单一的、局部的、无针对性的研究无法反映证候在机体的整体特点。代谢组学主要关注机体整个代谢物受外界刺激后的变化，而不局限于特定的代谢物和通路[120]，能够客观地反映整体的变化趋势，其时效性、整体性和系统性的特点与中医证候所研究的疾病发展过程具有相似性。通过观察生物样品中所有可测代谢物的综合表现，探讨内因或外因引起的生物体内的生理、生化变化及其生物学意义。从系统生物学的角度出发，基因调节网络及蛋白质网络被干扰后，机体处于特异的生理病理状态，这种状态下机体会分泌内源性成分到血液和尿液中，而内源性成分的改变通常以组、群、谱的特征而客观地反映出来，这可能就是中医证候的实质。代谢组学技术具备分析内源性成分组、群、谱集成问题的能力。其整体性、综合性、动态性的特点，能够从整个代谢网络的范围反映机体的生理状态及功能水平。这与中医学的整体观念的辨证方法基本一致。代谢组学技术可以从整体角度出发，准确地发现代谢网络的细微变化，以获得偏出正常范围的特征性代谢表达图谱，进行整合和分析后，进而发掘出与功能意义有关的信息。而代谢图谱可能是中医证候实质的物质基础在代谢物层面的反映[121]。

2. 基于代谢组学方法的中药药效研究[122]

中药的特点是多组分药物联合使用进而发生显著的生物活性，其多组分可作用于多个靶点。代谢组学是根据复杂生物基质中的整体代谢谱，对复杂生物系统的病理刺激和药物治疗的众多代谢反应进行的综合性研究。它为描述动物模型和临床研究的病理状态提供了系统代谢网络的变化。代谢组学符合中医学的整体思维，在中医药的生物活性评价、作用机制和药物研究开发等方面显示出巨大的潜力。

中医药是一种独特的医学体系，具有多组分药物的显著特性。中医药的治疗作用通常可以归结为多种中药成分的结合或方剂的共同作用。中医药管理的复杂性给中医药现代化和规范化发展提出了巨大的挑战，尽管公认的中医药在治疗许多疾病特别是慢性病方面是有效的，但它缺乏必要的明确的分子机制，有时甚至缺乏分子基础。代谢组学与中医整体思维相一致，在中医药疗效评价及其生化作用机制方面显示出巨大的潜力[123]。

代谢组学技术能够从整体上对中药所含的化学成分进行全面分析，通过多元统计分析明确不同样本的分组聚类情况，获得药材的代谢物质指纹进而确定不同组间的差异代谢物，发现与药材基原、生产环境、采收期、药用部位、加工炮制等因素相关的特征标志物。最后，代谢组学可以从中药种属质量差异、产地质量差异、采收期和生长年限质量差异、部位质量差异、生长模式质量差异、贮存和炮制质量差异等方面来探究中药药效[124]。

3. 代谢组学分析技术

在代谢组学研究过程中样品主要包括动物的血液、尿液、粪便等体液。样品的处理包括提取、分离等过程，主要应用各种先进的现代分析技术，如核磁共振（NMR）、色谱质谱联用技术等，质谱联用包括气相色谱质谱（GC-MS）联用、液相色谱质谱（LC-MS）联用、毛细管电泳–质谱（CE-MS）联用和 NMR 技术等。

（1）GC-MS 联用技术

GC-MS 是最早应用于代谢组学的分析技术之一，也是目前最完善的联用技术，主要适用于极性低、低沸点、热稳定、易挥发的小分子化合物。GC-MS 结合了气相色谱与质谱的优点，分离能力强、检测灵敏度高，所需样品量少（匹克级试样），分析专属性强，且运行成本相对较低[125]。GC-MS 在测定混合物中痕量组分的结构分析与挥发性未知组分时具有明显优势。而对于极性强、挥发性低、热稳定差的物质，则需要通过衍生化来增加它们的挥发性然后再进行 GC-MS 分析，衍生化的方法主要有甲基化和硅烷化。

（2）LC-MS 联用技术

高效液相色谱（HPLC）具有分离效率高、灵敏度高、通量高、分析速度快、应用范围广等特点，已经成为代谢组学的主流分析技术。其分析原理与气相色谱基本相同，但液相色谱在分析样品时，可以分析非挥发性和热不稳定性的成分，是一种适用范围更广的分析技术，液相色谱可使用不同性质的流动相和固定相提高分离的选择性，适用于许多不易挥发、热不稳定和难以衍生化的代谢产物。但液相色谱技术也存在缺点，其分离时间较长、分离效率不高，没有化合物数据库可供检测和对比，样品鉴别还需进一步的分析。

反相液相色谱（RPLC）是 LC 最常用的模式，通常使用 C_{18} 或 C_8 化学键合相，是分析中等极性化合物和非极性化合物常用的手段。但氨基酸、核苷和多肽类等这类代谢化合物由于极性较大，出峰时间较早，因此 RPLC 无法使这一类化合物得到很好的分离，因此存在损失这类物质信息的现象。为了弥补这一缺点，可采用正相色谱（NPLC），NPLC 适用于这些极性大的成分，但重现性较差。近年来发展的亲水作用色谱（HILIC）具有与 NPLC 类似的色谱分离效果，且具有较好的稳定性，与 RPLC 可以很好地互补。同时使用 RPLC 和 HILIC 可以扩大代谢物的分析范围，得到更完整的代谢物图谱。

超高效液相色谱（UPLC）的出现，使代谢组学的研究有了质的飞跃。它采用小颗粒填料的色谱柱与耐高压系统，柱效高、分析速度快、峰容量大，显著提高了分离度和灵敏度，实现了代谢组学的高通量分析，尤其对复杂样品中的极性物质具有很好的灵敏度和选择性。并且 UPLC 在使用中通常流速较小，这使其在与 MS 系统连接时变得相对容易[126]。

LC-MS 串联技术主要依靠接口装置，而接口装置主要起将样品离子化并除去溶剂的作用。接口联用技术的不断发展使液相色谱与不同质谱仪的联用具有了技术支撑。常用的不同的质谱仪在动态范围、分辨率、稳定性等方面的差异如表 6-13 所示。

表 6-13　LC-MS 接口应用现状

接口	Q	QqQ	TOF	Q-TOF	IT	Orbitrap	FT-ICR
灵敏度	低	中等	高	高	高	高	高
分辨率	低	低	高	高	低	高	高
动态范围	中等	高	低	中等	中等	中等	中等
最大检测质量	/	MS^2	/	MS^2	MS^2	MS^2	MS^2
多级质谱	2000	4000	/	/	4000	10^5	$>10^6$
费用	低	低	高	高	低	高	高

（3）NMR 技术[127]

NMR 技术在 20 世纪 70~80 年代已开始用于代谢轮廓分析，NMR 的优势在于：①对待测样品没有偏倚性，对任何样品可以保持灵敏度一致；②对待测样品不具有破坏性，NMR 可以在不破坏待测样品的前提下对化合物的内部结构进行探索；③待测样品的前处理简单，可以使待测样品在接近生理条件下进行实验，因此可以对活体和原位进行实时和动态的检测，同时 NMR 实验设计多样，方法灵活易调整。

在化合物的鉴定方面，NMR 可以为组分提供丰富的结构信息，并且通过信号的强弱，还可以用来反映组分的相对含量。因此，NMR 很适合也常用于对代谢产物中的复杂成分进行研究。但 NMR 技术也具有自身的缺点，其检测灵敏度相对较低，很难同时测定生物体系中共存的浓度相差较大的代谢产物，并且其花费较高，一次性投入过大。

磁共振氢谱（^{1}H-NMR）是代谢组学研究中最常用的 NMR 技术[128]，主要提供质子类型及氢分布等。^{1}H-NMR 对含氢的化合物均能产生反应。磁共振碳谱（^{13}C-NMR）是另一种常用的磁技术，^{13}C-NMR 的优势在于较宽的化学位移范围及可以提供化学物的骨架信息，并且 ^{13}C-NMR 还可以观测不带氢的含碳基团的信息，提供更全面的结构信息。^{13}C-NMR 的主要缺点是灵敏度比较低，信号弱，需要较大的样品量和较长的扫描时间才可以获得足够的信号。

（4）CE-MS

毛细管电泳技术因其独特的优势近年来在代谢组学研究领域发展迅速，作为一项高通量技术与质谱的联用应该尽量能够提供代谢产物的信息，包括代谢产物的结构鉴定及代谢产物的定量分析，毛细管电泳可以对生物工程中各个领域的蛋白质、多肽、核苷酸、脱氧核糖核酸进行分离[129]。毛细管电泳的驱动力是高压电厂，分离通道为毛细管，待测样品中因不同组分之间存在不同的分配差异，故可以利用毛细管电泳技术来分离。但毛细管电泳技术本身对生物样品的检测稳定性较差，因此需要提高其分辨率和分析的重现性。为了解决此问题，通常采用毛细管电泳与质谱联用的方法，质谱仪具有扫描速度快和检测灵敏度高的特点，因此可以对复杂的代谢产物进行微量分析。

在与质谱联用的技术方面，大多数质谱仪都可与蛋白质电泳联用。其中应用最广泛的是 TQ-MS 和 IT-MS，因为这两种仪器操作相对简单、分析速度较快。而 TOF-MS 和 FT-ICR-MS 因具有更高的质量分辨率和准确度，多用于分析相对分子质量较大的分子[130]。接口技术是实现毛细管电泳与质谱串联的关键所在。而 CE-MS 是由于稳定性、重现性及质谱接口等方面的原因，尚未能在代谢组学领域广泛应用。但其优势同时也相当明显，CE-MS 所需样品量极少，并且分离样品的速度和效率优于 GC-MS 和 LC-MS，往往 10min 内就能完成一个样品的分析过程。因此，CE-MS 更适合代谢物靶标分析，如对极性较强的氨基酸、有机酸和核苷类成分进行定量测定。CE 与 MS 联用可以使灵敏度更高、检测范围更广、检测限更低。因此，目前 CE-MS 的研究重点是研制新型的与质谱相容性更好的接口装置。代谢组学在病证结合模型中的应用见表 6-14。

表 6-14 代谢组学在病证结合模型中的应用

研究病证	研究对象	应用技术	疾病评价客观指标
疼痛小鼠模型[131]	延胡索	HPLC-QTOF-MS	鉴定了 13 个代谢靶点[包括溶血磷脂酰胆碱（LysoPC）、胆碱、花生四烯酸、二甲基乙醇胺]及胆碱能抗内酰胺和花生四烯酸（AA）代谢的相关途径，同时检测并验证了相关靶基因 iNOS、NF-κB、TNF-α
冠心病血瘀证小型猪模型[132]	血液检查	GC-MS	糖代谢及脂代谢紊乱是冠心病合并血瘀证分型的主要原因
急性血瘀证大鼠模型[133]	桃红四物汤	LC-Q/TOF-MS	筛选出 15 种代谢产物，主要涉及 10 条途径和 5 种中枢代谢产物，即 L-谷氨酸、L-苯丙氨酸、N-酰基鞘氨醇、花生四烯酸和磷脂酸
血瘀证大鼠模型[134]	香附四物汤	UPLCO-TOF-MS	甘油磷脂代谢、甾体激素生物合成和花生四烯酸代谢途径均有调节作用
湿热腹泻大鼠模型[135]	白头翁汤	UPLC-CQ/TOF-CMS/MS	白头翁汤对湿热腹泻有抑制作用。尤其是白头翁汤在治疗湿热腹泻中的重要作用在于调节能量代谢、甘油磷脂代谢和甘油脂代谢
酒精性脂肪肝小鼠模型[136]	三七总皂苷	UHPLC-QTOF/MS	三七总皂苷对甘油磷脂和脂肪酸代谢紊乱有调节作用
肝损伤大鼠模型[137]	柴胡疏肝散	UHPLC-QTOF	柴胡疏肝散对慢性应激诱导的大鼠肝损伤具有抑制肝细胞凋亡、调节磷脂和胆汁酸代谢的作用
免疫抑制大鼠模型[138]	党参不同炮制品	¹H-NMR	蜜炙党参改善环磷酰胺所致的免疫低下效果最好，主要通过三条代谢通路来调节，分别为缬氨酸、亮氨酸、异亮氨酸代谢，谷氨酸、谷氨酰胺代谢，以及丙氨酸、天冬氨酸、谷氨酸代谢
原发性高血压大鼠模型[139]	丹红注射液	¹H-NMR	丹红注射液不能有效降低 SHR 大鼠血压，但能逆转大鼠血清中多种代谢产物水平，改善体内环境，对机体产生保护效应
应激性高血压大鼠模型[140]	尿液	¹H-NMR	与正常组相比，应激性高血压模型组大鼠尿液中酪氨酸、苯丙氨酸、丙酮、1-甲基组氨酸、β-葡萄糖、乙酸-醋酸盐、甲酸、乙酰乙酸、丙二酸、柠檬酸、苹果酸、肌酸酐、肌酸、尿素的含量增加
类风湿关节炎大鼠模型[141]	复方祖师麻片	UPLC/LTQ-Orbitrap-MS	复方祖师麻片主要通过下调继发性病变期溶血磷脂酰胆碱（LPC）的水平而达到治疗效果
急性肝损伤大鼠模型[142]	护肝片	¹H-NMR	护肝片能明显降低血清中 AST、ALT、ALP、LDH 水平，且能有效逆转 CCl₄ 所致大鼠尿液和粪便代谢紊乱，并分别明显回调 5 种尿液代谢标志物（α-酮戊二酸、柠檬酸、肌酐、氧化三甲胺、马尿酸）和 3 种粪便代谢标志物（丁酸、葡萄糖、尿嘧啶）。护肝片可能通过调节三羧酸循环和肠道菌群代谢起到抗急性肝损伤的作用

二、中药多组分网络靶点效应"PK-PD"整合研究

（一）PK-PD 结合模型的概述

药代动力学（pharmacokinetic，PK）和药效动力学（pharmacodynamic，PD）是分别研究药物在体内动态变化过程和体内效应动力学的过程的学科，而在相当长的一段时间里，对于 PK 和 PD 的研究思路是分开进行的，这种研究思路割裂了两者的内在联系，进而使研究的理论结果与实际应用方面存在一定的偏差性和局限性[143]。

药代动力学-药效动力学（pharmacokineticpharmacodynamic，PK-PD）结合模型是研究药物的体内过程、药物对机体的作用及两者之间关系的重要工具；由 Sheiner 等[144]于 1979年提出，作用于效应室的药代动力学/药效动力学结合模型（PK-PD model）揭示了"血药浓度-时间-效应"三者之间的内在关系，进一步详细地解释了药效随血药浓度及时间而变化的规律。

常用的 PK 模型有房室模型和非房室模型。经典的 PD 模型有线性模型、对数线性模型、最大效应模型、Sigmoid-Emax 模型及 β-函数模型等。PK-PD 结合模型将 PK 和 PD 模型通过时间连接起来，常见以下 4 种连接方式：直接连接和间接连接、直接反应和间接反应、软连接和硬连接、时间依赖型和非时间依赖型。近年来，PK-PD 模型从传统的房室模型进展到基于作用机制的生理药动-药效学模型[145]。

（二）PK-PD 结合模型在中医药研究中的应用

中医学的基本理论是整体观念，是以证候为基础，来研究机体的整体作用。单一的、局部的、无针对性的研究无法反映证候在机体的整体特点。而其治疗的基础手段——中药方剂也是由若干味药按君、臣、佐、使的配伍原则搭配而成的，其功效并不是单味药相加，而是多味药物协同发挥药效。因此，中药复方才可以真实地反映出中药对机体的药效作用，而其作用的机制也更为复杂、药效作用范围更广泛、作用靶点更多，这也进而导致其物质基础和作用机制很难阐述明确，研究难度也相对更大。因此，成分和效应之间的关系，称为该项研究的重点，中药 PK-PD 结合模型则为该研究提供了新方法。

在中医药整体观思想指导下，PK-PD 结合模型将中药体内药效成分及体内效应作为一个整体，综合体内药物动力学过程和药效量化指标的动态变化，进而将药物与效应这两种不同形式的研究过程结合成一体，其研究本质是探究药量与作用效应之间的转换过程。药物在体内发挥效应的动态变化过程是药动学研究的最终目标[146]。

作为现代药物研究评价中药作用的一个重要手段，将 PK-PD 结合模型应用于中医药研究，可为阐明中医证候实质，发掘中药的药效物质基础及作用机制提供科学依据。

（三）中药 PK-PD 结合模型的构建

在大多的中药研究工作中，对于中药的 PK 和 PD 研究通常是分开进行的。在研究过

程中，依照被测成分的体内动力学过程来反映整体的动力学规律是中药 PK 及 PD 研究的主要问题，而被测成分的选择则成了这项工作的关键，对于 PK 的研究而言，只有选择了合适的被测成分，才能进一步地研究其药效作用规律。而对于 PD 的研究来说，对药效的动态观察的准确把握，能够在很大程度上支持、反映所测中药的体内动力学过程，也会增加有限的被测成分对整体中药的体内动力学过程的代表性。因此，药效动力学的进一步研究，是对中药药代动力学研究的一种极其重要的补充。因此，将 PK-PD 结合模型应用于中药研究，有利于阐明药效物质基础及作用机制。

由于中药 PK 所研究对象的非单一性和复杂性，所以在所测 PD 指标上与单一成分的西药不同，西药可以是较具体的一个药效指标，如特定的酶、受体，甚至可以是一个蛋白。而中药则不行，由于其所组成成分的复杂性，以及其作用的多途径、多靶点性，使其药效的测试指标不可能像西药那样局限[147]。而中药大多以复方入药，单味药尚且成分复杂，中药复方多成分、多靶点、多环节、多途径的作用特点，使 PK 研究中测试成分的筛选成为研究的关键因素。因此，只有在选择了合理的 PK 测试成分及合适的 PD 效应指标的前提下，模型的拟合才有可能成功，这也是中药 PK-PD 结合模型研究中最大的难题，因此现阶段 PK-PD 结合模型在中药领域中的研究仍较少，由于经典的 PK-PD 结合模型理论仅适合于作用机制明确且单一成分的化学药物，然而中药的成分通常复杂多样，很大程度上限制了 PK-PD 模型在中药领域中的应用。

现如今，在中药 PK-PD 模型的构建方面的研究已经取得了一些进展，其中包括中药单体成分及有效部位的 PK-PD 结合模型研究、中药单味药及复方的 PK-PD 结合模型研究、中医证候指标的 PK-PD 结合模型研究及中药多组分动态网络靶点效应 PK-PD 研究模式。

1. 中药单体成分及有效部位的 PK-PD 结合模型研究

近年来 PK-PD 结合模型研究在中药单体成分中使用较多，研究大多局限于单一成分的 PK 与复方药理效应的 PD 之间"点-系统"的研究。由于中药多成分、多靶点、多途径的作用特点，选择合适的效应指标并进行良好的模型拟合较为困难，故 PK-PD 结合模型在单味中药及中药复方领域的应用受到极大限制。而中药单体成分及有效部位的 PK-PD 结合模型由于研究难度相对简单，其研究目的大多是作为验证性实验或为下一步实验做铺垫。

目前中药 PK-PD 结合模型研究主要停留在单一活性成分和单一药效指标上，忽略了中药的多成分和多靶点的作用特点，关于多成分、多靶点的中药 PK-PD 结合模型研究较少。但选择单体成分或有效部位进行研究似乎是与中医理论相矛盾的，因为中医药理论研究中一直强调它们作为一个整体的整体效应。而且由于中药效应的多样性，导致 PD 指标选择的科学性与合理性也存在问题，可见，虽然以主要活性成分的药代动力学结合全方的药效动力学来探讨中药多组分的 PK-PD 特性具有一定的可行性，但只有在谨慎选择了合理的测试成分及效应指标的前提下，拟合模型才有可能成功。中药单体成分及有效部位的 PK-PD 结合模型见表 6-15。

表 6-15　中药单体成分及有效部位的 PK-PD 结合模型

实验动物	动物模型	PK 标志物	PD 指标	PK-PD 模型	研究结果
ICR 小鼠[148]	去势模型	人参皂苷 Rb₁	5-HT	人参皂苷 Rb₁ 对去势小鼠神经 5-HT 浓度的影响	目前的 PK-PD 模型很好地描述了 Rb₁ 诱导的 5-HT 水平的升高，基于这种模型可研究人参皂苷对小鼠脑中 5-HT 含量的影响
SD 大鼠[149]	佐剂性关节炎模型	栀子苷	PGE₂	栀子苷口服给药后对关节炎小鼠 PGE₂ 释放作用的影响	通过测定透析液中的药物浓度和 PGE₂ 的水平，成功地应用所开发的方法建立了栀子苷口服给药后降低 PGE₂ 释放作用的 PK-PD 模型
SD 大鼠[150]	/	黄芪甲苷	脾细胞增殖率	取大鼠服药后的血清样本以获得药代动力学参数，以体外培养的大鼠脾细胞增殖率评价免疫调节作用	结果表明黄芪甲苷在玉屏风汤的免疫调节作用中起重要作用。而量效关系的研究为阐明该复方的配伍机制提供了一种可行的方法
SD 大鼠[151]	单侧输尿管梗阻模型	大黄酸	肌酐、尿素氮生化指标、α-平滑肌肌动蛋白（α-SMA）、结缔组织生长因子（CTGF）、Ⅰ型胶原（Col-Ⅰ）	大鼠血浆代谢组学和大黄酸药代动力学/药效学	筛选的三种生物标志物均能反映大黄酸对肾纤维化的治疗作用。与假手术组相比，模型组血浆大黄酸浓度升高有恢复三种生物标志物浓度的趋势。在不同病理状态下，大黄酸 AUC 曲线下面积也有明显差异
SD 大鼠[152]	大脑中动脉局灶性栓塞模型	银杏总内酯	血清中 SOD、MDA	通过 PK-PD 模型探索银杏总内酯在脑缺血损伤模型大鼠体内的代谢过程	给药组大鼠体内银杏内酯 B 的消除半衰期（$t_{1/2}$）均较小，鼻腔给药组大鼠的 AUC 明显高于灌胃组和尾静脉注射组
SD 大鼠[153]	心肌缺血模型	三七皂苷 R₁	血清肌酸激酶、谷胱甘肽过氧化物酶及谷胱甘肽、MDA	三七皂苷 R₁ 体内的药动学与药效作用的规律	三七皂苷 R₁ 能升高模型大鼠血清肌酸激酶、谷胱甘肽过氧化物酶及谷胱甘肽的含量，且能同时降低 MDA 的含量；与正常大鼠比较，模型大鼠体内的 AUC_{0-t} 和 $AUC_{0-\infty}$ 显著增加，平均驻留时间延长；PK-PD 结合模型显示药物效应滞后于血药浓度
BALB/C 小鼠[154]	病毒性心肌炎模型	氧化苦参碱	血清中 LDH、CK 及 IL-2	清热养心颗粒中氧化苦参碱对血清中 LDH、CK 及 IL-2 的影响	与正常组相比，清热养心颗粒中氧化苦参碱在模型组小鼠血清中血药浓度高，消除速度慢，生物利用度高，血清中氧化苦参碱浓度与其抗病毒性心肌炎作用有关，能够降低 LDH、CK 水平，抑制 IL-2 的释放

续表

实验动物	动物模型	PK 标志物	PD 指标	PK-PD 模型	研究结果
SD 大鼠[155]	脑缺血再灌注模型	总生物碱、总黄酮、总皂苷、总酚酸	血浆中 SOD 和过氧化氢酶（CAT）	养阴通脑颗粒主要有效部位配伍对模型大鼠体内的药动学行为和抗氧化指标的影响	葛根素、阿魏酸和川芎嗪在模型大鼠体内的药动学特征有所差异。总量统计矩和综合评分研究表明不同配伍对总量零阶矩、总量平均滞留时间、综合评分等参数影响不一。主要有效部位正交配伍给药后，一定程度上会抑制脑缺血再灌注大鼠血浆中 SOD 和 CAT 的降低

2. 中药单味药及复方的 PK-PD 结合模型研究

单味中药及中药复方的研究比中药单体及有效部位成分更复杂。依据中药治疗疾病的特点，单一组分的研究并不能明确地表明中药发挥作用的特点，代表性和实用性不强，大多是为进一步的研究做铺垫。因此，多组分研究才更符合对中药药效的探索，为更好地探索其有效成分及作用机制，需选用适当的方法进行 PK-PD 相关性研究。因此，建立与中药多组分特点相适应的活性成分群与网络靶点药效学之间的 PK-PD 结合模型，即"系统-系统"的研究方法才能较好地把握中药多组分作用的整体特征。

中药单味药的研究虽不及复方复杂，但也不仅限于对单一成分和有效部位的研究，对单味药进行整体的研究也存在一定的难度。中药复方具有多组分、多途径、多靶点、多效应的作用特点，使得研究中药复方物质基础、体内过程、生物效应及其相互关系相当复杂。但是，中医临床治疗上主要使用中药及其复方，所以建立中药及其复方的 PK-PD 结合模型尤为重要。从而有助于了解各药味的主要有效成分及化学成分群与药效的关系，探明中药作用的物质基础，阐明作用机制。中药复方药动学是在中医药理论的知识体系指导下，研究中药复方在体内吸收、分布、代谢和排泄的动态变化规律的一门学科[156]。我国中药药动学的研究自 1963 年陈琼华教授开展对中药大黄的体内研究始，迄今为止已有几十年的发展历史[157]。随着科技的不断进步，用于研究中药复方药动学的新方法也在不断涌现。目前常用于研究中药复方药动学的方法主要可以分为两大类：血药浓度法和生物效应法，其中生物效应法又包括药理效应法、药物累计法、琼脂扩散法等。此外，部分学者提出的中药复方多效应成分结合药动学、PK-PD 模型、网络药动学等从中药复方的整体观出发的理论在不断壮大完善整个方法研究体系。中药单味药及复方的 PK-PD 结合模型见表 6-16。

表 6-16　中药单味药及复方的 PK-PD 结合模型

实验动物	动物模型	PK 标志物	PD 指标	PK-PD 模型	研究结果
SD 大鼠[158]	脑缺血再灌注损伤模型	辛芍组方(灯盏乙素和芍药苷)	SOD、LDH	建立辛芍组方中两种代表成分灯盏乙素和芍药苷的 PK-PD 结合模型	SOD 和 LDH 的浓度与灯盏乙素、芍药苷的质量浓度存在一定的相关性。辛芍组方及其主要活性成分灯盏乙素和芍药苷可通过提高 SOD 浓度和降低 LDH 浓度来发挥抗氧化作用，进而达到保护脑缺血再灌注损伤的目的

续表

实验动物	动物模型	PK 标志物	PD 指标	PK-PD 模型	研究结果
SD 大鼠[159]	脑缺血再灌注损伤模型	阿魏酸、葛根素、黄芪甲苷	IL-1β、神经肽Y（NPY）	阿魏酸、葛根素、黄芪甲苷联合治疗对炎症因子 IL-1β 和 NPY 的影响	阿魏酸-葛根素-黄芪甲苷联合应用的药动学与其治疗缺血再灌注损伤的药效学密切相关，且三种成分之间可能存在药理协同作用。与葛根素或阿魏酸相比，黄芪甲苷在调节 IL-1β 和 NPY 水平中可能起更明显的作用
KM 小鼠[160]	痛经模型	甘草次酸、芍药苷	小鼠扭体次数	经皮给药后甘草次酸和芍药苷的联合镇痛作用	甘草次酸-芍药苷可缓解痛经小鼠的疼痛，其中单剂量的优化贴剂在痛经 48h 内具有稳定的镇痛作用，但这种作用落后于血浆浓度的变化
SD 大鼠[161]	慢性轻度不可预见应激抑郁症模型	柴胡炔醇、藁本内酯、聚乙炔化合物	去甲肾上腺素、5-HT	以藁本内酯和四种聚乙炔为药动学指标，以去甲肾上腺素和 5-HT 为药效学指标进行 PK-PD 模型拟合	本研究表明，逍遥散低极性提取物对抑郁症有一定的安全治疗作用，聚乙炔类化合物可能是抑郁症的有效成分
SD 大鼠[162]	炎症大鼠模型	生物碱、黄酮类成分和环烯醚萜类成分	TNF-α、IL-6、IL-1β、IL-10、巨噬细胞炎性蛋白2（MIP2）水平、体温	描述黄连解毒汤血流动力学和抗炎作用的 PK-PD 模型	结果表明，黄连解毒汤可能通过其主要成分（生物碱、黄酮类化合物和环烯醚萜类化合物）协同抑制炎症反应。不同类型化合物的暴露浓度与其体内抗炎作用之间存在相关性
SD 大鼠[163]	心肌缺血模型	人参皂苷 Rg₁、人参皂苷 Rb₁、五味子素	血清中 NO 浓度	人参皂苷 Rg₁、人参皂苷 Rb₁、五味子素与药效学指标	本研究结果提示人参皂苷 Rg₁、人参皂苷 Rb₁ 与五味子素之间存在药动学和药效学相互作用
SD 大鼠[164]	心肌缺血模型	人参皂苷 Rg₁、Rg₂、Re、RF、RB₁、RD、RC	血液中 NO 的主要氧化产物 NO₂ 和 NO₃⁻	选择了血液中 NO 的主要氧化产物 NO₂ 和 NO₃⁻（NOx）作为药效标志物，生脉注射液的主要有效成分人参皂苷 Rg₁、Rg₂、Re、RF、RB₁、RD 和 RC 作为药代动力学标记	所建立的心肌缺血大鼠 PK-PD 模型表征了生脉注射液的量效关系，可用于预测生脉注射液诱导心肌缺血大鼠 NO 释放的作用，也可为进一步的临床前和临床 PK-PD 研究提供参考
SD 大鼠[165]	发热模型	黄芩苷、栀子苷	直肠温度	根据黄芩苷和栀子苷的血浆浓度与直肠温度建立一个 PK-PD 模型	清开灵注射液解热作用的 PK-PD 模型成功地估计了清开灵注射液的疗效，为进一步研究中西联用药物提供基础数据，从而制定更合理的给药方案，提高个体化药物治疗水平

3. 中医证候指标的 PK-PD 结合模型研究

随着中医药现代化的发展，PK-PD 结合模型的研究愈加深入，因此建立具有中医药特色的 PK-PD 结合模型十分必要，这对阐明中药多成分的作用机制和科学内涵、对中药的继承研究与开发具有重要意义。

在中医理论中，证的形成与个体体质的差异密切相关，在疾病发展和病情演变的过程中是不断变化着的，其所反映的是疾病的本质在人体的阶段性变化。因此，中医证候指标的 PK-PD 结合模型是极具中医药研究特色的新方法，但国内目前的研究还不多。

该研究方法以病证结合动物模型为基础，一开始就从中医的辨证论治角度按证候进行造模，以不同证候的物质基础为核心，进一步合理地筛选出中药多组分指标成分体系，建立多靶点的网络生物效应指标体系。该方法不仅考虑了中医药的整体观念，并且将药物与证型进行了相应的匹配，使药物的活性表达及其机制存在现代多指标效应，与传统中医药辨证具有了相关性，这对于中药多组分 PK-PD 结合模型的研究和建立具有重要意义。综合、全面的证候评价体系能够较全面地反映中药多组分的复杂效应作用，更能进一步阐释中医证候的实质。

中医证候实质、中药药效作用及其作用机制的研究需要有基于动物实验的结果以作支撑。部分中药对于正常动物并不表现出治疗作用，因此仅使用正常动物通常无法满足研究需求。而大多数中药对于疾病动物模型却有显著的临床疗效，造模动物可以在模拟机体病理状态的情况下满足实验人员的研究需求，病证结合的动物模型就是其中一种。

病证结合的动物模型将现代医学与中医理论充分融合在一起，最终复制出既表现中医证候，又体现西医疾病的造模动物用于中药的药效研究中。该类模型在对中药药效机制的深入研究中发挥了重要的作用，更加符合临床实际，进一步助推了中医药的现代化发展。

目前对于中药药效-药动学的结合研究（PK-PD 结合模型）主要探寻了药物在体内的动态变化过程与其药效消长之间的联系，病证结合的动物模型作为重要的实验载体，充分反映了中药在体内的 ADME 过程及其在体内的量-效关系。独具特色的病证结合动物模型是中医药 PK-PD 模型的建立与应用必不可少的环节。作为实验研究的基础，病证结合动物模型为阐明中医证候实质，探寻中药药效机制及中医药的创新开发提供了科学依据及技术支持。病证结合动物模型在 PK-PD 结合模型中的应用如表 6-17 所示。

表 6-17　病证结合动物模型在 PK-PD 结合模型中的应用

证候	实验动物	动物模型	PK 标志物	PD 指标	PK-PD 模型	研究结果
阳虚证[166]	SD 大鼠	便秘模型	芦荟大黄素、大黄酸、大黄素和大黄酚	胃动素、胃泌素、内皮素、血管活性肠肽	大黄活性成分群与药效指标群之间的整合 PK-PD 模型	正常大鼠的药动学参数比较，大黄素在模型大鼠体内表现出吸收好、消除慢的特点；胃动素在模型大鼠体内含量明显低于正常大鼠
虚证[167]	SD 大鼠	风湿模型	雷公藤红素	大鼠淋巴结中 RORγt、IL-17、信号转导和转录激活因子 3（STAT3）、IL-6mRNA	观察雷公藤单一成分、血清样本及药效指标治疗类风湿关节炎（RA）的抗炎作用	雷公藤红素和高剂量的雷公藤，均可下调类风湿关节炎大鼠淋巴结中 RORγt、IL-17、STAT3、IL-6mRNA 转录水平。根据 PK-PD 模型研究表明，炎症因子与雷公藤的血药浓度存在一定的相关性。雷公藤及其主要活性成分雷公藤红素可通过抑制 IL-17 细胞因子实现抗炎作用来治疗 RA

续表

证候	实验动物	动物模型	PK 标志物	PD 指标	PK-PD 模型	研究结果
虚证[168]	SD 大鼠	缺血性心衰模型	丹酚酸 A	血浆中脑钠肽、血管紧张素Ⅱ、丙二醛、不对称二甲基精氨酸含量，以及谷胱甘肽过氧化物酶活力	丹酚酸 A 单一成分与药效指标	丹酚酸 A（Sal A）对各标志物均有一定的改善作用，参数 k 与表征心功能的指标左心室射血分数相关性良好，模型可以很好地拟合 Sal A 的血浆药物浓度-曲线下面积（AUC）和药物对参数 k 的改善程度 I 之间的关系

4. 中药多组分动态网络靶点效应 PK-PD 研究模式

机体的变化是一个动态的过程，疾病的变化也遵循这个规则，但无论是中药单体成分及有效部位的 PK-PD 结合模型、中药单味药及复方的 PK-PD 结合模型，还是中医证候指标的 PK-PD 结合模型，都不可避免地忽略了疾病状态下的中药药代动力学研究，对疾病状态下中药 PK-PD 结合模型研究的意义认识不足。因此，面对中药复杂多样的药效作用，科学合理的网络靶点效应体系的建立成为中药多组分 PK-PD 结合模型研究的关键。

中药多组分动态网络靶点效应 PK-PD 研究模式是在系统生物学的基础上产生和建立的。它一方面采用化学物质组学方法、生物样品指纹图谱与多指标定量分析检测技术揭示中药多组分的主要物质基础及其在体内的吸收、分布、代谢、排泄等药-时规律（PK）；另一方面借助蛋白质组学、基因组学、代谢组学等组学研究手段，从"动物-组织-器官-细胞-分子"等不同层次进行药理效应研究，从而揭示整体效应的变化趋势，建立效-时曲线（PD）。并在此基础上，采用智能计算等方法揭示不同层面信息的内在联系，构建"化学特征谱-生物特征谱-效应谱-时间"的动态多维网络模式。这种研究模式可以从不同层次、不同生理状态角度深入阐释中药复方药代动力学规律与特征，及其与不同层次网络靶点药理效应间的相关性[169]。

网络药理学是系统生物学和多向药理学的融合与发展，运用于中药多组分研究领域，其立足于中药中已知的化学成分，充分利用已有的研究成果，用计算方法研究中药中化学成分的多靶标、多途径协同作用，并用网络的形式直观呈现出这种复杂作用。

代谢组学技术是通过整体角度来考察机体受外界刺激的变化或机体现有的状态。代谢物处于整个代谢网络的末端，与基因或蛋白的表达高度相关，能迅速反映出外界的刺激对机体造成的影响，通过对与病证相关特定组分的共性加以分析、判断；代谢组学可以更准确、直接地表现出机体所处的环境或状态，并且以较少的独立主成分综合体现原多维变量中蕴含的绝大部分整体信息。

因此，将网络药理学和系统生物学的研究方法相结合，以此为基础来建立中药多组分动态网络靶点效应 PK-PD 研究模式，对于中药多组分 PK-PD 结合模型的研究和分析具有重要意义。

参 考 文 献

[1] 王丹华, 刘春芳, 谭淑芳, 等. 乌头汤对大鼠的镇痛作用及初步机制探讨[J]. 中国实验方剂学杂志, 2014, 20（10）: 109-112.

[2] 吴红艳, 师钰琪, 朱春燕, 等. 乌头汤调控海马 BDNF/Trk B 通路以缓解神经病理性疼痛的痛共情绪症状[J]. 中国实验方剂学杂志, 2020, 26（1）: 24-30.

[3] 李丹, 张强, 王卓然, 等. 参附强心丸治疗肺源性心脏病最佳切入点量效关系研究[J]. 中草药, 2018, 49（13）: 3062-3068.

[4] 荆鲁. 血府逐瘀汤临床拆方研究[D]. 北京: 中国中医研究院, 2005.

[5] Cai F F, Zhou W J, Wu R, et al. Systems biology approaches in the study of Chinese herbal formulae[J]. Chinese Medicine, 2018, 13（1）: 1-10.

[6] 苟小军, 夏云, 曲虹, 等. 系统生物学在中医证候研究中的应用[J]. 环球中医药, 2013, 6（10）: 787-790.

[7] 彭成. 中药药理学[M]. 4 版. 北京: 中国中医药出版社, 2016.

[8] 潘赫, 谷奕诺, 左旭, 等. 转基因动物模型在哮喘疾病诊断中的应用展望[J]. 中国实验诊断学, 2019, 23（10）: 1859-1861.

[9] Zhang B C, Ma Y F, Xiang C H. SIRT2 decreases atherosclerotic plaque formation in low-density lipoprotein receptor-deficient mice by modulating macrophage polarization[J]. Biomedicine & Pharmacotherapy, 2018, 97: 1238-1242.

[10] Wang Y, Yu B, Wang L, et al. Pioglitazone ameliorates glomerular NLRP3 inflammasome activation in apolipoprotein E knockout mice with diabetes mellitus[J]. PLoS One, 2017, 12（7）: e0181248.

[11] Guo H B, Cheng Y F, Wu J G, et al. Donepezil improves learning and memory deficits in APP/PS₁ mice by inhibition of microglial activation[J]. Neuroscience, 2015, 290: 530-542.

[12] Ye L H, He M, Huang Y C, et al. Tree shrew as a new animal model for the study of lung cancer[J]. Oncology Letters, 2016, 11（3）: 2091-2095.

[13] 刘立玲, 田雅格, 苏晓慧, 等. 雷公藤多苷片和雷公藤片对 CIA 模型大鼠干预的量毒效比较研究[J]. 中国中药杂志, 2019, 44（16）: 3502-3511.

[14] Chen Q, Wang H, Liang F X, et al. Protective effect and metabonomics research of "biao-ben acupoint combination" electroacupuncture in chronic myocardial ischemia model rats[J]. Zhen Ci Yan Jiu, 2018, 43（11）: 698-704.

[15] Zhang K, Pugliese J, Passantion A, et al. Cardioprotection of Sheng Mai Yin a classic formula on adriamycin induced myocardial injury in Wistar rats[J]. Phytomedicine, 2018, 38: 1-11.

[16] 陈海媚, 陈秋伶, 李梦婷, 等. 附子不同组分抗急性心力衰竭大鼠的实验研究[J]. 天然产物研究与开发, 2019, 31（3）: 408-414.

[17] 李媛媛, 周海燕, 吴绿英, 等. 大鼠高尿酸血症模型的建立与研究[J]. 中国实验动物学报, 2019, 27（6）: 747-752.

[18] 孙晓丽, 王勇, 刘俊杰, 等. 龙生蛭胶囊对脑卒中大鼠行为学的影响及脑组织的保护作用[J]. 中国实验方剂学杂志, 2019, 25（24）: 23-29.

[19] 任香怡, 胡勇, 魏江平, 等. 通络醒脑泡腾片对 MID 模型大鼠血液流变学, iNOS, VEGF 及 LDH-5 的影响[J]. 中国中药杂志, 2016, 41（6）: 1119-1123.

[20] 贾蔷, 石作荣, 杨洪军. 改进的线栓法对不同品系小鼠脑缺血模型的构建[J]. 中国中药杂志, 2014, 39（17）: 3367-3370.

[21] 王永炎, 孙长岗. 中医学证候体系的哲学基础[J]. 中医杂志, 2017, 58（18）: 1531-1533+1549.

[22] 陈奇, 张伯礼. 中药药效研究方法学[M]. 北京: 人民卫生出版社, 2016.

[23] 史莹, 过建春, 苟运浩. 阴虚证动物模型的建立方法及造模思路评析[J]. 中华中医药学刊, 2017, 35（3）: 725-727.

[24] 吴国学, 李玉洁, 龚曼. 右归丸降低肾阴虚大鼠血清 cAMP/cGMP 比值与其抗氧化作用的关联性研究[J]. 中华中医药杂志, 2018, 33（7）: 2831-2835.

[25] 戴冰, 张嘉妮, 杨梦琳, 等. 氢化可的松致肾虚证小鼠模型的建立及相关指标的评价[J]. 中国实验动物学报, 2017, 25（1）: 70-73.

[26] 吴柳花, 吕圭源, 李波, 等. 黄精对长期超负荷游泳致阴虚内热模型大鼠的作用研究[J]. 中国中药杂志, 2014, 39（10）: 1886-1891.

[27] Liu F X, Tan F, Tong W W, et al. Effect of Zuoguiwan on osteoporosis in ovariectomized rats through RANKL/OPG pathway mediated by β2AR[J]. Biomedicine & Pharmacotherapy, 2018, 103: 1052-1060.

[28] 苏洁, 陈素红, 吕圭源, 等. 菊花不同提取部位对肺阴虚模型大鼠的影响[J]. 上海中医药杂志, 2014, 48（3）: 70-73+82.

[29] 于漫, 王彩霞, 崔家鹏. 脾阴虚证脾失健运大鼠回肠组织中相关蛋白表达差异及其调控机制的实验研究[J]. 中华中医药学刊, 2017, 35（7）: 1726-1729+1931.

[30] 李莉, 王晓东, 李波, 等. 玉女煎对大鼠胃热阴虚型血热证候的疗效作用机制研究[J]. 中药药理与临床, 2014, 30 (1): 16-19.

[31] 梁增荣, 龙梓, 陈少锐, 等. 护肝片对四氯化碳致大鼠慢性肝损伤肝阴虚证的保护作用[J]. 中国实验方剂学杂志, 2015, 21 (24): 137-141.

[32] Liu C M, Chen J, Yang S, et al. The Chinese herbal formula Zhibai Dihuang Granule treat Yin-deficiency-heat syndrome rats by regulating the immune responses[J]. Journal of Ethnopharmacology, 2018, 225: 271-278.

[33] Smolen JS, Aletaha D, McInnes IB. Rheumatoid arthritis[J]. The Lancet, 2016, 388 (10055): 2023-2038.

[34] 罗薇, 任继刚, 周海燕, 等. 中医药研究中类风湿性关节炎动物模型建立的思考[J]. 中华中医药学刊, 2016, 34 (2): 292-294.

[35] 魏艳霞. 类风湿关节炎风寒湿痹病证结合动物模型的建立及乌头汤疗效作用研究[D]. 长沙: 湖南中医药大学, 2018.

[36] 冯振宇, 马小娟, 王虹娟, 等. 风湿宁胶囊对类风湿关节炎风寒湿痹动物模型的关节保护及抗炎作用[J]. 中国实验方剂学杂志, 2017, 23 (20): 96-101.

[37] 马腾茂, 刘飞, 王蓉, 等. 基于主成分分析和聚类分析的秦艽不同配伍药对对风湿热痹类风湿关节炎大鼠的作用研究[J]. 中草药, 2017, 48 (11): 2255-2260.

[38] 李茜, 梁晓东, 曹永仓, 等. 类风湿关节炎血瘀证大鼠模型的制备及评价[J]. 山东中医药大学学报, 2017, 41 (5): 476-481.

[39] 陶黎, 刘梅洁, 薛欣, 等. 益肾蠲痹丸对肾虚胶原诱导性关节炎大鼠踝关节骨质破坏的影响[J]. 中医杂志, 2018, 59 (5): 420-426.

[40] Zhao H Y, Li J, He X J, et al. The protective effect of yi Shen Juan bi pill in arthritic rats with castration-induced kidney deficiency[J]. Evidence-Based Complementary and Alternative Medicine, 2012: 102641.

[41] 肖诚, 赵宏艳, 王燕, 等. 益肾蠲痹丸对肾虚证与脾虚证胶原诱导性关节炎大鼠的疗效比较[J]. 中日友好医院学报, 2014, 28 (2): 102-107.

[42] Prince M, Ali G C, Guerchet M, et al. Recent global trends in the prevalence and incidence of dementia, and survival with dementia[J]. Alzheimer's Research & Therapy, 2016, 8 (1): 1-13.

[43] Sun Z K, Yang H Q, Chen S D. Traditional Chinese medicine: a promising candidate for the treatment of Alzheimer's disease[J]. Translational Neurodegeneration, 2013, 2 (1): 1-7.

[44] 时晶, 倪敬年, 魏明清, 等. 阿尔茨海默病证候变化与认知结局的关联性[J]. 北京中医药大学学报, 2017, 40 (4): 339-343.

[45] 朱仲康, 张林, 柳春, 等. 补肾填精法对肾虚阿尔茨海默小鼠海马自噬的干预作用[J]. 中国实验方剂学杂志, 2019, 25 (20): 43-48.

[46] 成金枝, 张俊龙, 郭蕾, 等. 阿尔茨海默病肾虚证病证结合动物模型的制备及验证[J]. 中华中医药杂志, 2018, 33 (3): 1063-1066.

[47] 罗钢, 陈辉, 杨思进. 蛭龙活血通瘀胶囊对气虚血瘀型老年痴呆模型大鼠的干预研究[J]. 世界最新医学信息文摘, 2019, 19 (57): 44-46.

[48] 陈奔, 覃梅春, 黄金兰, 等. 老年性痴呆-血瘀证病证结合树鼩模型的初步建立及三七总皂苷干预的评价[J]. 中国中药杂志, 2017, 42 (6): 1175-1182.

[49] Thomas B, Gostin L O. Tackling the global NCD crisis: innovations in law and governance[J]. The Journal of Law, Medicine & Ethics, 2013, 41 (1): 16-27.

[50] 国家卫生和计划生育委员会. 中国卫生和计划生育统计年鉴2017[M]. 北京: 中国协和医科大学出版社, 2017.

[51] 毛静远, 赵志强, 王贤良, 等. 中医药治疗心血管疾病研究述评[J]. 中医杂志, 2019, 60 (21): 1801-1805.

[52] 毕颖斐, 王贤良, 赵志强, 等. 冠心病现代中医证候特征的临床流行病学调查[J]. 中医杂志, 2017, 58 (23): 2013-2019.

[53] Yuan R, Shi W L, Xin Q Q, et al. Holistic regulation of angiogenesis with Chinese herbal medicines as a new option for coronary artery disease[J]. Evidence-based Complementary and Alternative Medicine, 2018, (2018): 1-10.

[54] 王朋, 杨明会, 李绍旦, 等. 冠心病心绞痛寒凝血瘀证动物模型的建立[J]. 中国中医基础医学杂志, 2014, 20 (3): 309-311.

[55] 黄烁, 刘建勋, 李磊, 等. 4种冠心病气虚血瘀证大鼠模型建立方法的比较[J]. 中国中药杂志, 2016, 41 (22): 4216-4225.

[56] 李磊, 刘建勋, 任建勋, 等. 小型猪痰瘀互结证冠心病的方证相应研究[J]. 药学学报, 2017, 52 (11): 1698-1704.

[57] 唐汉庆, 卢兰, 李晓华, 等. 附子注射液对冠心病心脾阳虚证模型大鼠离体心肌的影响[J]. 中国中医基础医学杂志, 2015, 21 (8): 933-935+976.

[58] 张明雪. 冠心病心阳虚证动物模型的制作[J]. 中国中医基础医学杂志, 2002, 8 (4): 71-75.

[59] 马月香, 耿亚, 李晓. 益气活血方对冠心病心气虚证大鼠血浆儿茶酚胺类物质含量变化的影响[J]. 中华中医药杂志, 2016, 31 (9): 3700-3702.

[60] Saran R, Li Y, Robinson B. US Renal data system 2014 annual data report: epidemiology of kidney disease in the United States[J]. American Journal of Kidney Diseases, 2015, 66 (1Suppl1): Svii, S1-Svii, S305.

[61] 帅瑜，周红雨，胡秀全，等. 糖尿病肾病药物治疗研究进展[J]. 现代中西医结合杂志，2019，28（31）：3527-3531.

[62] 樊少仪，张秀. 糖尿病肾病大鼠中医气虚模型的制作及其影响因素[J]. 广东医学，2016，37（5）：644-647.

[63] 胡爱民，晏玲，张利芳，等. 2型糖尿病肾病气阴两虚型动物模型的建立及评价[J]. 中国中医基础医学杂志，2015，21（10）：1251-1253.

[64] 高磊. 糖肾康对DN干预作用的实验与临床研究及DN气阴两虚血瘀证动物模型的建立[D]. 合肥：安徽中医药大学，2015.

[65] Dick S A，Epelman S. Chronic heart failure and inflammation：what do we really know?[J]. Circulation Research，2016，119（1）：159-176.

[66] 金鑫瑶，张俊华，张立双，等. 张伯礼分期诊治慢性心力衰竭经验[J]. 中医杂志，2018，59（19）：1633-1636.

[67] 杜桂琴，刘清娥. 中医药治疗慢性充血性心力衰竭的研究进展[J]. 医学综述，2019，25（9）：1831-1834+1839.

[68] 冯玄超，郭淑贞，武志黔，等. 慢性心力衰竭模型大鼠气虚血瘀证相关信息的评价[J]. 中华中医药杂志，2014，29（5）：1563-1567.

[69] 杨鸣，王达洋，龚媛媛，等. 气阴两虚型心衰病证结合小鼠模型的构建与评价[J]. 中国中医急症，2015，24（12）：2076-2078+2092.

[70] 林家茂，郭伟星，王营，等. 慢性心力衰竭心气虚兼血瘀水肿证大鼠模型的建立与整合判定[J]. 中国中西医结合杂志，2014，34（12）：1457-1462.

[71] Campana L，Iredale J P. Regression of liver fibrosis[J]. Seminars in Liver Disease，2017，37（1）：1-10.

[72] Zoubek M E，Trautwein C，Strnad P. Reversal of liver fibrosis：From fiction to reality[J]. Best Practice & Research Clinical Gastroenterology，2017，31（2）：129-141.

[73] 吕超，毛德文，石清兰，等. 中药及其复方抗肝纤维化作用机制的研究进展[J/OL]. 中国实验方剂学杂志，2020，26（4）：242-250：1-9[2019-12-01]. https：//doi. org/10. 13422/j. cnki. syfjx. 20200106.

[74] 窦立雯. 柴胡对肝郁脾虚型肝纤维化大鼠的"效—毒"关联评价[D]. 济南：山东中医药大学，2017.

[75] 包剑锋，黄劲松，张永生，等. 肝纤维化病证结合模型的研究思路[J]. 中华中医药学刊，2012，30（4）：830-832.

[76] 徐渴阳，苏晓倩，包剑锋. 扶正化瘀胶囊对气虚血瘀型肝纤维化模型大鼠细胞自噬基因LC3Ⅱ和p62的干预作用[J]. 浙江中西医结合杂志，2019，29（4）：281-284+351.

[77] 肖政华，杨辉，杨君，等. 扶肝化纤汤对肝纤维化模型大鼠MAPK信号通路的影响[J]. 中草药，2019，50（14）：3374-3381.

[78] Li H，Yu S S，Wang R，et al. Genetic variant of kalirin gene is associated with ischemic stroke in a Chinese Han population[J]. BioMed Research International，2017，2017：6594271.

[79] Hay S I，Abajobir A A，Abate K H，et al. Global，regional，and national disability-adjusted life-years（DALYs）for 333 diseases and injuries and healthy life expectancy（HALE）for 195 countries and territories，1990-2016：a systematic analysis for the Global Burden of Disease Study 2016[J]. The Lancet，2017，390（10100）：1260-1344.

[80] 张艾嘉，王爽，王萍，等. 缺血性脑卒中的病理机制研究进展及中医药防治[J/OL]. 中国实验方剂学杂志，2020，26（5）：227-240：1-17[2019-12-01]. https：//doi. org/10. 13422/j. cnki. syfjx. 20200538.

[81] 王凤丽，刘雪梅，张允岭，等. 缺血性脑卒中火毒证病证结合动物模型的研究[J]. 北京中医药大学学报，2014，37（6）：377-381+1.

[82] 张锦，张允岭，李秀，等. 缺血性脑卒中气虚血瘀证大鼠模型的研究[J]. 北京中医药大学学报，2008，31（9）：590-593+649.

[83] 胡晨骏，何菊，谢佳东，等. 基于复杂网络的中药半枝莲系统生物学信息挖掘方法[J]. 世界科学技术–中医药现代化，2018，20（9）：1506-1514.

[84] 刘义飞，胡志刚，徐江，等. 系统基因组学在中药研究中的应用[J]. 中国中药杂志，2019，44（5）：891-898.

[85] Chen S L，Jiang J G. Application of gene differential expression technology in the mechanism studies of nature product-derived drugs[J]. Expert Opinion on Biological Therapy，2012，12（7）：823-839.

[86] Zhao H R，Zhang Y，Liu B，et al. Identification of characteristic autoantibodies associated with deficiency pattern in traditional Chinese medicine of rheumatoid arthritis using protein chips[J]. Frontiers in Pharmacology，2019，10：755.

[87] 陈士林，宋经元. 本草基因组学[J]. 中国中药杂志，2016，41（21）：3881-3889.

[88] 梁凌飞，翟小虎，李玉文，等. 红花注射液对气虚血瘀证模型大鼠基因调控作用的研究[J]. 现代生物医学进展，2017，17（22）：4217-4222.

[89] 韩晓春，季旭明，张亚楠，等. 薏苡仁不同组分对脾虚水湿不化大鼠空肠基底膜相关基因的影响[J]. 北京中医药大学学报，2016，39（6）：466-469+455.

[90] 潘志强，方肇勤，卢文丽，等. 雄激素合成酶在H22荷瘤小鼠不同证候表达差异[J]. 中国中医基础医学杂志，2017，23

（10）：1379-1383+1455.

[91] 张茜，肖新华，黎明，等. 糖尿病肾病大鼠肾脏差异表达基因研究[J]. 医学研究杂志，2015，44（6）：16-19.

[92] Wang J，Wang Q，Li L R，et al. Phlegm-dampness constitution：genomics，susceptibility，adjustment and treatment　with traditional Chinese medicine[J]. Am J Chin Med，2013，41（2）：253-262.

[93] Liu Y F，Ai N，Liao J，et al. Transcriptomics：a sword to cut the Gordian knot of traditional Chinese medicine[J]. Biomark Med，2015，9（11）：1201-1213.

[94] 张晓萌，李健春，王琼，等. 转录组测序技术在中医药领域的应用[J]. 中国现代中药，2016，18（8）：1084-1087.

[95] 高宁，刘博，杨德强，等. 转录组学在中药研究中的应用现状[J]. 化学工程师，2017，31（6）：50-53.

[96] Cai F F，Bian Y Q，Wu R，et al. Yinchenhao decoction suppresses rat liver fibrosis involved in an apoptosis regulation mechanism based on network pharmacology and transcriptomic analysis[J]. Biomed Pharmacother，2019，114：108863.

[97] Cui H J，Liu T，Li P F，et al. An Intersectional study of LncRNAs and mRNAs reveals the potential therapeutic targets of buyang Huanwu decoction in experimental intracerebral hemorrhage[J]. Cell Physiol Biochem，2018，46（5）：2173-2186.

[98] Tian S S，Huang P L，Gu Y，et al. Systems biology analysis of the effect and mechanism of qi-jing-sheng-bai granule on leucopenia in mice[J]. Front Pharmacol，2019，10：408.

[99] 王晓月，王海隆，毛霞，等. 基于转录组数据挖掘和生物分子网络分析整合的雷公藤多苷片治疗类风湿关节炎疗效标志的发现研究[J]. 中国中药杂志，2019，44（16）：3415-3422.

[100] 廖江铨，王阶，刘咏梅，等. 高通量测序筛选冠心病血瘀证相关 lncRNA-miRNA-mRNA 调控网络[J]. 中国实验方剂学杂志，2017，23（19）：28-33.

[101] 王阶，姚魁武，刘咏梅，等. 冠心病血瘀证转录组学研究——病证结合生物标志物研究思路与方法[J]. 中国实验方剂学杂志，2017，23（19）：1-5.

[102] 党翠捷，罗雪梅，苏悦，等. 转录组学在慢性乙型肝炎湿热类证鉴别中的应用[J]. 中华中医药杂志，2017，32（4）：1516-1519.

[103] 汪顾浩，高继海，陈海媚，等. 转录组学探讨附子治疗急性心衰大鼠的作用机制[J]. 中国中药杂志，2019，44（1）：131-140.

[104] 刘文琛，李国铭，何春华，等. 急性缺血性中风阴阳类证的血清转录组学特征分析[J]. 中国实验方剂学杂志，2019，25（15）：122-130.

[105] 刘嘉，李冬，王徐，等. 蛋白质组学的研究进展[J]. 现代医药卫生，2019，35（9）：1380-1384.

[106] 丁海拔，盛梅笑. 从组学探讨中医证候本质的研究概况[J]. 现代中西医结合杂志，2010，19（4）：502-504.

[107] 刘玉倩，詹淑玉，阮钰尔，等. 蛋白质组学在中药方剂药理研究中的应用进展[J]. 中国中药杂志，2017，42（20）：3873-3879.

[108] 王新贤，殷海波，姜泉，等. 蛋白质组学在中医证候学研究中的应用进展[J]. 世界中医药，2017，12（8）：1965-1969+1973.

[109] 朱宇伟，于庆云，刘培，等. 蛋白质组学在中医药科学研究中的应用进展[J]. 中国现代中药，2016，18（5）：661-665.

[110] Liu T，Zhou J，Cui H J，et al. iTRAQ-based quantitative proteomics reveals the neuroprotection of rhubarb in experimental intracerebral hemorrhage[J]. J Ethnopharmacol，2019，232：244-254.

[111] Yao B J，Liu J，Xu D D，et al. Dissection of the molecular targets and signaling pathways of Guzhi Zengsheng Zhitongwan based on the analysis of serum proteomics[J]. Chin Med，2019，14（1）：1-15.

[112] Dong X Z，Wang D X，Zhang T Y，et al. Identification of protein targets for the antidepressant effects of Kai-Xin-San in Chinese medicine using isobaric tags for relative and absolute quantitation[J]. Neural Regen Res，2020，15（2）：302-310.

[113] Liu C M，Chen J，Yang S，et al. iTRAQ-based proteomic analysis to identify the molecular mechanism of Zhibai Dihuang Granule in the Yin-deficiency-heat syndrome rats[J]. Chin Med，2018，13（1）：1-13.

[114] 罗蔚，唐友明，韩叶芬，等. 基于 iTRAQ 技术的安胃汤干预胃溃疡肝郁脾虚证大鼠蛋白质组学研究[J]. 中药新药与临床药理，2019，30（1）：72-81.

[115] 杨关林，宋囡，贾连群，等. 基于 iTRAQ 技术分析脾气虚证大鼠回肠蛋白质的差异[J]. 中医杂志，2017，58（24）：2124-2127.

[116] 王敏，刘杰民，陈玲，等. 基于蛋白质组学方法研究痛泻要方对肝郁脾虚证胃溃疡的干预作用[J]. 中药材，2016，39（11）：2598-2604.

[117] Tang H R，Wang Y L. Metabonomics：a revolution in progress[J]. Progress in Biochemistry & Biophysics，2006，33（5）：401-417.

[118] Nicholson J K，Connelly J，Lindon J C，et al. Metabonomics：a platform for studying drug toxicity and gene function[J]. Nat Rev Drug Discov，2002，1（2）：153.

[119] Iruzubieta P，Arias-loste M T，Barbier-Torres L，et al. The need for biomarkers in diagnosis and prognosis of drug-induced liver disease：does metabolomics have any role?[J]. Bio Med Research International，2015：386186.

[120] 徐文丽,胡瑞雪,梁元昊,等. 中医中药代谢组学生物标记物的研究进展[J]. 中药新药与临床药理,2019,30(6):756-760.

[121] Nicholson J K, Lindon J C, Holmes E. 'Metabonomics': understanding the metabolic responses of living systems to pathophysiological stimuli via multivariate statistical analysis of biological NMR spectroscopic data[J]. Xenobiotica, 1999, 29(11): 1181-1189.

[122] 陆春美,崔秀明. 基于代谢组学技术的中药质量控制和毒性评价研究进展[J]. 中国中医药信息杂志,2019,26(1):141-144.

[123] Wang P C, Wang Q H, Yang B Y, et al. The progress of metabolomics study in traditional chinese medicine research[J]. Am J Chin Med, 2015, 43(7): 1281-1310.

[124] 郭慧,崔扬,王秋红,等. 基于代谢组学技术的中药复方研究近况[J]. 中国实验方剂学杂志, 2017, 23(1): 213-219.

[125] Shi X, Wei X L, Koo I, et al. Metabolomic analysis of the effects of chronic arsenic exposure in a mouse model of diet-induced Fatty liver disease[J]. J Proteome Res, 2014, 13(2): 547-554.

[126] Theodoridis G A, Gika H G, Want E J, et al. Liquid chromatography-mass spectrometry based global metabolite profiling: a review[J]. Anal Chim Acta, 2012, 711: 7-16.

[127] 赵璇,张留记,李孟,等. 核磁共振光谱在中药学领域应用概况[J]. 中医学报, 2019, 34(8): 1638-1641.

[128] Gao H Y, Sun Z, Xiao C N, et al. The metabonomic study of Shaoyao-Gancao decoction in a rat model of acute bronchial asthma by 1H NMR[J]. Analytical Methods, 2016, 8(3): 570-581.

[129] Scriba G K E. Nonaqueous capillary electrophoresis-mass spectrometry[J]. J Chromatogr A, 2007, 1159(1/2): 28-41.

[130] Klampfl C W. Recent advances in the application of capillary electrophoresis with mass spectrometric detection[J]. Electrophoresis, 2006, 27(1): 3-34.

[131] Wang Y, Li T J, Meng X S, et al. Metabolomics and genomics: revealing the mechanism of corydalis alkaloid on anti-inflammation in vivo and in vitro[J]. Medicinal Chemistry Research, 2017, 27(2): 669-678.

[132] Wang Y, Li C, Chang H, et al. Metabolomic profiling reveals distinct patterns of tricarboxylic acid disorders in blood stasis syndrome associated with coronary heart disease[J]. Chin J Integr Med, 2016, 22(8): 597-604.

[133] Ma Q, Li P L, Hua Y L, et al. Effects of Tao-Hong-Si-Wu decoction on acute blood stasis in rats based on a LC-Q/TOF-MS metabolomics and network approach[J]. Biomed Chromatogr, 2018, 32(4): e4144.

[134] Liu P, Shang E X, Zhu Y, et al. Comparative analysis of compatibility effects on invigorating blood circulation for cyperi rhizoma series of herb pairs using untargeted metabolomics[J]. Front Pharmacol, 2017, 8: 677.

[135] Hua Y L, Ma Q, Li W, et al. Metabolomics analysis of Pulsatilla decoction on treatment of wetness-heat-induced diarrhea in rats based on UPLC-Q/TOF-MS/MS[J]. Biomed Chromatogr, 2019, 33(11): e4629.

[136] Liu F, Wang M, Wang Y, et al. Metabonomics study on the hepatoprotective effect of Panax notoginseng leaf saponins using UPLC/Q-TOF-MS analysis[J]. Am J Chin Med, 2019, 47(3): 559-575.

[137] Jia H M, Yu M, Ma L Y, et al. Chaihu-Shu-Gan-San regulates phospholipids and bile acid metabolism against hepatic injury induced by chronic unpredictable stress in rat[J]. J Chromatogr B Analyt Technol Biomed Life Sci, 2017, 1064: 14-21.

[138] 郝艳艳,聂春霞,何盼,等. 基于 ^{1}H NMR 代谢组学技术探讨党参不同炮制品对免疫抑制大鼠的影响[J]. 中国药理学通报, 2019, 35(9): 1266-1273.

[139] 魏晓丽,蒋睿,李俊红,等. 基于 NMR 技术探讨丹红注射液对自发性高血压大鼠血清代谢物的影响[J]. 陕西中医药大学学报, 2017, 40(4): 95-100.

[140] 哈力旦·阿布都,吴桂霞,钟莉,等. 基于 NMR 代谢组学方法研究应激性高血压大鼠尿液中的差异性代谢组份[J]. 世界华人消化杂志, 2017, 25(28): 2551-2558.

[141] 彭琳秀,陈良慧,狄留庆,等. 基于 UPLC/LTQ-Orbitrap-MS 技术的复方祖师麻片抗类风湿关节炎的血浆代谢组学研究[J]. 中草药, 2017, 48(10): 1964-1970.

[142] 龚梦鹏,巫圣乾,岳贺,等. 基于血清和肝代谢组学研究护肝片的保肝作用[J]. 中国药房, 2017, 28(34): 4776-4780.

[143] 梁林金,吴玲芳,叶婷,等. 中药化学成分 PK/PD 研究进展[J]. 世界科学技术–中医药现代化, 2017, 19(11): 1872-1877.

[144] Sheiner L B, Stanski D R, Vozeh S, et al. Simultaneous modeling of pharmacokinetics and pharmacodynamics application to D-tubocurarine[J]. Survey of Anesthesiology, 1980, 24(1): 10.

[145] Jamei M. Recent advances in development and application of physiologically-based pharmacokinetic(PBPK)models: a transition from academic curiosity to regulatory acceptance[J]. Current Pharmacology Reports, 2016, 2(3): 161-169.

[146] 汪小莉,刘晓,韩燕全,等. 中药药效物质基础主要研究方法概述[J]. 中草药, 2018, 49(4): 941-947.

[147] 杜力军,邢东明,赵玉男,等. 两种中药复方的药效动力学与测试成分药代动力学拟合——兼论中药药代动力学研究方

法[J]. 世界科学技术，2005，7（3）：29-33+86.

[148] Hao K，Gong P，Sun S Q，et al. Mechanism-based pharmacokinetic-pharmacodynamic modeling of the estrogen-like effect of ginsenoside Rb1 on neural 5-HT in ovariectomized mice[J]. European Journal of Pharmaceutical Sciences，2011，44（1-2）：117-126.

[149] Deng R，Wang W，Wu H，et al. A microdialysis in adjuvant arthritic rats for Pharmacokinetics-Pharmacodynamics modeling study of geniposide with determination of drug concentration and efficacy levels in dialysate[J]. Molecules，2018，23（5）：987.

[150] Song J，Li J，Jin Y，et al. Pharmacokinetic-pharmacodynamic evaluation of the major component astragaloside IV on the immunomodulatory effects of Yu-Ping-Feng prescription[J]. European Journal of Drug Metabolism and Pharmacokinetics，2014，39（2）：103-110.

[151] Sun H，Luo G，Xiang Z，et al. Pharmacokinetics and pharmacodynamics study of Rhein treating renal fibrosis based on metabonomics approach[J]. Phytomedicine，2016，23（13）：1661-1670.

[152] 陈璟，吕志阳，汪洁，等. 银杏总内酯在脑缺血损伤模型大鼠体内的 PK-PD 研究[J]. 中草药，2018，49（4）：885-890.

[153] 李建瑜，梁战妹，李丽明，等. 三七皂苷 R$_1$ 对垂体后叶素致心肌缺血大鼠 PK/PD 的影响[J]. 今日药学，2017，27（6）：375-379.

[154] 吴磊，戴国梁，王琼，陆超. 清热养心颗粒中氧化苦参碱在病毒性心肌炎小鼠体内药动学-药效学相关性研究[J]. 药学与临床研究，2017，25（5）：377-381.

[155] 万嘉洋，张洋洋，何昱，等. 基于药动学与药效学相关联的养阴通脑颗粒主要有效部位正交配伍研究[J]. 中草药，2020，51（1）：135-148.

[156] 彭成成，金慧子，柳润辉. 中药复方药动学研究方法概述[J]. 药学实践杂志，2015，33（1）：5-8.

[157] 孙浠哲，吴倩倩，马文保，等. 中药药代动力学研究进展[J]. 河北中医药学报，2018，33（5）：52-55.

[158] 巩仔鹏，胡建春，李梅，等. 基于大鼠脑缺血再灌注损伤模型建立辛芍组方中灯盏乙素和芍药苷的 PK-PD 结合模型[J]. 中国实验方剂学杂志，2018，24（1）：74-78.

[159] Ge L J，Fan S Y，Yang J H，et al. Pharmacokinetic and pharmacodynamic analysis of ferulic acid-puerarin-astragaloside in combination with neuroprotective in cerebral ischemia/reperfusion injury in rats[J]. Asian Pacific Journal of Tropical Medicine，2015，8（4）：299-304.

[160] Ding X，Sun Y M，Wang Q，et al. Pharmacokinetics and pharmacodynamics of glycyrrhetinic acid with Paeoniflorin after transdermal administration in dysmenorrhea model mice[J]. Phytomedicine，2016，23（8）：864-871.

[161] Gao X X，Wang P，Wu L，et al. Pharmacokinetics-pharmacodynamics and tissue distribution analysis of Low Polar extract of Xiaoyao Powder combined with rat model of chronic unpredictable mild stress[J]. Journal of Liquid Chromatography & Related Technologies，2019，42（7/8）：173-183.

[162] Ren W，Zuo R，Wang Y N，et al. Pharmacokinetic-pharmacodynamic analysis on inflammation rat model after oral administration of Huang Lian Jie Du Decoction[J]. PLoS One，2016，11（6）：e0156256.

[163] Zhan S Y，Guo W J，Shao Q，et al. A pharmacokinetic and pharmacodynamic study of drug-drug interaction between ginsenoside Rg1，ginsenoside Rb1 and schizandrin after intravenous administration to rats[J]. Journal of Ethnopharmacology，2014，152（2）：333-339.

[164] Zhan S Y，Ding B Y，Ruan Y E，et al. A simple blood microdialysis in freely-moving rats for pharmacokinetic-pharmacodynamic modeling study of Shengmai injection with simultaneous determination of drug concentrations and efficacy levels in dialysate[J]. Journal of Pharmaceutical and Biomedical Analysis，2018，154：23-30.

[165] Zhang Z X，Qin L L，Peng L，et al. Pharmacokinetic-pharmacodynamic modeling to study the antipyretic effect of qingkailing injection on pyrexia model rats[J]. Molecules（Basel，Switzerland），2016，21（3）：317.

[166] 龚小红，周忆梦，郑立，等. 大黄治疗阳虚便秘模型大鼠的整合 PK/PD 研究[J]. 药学学报，2018，53（4）：561-566.

[167] 刘史佳，戴国梁，孙冰婷，等. 基于 PK-PD 模型研究雷公藤治疗类风湿关节炎生物靶标[J]. 中国中药杂志，2015，40（2）：334-338.

[168] 张雪，王玉浩，郑运思，等. 基于多靶点 PK-PD 模型评价丹酚酸 A 对缺血性心衰的保护作用[J]. 中国药科大学学报，2016，47（5）：587-594.

[169] 田乐，狄留庆，周伟，等. 中药多组分网络靶点效应 PK-PD 结合模型应用研究与思考[J]. 世界科学技术（中医药现代化），2012，14（4）：1824-1830.

（林　雅　刘毓东　李聪翀）

第七章

基于"药动-药效"体外整合模型的中药药效及分子机制研究

第一节　中药体外药理学研究概述

一、体外药理学研究概述

药理学是研究药物与机体间相互作用规律及其药物作用机制的一门科学，主要包括药效动力学和药代动力学两个方面。前者用以阐明药物对机体的作用和作用原理，后者用以阐明药物在体内吸收、分布、生物转化和排泄等过程，以及药物效应和血药浓度随时间消长的规律。其中按照是否在活体生物之内分为体内药理学与体外药理学。体外药理学按照研究对象层次的深入包括离体器官或组织药理研究、离体细胞研究及分子药理研究。

（一）离体器官、组织药理研究

离体器官、组织药理研究指动物的某些器官或组织取出放入生理液中，采用恒温、通氧或灌流及建立模拟动物体内环境的人工环境，在保证器官或组织正常活动的状态下，通过施加药物或刺激，采用一系列的检测手段观察其生理病理活动变化。离体器官或组织药理学研究可以排除整体动物实验下，各种复杂因素相互干扰，从而直接观察药物对离体器官或组织的影响。离体器官也存在以下缺点和局限性：①缺少动物体内环境和神经体液调节的影响；②与体内正常状态有差异，不能完全反映临床状态；③易受外环境的干扰，不适用于精神疾病药物的研究；④药物经过体内代谢成活性成分的情况，在离体器官或组织验证时，可能不能获得正确结果；⑤体外实验所采用的缓冲溶液及药物作用浓度均会对实验结果产生影响。

离体器官或组织药理实验常用的方法有离体心脏、离体骨骼肌、离体平滑肌及离体肾脏灌流实验。例如，离体心脏灌流实验是将动物心脏取出，连接到特定的灌流装置，用灌流液灌注，排除了神经和体液的控制，配合特别分析软件记录心室内压、动脉血压和心电信号，自动分析各项生理参数，用于病理生理情况下的心功能与血流动力学改变等研究，在生理、病理生理及药理学研究中已得到广泛的应用。离体器官或组织药理实验需要注意以下事项：①标本的制备：应尽量使器官或组织保持原有的生理状态，迅速处理，避免药物或化学试剂的干扰；②建立与体内一致的人工环境：为了维持离体器官或组织在一定时间内的正常生理活动，采用恒温、恒流、通气等手段模拟动物体内的环境。如采用生理代用液保证电解质、等渗、pH、能量及营养物质尽量与体内一致等。

（二）离体细胞研究

离体细胞培养为大多数体外药理研究的对象，在体外药理研究时一定要选择与疾病密切相关的细胞类型，如作用于血管的药物就应选择内皮细胞，作用于脑组织的药物就应选神经元细胞或星型胶质细胞。如果不确定药物对哪种细胞起作用，可扩大受试细胞种类，但是细胞种类增多，会加大工作量，增加实验难度。大多数研究可先用细胞株进行初步探究，再采用原代细胞进行实验，如可用成纤维细胞株用于肝纤维化的研究，采用大鼠胚胎心肌细胞（H9C2）用于心脏疾病的体外研究。值得注意的是，有些研究内容，因只有原代细胞才具有相应的表型，因而不能使用细胞株代替研究，如研究药物对心肌细胞收缩功能的影响，由于细胞株不具备收缩的特点，因此不能采用细胞株，而只能采用分离的原代心室肌细胞进行药物研究。其次，需要采用合适的体外刺激，体外诱导刺激产生的模型能在一定程度上模拟体内的病理过程即造模。如观察药物对神经元的保护作用，可采用糖氧剥夺造成一定的损伤后，再加入药物观察其保护作用。另外，需要实验确定最佳的药物作用时间和细胞铺板密度。细胞在体外培养时具有一定的生长规律，一般处于指数分裂期的细胞能更好地反映药物的效果，而控制细胞铺板密度可满足不同研究的要求。

（三）分子药理研究

随着科学发展与科技进步，认识生命活动从宏观到微观，体外药理学的研究也由器官或组织水平进入到离体细胞水平，进而发展到分子水平，于是分子药理学应运而生。分子药理研究是指在分子水平研究药物及其作用靶点的研究，其核心内容是研究药物与靶点发生相互作用的机制，主要包括酶、受体、免疫分子及离子通道等方面的研究[1]。在新药研发过程中，基于分子靶标通量筛选化合物是药物研究的重要基础。例如，基于分子靶标高通量筛选等一系列新技术的发展，极大地促进了先导化合物的寻找和发现[2]。自1878年受体学说的提出，经过多年的发展已经成为药理学研究的核心。受体是指一类存在于细胞膜、细胞核或细胞浆上，能与特异性配体如药物、递质、激素、内源性活性物质等结合并产生效应的蛋白质、脂质、核酸等生物大分子。例如，用于治疗充血性心力衰竭、高血压、后心肌梗死的药物缬沙坦就是血管紧张素 II 受体拮抗剂。缬沙坦能够封闭血管紧张素 II 的 I 型（AT_1）受体，使血管紧张素 II 水平升高，从而刺激 AT_2 受体，与此同时抑制 AT_1 受体，发挥扩张血管、降低血压的作用。除了受体外，以酶作为靶点的分子药理学研究也发挥重要的作用。酶是能够对底物高度特异性和具有高效催化效能的 RNA 或蛋白质，主要包括药物作用的酶和药物代谢酶。细胞色素 P450 是最重要的药物代谢酶，它将药物由疏水转化为亲水，从而使药物更易排出体外。目前靶向细胞色素 P450 亚型的代表药非常多，如靶向 CYP1A2 的咖啡因、氯氮平、普萘洛尔，靶向 CYP2A6 的他莫昔芬、利托那韦等。目前通过靶向酶的体外药理研究成功研发了许多药物，如已被 FDA 批准用于转移性乳腺癌一线治疗的哌泊塞克雷，是靶向细胞周期蛋白依赖性激酶 4/6（CDK4/6）[3]。离子通道是位于细胞膜上，能够使大小和电荷适当的离子被动转运进出细胞，且其转运具有高选择性的一类特殊蛋白。临床上靶向离子通道的药物有利多卡因（钠离子通道）、维拉帕米（钙离子通道）、胺碘酮与索他洛尔（钾离子通道）等。目前有研究建立起以线虫离子通道为靶点的通量化合物筛选方法，该方法操作简单，通量较高且成本低廉，并通过结合线虫行为高通量分析平台，有望在线虫离子通道疾病模型的化合物筛选中发挥重要的作用，从而加速离子通道药物的开发[4]。另外，靶向转运体和免疫分子的体外药理学研究也成为新药研究的热门研究领域。如目前上市的伊格列净、托格列净等药物均可靶向抑制钠葡萄糖共转运体 2（SGLT2）[5]。SGLT2 主要作用于葡萄糖重吸收，而它的抑制剂主要作用于抑制葡萄糖的重吸收，从而增加尿液中葡萄糖的排出，发挥重要的降糖作用。新的临床实验表明，二甲双胍与 SGLT2 抑制剂艾格列净合用，能够达到更好的效果，降低耐受性[6]。

靶向免疫分子研究是一类抑制机体免疫异常反应的研究。目前最热门的研究当属于程序性死亡分子 1（PD-1）的研究。PD-1 是 CD28 超家族成员，是一种重要的免疫抑制分子。靶向 PD-1 能够调节免疫，对肿瘤、感染、器官移植及自身免疫性疾病的治疗具有重要意义，靶向其配体如 PD-L1 也能起到同样的作用。如已经上市的 Keytruda 是阻断 PD-1 通路的第一个被批准的药物，它能限制机体免疫系统攻击黑色素瘤细胞。Opdivo 是我国国内首个获批上市的 PD-1 抗癌药，适用于黑色素瘤、非小细胞肺癌、肾细胞癌、霍奇金淋巴瘤、头颈部鳞癌及膀胱癌。具体来说，这一药物可以用于治疗表皮生长因子受体（EGFR）基因突变阴性和间变性淋巴瘤激酶（ALK）阴性、既往接受过含铂方案化疗后疾病进展或不可耐受的局部晚期或转移性非小细胞肺癌（NSCLC）成人患者[7]。随着科技的进步，越来越多的基于靶向分子的高通量技术出现，分子药理研究越来越多地用于药物的研发。虽然通过靶向酶、受体、转运体、离子通道及免疫分子已经研发出许多药物用于疾病治疗，可以预见的是，随着分子药理研究的深入，一方面可以加深对疾病分子机制的认识，另一方面针对靶点的高选择性的药物设计，以及针对多靶点药物的组合设计，在提高药物疗效的同时，能够降低其他不必要的药物的副作用，必将对药物的研发起到重要的推动意义。

体外药理研究应结合多种评价指标来综合评价。体外药理研究能够从器官、组织、细胞、分子等多个层面阐明中药复方作用的特点。由于中药复方组成的复杂性，其作用于体外药理应从多个角度、多个指标反复进行验证，从而增强药物作用的可信性。例如，对于降低氧化应激，可以通过测定抗氧化酶的活性、脂质氧化产物如 MDA 的含量、活性氧的含量、DNA 氧化损伤指标 8-OHdG 等综合指标进行判定。体外药理实验往往敏感性高于体内实验，而中药复方成分复杂，且体外模型往往仅反映部分病理过程，因此在作结论时宜全面慎重考虑[8]。

二、中药体外药理学概述及面临的问题

中药药理学（pharmacology of traditional Chinese medicine）是在中医理论指导下，运用现代科学技术与方法研究中药与机体（包括病原体）相互作用及其作用规律的科学[9]。

中药药理主要有两种研究策略,一是将中药当植物药或天然药物,从中药中找到活性单体,主要按照传统药物研发的思路先分离提纯、化学结构鉴定、人工合成,然后进行药效、毒理、药动的研究,最后进行临床试验等。二是按中医药理论,运用现代科技手段进行中药及其组方规律方面的药理研究,主要是揭示组方规律,阐明中医理论,从而进行新药研发,促进中医药的现代化发展。与体内药理研究相比,体外药理具有直接、敏感性高、反应快、条件易于控制等特点,因此在药理评价、活性筛选、毒性评价及机制的深入研究中发挥重要的作用。中药复方是临床主要用药形式,而中药体外药理对其机制的阐释起着至关重要的作用。影响中药体外药理的因素众多,主要包含药物因素与体外模型因素。

(一)药物因素

中药复方往往成分复杂且组成不清楚,而保证中药复方的质量稳定是体外药理研究的基础。由于中药品种繁多,历代增加,品种混淆,不同产地与采收季节影响较大,再加上储存、炮制、配伍等一系列过程的影响,中药药理研究重复性差,药效不稳定。因此,亟待解决中药质量控制的问题。体外药理研究前应严格控制中药复方的质量,主要是加强药物种属、产地、加工等监控检查,其中特别要加强含量测定的检查。尽管中药成分种类多、含量低,但化学成分是药效的重要基础,如果成分含量差异过大,药效不稳定,将无法确定药物的效果及作用机制,更无法鉴定其发挥作用的物质成分。因此,保证体外药理研究顺利进行最重要的是保证中药复方质量的一致性。由于其成分的复杂性,中药复方往往是由多种成分共同决定的,因此,相比西药体外药理研究,更重要的是,如何利用体外药理快速、直接的优势,来阐释中药复方发挥作用的主要药效成分。因此,在进行中药复方体外药理研究时,应进行全方与单味药,甚至就其中主要成分进行全方位的药理研究。

除了中药本身质量的问题,中药体外给药形式的差别也会对中药体外药理有很大的影响。中药体外药理给药形式主要包含中药提取物给药、血清药理给药及含药肠吸收液给药三种给药方式。以往中药体外药理学研究实验常将中药复方提取物直接加入到体外细胞模型中,该方法简便快速,然而无法避免中药提取物中所含杂质、pH、无机盐等干扰而产生的不确定性。值得注意的是,中药方剂经过胃肠道消化、肝脏代谢等过程后,往往一部分成分失活,一部分转化为其他活性成分,还有其他成分借助神经体液调节发挥作用,因此中药提取物并不能完全代表中药复方体内发挥作用的成分。基于此,1984年日本学者采用中药含药血清代替中药提取物进行体外药理研究。中药血清药理学是通过给动物给药一定时间,通过采集动脉血液,高速分离血清,采用含药血清进行直接体外细胞给药的实验方法。这种方法能够减小药物本身杂质、pH等的干扰,能够体现药物在胃肠道消化吸收及肝脏代谢后产生药效的真实情况,使得体外药理能够真正反映体外药物的真实情况。该方法的缺点为无法避免血清中内源活性物质的干扰,且由于体内循环往往导致血液中药物浓度低,后期体外药理实验时无法真正反映药物的作用。近年来,含药肠吸收液的方法作为一种新型体外药理方法在中药复方中得到广泛应用,特别是针对中药方剂的口服给药方式。其中,含药肠吸收液,最为常用的为1954年由Wilsont和Wiseman创建的外翻肠囊法,该方法不仅用于含用肠吸收液作用体外的药理研究,还可用于中药复方有效成分的辨识,并能与多种离体组织联用进行药理研究。该研究方法能够避免中药提取物中杂质等的干扰，也能避免含药血清浓度低的缺点，逐渐成为一种重要的体外药理研究方法。

（二）体外模型因素

体外药理模型对体外药理研究也起重要的作用。值得注意的是，体外药理模型通常采用化学、物理等手段刺激进行造模，体外药理模型往往只能反映病理过程中的一部分，缺乏对体内吸收、转化、代谢等过程的影响，因此对体外药理的结果需要有审慎的态度。另外，选择合适的体外模型对体现药物的效果有着重要的作用。例如，在体内是由多种细胞有机组合，而体外药理的细胞实验往往只选取一种进行研究，因此为了全面反映药物效果，在研究初期应选择多种细胞类型分别造模探究药物作用。细胞的状态及使用的化学试剂等都会对研究结果产生影响，特别是体外细胞实验缺少体内代偿及整体作用的缓冲，往往比较敏感，因此必须严格控制细胞培养的条件。对基于靶点蛋白筛选的实验，应严格控制蛋白和药物的纯度。对于器官或组织样本则应尽量保持器官或组织生理状态，进而进行药物筛选，从而保证实验结果的重复性和可信性。

如何从中药复方中筛选出有效的作用单体是中药体外药理研究非常重要的一部分。中药复方包含着多种化合物成分，是药物活性筛选的重要化合物库。已经证明，中医药是一个伟大的宝库，老一辈的药物学家在药物发现及筛选上取得了重要成绩。如屠呦呦研究团队通过走访名老中医，查询中医药典籍，整理了640余种抗疟中药方集，并通过后期实验才筛选发现了青蒿素。目前，随着药物研发的需要，基于高通量筛选（high-throughput，HTS）在中药药物研发筛选中起越来越重要的作用，其中主要包括两个方面的内容：一类是基于已知靶点（细胞外）的药物筛选；另一类是基于细胞的药物筛选。基于靶点的药物筛选需要清楚地知道作用靶点，并且该靶点蛋白可以实验分离纯化，该筛选作用机制清晰，靶标往往单一。基于细胞的药物筛选，是在细胞模型上筛选，可根据细胞反应，了解药物作用特点，适合用于靶蛋白难以分离，多靶点或者靶点相互作用复杂的研究。基于细胞模型的 HTS 方法，可以根据作用方式分为基于细胞靶标筛选（靶点清楚，机制明确）和基于整体细胞活性变化的筛选（反映药物对细胞的整体作用特点，但机制不清晰）。例如，通过药物对细胞上离子通道或受体的作用，来筛选激活或者抑制受体、离子通道的化合物，从而抑制相关疾病。利用某些基因与疾病的相关性，从而与报道基因嵌合，将之导入细胞内，通过观察药物作用对相关基因的表达来筛选有效化合物。如将绿色荧光蛋白与受体Ah（ary hydrocarbon）相结合，导入 HepG2 细胞中，从而筛选该受体的激动剂[10]。基于细胞增殖筛选模型反映药物对细胞的整体作用情况，适用于疾病靶点不清楚的相关药物筛选[11]。

值得注意的是，体外药理的结果与体内药理往往有一定的差异，其中很重要的原因在于体外细胞状态或蛋白分子构型等与体内有一定的差异。传统细胞培养是在静态细胞培养板或培养瓶中进行，由于细胞与培养皿或培养板的接触是二维空间的，与体内细胞状态完全不同；另外，长期二维平面培养还会使细胞"去分化"（dedifferentiation），从而使细胞失去原有的生理状态，如培养细胞失去原有的体内三维结构，细胞与细胞、细胞与间质间的相互作用，使细胞在结构、形态和功能上与原有体内组织状态出现很大的差异，不利于体外药理研究。因此，传统的细胞体外单层培养并不能完全模拟体内的细胞状态，因而严重地制约了体外药理的研究。为了解决这个问题，三维细胞培养或类器官（organoid）培养应运而生。借助组织工程的手段，采用体外三维培养技术，构建在结构和功能上与组织器官类似的三维小型组织，能够在一定程度上克服二维培养的问题，可以更加贴近组织器官的正常生理病理过程，为体外药理研究提供了极大的便利。虽然类器官为体外药理研究提供了新了思路，然而如何精准地模拟组织器官的生理病理过程尚存在许多问题，目前还处于研究阶段。另外，微流控芯片技术的微尺度灵活性及集成化的规模优势，将为高通量制备三维细胞培养提供便利，并且借助材料的选择及微环境的控制，可以极大程度上模拟细胞体内微环境。例如，将细胞与水凝胶前体进行混合，通过微流片装置聚合形成三维细胞培养器[12]。可以预见的是，未来通过芯片技术、组织工程及药理技术的不断融合发展，可以在三维细胞上进行中药药物筛选及评价，药物筛选效率及有效程度将极大地得到提高。

第二节　基于"药动-药效"体外整合模型的中药复方体外药理学研究

一、血清药理学和脑脊液药理学

中药本身及其复方化学成分复杂多样，药效物质基础不明，药理作用具有多靶点、多层次的特点，而且干扰因素众多，因此中药复方药理的研究难度颇大[13]。中药及其复方以适当途径给药后，在体内经吸收、代谢等过程，最终入血成分才是中药的药效物质基础。20 世纪 80 年代初，著名的日本药理学家田代真一首次提出血清药理学这一概念。血清药理学是指给动物灌服中药或中药复方一定时间后，采集动物血液，分离血清，将含药血清代替中药复方或粗提物进行药效学及机制研究的体外研究方法。

（一）血清药理学

刘竹青等[14]通过实验表明，桃红四物汤大鼠含药血清可改善 H_2O_2 诱导的人脐静脉内皮细胞损伤，显著提高细胞内 SOD 活力、降低 MDA 和 LDH 含量，抑制 Caspase-3 蛋白表达。陈珺等[15]研究护骨胶囊含药血清对大鼠成骨细胞增殖、分化及成骨能力的影响，发现护骨胶囊含药血清能明显提高成骨细胞的增殖、分化和骨形成能力，且同时上调了成骨细胞上 ENaC 基因的 mRNA 和蛋白表达，提示护骨胶囊可能通过 ENaC 介导的调节途径改善成骨细胞功能；孟红旭等[16]采用膜片钳技术观察 3 种中药复方含药血清对大鼠心室肌细胞 L-型钙通道的作用，探索膜片钳技术和血清药理学实验相结合的可行性和分析方法；苗大兴等[17]基于血清药理学研究大黄牡丹汤临床治疗炎症性疾病的作用，发现大黄牡丹汤对活化前后的巨噬细胞分泌炎症因子具有干预作用；王玥姣等[18]通过观察中药复方平肺口服液成药及其含药血清在体外的抗肿瘤作用，中药复方平肺口服液成药及含药血清均具有抗肿瘤活性；徐伟等[19]探讨清热除痹汤含药血清对尿酸钠结晶刺激下人急性单核细胞白血病（THP-1）细胞的增殖活性及分泌 IL-1β 功能的影响，发现清热除痹汤含药血清对尿酸钠结晶刺激下 THP-1 细胞的活性有抑制作用，且其机制与其可抑制 IL-1β 分泌有关；欧阳长生等[20]使用新西兰大耳兔制备丹参和血府逐瘀汤含药血清并分别作用于兔骨髓间充质干细胞，发现丹参和血府逐瘀汤含药血清均能促进兔骨髓间充质干细胞的体外迁移和增殖，且效果相当，并发现其机制可能与升高血清间质细胞衍生因子 1 的含量直接相关；周昕欣等[21]研究发现，加味四君子汤含药血清能够降低恶性黑色素瘤细胞 NF-κB（p65）的活性和表达水平；张曦等[22]研究发现，冠心苏合胶囊含药血清通过提高 H_2O_2 诱导的原代乳鼠心肌细胞存活率，降低半胱氨酸蛋白酶-3（Caspase-3）活性，减轻细胞核固缩和聚集，减少细胞核碎片，且能够降低 Bax 表达水平，提高 Bcl-2 表达水平以抗氧化损伤，保护心肌细胞。

近年来，血清药理学在中医药研究中的应用被广泛接受，并展现出其特有的优势[23]。用血清药理学方法制备的含药血清进行体外实验，能够避免中药及其复方所含有的各种杂质或鞣质成分及其本身的酸碱度对体外细胞的生存环境的影响，以及对细胞造成的干扰问题。此外，药物经过动物在体的吸收、代谢等过程，含药血清作为药物源加入离体反应系统中研究其药理作用，更加接近药物在体内环境中产生药理效应的真实过程，更能直观反映中药及其复方的药理作用特点，其对中药及其复方的疗效和机制的阐述也更具科学性。重要的是，比传统方法更符合中药在体内代谢的实际情况，从而为中药药理学实验提供了新思路和新方法。但是，血清药理学也存在着许多不足，首先，在动物的选择上应尽量选用与人类生物特性近似的物种，制备血清的动物应与获取离体器官、组织、细胞的动物相一致，从而缩小或避免动物血清和人血清在理化/生物等特性上的差异，减少因种属差异造成的免疫反应，提高实验结果的可靠性[24-25]。其次，给药剂量可直接影响到含药血清中的药物的浓度及含量、毒性反应等因素。再次，不同药物的吸收代谢、半衰期等因素直接影响药物的吸收，而中药复方的药代学各不同，其有效成分吸收后血药达峰浓度的时间也存在差异，需在血药浓度达峰时间段内采血[26]。最后，由于血清中存在许多活性成分，如各种溶酶、补体等，而这些成分都会对体外培养的细胞、病毒及组织器官等产生影响，虽然可以对血清进行灭活，但一些特殊的中药一旦灭活，其药理作用可能发生改变。目前，中药血清药理学应用尚处于探讨阶段，在实验研究中含药血清制备技术的规范化研究是一切研究的基础。随着分离和分析手段的不断提高，中药血清药理学研究得到进一步的发展及完善。

虽然血清药理学自提出后就被广泛应用，但由于神经中枢系统血脑屏障的存在，使得脑的内环境、神经元和神经胶质细胞生存的微环境与自身的血液系统有着显著的不同，而且药物是否能透过血脑屏障发挥作用也成为研究中药神经保护作用的关键[27, 28]。血脑屏障是指脑毛细血管壁与神经胶质细胞形成的血浆与脑细胞之间的屏障，以及由脉络丛形成的血浆和脑脊液之间的屏障，这些屏障能够阻止药物有效成分由血液进入脑组织。重要的是，血脑屏障受损与脑血管疾病的发生、发展密切相关[29-33]。严重脑损伤会导致脑毛细血管内皮细胞间紧密连接开放，屏障的通透性显著提高以致血浆白蛋白这样的大分子物质都可通过屏障，甚至血脑屏障严重破坏，使血清蛋白也可通过屏障进入脑组织。

同时，血清药理学应用于中枢神经系统存在一定的局限性。因为血清中含有多种活性酶及蛋白，对神经细胞会产生一定的影响。并且，重要的是，机体在服用一定剂量的某种药物后，药物的成分或代谢产物经过血液循环到达其作用的靶器官，而最终与靶器官细胞上的作用靶点直接接触的并不是含药血清，而是含有一定浓度活性成分的组织液[34]。

（二）脑脊液药理学

脑脊液是存在于脑室及蛛网膜下腔的一种无色透明的液体，其产生的部位是侧脑室的脉络丛，大部分是血浆的一种超滤液，但也有脉络丛主动分泌的成分。脑脊液不断产生又不断被吸收回流至静脉，在中枢神经系统起着淋巴液的作用，它供应脑细胞一定的营养，运走脑组织的代谢产物，调节中枢神经系统的酸碱平衡，是机体产生的一种常见的十分重要的组织液。因此，梅建勋等[35]于 2000 年在研究中药复方对神经保护作用时首次突出了脑脊液的药理学概念，并通过进行清脑益智方对谷氨酸损伤神经保护作用的实验研究建立了中药脑脊液药理学方法[36]。

脑脊液药理学是给予实验动物一定剂量的中药后，通过采集动物含药脑脊液代替含药血清作为受试样品进行药理学研究的实验方法。近年来，随着科学研究的不断进步，研究人员提出将含药脑脊液用于体外实验研究中枢神经系统药物的药理作用。翟燕等和胡海燕等分别研究了通窍活血汤和清心开窍方含药脑脊液对谷氨酸致 PC12 细胞损伤的保护机制，发现通窍活血汤和清心开窍方可保护 PC12 细胞免受谷氨酸所致的损伤[37-38]；陈璐等[39]研究了补益脾胃元气方药含药脑脊液对大鼠海马神经干细胞活力与迁移的影响，发现补益脾胃元气方药含药脑脊液对大鼠海马 NSPCs 活力与迁移能力具有促进作用，还可拮抗 Aβ 诱导的氧化应激；刘枭等[40]研究发现，改良三甲散含药脑脊液可通过调控 p-JNK 的表达、减少炎性介质释放，从而调节脂多糖诱导的 BV2 小胶质细胞的炎性反应；秦秀德等[41]检测了清脑益智方含药脑脊液对缺氧复氧皮层神经元细胞重塑的相关指标，发现清脑益智方可通过突触素（SYN）、微管相关蛋白-2（MAP-2）、生长相关蛋白-43（GAP-43）等突触重塑标志物的表达而促进神经元重塑；姚辛敏等[42]基于差异蛋白质组学研究地黄饮子对阿尔茨海默病（AD）细胞模型的影响，发现地黄饮子在 AD 发病早期可能是通过调控细胞中相关的蛋白质点起动对损伤细胞的保护作用。这些研究都充分应用了脑脊液药理学的方法解决了神经系统性疾病研究中体外实验的给药难题，证实了中药复方的部分作用机制。

脑脊液药理学，这一概念的提出更真实地体现了药物进入体内经过吸收、代谢等过程后通过血脑屏障到达脑脊液作用于中枢神经系统的情况，被广泛应用于中枢神经系统疾病的研究已逐渐成为中药及其复方作用机制研究方法学的热点。越来越多的研究表明，以中药复方的含药脑脊液代替含药血清通过体外实验研究中药的药理作用及确定中药的有效成分避免了血清本身复杂的内源性成分对神经细胞造成的干扰，排除了体外实验的干扰因素，可以更加直观地监测到中药及其复方作用于中枢神经系统的药效，体现了中药及其复方有效成分的药理作用。并且，脑脊液药理学避免了中药大分子入血不宜通过血脑屏障的问题，其不但适用于口服给药对神经保护系统的研究，也同样适用于注射给药的药物研究[43, 44]。

二、基于"药动-药效"整合模型的中药体外药理研究思路及方法学

整合药理学（integrated pharmacology，IP）是研究药物与机体相互作用及其整合规律和作用原理的一门学科，是药理学研究的新领域，中药方剂物质实体与机体交互作用规律是整合药理学研究的关键学科问题之一，是中药学、化学、药代动力学、药理学、计算机科学等多学科融合交叉的学科[45]。整合药理学主要包括计算、体外试验及整体动物三方面的内容。首先在计算层面上，建立"药物溶出-肠内代谢-肠吸收-肝药酶代谢"等一系列的预测模块，从计算机虚拟角度探究中药方剂与机体交互作用的计算预测模型；其次通过体外实验，整合计算层面的内容，并结合组织器官、细胞等体外评价，从体外实验的角度探究中药方剂与机体交互作用的研究；最后通过整体动物模型，建立体内药效学与药代动力学相结合的方法，从中药代谢指纹与系统生物学相结合、生物标志物与药代标志物相结合出发，构建中药方剂与机体作用规律的体内评价体系[46]。通过整合药理学，从计算、体外、体内等多层次、多环节系统地、全面地揭示药物与机体作用的规律与药效物质基础，为中药质量评价、药效物质基础、药理机制、临床应用及中药新药开发等提供一系列的参考，从而促进中药的现代化发展，进而促进中药的国际化。本节将重要介绍中药整合药理学体外药理研究的相关思路与方法。

中药方剂大多数为口服制剂，通常在体内需要经过吸收（absorption）、分布（distribution）、代谢（metabolism）及排泄（excretion）过程，即 ADME 过程，从而到达相应的靶器官与靶组织，发挥一系列的治疗作用。中药方剂在体内的过程往往非常复杂，药物分子与体内分子靶标网络交互过程，更加复杂。因此，仅通过有限的实验手段，能够从事的研究极其有限。通过计算机虚拟计算预测为中药方剂与机体交互作用提供强有力的技术手段。例如，计算机辅助模拟分子设计的方法已经广泛应用到新药设计与新药研究发现中。值得注意的是网络药理学，通过基于系统生物学的理论，对生物系统的网络分析，选取特定信号节点（Nodes）进行多靶点药物分子设计的新学科，被广泛应用于中药药效物质基础与药物作用机制的研究，并取得了一系列的成绩[47]。

然而，中药网络药理学的研究往往局限在采用现有的中药数据库，使用中药的原型成分，而忽略了药物在体内的 ADME 过程；因而不能反映药物在体内的真实过程，使预测的结果与真实情况具有一定的差距。因此，体外整合药理学充分考虑药物在体内的过程，进行体外整合药理学研究时，首先需要对中药方剂计算 ADME 过程，并进一步与网络药理学进行整合研究，从而更贴近药物在体内的过程。体外实验具有操作简单、敏感性高、条件易于控制等优点，而体外整合药理学研究即采用"药物溶出-肠菌转化-肠吸收肝药酶代谢-血脑屏障"整合研究手段，充分考虑药物在体内的一系列过程，能够更加全面、系统、真实地反映药物与机体的交互作用[45]。目前，体外整合药理学的各个环节均有相应的体外模型，能够促进整合药理学的研究。如采用仿生提取法模拟胃肠道消化，采用外翻肠囊法模拟肠道吸收[48-51]。采用肝微粒体外孵育法模拟肝脏代谢[52]等一系列方法，使体外整

合药理学的研究成为可能。目前常用的血清药理法往往血清药物浓度低、血清中基质干扰因素多，从而难以深入探究机体与药物的相互作用。另外也有研究表明，一部分物质可通过调节肠道菌群发挥重要作用。采用体外整合药理学的研究方法，从体外 ADME 模型与体外活性评价相结合的研究思路，能够在一定程度上反映药物与机体的交互作用，有利于药效物质基础的研究、药效学评价及药理机制的揭示。

采用体外整合药理学研究时一方面要加强体外 ADME 模型的构建，即在构建从吸收、分布、代谢到排泄等模拟单一 ADME 过程的基础上，进一步加强构建"药物溶出-肠菌转化-肠吸收肝药酶代谢-血脑屏障"复合代谢模型的构建，在体外研究时更好地模拟药物在体内的吸收、代谢过程；另一方面通过体外 ADME 复合模型与体外组织器官、细胞进行联合评价研究，即通过评价体外 ADME 过程的药物代谢物在体外组织器官、细胞、分子等的活性，深入挖掘并构建药物代谢成分与体外活性之间的关联，从而揭示中药的药效物质基础与药理作用机制。下面将重点介绍肠吸收-活性评价的体外整合药理模型的建立及应用研究。

三、"肠吸收-活性评价"体外联用模型建立及应用研究

口服给药具有方便、经济、安全的特点，是临床常用的给药方法。药物在体内要经过吸收、分布、代谢和排泄，才能发挥药效。药物口服后与消化道中的细菌、肠壁细胞发生相互作用，经胃肠黏膜吸收入血，进入各组织器官的血液循环，从而发挥局部或全身的治疗作用[53-54]。对于口服的中药制剂，肠吸收是决定其生物利用度的关键环节。

含药肠吸收液是一种新的中药体外药理活性评价方法，肠吸收模型由于减少了药物吸收的影响，获得的肠吸收动力学参数更容易分析出药物在肠道的吸收特征，是一种较为理想的研究药物吸收的实验方法[55]。目前，"肠吸收-活性评价"体外联用模型的应用较为广泛，多用于研究中药单体、单味中药和中药复方的有效吸收成分及其相互作用规律[56]。近年来，肠吸收-活性评价体外联用模型的研究方法主要有外翻肠囊模型、Caco-2 细胞培养模型、Ussing chamber 技术和平行人工膜渗透模型。

（一）外翻肠囊模型

外翻肠囊模型作为一种离体药理研究模型，在 Wilson 和 Wiseman 于 1954 年创建后，用于研究葡萄糖和氨基酸在肠道的代谢、转运等，经不断改进后被陆续用于药物吸收动力学过程、吸收特性等方面的研究，是目前最常用的体外肠道吸收生物模型[48-51]。其操作方法为：麻醉无痛条件下将禁食过夜的老鼠置于 37℃恒温，立即分离小肠，去除肠系膜，截取所需肠段，外翻使肠黏膜向外，制成肠囊，置于添加有药液的培养液中进行培养，并于整个装置中通入 95 %氧气和 5 %二氧化碳的混合气体，根据囊内外药液的变化来反映肠道对药物吸收状况的一种生理学试验方法[57]。

谢小珂等[58]利用外翻肠囊法研究扶正消症方中黄连碱类在大鼠肠内的吸收，并对其在不同肠段的吸收特征进行了分析；张宜凡等[59]用外翻肠囊法研究黄芩清肺汤肠吸收成分，

对黄芩清肺汤多成分的肠吸收特性进行了评价；陈晓萌等[60]利用外翻肠囊法发现元胡止痛片吸收成分群，并评价了其肠吸收特性；龚慕辛等[61]及许永崧等[62]均利用外翻肠囊法研究了吴茱萸汤的肠吸收情况，发现吴茱萸碱未被检测出有吸收。综上所述，外翻肠囊法操作简便，试验条件易控制，重复性好，经济适用，且其吸收结果与人类的吸收水平较为接近，有利于观测不同肠段的药物吸收情况，被广泛用来研究药物动力学和养分的吸收机制。但是肠组织在外翻时易受损，影响肠黏膜对药物的吸收，且因是体外实验，需严格控制培养条件，以减少外界环境对实验结果的影响。用外翻肠囊法进行试验研究时，操作应在无菌条件下迅速进行，以免影响肠细胞的活性；其次应保证培养系统始终保持 95 % 氧气和 5 % 二氧化碳的混合气体的通入，并严格控制灌药时间间隔，注意培养温度与动物体温一致，根据不同动物调整适当的培养时间；最后培养液的 pH、渗透压及离子强度对实验有极大的影响，在培养过程中要注意培养液 pH、渗透压等的变化[63]。

（二）Caco-2 细胞培养模型

目前，研究细胞和分子水平的药物吸收模型有很多，较具代表性的是 Caco-2 模型。Caco-2 细胞模型是一种药物离体口服特性筛选模型，Caco-2 细胞来源于人克隆结肠腺癌细胞，结构和功能类似于分化的人小肠上皮细胞，具有微绒毛的结构，并含有与小肠刷状缘上皮相关的酶系，且亚显微结构研究和胞饮功能检测均表明其与人小肠上皮细胞相似，被广泛应用于研究小肠上皮细胞药物转运和代谢，多用于研究药物肠吸收过程[57, 64-65]。其主要操作方法为：将用胰酶消化好的细胞吹打成单细胞悬液，计数后调整浓度，选择合适浓度的细胞接种，进行单层细胞极性和完整性检测，并进行碱性磷酸酶活性测定、细胞摄取、细胞转运等实验。

冯彬彬等[66]对舒胸方在 Caco-2 细胞单层模型的转运进行了研究，确定了其作用的安全浓度范围；黎迎等[67]构建了 Caco-2 细胞单层模型并评价了 3 种药物的吸收机制；闵志强等[68]基于 Caco-2 细胞模型研究青黛配方分散片的吸收机制，发现固体分散技术可通过青黛溶解度促进其有效成分的吸收；郑勇凤等[69]基于 Caco-2 细胞模型研究痰热清方配伍对黄芩苷摄取与转运的影响，发现全方配伍及君臣佐配伍均能显著提高黄芩苷的摄取量。该方法的优势为方便简捷。Caco-2 细胞容易培养，有强大的生命力，因其与人小肠上皮细胞的高度相似性可以用于检测代谢条件下药物的跨膜转运，但其缺少肠壁的黏液层，且是单一细胞，与真实环境有差异，实验结果在一定程度上存在误差[64]。

（三）Ussing chamber

Ussing chamber（尤斯室，Ussing 灌流室）是由丹麦学者 Hans Ussing 于 1951 年引入科学研究的，随着科学技术的不断进步，这项技术受到越来越多的关注，其应用也越来越广泛。该技术的主要功能是通过微电极检测整个细胞膜离子通道变化的电流信号，来反映肠道药物吸收、通透性和分泌情况的变化[70]。Ussing chamber 技术是目前常用的对药物胃肠道吸收的体外研究方法之一。装置主要由两个部分组成，即灌流室本身和带有多个气体通道的恒温装置。几乎可以应用于动物体内各种上皮组织，包括生殖道内分泌上皮、外分泌腺体上皮、胃肠道上皮、呼吸道上皮等，甚至包括培养的上皮细胞的研究[70]。Ussing chamber 技术是目前常用的研究药物胃肠道吸收的体外方法之一，多用于肠通透性研究、肠道内毒素和细菌移位中的研究、谷氨酰胺保护肠道屏障功能的作用研究及益生菌改善肠道屏障功能的研究[70-71]。

朱蕴等[72]基于尤斯灌流室技术的泽泻汤大鼠肠吸收研究发现，泽泻汤中白术内酯Ⅱ和Ⅲ最佳吸收部位是结肠；赵博欣等[73]应用 Ussing chamber 技术评价芹菜素与柚皮素经大鼠肠黏膜透过特征，芹菜素与柚皮素在大鼠肠黏膜中的透过性存在区段性差异，结肠部位吸收最好。此外，Ussing chamber 方法可以使药物在肠段的特定位置吸收和透过，以进行对药物特定肠段吸收、分泌过程的研究，并且可以研究药物转运的不同阶段，方便快捷，在实验过程中通过对肠段中浆膜层进行剥离后更好地模拟药物在体内的吸收情况，弥补了Caco-2 单层细胞模型法缺乏作为主要吸收屏障之一的黏膜层的缺点，以及外翻肠囊法在囊翻转后较易造成细胞形态发生改变而影响通透性的不足[73-74]。但又因其较为简单，而肠黏膜系统较为复杂，因此在一定程度上需考虑其可靠性和真实性。重要的是，实验需要较长的时间，血液供应和神经供应的长时间缺乏以使生物活性下降，对实验结果会产生一定的影响[75]。

（四）平行人工膜渗透模型

寻找治疗疾病的安全有效的潜在药物分子是药物研发过程的重要环节，但其伴随着巨大的风险和成本[76-77]。平行人工膜渗透模型（parallel artificial membrane permeability assay，PAMPA）是 Kansy 等[78]于 1998 年建立的，以人造磷脂作为生物膜模拟药物跨膜屏障进行药物膜通透研究的模型，是在聚偏氟乙烯或者聚碳酸脂膜上涂上卵磷脂的有机溶液，使卵磷脂能够在小孔孔隙中心部分形成非常稳定的薄膜，用于药物的膜渗透研究，是药物筛选的有力工具。目前，PAMPA 模型在药物体外透过实验中用于胃肠道吸收模型、血脑屏障渗透模型、皮肤吸收模型等。重要的是，PAMPA 模型具有高通量、低成本的优点，其检测手段方便，可使用专用检测器测量，也可用 HPLC 进行浓度测定，对于无紫外吸收的可用 HPLC/MS 测定[79-82]。此外，PAMPA 模型还具有极高的灵活性，对于不同实验可通过调节缓冲液 pH、磷脂比例等因素对实验进行优化。但其也具有一定的局限性，PAMPA 模型只有被动扩散机制，相对而言比较单一，无法对主动转运机制转运的药物渗透率进行准确预测，且无法说明亲脂性的小分子化合物穿过细胞膜的途径是被动扩散还是旁细胞渗透等[83]。

第三节 基于体外整合药理学研究应用实例

一、基于"肠吸收-细胞活性评价"的益心舒胶囊的药效学及分子机制研究

益心舒胶囊（YXSC）是由著名老方剂"生脉散"发展而来，源于医家张元素所著的《医学启源》，由人参、麦冬、五味子、丹参、黄芪、山楂、川芎七种中草药组成。益心舒

丸、片、胶囊、颗粒剂配方中的益心舒作为著名的中药方剂，用于治疗现代医学心脏病的典型症状：胸痛、胸闷、心悸、气短、发绀。在临床上，YXSC 用于治疗心绞痛和冠心病取得了明显的疗效。然而，YXSC 用于心脏病的机制尚不清楚。最近的研究表明，YXSC 通过抑制氧化应激和线粒体介导的凋亡来减轻心肌缺血再灌注损伤[84]，并且抑制诱导的多能干细胞（IPS）来源的心肌细胞的心肌功能障碍[85]。由于 YXSC 是由七味中药组成的中药方剂，其作用于心脏的药理作用机制可能是多样的，通过外翻肠囊法制备 YXSC 肠吸收液。肠吸收液是用外翻肠囊模拟药物的自然吸收过程制备的，经肠道吸收的成分可能是真正有效的成分，通过质谱鉴定肠吸收液中的成分，通过基于网络药理学的策略预测药物作用的靶标和通路。最后，通过实验进一步验证了所观察到的 YXSC 肠吸收液的功能[86]。采用体外肠吸收方法制备 YXSC 肠吸收液，共鉴定出 62 种化合物。通过基于网络药理学的策略构建的化合物-靶标-功能网络表明这 62 个化合物对细胞分化有影响。通过实时 PCR、免疫荧光染色和 western blotting 实验进一步证实 MSCs 具有心肌样分化作用。基于网络药理分析，MAPK 信号通路、TGF-β 信号通路和 Wnt 信号通路可能在促进心肌样分化中起重要作用。本研究为 YXSC 在心脏病治疗中的应用提供了新的分子机制支持，促进了心脏组织工程的进展。

除了基于肠吸收液-网络药理学-细胞实验的整合药理学方法发现新的药理机制，还可采用该策略鉴定真正起作用的药效物质基础。例如，同样是经过肠吸收后，从中药复方制剂 YXSC 由七味中药组成的 200 多个成分，缩小到 62 个肠吸收液中鉴定出的成分，并进一步通过网络药理学预测，对所鉴定到的 62 个成分进行排序，并通过体外细胞模型如人诱导多能干细胞衍生心肌细胞（hiPS-CMs）为模型，验证 YXSC 关键活性成分的治疗作用[85]。研究发现，五味子甲素（Sch A）和五味子乙素（Sch B）通过减轻内皮素-1（ET-1）引起的收缩功能障碍、脑钠肽（BNP）含量升高和 hiPS-CMs 的形态学改变，从而对 ET-1 诱导的 hiPS-CMs 起到有效的保护作用，并通过网络药理学研究揭示了它们的有效靶点和途径。该研究采用整合的方法来鉴别中药制剂中的有效成分，并挖掘其可能的作用机制[85]。

二、基于"肠外翻–离体血管"联用方法的延胡索血管活性评价

元胡止痛片的主要成分为延胡索（醋制）和白芷，临床上多用于气滞血瘀所致的疼痛。在制法中延胡索用醋制品而不用生品，醇提而不用水提。本实验通过观察延胡索生品和醋制品在水和醇回流提取方法下，肠吸收液对大鼠离体胸主动脉环张力的影响，为延胡索醇提醋制提供依据。中医认为"不通则痛"。现代研究也证明，延胡索乙素对轻度痉挛性疼痛的有效率大致与哌替啶相当。故选择离体血管模型对延胡索的解痉镇痛作用进行评价[43, 87]。

经过课题组前期实验，外翻肠囊法为良好的体外肠道吸收生物模型。血清药理学实验方法比较接近药物体内环境中产生药理作用的真实过程，适用于中药研究，但同时该方法也存在一定的缺陷，血清中药物浓度会随着吸收和代谢而发生变化，会对药效作用的评价产生难度。因此，在药物源的选择上，选择肠吸收液而非含药血清，这样不但排除了内源性物质的干扰，同时避免了药物代谢所带来的影响。

三、基于"肠吸收-活性评价"体外整合模型的益心舒胶囊保护心肌细胞的分子机制研究

在临床上，YXSC 用于治疗心绞痛和冠心病取得了明显的疗效。然而，YXSC 用于心脏病的机制尚不清楚。氧化应激是在心肌缺血缺氧后，氧化系统与抗氧化系统失衡，使氧自由基过载，导致机体多种病理反应增加。过氧化氢在高浓度下可使细胞膜脂质过氧化，导致细胞坏死，而过氧化氢在低浓度时可诱导凋亡基因表达，进而诱发细胞凋亡。研究表明，心力衰竭及心肌缺血再灌注等损伤中氧化应激有重要作用，能产生大量自由基，在构建各种细胞氧化应激相关模型中较为常用，如心肌细胞、间充质干细胞和内皮细胞。因此构建基于肠吸收-转录组-蛋白质组-网络药理学的整合药理学研究策略，以探究 YXSC 保护心肌细胞免受氧化应激损伤的关键转录因子[88]。

首先在体外采用外翻肠囊法制备益心舒肠吸收液，并采用过氧化氢诱导的氧化应激损伤模型确定了益心舒肠吸收液对过氧化氢诱导损伤的保护作用。采用 Illumina HiSeq4000 对细胞样本进行 RNA-seq 测序鉴定益心舒肠吸收液对过氧化氢诱导的相关转录组水平整体基因的表达情况。由于基因的表达受转录因子的调控，因此采用丁琛构建的 catTFRE 方法对相关转录因子蛋白质组学进行大规模的鉴定[89]。根据转录因子自身表达水平及与其下游基因的关系，构建转录因子与下游基因的表达关系函数图，通过转录因子自身活性变化及其下游的基因改变鉴定益心舒保护心肌细胞的关键转录因子靶标。并进一步收集 YXSC 的化合物单体成分，采用 BatMAN-TCM 预测潜在作用靶点，构建益心舒成分与关键转录因子的网络关系图，并最终对其中的 Apex1 和 Pbx3 分别在 H9C2 和 hiPS-CM 中进行验证。

因此，"肠吸收-活性评价"体外整合模型发现 YXSC 通过降低凋亡和促进 DNA 修复，抵抗过氧化氢造成的氧化损伤。整合 TFs 活性与其下游靶基因，发现 YXS 作用的 10 个转录因子，其中 7 个可与益心舒中的成分进行关联，分别为 Apex1、Pbx3、Tfcp2、Hoxd13、Dmap1、Arnt 和 Meis1。本研究通过"肠吸收-活性评价"体外整合模型揭示 YXS 保护心肌细胞的关键分子与靶标，为 YXSC 的临床应用提供一定的支撑，也为心脏疾病挖掘了潜在的治疗靶点。

参 考 文 献

[1] 云宇，段为钢. 分子药理学在生物医学中的重要性[J]. 药学教育，2016，32（1）：35-38.

[2] 陈波. 基于分子药理学的中药研究[J]. 湖南师范大学学报（医学版），2012，9（2）：1-3.

[3] Finn R S, Crown J P, Ettl J, et al . Efficacy and safety of palbociclib in combination with letrozole as first-line treatment of ER-positive，HER2-negative，advanced breast cancer：expanded analyses of subgroups from the randomized pivotal trial PALOMA-1/TRIO-18[J]. Breast Cancer Research，2016，18（1）：1-14.

[4] Jiang Q, Li K, Lu W J, et al. Identification of small-molecule ion channel modulators in C. elegans channelopathy models[J]. Nature Communications，2018，9（1）：3941.

[5] Poole R M, Dungo R T. Ipragliflozin：first global approval[J]. Drugs，2014，74（5）：611-617.

[6] Lu C H, Min K W, Chuang L M, et al. Efficacy，safety，and tolerability of ipragliflozin in Asian patients with type 2 diabetes mellitus and inadequate glycemic control with metformin：Results of a phase 3 randomized，placebo-controlled，double-blind，

multicenter trial[J]. Journal of Diabetes Investigation，2016，7（3）：366-373.

[7] Raedler L A. Opdivo（nivolumab）：second PD-1 inhibitor receives FDA approval for unresectable or metastatic melanoma[J]. American Health & Drug Benefits，2015，8（Spec Feature）：180-183.

[8] 刘成海. 中药复方体外药理研究思考[J]. 中药新药与临床药理，2000，21（1）：53-56.

[9] 沈映君. 中药药理学专论[M]. 北京：人民卫生出版社，2009.

[10] Nagy S R，Liu G，Lam K S，et al. Identification of novel Ah receptor agonists using a high-throughput green fluorescent protein-based recombinant cell bioassay[J]. Biochemistry，2002，41（3）：861-868.

[11] 赵霞霞，郜瑞，李发荣. 基于细胞模型的高通量药物筛选[J]. 药物生物技术，2008，15（3）：227-230.

[12] Lee D H，Bae C Y，Kwon S Y，et al. User-friendly 3D bioassays with cell-containing hydrogel modules：narrowing the gap between microfluidic bioassays and clinical end-users' needs[J]. Lab on a chip，2015，15（11）：2379-2387.

[13] 王喜军. 中药血清药物化学的研究动态及发展趋势[J]. 中国中药杂志，2006，31（10）：789-792+835.

[14] 刘竹青，尹登科，韩岚，等. 桃红四物汤含药血清对过氧化氢损伤的人脐静脉内皮细胞的保护作用[J]. 中国中药杂志，2013，38（3）：402-406.

[15] 陈珺，林思慧，钟佳贤，等. 护骨胶囊含药血清对成骨细胞功能的影响[J]. 中华中医药杂志，2017，32（12）：5558-5562.

[16] 孟红旭，郭浩，姚明江，等. 采用膜片钳技术观察 3 种中药复方含药血清对大鼠心室肌细胞 L-型钙通道的作用[J]. 中药药理与临床，2017，33（3）：127-131.

[17] 苗大兴，肖天保，梁宛伶. 大黄牡丹汤含药血清对巨噬细胞释放炎症因子的影响[J]. 时珍国医国药，2014，25（4）：843-845.

[18] 王玥姣，贾立群，朱世杰，等. 平肺口服液成药及其含药血清体外抗肿瘤作用的比较[J]. 中医药导报，2014，20（11）：28-29+32.

[19] 徐伟，孙维峰，李静，等. 清热除痹汤含药血清对尿酸钠结晶刺激下 THP-1 细胞活性及分泌白细胞介素-1β 的影响[J]. 广州中医药大学学报，2014，31（6）：949-952+956+1030.

[20] 欧阳长生，王云开，苏海，等. 丹参及血府逐瘀汤含药血清与兔骨髓间充质干细胞的体外迁移：促进还是抑制?[J]. 中国组织工程研究与临床康复，2009，13（40）：7847-7851.

[21] 周昕欣，金龙，吴晓兰. 加味四君子汤含药血清对 B16 恶性黑色素瘤细胞 NF-κB（p65）活性和表达的影响[J]. 中药药理与临床，2013，29（6）：121-124.

[22] 张曦，宋君秋，汪云，等. 冠心苏合胶囊大鼠含药血清抗氧化损伤致心肌凋亡机制研究[J]. 中成药，2013，35（2）：232-236.

[23] 王国佐，葛金文. 血清药理学方法在中药研究中的进展[J]. 湖南中医药大学学报，2007，27（3）：78-80.

[24] 马晓红，丁艳蕊，王小琴. 消瘤汤含药血清干扰细胞生长作用浓度的实验研究[J]. 湖北中医杂志，2008，30（2）：10-11.

[25] 郭涛，常馨予，夏东亚，等. 替硝唑片剂在维吾尔族和汉族健康人体的药代动力学研究[J]. 中国药理学通报，2008，24（11）：1482-1485.

[26] 李仪奎，吴健宇. 血清药理实验中采血时间的通法方案[J]. 中国药理学通报，1999，15（6）：3-5.

[27] 高永红，王永炎，肖盛元，等. 清开灵有效组分透过体外模拟血脑屏障的研究[J]. 北京中医药大学学报，2005，28（2）：26-28.

[28] 张鑫，汪宁，晋齐中. 中药及复方通过血脑屏障的研究概况[J]. 亚太传统医药，2012，8（1）：171-172.

[29] 廖华宁，汪宁，王艳. 紧密连接蛋白与血脑屏障[J]. 安徽医药，2012，16（3）：377-379.

[30] 张春丽，孟强. 缺血性脑血管病血脑屏障研究进展[J]. 医学综述，2013，19（11）：1935-1937.

[31] Deeken J F，Loscher W. The blood-brain barrier and cancer：transporters，treatment，and trojan horses[J]. Clinical Cancer Research，2007，13（6）：1663-1674.

[32] Hawkins B T，Davis T P. The blood-brain barrier/neurovascular unit in health and disease[J]. Pharmacological Reviews，2005，57（2）：173-185.

[33] Ballabh P，Braun A，Nedergaard M. The blood-brain barrier：an overview：structure，regulation，and clinical implications[J]. Neurobiology of Disease，2004，16（1）：1-13.

[34] 王喜军，张宁，孙晖，等. 六味地黄丸的血清药物化学研究[J]. 中国天然药物，2004，2（4）：219-222.

[35] 梅建勋，张伯礼，陆融. 中药脑脊液药理学研究方法的初建：对中药影响星形胶质细胞神经营养作用的观察[J]. 中草药，2000，31（7）：523-526.

[36] 梅建勋，张伯礼，陆融. 中药脑脊液药理学方法的建立——清脑益智方对谷氨酸损伤神经保护作用的实验研究[J]. 天津中医，1999，16（6）：3-5.

[37] 翟燕，汪宁，章亚兵，等. 通窍活血汤含药脑脊液对谷氨酸致 PC12 细胞损伤的保护作用[J]. 中成药，2019，41（3）：526-532.

[38] 胡海燕，崔志慧，陈翔，等. 清心开窍方含药脑脊液对连二亚硫酸钠所致 PC12 细胞损伤的保护机制研究[J]. 中国中药杂志，2013，38（9）：1314-1317.

[39] 陈璐，第五永长，温晓强，等. 补益脾胃元气方药含药脑脊液对大鼠海马神经干细胞活力与迁移的影响[J]. 中草药，2018，49（23）：5580-5587.

[40] 刘泉，张赓，刘涛. 改良三甲散含药脑脊液对脂多糖诱导的 BV2 小胶质细胞炎症模型相关因子及蛋白表达的影响[J]. 北京中医药大学学报，2017，40（5）：385-391.

[41] 秦秀德，刘玉，张玉莲，等. 清脑益智方含药脑脊液对缺氧复氧皮层神经元细胞重塑相关指标的影响[J]. 中国实验方剂学杂志，2013，19（10）：174-177.

[42] 姚辛敏，王琪，谢宁，等. 地黄饮子含药脑脊液对 AD 细胞模型影响的差异蛋白质组学研究[J]. 中医药学报，2014，42（4）：49-52.

[43] 章亚兵，汪宁. 中药脑脊液药理学研究及应用进展[J]. 安徽医药，2015，19（4）：613-616.

[44] 闫晨，康立源. 中药脑脊液药理学方法研究进展[J]. 中国临床药理学杂志，2009，25（3）：257-259.

[45] 杨洪军，许海玉. 整合药理学——元胡止痛方的探索研究[M]. 北京：科学出版社，2015.

[46] 许海玉，杨洪军. 整合药理学：中药现代研究新模式[J]. 中国中药杂志，2014，39（3）：357-362.

[47] Zhao J，Jiang P，Zhang W D. Molecular networks for the study of TCM pharmacology[J]. Brief Bioinformatics，2010，11（4）：417-430.

[48] Wilson T H，Wiseman G. The use of sacs of everted small intestine for the study of the transference of substances from the mucosal to the serosal surface[J]. Journal of Physiology，1954，123（1）：116-125.

[49] Kilic F S，Batu O，Sirmagul B，et al. Intestinal absorption of digoxin and interaction with nimodipine in rats[J]. Polish journal of pharmacology，2004，56（1）：137-141.

[50] Barthe L，Woodley J，Houin G. Gastrointestinal absorption of drugs：methods and studies[J]. Fundamental & Clinical Pharmacology，2010，13（2）：154-168.

[51] Alam M A，Al-jenoobi F I，Al-mohizea A M. Everted gut sac model as a tool in pharmaceutical research：limitations and applications[J]. Journal of Pharmacy and Pharmacology，2012，64（3）：326-336.

[52] 陈万平，孙翔，程鹏远. 体外药物肝代谢研究进展[J]. 第四军医大学学报，2008，（9）：861-863.

[53] 张英丰，李玉洁，杨庆，等. 大鼠在体单向肠灌流法进行丹参素、丹酚酸 B 的肠吸收研究[J]. 中国实验方剂学杂志，2010，16（11）：96-100.

[54] 董宇，张英丰，杨庆，等. 黄连提取物在大鼠肠外翻实验中的吸收研究[J]. 中国中药杂志，2008，33（9）：1056-1060.

[55] Linnankoski J，Ranta V P，Yliperttula M，et al. Passive oral drug absorption can be predicted more reliably by experimental than computational models：Fact or myth[J]. European Journal of Pharmaceutical Sciences，2008，34（2/3）：129-139.

[56] 吴涛，郑娟，张程亮，等. 中药肠吸收的研究进展[J]. 药品评价，2013，10（6）：30-35.

[57] Liu W，Pan H，Zhang C Y，et al. Developments in methods for measuring the intestinal absorption of nanoparticle-bound drugs[J]. International Journal of Molecular Sciences，2016，17（7）：1171.

[58] 谢小珂，闫利华，朱晶晶，等. 外翻肠囊法研究扶正消症方中黄连碱类在大鼠肠内的吸收[J]. 中国中药杂志，2016，41（11）：2144-2148.

[59] 张宜凡，王跃，肖娟，等. 外翻肠囊法研究黄芩清肺汤肠吸收成分[J]. 药物分析杂志，2013，33（5）：730-736.

[60] 陈晓萌，张迎春，林朔，等. 外翻肠囊法发现元胡止痛片吸收成分群的研究[J]. 中国中药杂志，2012，37（13）：2005-2011.

[61] 龚慕辛，王雅琦，宋亚芳，等. 外翻肠囊法快速发现吴茱萸汤吸收成分群的研究[J]. 中国中药杂志，2010，35（11）：1399-1404.

[62] 许永崧，潘学强，龚慕辛，等. 吴茱萸汤外翻肠囊吸收成分与原药中各成分相关关系研究[J]. 中草药，2014，45（17）：2490-2498.

[63] 沈芸，徐蓓蕾，杨新宇，等. 三种研究药物肠道吸收机制的方法[J]. 哈尔滨商业大学学报（自然科学版），2016，32（1）：11-13+17.

[64] 关溯，陈孝，黄民. Caco-2 细胞模型：药物吸收研究的有效"工具"[J]. 中国药理学通报，2004，20（6）：609-614.

[65] Annette B，Sibylle H，Kayoshi S，et al. Cell cultures as tools in biopharmacy[J]. European Journal of Pharmaceutical Sciences，2000，11：S51-60.

[66] 冯彬彬，张建海，李飞. 舒胸方在 Caco-2 细胞单层模型中的转运研究[J]. 中国中药杂志，2018，43（20）：4132-4137.

[67] 黎迎，朱春燕. Caco-2 细胞单层模型构建及 3 种药物吸收机制评价[J]. 聊城大学学报（自然科学版），2019，32（4）：1-5.

[68] 闵志强，蒋淼，石娅萍. 基于 Caco-2 细胞模型研究青黛配方分散片吸收机制[J]. 中药与临床，2017，8（3）：42-44.

[69] 郑勇凤，何雨薇，庞亮，等. Caco-2 细胞模型研究痰热清方配伍对黄芩苷摄取与转运的影响[J]. 中国医药工业杂志，2016，47（9）：1188-1193.

[70] 杨振，秦环龙. Ussing chamber 在肠道屏障功能研究中的进展[J]. 肠外与肠内营养，2006，13（4）：233-236.

[71] 陈立峰，董晗，郑骏，等. 尤斯灌流室系统应用的研究进展[J]. 中国医疗设备，2016，31（11）：73-77.

[72] 朱蕴，顾星，张兵，等. 基于尤斯灌流室技术的泽泻汤大鼠肠吸收研究[J]. 天津中医药大学学报，2017，36（4）：299-302.

[73] 赵博欣，孙亚彬，段炼，等. 应用 Ussing Chamber 技术评价芹菜素与柚皮素经大鼠肠黏膜透过特征[J]. 中国药学杂志，2011，46（20）：1581-1586.

[74] 祝诚诚，何新. 药物肠道吸收研究方法[J]. 药物评价研究，2010，33（3）：222-227.

[75] 孙志洪，贺志雄，张庆丽，等. 尤斯灌流系统在动物胃肠道屏障及营养物质转运中的应用[J]. 动物营养学报，2010，22（3）：511-518.

[76] Wexler D S，Gao L P，Anderson F，et al. Linking solubility and permeability assays for maximum throughput and reproducibility[J]. Journal of Biomolecular Screening，2005，10（4）：383-390.

[77] Hampton S L，Kinnaird A I. Genetic interventions in mammalian cells：applications and uses in high-throughput screening and drug discovery[J]. Cell Biology and Toxicology，2010，26（1）：43-55.

[78] Kansy M，Senner F，Gubernator K. Physicochemical high throughput screening：parallel artificial membrane permeation assay in the description of passive absorption processes[J]. Journal of Medicinal Chemistry，1998，41（7）：1007-1010.

[79] Chen X X，Murawski A，Patel K，et al. A novel design of artificial membrane for improving the PAMPA model[J]. Pharmaceutical Research，2008，25（7）：1511-1520.

[80] Kerns E H，Di L，Petusky S，et al. Combined application of parallel artificial membrane permeability assay and caco-2 permeability assays in drug discovery[J]. Journal of Pharmaceutical Sciences，2004，93（6）：1440-1453.

[81] Liu H L，Sabus C，Carter G T，et al. In vitro permeability of poorly aqueous soluble compounds using different solubilizers in the PAMPA assay with liquid chromatography/mass spectrometry detection[J]. Pharmaceutical Research，2003，20（11）：1820-1826.

[82] Malakoutikhah M，Prades R，Teixidó M，et al. N-methyl phenylalanine-rich peptides as highly versatile blood-brain barrier shuttles[J]. Journal of Medicinal Chemistry，2010，53（6）：22354-22363.

[83] 吴一凡，刘晖，倪京满. 平行人工膜渗透模型及其应用进展[J]. 药学学报，2011，46（8）：890-895.

[84] Zhao Y C，Xu L W，Qiao Z G，et al. YiXin-Shu，a ShengMai-San-based traditional Chinese medicine formula，attenuates myocardial ischemia/reperfusion injury by suppressing mitochondrial mediated apoptosis and upregulating liver-X-receptor α[J]. Scientific Reports，2016，6（1）：23025.

[85] Zhang M Y，Wu H W，Guo F F，et al. Identification of active components in Yixinshu Capsule with protective effects against myocardial dysfunction on human induced pluripotent stem cell-derived cardiomyocytes by an integrative approach[J]. Molecular BioSystems，2017，13（8）：1469-1480.

[86] Zhang J J，Guo F F，Wu H W，et al. Yixin-Shu facilitated cardiac-like differentiation of mesenchymal stem cells in vitro[J]. RSC Advances，2018，8（18）：10032-10039.

[87] 黄斌，陈晓萌，张迎春，等. 元胡止痛方肠吸收液对大鼠离体胸主动脉环张力的影响[J]. 中国实验方剂学杂志，2012，18（5）：117-120.

[88] Zhang J J，Geng Y，Guo F F，et al. Screening and identification of critical transcription factors involved in the protection of cardiomyocytes against hydrogen peroxide-induced damage by Yixin-Shu[J]. Scientific Reports，2017，7（1）：13867.

[89] Ding C，Chan D W，Liu W，et al. Proteome-wide profiling of activated transcription factors with a concatenated tandem array of transcription factor response elements[J]. PNAS，2013，110（17）：6771-6776.

（张晶晶　周　瑞）

第八章

基于多维整合的中药定性"组效关联"研究

第一节　中药"组效关联"研究概述

在单成分、单靶点药物研发策略正面临前所未有挑战的背景下，"多靶点、低亲和力、低选择性"的药物研发模式受到了广泛关注，药物组合对复杂疾病的治疗显现出了优势[1-2]。单一化合物是基于"构效关系"进行设计的，与之相对应，多成分复方药物除了"构效关系"外，更多侧重基于"组效关系"进行研究设计。复方是中医临床治病的主要形式和手段，是在"辨证立法"的基础上通过配伍形成的"有制之师"。在系统生物学，如功能基因组学、转录组学、蛋白质组学、代谢组学和网络药理学等促进下，西方学者也开始重视解读传统医药思想的奥妙[3]。其中，运用系统生物学的理念、方法，进行中药物质组合与药效活性的关联性，即"组效关系"的研究，是亟待突破的关键科学问题之一。

一、中药"组效关系"研究概述

1999年，周立东[4]在天然药物研究中提出了定量组效关系(quantitative composition activity relationship，QCAR) 的概念，即定量研究多组分药物的化学组成与其生物活性之间关系的方法。2002年，罗国安等[5]提出开展指纹图谱信息与药效活性信息相关性研究，实现中药化学指纹图谱向中药药效组分指纹图谱的转化，形成中药组效学研究体系。2003年以来，程翼宇教授课题组[6-8]对中药"组效关系"重点进行了基于计算技术的分析方法研究。

中药复方的物质可以划分为4个层次：有效药材(饮片)、有效部位、有效组分(群)、有效成分(群)，我们认为有必要结合中药复方物质的层次，对中药"组效关系"的概念进行明确界定。中药材(饮片)层次，是中医药理论的载体，充分体现了中医药的特色。依据中医"七情和合"的基本用药原则，"药有个性之特长，方有合群之妙用"的用药理念，从本质上讲，分析不同饮片的组合与临床疗效的关联性，确定最优的饮片组合是临床医生处方用药的核心。而在新药研发过程中，在有效部位、有效组分(群)、有效成分(群)不同层次上，分析中药物质组合与药效活性的关联性，以确定物质基础的最优组合，则是新药研发的关键环节。为此，我们认为，"组效关系"（combination-activity relationship，CAR）是指在不同层次上的中药物质组合与药效活性之间的关联性，系统建模是分析"组效关系"的基本方法。该提法强调了中药物质基础层次性，突出了以药效活性为导向的中药物质优化组合，有别于以往的认识。"组效关系"体现了复方药物的作用特点，为创新中药质量评价模式、阐释方剂配伍规律、创制组分中药提供理论指导。

基于以上认识，我们课题组[8-12]进行了中药"组效关系"研究，如通过 LARS 回归算法，建立了丹参中的丹参素、原儿茶醛、咖啡酸三种成分组合与清除二苯基苦基肼基（DPPH）自由基的抗氧化活性的关系[11]；建立了川芎中的阿魏酸、丁基苯酞、藁本内酯三种主要成分组合与血管活性的关系，并经过实验验证，证实具有可靠性[9]；并提出基于"组效关系"的中药质量控制新模式[12]。通过这些研究发现，成分组合样品均显示出优于单体成分的药效活性作用，且其所含单体成分的浓度均明显低于单体成分的起效浓度，因而说明成分组合样品的作用不是各单体成分作用的简单相加，而可能具有较强的协同增效作用，同时建立的"组效关系"能较好地预测成分组合的活性。

但是在中药"组效关系"研究中，尤其是在有效成分这个层次上，面临着一些瓶颈问题。中药及其方剂由数十、上百种化合物组成，从复杂化学体系辨识有效成分难度大，尤其是以活性向导进行有效成分筛选时，出现越纯化分离活性越弱甚至无效的现象。另外，以单一靶点、单一活性评价不符合中药多靶点的作用特点，以整体动物进行药效学研究，由于指标不灵敏，难以体现组分变化的活性差异。

二、中药"组效关系"研究策略

（一）基于"化学指纹-代谢指纹-网络靶标-生物效应"多维整合的中药定性"组效关系"研究

基于中药整体论和系统观的特点，选用中医药证候动物模型，通过"化学指纹-代谢指纹-网络靶标"的整合药理学研究体系，系统揭示中药复杂化学体系与机体分子生物网络之间相互作用关系，尤其是揭示中医"性味归经"、"升降浮沉"、"功效与毒性"等相关的现代分子机制，使中药"物质-功效"关联由模糊、不确定变得清晰、明确。具体而言，针对中药进行系统成分分离、分析，包括化学指纹图谱和多成分含量测定，从微量到大量成分、从小分子到大分子、从极性分子到非极性分子，进行定性和定量分析，系统表征中药的化学物质基础。通过对血浆或者组织进行原型成分及代谢产物定性鉴别及定量分析，获得血药浓度-时间曲线和组织分布药物浓度，明确其在体内的药代动力学特征，尤其是基于结构相似性的药代动力学建模技术，创新了中药复杂体系药代动力学预测方法，为经济、快速识别中药方剂的代谢指纹打开了一个新的窗口，从而明确中药体内显效成分并揭示其体内暴露轨迹。在此基础上，进行基因组学、转录组学、蛋白质组学、代谢组学等系统生物学研究，然后通过靶标预测、网络构建与分析等生物信息分析，构建"化学指纹-代谢指纹-作用靶标-通路-生物效应-中药功效"多维关联网络，明确在中药中含量较高的特征性成分，为体内主要的显效成分（原型或者代谢产物），从而定性筛选出关键活性成分，并挖掘有关键药理作用的分子靶标，构建中药定性"组效关系"研究。

（二）基于系统建模的成分组合与药效活性关联性分析

中药有效成分具有复杂性，药效具有多重性，建立这两个复杂体系之间的关联性，是中药"组效关系"的关键问题和难点问题之一。为了便于建立成分和活性之间的关联性，试验设计时采用现代数理统计方法，如均匀设计、对称平衡设计、人工神经网络等方法，设计出不同配比的有效成分组合给动物给药，再通过仪器分析定性定量生物标志物的变化，然后通过系统建模构建两者之间的关系。中药数据具有多目标、离散性、非线性和小样本四个主要特点[9]，因此，常规数学建模方法（方差分析、线性相关法、多元线性回归等）难以进行有效的构建，运用基于熵的神经网络多目标优化技术、基于模型选择的 LARS 回归多目标优化技术、基于改进蚁群算法的进化计算多目标优化技术更符合中药数据的特点。基于熵的神经网络方法克服了传统神经网络方法对小样本过拟合的缺陷，LARS 回归方法对于离散型和小样本的数据求解优于传统的多元线性回归方法，改进的蚁群算法更适合于非线性的数据。这些方法都属于有监督的方法，但是整合了无监督的技术，不但能够实现降维，而且能从中药数据里面挖掘出中药多成分与活性之间确切的关联。特别指出的是，我们提出了先构建关联，然后进行优化的思路，这样不但能更好地实现优化，同时为下一步解码成分与活性之间的关联性奠定基础，为从关联中挖掘出君臣佐使及组效关系提供前提。通过这些优化技术，各自针对数据的特点和动物实验验证的结果选择一个最适合此类问题的多目标优化技术，从而建立以有效成分为自变量与相关生物标志物为因变量的多维函数关系式，见图 8-1。从而阐明中药有效成分和生物标志物的动态规律，以及发现它们代谢轨迹变化规律，阐明药物活性部位与药效的关系、药效基团作用于病变靶点的本质过程。但是，由于这种模型是在有限的数据基础上建立起来的，加上模型本身也采取了一定的外推和数学模拟，因此，应通过模型给出的药效范围进行再验证，以期实现模型最佳的描述性和预测性。

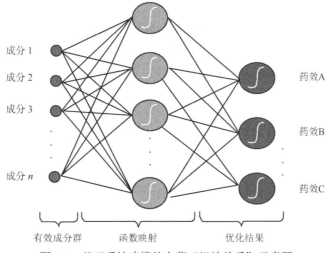

图 8-1　基于系统建模的中药"组效关系"示意图

三、基于中药"组效关联"研究的应用领域

中药"组效关系"，对中药的作用物质基础的发现即有效成分的辨识具有系统性，对中药疗效评价具有整体性，此研究思路将能促进复方药物研究开发，尤其对提高中药及其方剂的认识和研究水平等方面，并能在质量评价、方剂配伍规律、作用机制及组分中药新药的研发等的关键问题中得到应用。

（一）中药质量评价研究

中药治疗作用的发挥依赖于多成分、多靶点的综合调节作用。通过控制单一指标成分的含量来实现质量控制的方法不足以反映中药作用的特点；中药指纹图谱是进行多成分质量评价的有益探索，它是基于大多数药材、道地药材或制剂而建立的，能够在一定程度上反映中药的化学组成，力图实现对中药质量的整体性评价。然而，现行的中药指纹图谱却难以阐明指纹峰与对应药理药效的关系，如果不能与药效建立联系，必然会导致中药的质量评价偏离临床疗效。

基于代谢组学进行中药成分及其组合与药效活性研究，通过建立的"组效关系"数学模型，根据中药成分的种类和含量，实现成分的活性预测。并且根据所期望的活性范围，确定各成分的含量范围及比例关系。这样，将中药多成分的含量与相关药效有机地联系起来，从而有效地克服某一成分作为中药的质量优劣、真伪的唯一指标，克服中药质量评价中指标成分脱离疗效、盲目性突出的缺点，使中药的质量评价更符合中医特色，由此建立符合中药特点的质量评价标准，为探索建立符合中药作用特点的质量评价模式提供新思路和新视角。

（二）方剂配伍规律研究

中医在遣方用药过程中，强调"君、臣、佐、使"、"七情和合"，重视"药有个性之特长，方有合群之妙用"的用药理念，为此，方剂配伍被作为中医药研究的重大科学问题。但是，如何阐释中药物质组合与药效活性的关联规律是制约方剂配伍研究的瓶颈之一，基于代谢组与药物代谢组相结合的"组效关系"分析，是解决该问题的有效路径。具体而言，通过分析方剂不同层次物质组合与药效活性的关联规律，可以使宏观的传统配伍理论在化学成分这一微观层次上得以阐释。

（三）中药多成分整合机制研究

中药是由数十上百种化合物组成的复杂化合物体系，中药复方更加复杂。基于药物代谢组进行中药有效成分研究具有独特优势，不但能明确哪些成分原型药物发挥疗效，哪些以转化物或代谢产物发挥作用，是一条发现中药药效物质的有效途径。同时，代谢组学作为一种基于全局观点的整体性研究方法，研究中医药具有独特的优势，同样用它来评价中药"组效关系"也会具有独特的优势。中药的治疗作用不是单个成分的"弱效应"简单相加，在"组效关系"研究中，通过数据挖掘建立化学成分与生物标志物之间的关系、成分

之间协同作用及成分组合的量效关系等。并且有可能一个或多个化合物的变化与某一个生物标志物的变化有关，或者一个或多个生物标志物的变化与某一个化合物的变化有关，从而建立一个药物组与代谢组的复杂网络体系。开展此项工作的研究，有可能从新的角度阐释中药的作用机制。

（四）用于组分中药新药研究

现在西方科学家认识到复方药物是新药研发的一个重要方向，中药是复杂化学体系，组分中药是中药复方药物的一种新发展，是中药新药研究的一个新方向。组分中药系统研究是以传统中医药理论作指导，以组分分离制备、系统化学及生物学表征为基础，集中药基础研究、新药开发及生产三者为整体的系统工程[13]。组分中药的研究思路与本文的研究思路一致，辨识的有效成分是标准组分中与疗效相关的成分，具有较强的药理活性，"组效关系"能获得最佳配比的组分配伍，为获得组分中药提供基础。特别是用代谢组学研究组分中药，能够全面地了解组分及其组合的疗效和毒性反应，优化得到优效或者等效、低毒的，且质量相对更可控，作用机制相对更明确的中药新药。

第二节　"化学指纹-代谢指纹-网络靶标-生物效应-中医功效"多维整合研究

一、中药药理学属于多维关联的研究范畴

多维是指空间和时间的维度（维数），即是一种度量。在中药及其复方与机体作用的关系中，药物分子（群）为一维，"药物分子（群）-机体中分子（群）"之间相互作用为二维，"药物分子（群）-机体中分子（群）-组织分布"在整个机体静态分布为三维，"时间-药物浓度-效应-组织分布"在整个机体的动态变化为四维。其空间维度从一维到四维，并随着时间及其他因素的变化而变动，因此具有多维度特点。由此可见，中药药理学属于多维度研究范畴。多维度也可理解为在研究过程中的各种参数，每一个研究参数就是一个相应的维度，每一个维度对药物与机体的影响都存在一定的差异。中药是一个多成分、多靶点、多途径的复杂体系，进行单一维度的研究分析，难以揭示药物与机体的交互关系，也体现不出中药的整体性原则。对于这个复杂体系的研究应从多个方面、多个因素及它们之间所存在的关联性着手，进行综合研究分析，发现它们之间存在的差异性和关联性。

中药药理学属于多维关联的研究范畴，因此提出从多维关联性的角度来对中药及其复方进行预测建模研究。中药的数据信息具有多维性，就是指可以看到表示中药的数据的多个属性或变量，且数据可以按其每一维的值，将其分类、排序、组合和显示。以多维多尺度的数据为基础，欲实现更精准的、更可靠的中药"组效关系"预测，为了涵盖多方面因素对中药"组效关系"的影响，可从不同维度融合异源异构数据，再将这些数据信息进行整合分析，从而获得精准、可靠、有效的数据信息。

空间是我们生存的环境基础。我们的日常活动与空间环境存在一种信息交互过程。现今是个信息大爆炸的时代，信息成为我们生活中最重要的一部分，利用丰富的信息资源可以改造我们生存的物理空间。随着电子信息的产生又构建出了电子信息空间，它促进了多种社会空间（经济、政治、文化等）在不同尺度上的融合，同时在空间的每个维度上可进行信息的交互。信息从物理空间经过电子信息空间处理分析（传输、分类、集成、组合、提取），再借助多种显示设备或集成终端设备而输出完成[14]。中药及其复方与机体的作用是多层次、多因素等的复合体系研究，且在研究过程中产生的数据信息可理解为是一种复合空间信息，具有多维复杂性[15]。对于这种信息的处理方式，我们可运用多种分析方法与技术进行综合分析，从多维度、多层次对中药与机体的关联性进行辨识。如小波分析在信号和图像处理中有着重要的作用，对于其性质随时间是稳定不变的信号。但在许多实际应用中绝大部分信号是不存在稳定性的，而小波分析则可以解决这个问题。小波变换是空间（时间）及频率的局部变换，因此可从所给的信号中提取出有效的信息。加之小波框架分析具有较好的时频局部化特性、位移不变性等特点[16]，受到越来越多研究学者的青睐。尤其是基于小波变换的多分辨率表示技术，它能根据用户的不同需求，在连续的不同分辨率上处理各种细节。随着现代化信息技术的飞速发展，许多的分析平台技术不断涌现出来，软件与数据计算处理有着密不可分的联系，数据在不同的环节均离不开相应的软件技术的支持（如获取与清洗、集成与分析、呈现与应用等环节）[17]。

随着社会信息化的不断推进和网络应用的日益广泛，中药体系的信息源越来越庞大，科研人员除了需要对海量数据进行存储、传输、检索及分类外，更迫切地需要了解数据之间的相互关系和发展趋势。在增加的数据背后，可能还隐藏着许多重要的、有用的信息，因此希望能够对其进行更高层次的分析，以便更好地利用这些数据。

聚焦大数据的动态、多维特性，传统数据分析方法难以获取可靠且准确的分析结果，数据分析方法面临着重要的发展机遇和严峻的挑战。对动态大数据的多维关联性分析问题进行研究和探讨，以动态大数据为研究对象，以粒计算（granular computing，GrC）理论为研究基础，提出粒矩阵思想，研究构建面向动态大数据的粒矩阵方法，分析粒矩阵的逻辑约简运算，确定了基于粒矩阵的动态大数据多维关联性分析模型。

中药系统数据库中的数据具有海量、类型多样等大数据的典型特征，对其进行分析和挖掘可能获得丰富的药物与机体作用的特征和规律。构建基于中药系统大数据中药物与机体交互关系的多维分析框架，提出基于联机分析处理方法的药物与机体作用的分析内容。应用中药系统数据库中的数据对模型和方法进行实验和验证。以期该方法能够便捷地分析不同维度、不同粒度的药物与机体作用的相关有效信息。

在这个信息共享的时代，可以多维多尺度地扩大信息采集渠道，将中药及其复方数据信息与相关研究部门的信息数据进行整合、去粗取精、共享、互用，通过比对共享的数据信息，可挖掘出更有价值的数据，从而制定更加科学合理的研究方案。在信息化背景下，可保证各项相关数据采集的真实性和可靠性；整合资源将信息共享，可凸显数据利用的科学性；可评估监管中药及其复方制剂质量的安全性及有效性。通过运用高通量技术手段作用下的多维多尺度高通量表征，可获得高质量的高通量实验数据，准确建立中药及其复方的"化学指纹-代谢指纹-网络靶标-生物效应-中医功效"的关联性，为实现中药现代化、国际化的目标提供科学支撑。

二、多维数据分析的方法

目前中药信息的研究主要基于关系型 OLAP 和多维型 OLAP 这两种研究方式。其中关系型为常用的信息研究方式，且一个关系对应着一个二维数据表。基于关系型模型中药信息数据库的构建日渐广泛，如中药平性药数据库[18]、中药标本数据库[19]等的研究与应用。关系型 OLAP 在计算的时候，可根据原始数据去做聚合运算，而且可根据数据量的大小选择不同的数据库进行计算。如小数据量可以利用 MySQL、SqlServer 等传统数据库，而大数据量则可以利用 Spark SQL、Tidb、ES 等项目。在大数据的背景下，数据挖掘技术在各个领域中得到广泛应用，而多维数据模型的建立则可对这些信息进行深度处理。多维型 OLAP 的特点就是它会基于一个预定义的模型，我们需要知道，要根据什么维度，要去算哪些指标，我们提前就把这些结果弄好，存储在引擎上。细节数据和聚合后的数据保存在 cube 中，以空间换时间，查询效率高。实际上我们的很多业务也是基于此思想去做的，比如我们会在 ES 里面按照电站、客户等维度进行聚合，满足日常的 T+1 查询需求，只不过这个地方每个聚合维度需要在 ES 里面做一个表，并增加上复杂的 ETL 处理。符合这个理念在业界用得比较多的为 Kylin。并且基于 Kylin 有完整的一套开源产品 KMS，涵盖了多维分析的前端 UI 及多维分析数据库。除了以上两种，还有一种 HOLAP（Hybrid OLAP），称混合 OLAP，其特点是数据保留在关系型数据库的事实表中，但是聚合后的数据保存在 cube 中，聚合时需要比 ROLAP 高，但低于 MOLAP。

三、基于多维异质网络整合分析

随着互联网的快速发展和高新技术的不断涌现，各个领域的研究学者在完成科学试验的同时积累了海量的极其宝贵的数据信息，这些数据信息又聚集为一个复杂网络。针对此现象，越来越多的网络分析技术被不断地研发出来，并应用于各个不同的网络分析中。对于这些复杂网络主要采用同质网络的策略与方法进行分析。但同质网络仅仅是抽取实际交互系统中的部分信息，有时在分析过程中对交互系统中的对象和关系之间存在的差异性难以区分，且同质网络分析侧重于信息网络的结构，这些将会造成所需信息的缺失，导致信息不完整，达不到预期目标，所以在现阶段利用同质网络分析显然是不充分的。

创新一直是每个领域关注的热点，自从数据挖掘领域专家 Jia-wei Han 和 Philip S.Yu 等于 2009 年提出异质信息网络的概念之后，在计算机科学和生物信息学领域得到了极大关注，相关概念和分析方法已成为数据挖掘研究热点。由于异质信息网络能将复杂的结构关系进行整合，且包含丰富的语义信息，因而被广泛应用于各个领域中数据挖掘问题，如相似性度量、聚类、分类等[20]。相似性度量是异构信息网络中的一个重要主题[21]。对于同质网络，有两种流行的度量：非对称相似性度量，用于评估访问对象的概率；对称相似性度量，它通过将成对相似性得分传播到相邻对来起作用。在异质网络中，一些相似性度量基于元路径，而另一些不使用元路径信息。PathSim [22]是使用最广泛的基于元路径的度量。

它根据给定的元路径计算任意两个对象之间的相似性、对象之间的路径数及其可见性的平衡，其中可见性定义为它们之间的路径实例数。

近年来，许多研究学者在同质网络分析的基础上，研究开发了一种新颖的异质网络分析方法，即将这些相互连接的多种类型的网络信息数据建模为异质网络。因为相比同质网络，异质网络所包含的结构信息及语义信息更丰富。随着复杂网络规模的迅速增长，对大规模异质网络及知识图谱的理解、分析和利用仍然具有挑战性。利用异质网络分析将抽象的数据映射为更加直观的图形元素。针对复杂数据，可节省分析时间，且有利于用户高效地分析数据。异质网络可视分析更加注重于分析过程中对节点和链路上语义信息的理解，更希望通过检索、多视图结合等交互技术手段，将用户所需要的知识更形象、直观、准确地展示出来。知识图谱与异质网络本质相似，知识图谱概念是由长期研究自然语言处理和语义网的相关研究学者提出并演化而来；异质网络则是由传统研究数据挖掘的研究学者对同质网络分析概念逐步扩展而来，因此异质网络可视分析手段同样适用于知识图谱可视分析[23]。在现实世界中抽象得到的大部分网络包含的节点和关系的类型都存在多样化特点，这一现象决定了运用多维异质网络分析的策略与方法是正确的。因异质网络中含有丰富的结构和语言信息，所以通过对异质网络的分析，可帮助用户挖掘出更精确、更有效的网络信息（包括语义关系、节点间的复合关系、网络的动态完整演化过程等），因此多维异质网络模型无疑更加符合现实世界的原貌[24]。多维信息网络已经成为表示这些图数据的通用方式。但是在多维信息网络中，节点的类型多样，其属性也不尽相同，如何从多角度、多粒度对多维信息网络数据进行分析，挖掘其中所隐藏的丰富信息，这是当前面临的挑战之一。

综上所述，互联网新兴技术的发展，为各个领域研究带来了便利，促进了各个领域的发展。因此将异质网络分析的策略与方法运用到中医药事业发展中是最佳的选择。中药常根据中医药理论组方用药，复方最能体现中医用药特色，它是中医药的精髓。传统的中医药网络分析大多都是基于节点类型单一的同质网络。由于中药具有多成分、多路径、多靶点等特点，构成了一个极其复杂的网络。因此现实中应用面对的是拥有多类型的节点和复杂连接关系的大规模异质信息网络[22, 25]。中医药的前途在于继承传统基础上的现代化。许多在医药界的有识之士意识到了中医药的不足之处，随着现代科学技术的快速发展，中医药的发展必须要和现代科学技术相结合，汲取现代科学技术的最新成果，加强对中医药的研究。我们课题组以异质信息网络作为基础，以人工智能和数据挖掘方法作为分析工具，探讨中医药的一些关键问题，包括中药化学成分的鉴别与筛选、配伍关系、相关疾病的作用机制的发现、分子功能相似性度量等。例如，整合药理学平台（TCMIP）已经整合了中药方剂数据库、中药材数据库、中药成分数据库、疾病/症状靶标数据库四个数据库。同时集成了靶标预测、数据挖掘、网络构建和分析、可视化等网络药理学模块，实现一站式服务，为解析中药方剂复杂体系提供了强有力的平台[26]。这些工作大大促进了中医药事业的发展。

（一）多维异质网络相关概述

异质网络是在同质网络的基础上提出的，但异质网络的概念与同质网络却是相对的。异质网络由节点和边构成，节点和边的类型多样化，通常边还具有方向，实体与实体相互连接的结构可进一步抽象为树和网络。

异质信息网络是一种以有向图作为数据结构的信息网络，它包含多种类型的对象和多种类型的关系。

1. 多维网络

一个多维网络 N=（N，E，V_E，V_R）。其中：V={V_1，V_2，…，V_n}，V_i 是每一类节点实体的集合，代表一类实体；E={E_{ij}|$E_{ij}=V_i×V_j$，$1≤i$，$j≤n$}，是实体 V_i 与 V_j 关系的集合。当 $n=1$ 时，N 为多维同质网络；当 $n>1$ 时，N 为多维异质网络，网络节点可代表多种实体，即相同类实体之间不存在关联关系[27]。

2. 网络模式

对于一个信息网络，包括节点类型映射函数及关系类型映射函数，其中每个节点属于一个特定的类型集合，每个关系属于一个特定的关系集合，网络模式是该网络的元模型。

3. 元路径

元路径[28]定义：在网络模式上的存在链接的两类对象的一条路径，即元路径 P，表示 $A_1 \xrightarrow{R1} A_2 \xrightarrow{R2} \cdots\cdots \xrightarrow{RL} A_{L+1}$ 对象类型之间的一种复合关系，$R1°R2°\cdots RL°$，其中° 代表关系之间的复合关系，A_i 表示对象类型，R_i 表示关系类型。

元路径包含具有不同类型的节点和它们之间的不同语义关系。异质网络可以通过表示不同语义的不同路径连接起来。路径越长，其通常表示语义关联性越弱；路径越短，则表示语义关联性越强。由于异构信息网络中节点类型的多样化，节点之间有不同的链接关系[22]。元路径连接节点为它们的相关性提供重要指示。元路径的长度定义为 P 中的关系的个数；当元路径复合关系是对称的，则称元路径为对称元路径。

（二）相似性度量[29]

相似性度量是指两个样本间的相似性或离散度的测量。聚类一般按照样本间的相似性来进行分组，所以如何描述对象间相似性是聚类分析的一个重要问题。聚类分析按照样本之间的亲疏远近程度进行分类。为了保证分类的合理性，则必须对样本之间的亲疏远近程度进行描述。刻画聚类样本之间的亲疏远近程度主要有以下两类函数：距离函数、相似系数函数。

距离函数：可以把每个样本看作高维空间中的一个点，用距离来表示样本间的相似性，距离近的样本性质比距离远的样本性质的相似性高。

相似系数：当样本间的相似系数越接近 1 时，则两样本越相似；当样本间的相似系数接近 0 时，则两样本不相似。

如何选择相似性的度量方法是一个相当复杂的问题，因为相似度的选择不当则可能在很大程度上影响聚类算法的输出。但这个方法可在统一的框架中测量具有相同或不同类型的对象的相关性。

（三）多层次异质网络研究思路与方法

多维分析可对以多维形式组织起来的数据进行上卷、下钻、切片、切块及旋转等各种操作，有利于数据的剖析，使分析人员或决策者可从多个角度（即多个维度）、多个侧面对数据库中的数据进行观察和分析，深层次了解蕴涵在数据中的有效信息和内涵。多维分析模式可减少混淆，也大大降低了出现错误的可能性。对于各种复杂的海量数据而言，采用多维分析思路及方法进行分析和处理可大大提高分析效率和质量。异质信息网络中不同类型的对象和关系包含有丰富的语义信息，元路径可以捕捉这些信息。目前，大量研究者都在对异质信息网络中的很多数据挖掘任务（如相似性度量、聚类、分类等）进行研究。

自从数据挖掘领域专家 Jia-wei Han 和 Philip S.Yu 等指出异质信息网络存在的普遍性后，对这一大类网络进行分析成为数据挖掘领域中重要的研究方向，异质信息网络分析得到越来越多的研究者的青睐，在各个领域成为逐渐兴起的热点。在数据挖掘、数据库、信息检索等相关领域的一流的国际会议上出现了越来越多的关于异质信息网络分析的文章。

第三节　基于多层次异质网络中药复杂体系作用解析初步探索研究

传统的中医药网络分析大多都是基于节点类型单一的同质网络，然而现实应用面对的是拥有多类型的节点和复杂连接关系的大规模异构信息网络，节点之间连接关系不同，属性不同。不同类型与长度的通路表达的信息不同，药物作用于靶点的通路类型多样，即一个药物具有多个靶点，且药物与各靶点之间通路路径的长短各不相同。

中医药事业起步虽早，但尚未形成一套完善的标准监测体系。由于中药成分具有复杂性和多样性的特点，且影响因素较多，其成分和活性分析不可避免地成为一个非常复杂的问题，必须借助各种分析方法和手段，对中药及其复方进行具体细致的分析，从而揭示中药及其复方制剂成分与活性之间的联系。其中有大量的中药及其复方制剂的物质基础、作用机制仍是未知的，对中药及其复方制剂靶标进行预测成为研究热点。基于整体的整合药理学研究，其强调的重点是多组学数据的融合，以及药代动力学与药效动力学之间关联性的研究，其主要是先对中药及其复方的药物代谢进行系统研究，通过系统生物学技术对中药及其复方制剂的药理学进行系统研究，可获得中药及其复方制剂调节疾病失衡的分子生物网络，在此基础上建立中药及其复方制剂代谢指纹与疾病的分子生物网络之间的关联，再利用数据挖掘技术建立药代标志物与生物标志物这两者间的关联性（即"组效关系"），以及构建中药复方制剂多成分的 PK-PD 模型，通过真实及模拟数据的实验，验证模型对复杂多维异质网络是否能够进行高效分析。我们课题组以元胡止痛方、脑心通胶囊、心速宁胶囊这三种中成药作为研究对象，运用了基于异质网络层次分析方法策略，对它们的物质基础、作用机制进行探索研究。利用相关软件先对其化学成分、代谢物进行化学结构预测；接着进行靶标预测，将它们所含的成分（原型成分和代谢物）与 FDA 批准药物进行相似性比较，可获得作用靶点；然后构建化合物-靶标网络关系图；最后进行基因功能分析和代谢通路分析。这一系列研究，结合了多种数据库，构建了一个具有节点属性的相关异质网络，然后在该网络上使用了基于异质网络分析方法。实验结果表明，我们的方法切实可行。

一、基于多维异质网络的元胡止痛方作用解析的初步探索研究

（一）基于网络药理学的元胡止痛方的计算药物靶网络

元胡止痛方由延胡索和白芷组成。为揭示此方药与机体之间的相互作用，其检测和鉴定吸收的组分及其代谢物是验证生物效应和确定中药作用机制的关键步骤。在大多数情况下，代谢物在疗效中起着至关重要的作用。近年来，基于体外和计算机输入参数的预测工具变得越来越流行[30]。ADMET Predictor 已经成为预测代谢类型和位点的快速而有用的工具，从而确定代谢产物的化学结构[31]。我们课题组[32]利用高分辨质谱数据和 ADMET 预测软件，快速地鉴别了元胡止痛方中的代谢物，并对其进行了化学结构预测，最后进行实验验证，其方法确实可行。模型建立流程如图 8-2。

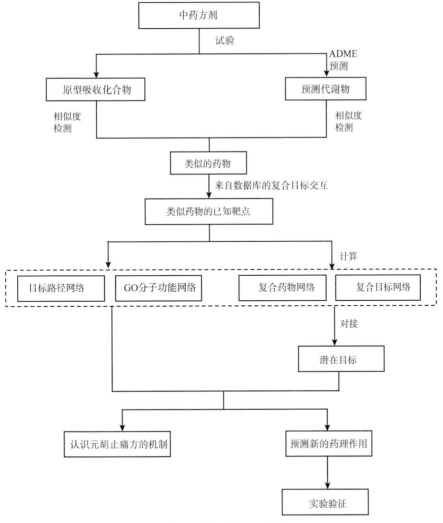

图 8-2 模型建立流程图

首先在 ChemSpider 数据库中搜索并下载元胡止痛方的所有化合物的结构式，再通过 RRLC-Q-TOF 和 Agilent Metabolite ID 软件鉴别出元胡止痛方中的六种代谢物来源于四种化合物（tetrahydroberberine、tetrahydropalmatine、protopine、oxypeucedanin）；紧接着通过结合计算方法预测代谢物，此时 ADMET 预测软件程序可用于预测元胡止痛方中异构体的代谢反应原子位点，可计算出这些异构体在元胡止痛方所占介导反应的比重。将上述四种化合物分子结构的 mol 文件上传到 ADMET 预测软件中，根据代谢类型选择代谢"软点"的最高分数，最后以 mol 文件的形式将这些分子输出；通过 DrugBank 数据库筛选元胡止痛方的类似药物，通过 2D 结构相似性比较元胡止痛方成分在体内和药物数据之间的关系；然后用 Med ChemStudio 软件程序对元胡止痛方的 21 个成分进行了二维化学结构相似性分类。在解剖学基础上建立了靶点的治疗相似性治疗化学（ATC）分类系统对应于药物，根据对应的 ATC 代码的相似性确定了潜在的目标。这些潜在目标由 Cytoscape2.8.1 生成元胡止痛方组成部分的复合目标网络。可从化学结构相似性与治疗相似性、化合物组合和治疗靶点之间的关系，分析网络的性质。最后用 ClueGO 软件以网络和图表的形式对元胡止痛方相关靶点的功能和路径进行分析，即可视化分析。此外，用斑马鱼和小鼠模型进行动物实验，验证了元胡止痛方的两种新的药理作用：抗抑郁和抗焦虑作用。

综上所述，基于已知的化学和代谢知识，结合代谢物的结构、化合物-靶标相互作用的虚拟筛选和验证，构建可视化网络图及生物活性验证，形成一个综合模型，以阐明元胡止痛方的有效性。

在复杂网络中挖掘出相似的、同类的关系，对中药及其复方网络信息的获取与感知、信息推荐和网络演化具有重要的研究价值。同时也是中药及其复方进行深层次研究的必要科学技术。通过多层次分析，可找到与疾病有关的影响因素，有助于我们了解疾病的发生及发展历程，并进一步揭示其分子作用机制，进而可有效地对疾病进行预防、诊断与治疗。

（二）元胡止痛方提取物口服给药后吸收成分的鉴定及药代动力学研究

随着新型质量分析仪，联用技术和数据采集软件的最新进展，中药草药体内生物活性化合物的定性和定量分析更容易实现。此外，这可以应用于基于定量分析的元胡止痛方的药代动力学研究，该定量分析将鉴定该草药配方中潜在有效的成分。这些研究可能在某些治疗效果中起着非常重要的作用，值得进一步研究。

据报道快速分辨液相色谱/四极杆飞行时间（RRLC-ESI-Q/TOF）方法比其他鉴定复杂基质中已知和未知化合物的方法具有更高的灵敏度[33-34]。因此，它可能是一种有价值的分析技术，用于鉴定活性成分和评价其在体内的中药药物的药代动力学特性。因此，应该开发更灵敏的方法来系统地研究元胡止痛方的药代动力学。我们课题组[35]利用快速分辨液相色谱/四极杆飞行时间（RRLC-ESI-Q / TOF）来鉴定口服元胡止痛方提取物后的生物活性成分和部分代谢物。其中一些主要的药代动力学参数是通过基于统计矩的非区室模型获得的，如达峰时间（T_{max}），最大药峰浓度（C_{max}）和药物浓度-时间曲线下面积[$AUC_{(0-t)}$]等。

RRLC-ESI-Q/TOF 系统被证明是一种快速有效的系统研究中药制剂的代谢特征。在大鼠血液中检测到 21 种原型成分，并通过与标准化合物的色谱-质谱分析进行比较来鉴定 15 种成分。此外，在大鼠脑脊液中追踪了 17 个原型成分。同时，在给予包括片碱、四氢帕马丁和紫堇碱及中药制剂的单一组分后，通过代谢物 ID 软件获得血液中的 13 种代谢物并得出结论。这些工作可以提供对体内活性成分的更深入的了解，并有助于进一步揭示元胡止痛方的药理学和机制。

（三）基于单组分药代动力学，结构相似性和数学建模的中药多药代动力学预测研究

化学相似性已经成为化学信息学中最重要的概念之一，一些用于先导物发现和结构优化的虚拟筛选方法已经被开发出来[36-38]。考虑相似性度量，如配体化学相似性和药物副作用相似性，可以提供与化合物-靶标关联相关的有用信息[39]。对于 PK 预测，结构相似性可用于指导所采用的模型并使用来自化合物训练集的距离测量来提高分子的预测准确度[40-41]。结构相似的化合物更可能表现出相似的性质[42]。

因此，Wang 等[43]以元胡止痛方为例，研究开发了 TCM-ADMEpred 方法，该方法可能是基于单组分药代动力学、结构相似性和数学建模的中药多药代动力学预测的新策略。使用计算机模型预测大鼠血浆中主要元胡止痛方成分的药代动力学特征。在数学建模过程中运用以下方法预测 TCM 的 PK，首先用梯形法则计算元胡止痛方中 7 种成分（α-补色素、四氢帕马丁、四氢小檗碱、紫堇碱、白藜芦醇、欧前胡素和异欧前胡素）的 AUC；接下来根据结构相似性对分析物进行分类；然后计算 Γ^+ 表示结构相似的成分之间的 PK 相关性；最后建立计算机模拟 AUC 预测模型。同时还开发了超高效液相色谱与三重四极电喷雾串联质谱联用（UPLC-ESI-MS/MS）相结合的高效液相色谱平台。

这促进了计算机模拟 AUC 模型的开发，该模型成功地用于预测元胡止痛方中三种生物碱的 AUC 和白芷中两种香豆素的 AUC。

（四）中药多药代动力学评价

虽然之前在体内初步 PK 研究中对这些化合物中的 6 种进行了定量分析，但使用的快速分辨率 LC 与四极杆 TOF（RRLC-Q／TOF）相结合并不足以实现对其 PK 特性的完整分析[34]。此外，体内其他关键活性成分，如欧前胡素和异欧前胡素，未进行彻底定量。因此，Wang 等[44]研究采用 Thermo Scientific™ Dionex™ UltiMate™ 3000 快速分离液相色谱（RSLC）与 Thermo Scientific™ Q Exactive™ MS 系统（RSLC-Q/E-MS）相结合，这是一种高分辨率和高通量的平台。经过开发和验证，可在高分辨率全扫描模式下获得口服元胡止痛片后大鼠血浆中的离子成分，评价了元胡止痛片中 8 种成分（α-补色素、四氢尿嘧啶、片碱、四氢帕马丁、紫堇碱、白藜芦醇、欧前胡素和异欧前胡素）的 PK，可为中药的多药代动力学研究提供方法。

二、基于多维异质网络的脑心通胶囊作用解析的初步探索研究

脑心通胶囊（BNC）是由多味中药组成的大复方制剂，其功效为益气活血，化瘀通络，是治疗心脑血管疾病的一种常用药物[45]。面对复方，应如何着手去辨识其有效成分、如何挖掘分子的作用机制，这是研究中药复方的难题。在之前的化学分析中，使用 UHPLC-LTQ-Orbitrap 方法作为快速、高通量的鉴定或试验性表征方法，可以同时分析来自脑心通胶囊的 178 种成分，包括 21 种黄酮、6 种黄酮苷、18 个菲醌和 22 个萜类化合物[46]。此外，使用 UPLC-DAD 方法对脑心通胶囊的 5 种成分进行定量，并获得了其中 4 种成分的肠道吸收曲线[47-48]。

脑心通胶囊有多种药理作用，包括降低脂质浓度、增强抗血小板作用、抑制树突状细胞成熟、增强药物代谢酶 CYP_2C_{19} 的活性[49-51]。但是，脑心通胶囊关键的活性成分在心血管疾病方面是否有益及其分子作用机制仍不清楚。特别地，由于未知成分-目标网络，因此尚不清楚心血管疾病中脑心通胶囊作用的分子机制。因此，在文献[47]中，以脑心通胶囊为案例，采用整合药理学策略的研究方法快速鉴定脑心通胶囊的关键的活性成分及其在缺血性卒中的潜在分子机制。有研究还进行了多种成分的定量分析、吸收、分布、代谢和排泄（ADME）预测，以及网络分析和实验验证。即以"化学成分分析-药物代谢；网络药理学-实验验证"的研究模式及技术方法进行深入研究。其研究策略方法和技术见图 8-3。

首先，采用快速分离液相-三重四极杆质谱（RRLC-QQQ）对脑心通胶囊中没食子酸、丹参素、羟基红花黄 A、绿原酸、苦杏仁苷、原儿茶醛、表儿茶素、咖啡酸、芍药内酯苷、芒柄花苷、芍药苷、芦丁、丹酚酸 A、肉桂酸、芒柄花黄素和二氢丹参酮 I 16 种化合物进行了定量分析，获得了 15 个批次脑心通胶囊 16 个成分的含量信息，在 16 种化合物中苦杏仁苷及芍药苷的含量较为丰富，也是含量最高的两个成分，还发现在不同批次的产品中脑心通胶囊的化学特征是稳定的。口服生物利用度，是最重要的药代动力学参数之一。口服生物利用度高表明该生物活性分子具有用作治疗剂的潜力。因此利用 ADME 软件对脑心通胶囊中的 16 种化合物及其代谢产物进行生物利用度预测，其结果显示芍药苷的口服生物利用度（F）为 44.7%；去糖基化被认为是人类饮食中类黄酮糖苷吸收和代谢的关键步骤[52-60]。绿原酸、芦丁、苦杏仁苷、芒柄花苷去糖基化后分别转化为咖啡酸、槲皮素、扁桃腈、芒柄花黄素。苦杏仁苷的口服生物利用度很低，仅为 1.6%，但苦杏仁苷经过去糖基化后，转化为扁桃腈，其转化后的口服生物利用度为 99.4%，显著性增加。通过网络药理学研究，再根据先前开发的目标预测系统[61]构建了脑心通胶囊成分与其预测目标之间的相互作用网络，见图 8-4。

从 DrugBank 获得了用于治疗缺血性中风患者的药物的预测靶标与已知靶标之间的相互作用。脑心通胶囊成分与其预测目标之间的相互作用网络由 38 个节点和 51 条边组成。接下来，又构建了一个 PPI 网络，见图 8-5。

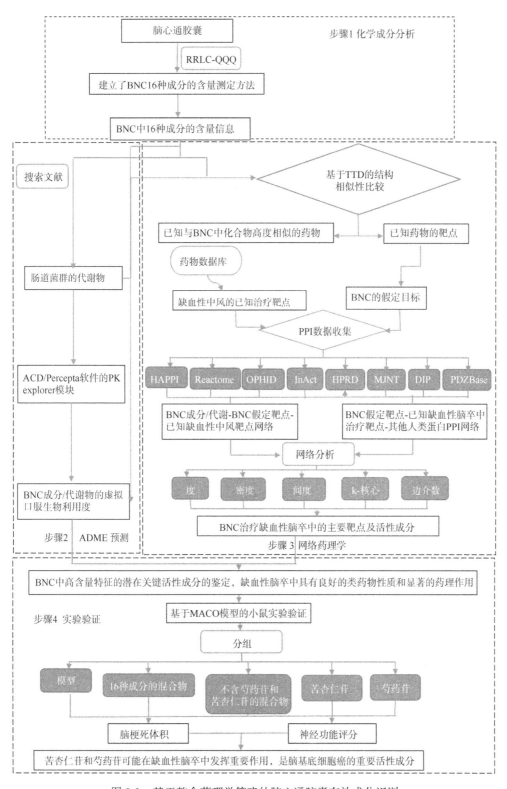

图 8-3 基于整合药理学策略的脑心通胶囊有效成分识别

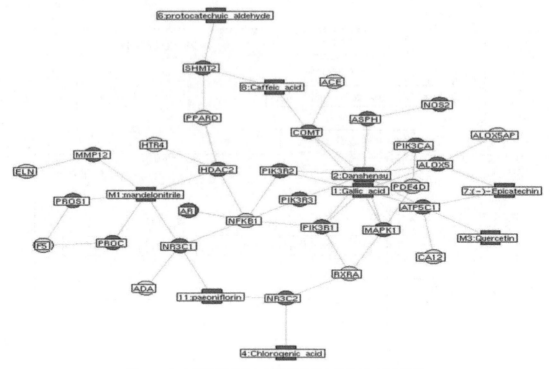

图 8-4　脑心通胶囊成分与其预测目标之间的相互作用网络

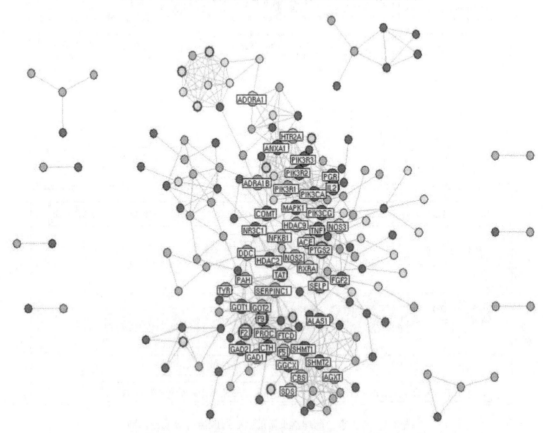

图 8-5　脑心通胶囊成分预测指标间相互作用网络

该网络由脑心通胶囊成分的假定靶点、缺血性中风的已知治疗靶点和其他人类蛋白质组成，以鉴定脑心通胶囊在缺血性中风治疗中起效的生物活性成分。PPI 网络由 184 个节点和 423 条边组成。研究结果表明，苦杏仁苷和芍药苷可能是脑心通胶囊的重要生物活性成分。第一，苦杏仁苷和芍药苷在脑心通胶囊中是含量最丰富的成分。第二，计算机上的药代动力学预测表明，芍药苷口服生物利用度为 44.7%。尽管苦杏仁苷吸收差，口服生物利用度低，但很容易去糖基化并转化为扁桃腈，后者具有很好的口服生物利用度（F=99.4%）。第三，苦杏仁苷和芍药苷及其代谢产物具有许多假定的靶标，这些靶标与缺血性中风的其他已知治疗靶标直接相互作用。最终发现，苦杏仁苷和芍药苷的原型成分及其代谢产物是关键的活性成分，其涉及的关键靶标为 NR3C1 和 SERPINC1，在网络中具有最重要的拓扑特征。

最后，通过动物实验验证，证实了苦杏仁苷和芍药苷是脑心通胶囊抗脑缺血的 2 个关键活性成分。同时苦杏仁苷的抗脑缺血作用，以及 NR3C1 和 SERPINC1 参与其治疗作用是首次报道。这为进一步深入研究脑心通胶囊持续治疗的潜在分子机制提供了基础。

中药配方中关键活性成分的鉴定对于确保其功效、安全性和质量至关重要。在这项研究中，采用了一种整合药理学方法，该方法涉及定量分析、药代动力学预测、网络药理学和实验验证的组合，用于鉴定关键活性成分和参与脑心通胶囊在缺血性中风患者治疗中的分子机制。

三、基于多维异质网络的心速宁胶囊作用解析的初步探索研究

心速宁胶囊（XSNC）已被广泛用于心律失常的治疗，在临床上具有令人满意的治疗效果。但是该处方缺乏可靠有效的质量标志物（Q-markers）。近年来，质量标志物被提出作为中药质量评价和标准制定的新概念[62-64]。由于关键的生物学活性，Q 标记可能对中药处方的治疗作用做出巨大贡献，并且通常与药理机制密切相关[65]。因此，生物活性化合物可能是 Q 标记的重要组成部分。整合药理学（IP）已被证明是一种筛选生物活性化合物并通过整合高通量化学鉴定，吸收-分布-代谢-排泄（ADME）/药代动力学（PK）来研究中药潜在药理机制的有效方法。基于整合药理学研究策略进行试验设计，从而确定心速宁胶囊抗心律失常的潜在质量标志物。因此，Guo 等[66]采用一种基于整合药理学（IP）的方法结合高通量化学分析来识别心速宁胶囊的潜在 Q 标记。

首先采用超高液相色谱-离子阱-静电场轨道质谱（UHPLC-LTQ-Orbitrap）技术对心速宁胶囊在快速、高通量条件下的化学特征进行了初步的鉴定。在心速宁胶囊中共鉴定出了 73 种化合物，其中包括 32 种黄酮类化合物和 25 种生物碱类化合物，黄酮类和生物碱是最受关注的两类化合物，分别来源于多种草药，如苦参、莲子心、枳实、甘草、半夏等。色谱技术与质谱联用可为快速鉴定含有中药的已知和未知化合物提供途径。UHPLC-LTQ-Orbitrap 方法结合了有效的分离和强大的结构表征能力，被用作快速、灵敏和可靠的平台，用于高通量中药化合物的鉴定，而不受宏观和微观化学物质的影响[67]。

其次，在硅 ADME 模型中筛选出具有药物相似性特征的候选活性化合物。最后构建药物靶点-疾病基因相互作用网络，计算其网络特征，识别心速宁胶囊治疗心律失常的候

选靶点和潜在的 Q 标记。药物靶标-疾病基因相互作用网络包括 1092 个节点和 10 071 个相互作用。为了研究心速宁胶囊对心律失常的药理机制，使用集线器之间的直接相互作用构建了集线器网络，见图 8-6。其中包含 315 个集线器及 4967 个边。在功能上，中心节点被分为三个功能模块，包括调节心脏交感神经-迷走神经平衡、调节能量产生和代谢及血管生成和血管循环。其实验结果表明心速宁胶囊可能参与了 G 蛋白偶联乙酰胆碱受体信号转导通路，这意味着心速宁胶囊可能有助于逆转心律失常时交感迷走神经系统的失衡。同时发现心速宁胶囊假定靶-心律失常相关基因相互作用网络的枢纽也经常参与 VEGF 信号通路和血管平滑肌收缩，这意味着心速宁胶囊可以通过多种促血管生成因子激活血管生成，从而降低恶性室性心律失常并改善心脏修复。

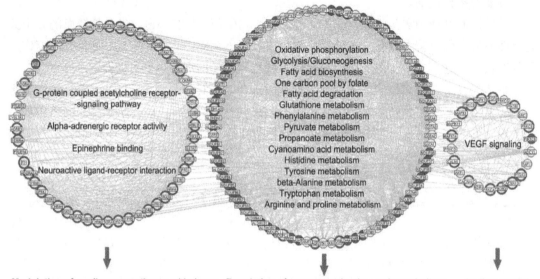

图 8-6　集线器交互网络的功能模块图

为了确定心速宁胶囊可能作用于心律不齐的 Q 标记，计算了枢纽网络中每个节点的四个拓扑特征（度、节点之间的距离、接近度和 k-核心值）。如图 8-7 所示，心速宁胶囊中所含的化合物可通过调节相应的候选靶标和途径发挥以下治疗作用，通过参与神经活性配体-受体相互作用和 Gap 连接来进行神经调节；通过 T 细胞受体信号传导途径、NOD 样受体信号传导途径、Toll 样受体信号传导途径和 B 细胞受体信号传导途径进行抗炎；通过靶向 VEGF 信号通路，调节血管平滑肌收缩和血管收缩来促进血管生成和改善血管循环；通过参与氧化磷酸化为身体提供能量和营养。

这些发现表明，结合 UHPLC-LTQ-Orbitrap，计算机模拟 ADME 预测和网络目标分析的基于 IP 的方法可能会有效地识别中药处方的潜在 Q 标记。这项研究表明，小檗碱、巴马汀、莨菪亭、柚皮素、甘草素、芒柄花黄素、nobiletin、5-demethylnobiletin、橘皮晶、苦参醇 E 和苦参酮可能作为心速宁胶囊定性评估的潜在 Q 标记。因此，筛选新的、高效的Q-标记对提高中药质量控制水平，促进中药国际化具有重要意义。

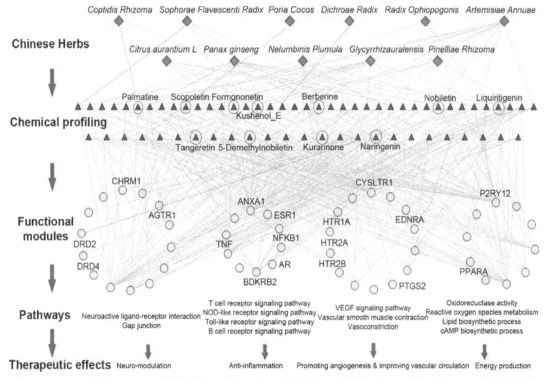

图 8-7 心速宁胶囊（XSNC）的草药、化学成分、网络靶标、相关途径和相应治疗效果之间的关联图

参 考 文 献

[1] Hopkins AL. Network pharmacology：the next paradigm in drug discovery[J]. Nature Chemical Biology，2008，4（11）：682.

[2] Hopkins AL. Network pharmacology[J]. Nature Biotechnology，2007，25（10）：1110-1111.

[3] Schmidt BM，Ribnicky DM，Lipsky PE，et al. Revisiting the ancient concept of botanical therapeutics [J]. Nat Chem Biol，2007，3（7）：360.

[4] 周立东. 建议在天然药物研究中建立"定量组效关系"（QCAR）概念[J]. 世界科学技术-中医药现代化，1999，1（2）：3-5.

[5] 罗国安，王义明，曹进，等. 建立我国现代中药质量标准体系的研究[J]. 世界科学技术-中医药现代化，2002，4（4）：5-11.

[6] 王毅，程翼宇. 中药组效关系辨识方法学与计算理论研究思路与策略[J]. 中国天然药物，2003，1（3）：178-181.

[7] 赵筱萍，范骁辉，余杰，等. 一类基于组效关系神经网络模型的中药药效预测方法[J]. 中国中药杂志，2004，29（11）：1082-1085.

[8] 刘雪松，王毅，程翼宇. 一种基于进化学习的中药定量组效关系建模方法[J]. 浙江大学学报（工学版），2005，39（4）：495-499.

[9] 李振坤，陈建新，杨洪军，等. 基于 LARS 算法的川芎成分组合与血管活性关系分析[J]. 中国实验方剂学杂志，2009，15（3）：24-27.

[10] 陈畅，吴宏伟，唐仕欢，等. 基于组效关系的中药质量评价策略[J]. 中国中医药信息杂志，2009，16（10）：4-5.

[11] 吴宏伟，陈建新，杨洪军，等. 丹参成分组合与抗氧化活性相关性分析[J]. 中国实验方剂学杂志，2009，15（8）：68-71.

[12] Yang H J，Chen J X，Tang S H，et al. New Drug R&D of traditional Chinese medicine：role of data mining approaches[J]. Journal of Biological Systems，2009，17（3）：329-347.

[13] 梁鑫森，徐青，薛兴亚，等. 组分中药系统研究[J]. 世界科学技术-中医药现代化，2006，8（3）：1-7.

[14] 张龙. 多维多尺度下的物理空间与电子信息空间融合方法研究[D]. 大连：大连工业大学，2016.

[15] 薛丰昌. 空间信息多维复杂性及其复合分析模型研究[C]. 测绘出版社. 《测绘通报》测绘科学前沿技术论坛摘要集. 测绘出版社：《测绘通报》编辑部，2008：1072.

[16] 夏劲松. 多尺度函数与多维小波框架[D]. 汕头：汕头大学，2010.

[17] 王建民. 领域大数据应用开发与运行平台技术研究[J]. 软件学报，2017，28（6）：1516-1528.

[18] 甘群文，秦华珍，邓家刚，等. 中药平性药数据库的研制[J]. 广西中医学院学报，2011，14（2）：117-119.

[19] 蒋若冰，杨错. 中药标本数据库研发管理[J]. 医学信息学杂志，2014，35（1）：33-36.

[20] 郑玉艳，田莹，石川. 一种元路径下基于频繁模式的实体集扩展方法[J]. 软件学报，2018，29（10）：2915-2930.

[21] Sun Y Z, Han J W. Mining heterogeneous information networks：a structural analysis approach[J]. Sigkdd Explor, 2013, 14（2）：20-28.

[22] Sun Y z, Han J W, Yan X F, et al. Pathsim：Meta path-based Top-K Similarity search in heterogeneous information networks[J]. Proceedings of the VLDB Endowment, 2011, 4（11）：992-1003.

[23] 王勇超，罗胜文，杨英宝，等. 知识图谱可视化综述[J]. 计算机辅助设计与图形学学报，2019，31（10）：1666-1676.

[24] 王锐，张志强，石川. 异质信息网络分析及其语义探索[J]. 电信科学，2015，31（7）：49-57.

[25] Sun Y Z, Aggarwal C C, Han J W. Relation strength-aware clustering of heterogeneous information networks with incomplete attributes[J]. Proceedings of the VLDB Endowment, 2012, 5（5）：394-405.

[26] 许海玉，刘振明，付岩，等. 中药整合药理学计算平台的开发与应用[J]. 中国中药杂志，2017，42（18）：3633-3638.

[27] 邵连龙，尹沐. 基于 DBLP 数据的多维异质网络 Graph OLAP 设计与实现[J]. 计算机应用研究，2014，31（3）：720-724.

[28] Samanta S，Pal M. Link prediction in social networks[M]. Berlin，Heidelberg：Springer，2016.

[29] 孙杰，吴陈. 相似性度量在基因表达聚类分析中的应用研究[J]. 现代电子技术，2012，35（6）：78-82.

[30] de Buck S S, Sinha V, Fenu L A, et al. The prediction of drug metabolism, tissue distribution, and bioavailability of 50 structurally diverse compounds in rat using mechanism-based absorption, distribution, and metabolism prediction tools[J]. Drug Metabolism and Disposition, 2007, 35（4）：649-659.

[31] Stranz D D, Miao S C, Campbell S, et al. Combined computational metabolite prediction and automated structure-based analysis of mass spectrometric data[J]. Toxicology Mechanisms and Methods, 2008, 18（2/3）：243-250.

[32] Xu H Y, Tao Y, Lu P, et al. A computational drug-target network for yuanhu zhitong prescription[J]. Evidence-Based Complementary and Alternative Medicine, 2013：658531.

[33] Deng Pan, You Tiangeng, Chen Xiaoyan, et al. Identification of amiodarone metabolites in human bile by ultraperformance liquid chromatography/quadrupole time-of-flight mass spectrometry, 2011, 39（6）：1058-1069.

[34] Wang Yan-Hui, Qiu Cong, Wang Da-Wei, et al. Identification of multiple constituents in the traditional Chinese medicine formula Sheng-Mai San and rat plasma after oral administration by HPLC-DAD-MS/MS[J]. J Pharm Bicmed Anal, 2011, 54（5）：1110-1127.

[35] Tao Y, Xu H Y, Wang S, et al. Identification of the absorbed constituents after oral administration of Yuanhu Zhitong prescription extract and its pharmacokinetic study by rapid resolution liquid chromatography/quadrupole time-of-flight[J]. Journal of Chromatography B，Analytical Technologies in the Biomedical and Life Sciences, 2013, 935：1-9.

[36] Van de Waterbeemd H，Gifford E. ADMET in silico modelling：towards prediction paradise?[J]. Nat Rev Drug Discov2，（3）：192-204.

[37] Johnson M A ，Maggiora G M. Concepts and Applications of Molecular Similarity[J]. Wiley Interscience，New York，1992，269（3-4）：376-377.

[38] Patterson D E, Cramer R D, Ferguson A M, et al. Neighborhood behavior：a useful concept for validation of"molecular diversity" descriptors[J]. J Med Chem, 1996, 39（16）：3049-3059.

[39] Cheng F. TCM：made in China[J]. Nature, 2011, 480（7378）：S82-S83.

[40] Chen X P, Guo J J, Bao J L, et al. The anticancer properties of Salvia miltiorrhiza Bunge(Danshen)：a systematic review[J]. Med Res Rev, 2014, 34（4）：768-794.

[41] Tetko I V，Bruneau P，Mewes H W，et al. Can we estimate the accuracy of ADME-Tox predictions?[J]. Drug Discov Today，11（15/16）：700-707.

[42] Bender A，Glen R C. Molecular similarity：a key technique in molecular informatics[J]. Org Biomol Chem, 2005, 2（22）：3204.

[43] Wang P, Li K, Tao Y, et al. TCM-ADMEpred：a novel strategy for poly-pharmacokinetics prediction of traditional Chinese medicine based on single constituent pharmacokinetics, structural similarity, and mathematical modeling[J]. Journal of Ethnopharmacology, 2019, 236：277-287.

[44] Wang P, Zhang T L, Yu G H, et al. Poly-pharmacokinetic strategy-delineated metabolic fate of bioactive compounds in a traditional Chinese medicine formula, Yuanhu Zhitong tablets, using parallel reaction monitoring mode[J]. Phytomedicine, 2019, 53：53-61.

[45] Zhang H，Wang W R，Lin R，et al. Buyang Huanwu decoction ameliorates coronary heart disease with Qi deficiency and blood

stasis syndrome by reducing CRP and CD40 in rats[J]. J Ethnopharmacol，2010，130（1）：98-102.

[46] Songsong W，Haiyu X，Yan M，et al. Characterization and rapid identification of chemical constituents of NaoXinTong capsules by UHPLC-linear ion trap/Orbitrap mass spectrometry[J]. J Pharm Biomed Anal，2015，111：104-118.

[47] Haiyu X，Yang S，Yanqiong Z，et al. Identification of key active constituents of Buchang Naoxintong capsules with therapeutic effects against ischemic stroke by using an integrative pharmacology-based approach[J]. Mol Biosyst，2016，12（1）：233-245.

[48] 黄斌，李耿，郭宇飞，等. 脑心通胶囊中 4 个成分肠吸收研究[J]. 中国中药杂志，2013，38（6）：889-893.

[49] Zhao J，Zhu H，Wang S，et al. Naoxintong protects against atherosclerosis through lipid-lowering and inhibiting maturation of dendritic cells in LDL receptor knockout mice fed a high-fat diet[J]. Curr Pharm Des，2013，19（33）：5891-5896.

[50] Chen H，Zhang Y，Wu X，et al. In Vitro Assessment of Cytochrome P450 2C19 Potential of Naoxintong[J]. Evid Based Complement Alternat Med，2012：430262.

[51] Zhang F，Huang B，Zhao Y，et al. BNC Protects H9c2 Cardiomyoblasts from H_2O_2-Induced Oxidative Injury through ERK1/2 Signaling Pathway[J]. Evid Based Complement Alternat Med，2013：802784.

[52] Ludwig IA，Paz de Peña M，Concepción C，et al. Catabolism of coffee chlorogenic acids by human colonic microbiota[J]. Biofactors，2013，39（6）：623-632.

[53] Tomas-Barberan F，García-Villalba R，Quartieri A，et al. In vitro transformation of chlorogenic acid by human gut microbiota[J]. Mol Nutr Food Res，2014，58（5）：1122-1131.

[54] Gonthier MP，Remesy C，Scalbert A，et al. Microbial metabolism of caffeic acid and its esters chlorogenic and caftaric acids by human faecal microbiota in vitro[J]. Biomed Pharmacother，2006，60（9）：536-540.

[55] Yang J，Qian D，Jiang S，et al. Identification of rutin deglycosylated metabolites produced by human intestinal bacteria using UPLC-Q-TOF/MS[J]. J Chromatogr B Analyt Technol Biomed Life Sci，2012，898：95-100.

[56] Keppler K，Hein EM，Humpf HU. Metabolism of quercetin and rutin by the pig caecal microflora prepared by freeze-preservation[J]. Mol Nutr Food Res，2006，50（8）：686-695.

[57] Murakami S，Nakata R，Aboshi T，et al. Insect-induced daidzein, formononetin and their conjugates in soybean leaves[J]. Metabolites，2014，4（3）：532-546.

[58] Pandey RP，Parajuli P，Koirala N，et al. Glucosylation of isoflavonoids in engineered Escherichia coli[J]. Mol Cells，2014，37（2）：172-177.

[59] Kim YS，Kim JJ，Cho KH，et al. Biotransformation of ginsenoside Rb1, crocin, amygdalin, geniposide, puerarin, ginsenoside Re, hesperidin, poncirin, glycyrrhizin, and baicalin by human fecal microflora and its relation to cytotoxicity against tumor cells[J]. J Microbiol Biotechnol，2008，18（6）：1109-1114.

[60] Németh K，Plumb GW，Berrin JG，et al. Deglycosylation by small intestinal epithelial cell beta-glucosidases is a critical step in the absorption and metabolism of dietary flavonoid glycosides in humans[J]. Eur J Nutr，2003，42（1）：29-42.

[61] Zhang Y，Guo X，Wang D，et al. A systems biology-based investigation into the therapeutic effects of Gansui Banxia Tang on reversing the imbalanced network of hepatocellular carcinoma[J]. Sci Rep，2014，4：4154.

[62] Liu C X，Chen S L，Xiao X H，et al. A new concept on quality marker of Chinese materia medica：quality control for Chinese medicinal products[J]. Chin Traditional Herbal Drugs，2016，9：1443-1457.

[63] Guo D A. Quality marker concept inspires the quality research of traditional Chinese medicines[J]. Chin Herbal Med，2017，9（1）：1-2.

[64] Ding G Y，Wang Y S，Liu A N，et al. From chemical markers to quality markers：an integrated approach of UPLC/Q-TOF，NIRS，and chemometrics for the quality assessment of honeysuckle buds[J]. RSC Adv，2017，7（36）：22034-22044.

[65] Liu C X，Cheng Y Y，Guo D A，et al. A new concept on quality marker for quality assessment and process control of Chinese medicines[J]. Chinese Herbal Medicines，2017，9（1）：3-13.

[66] Guo R，Zhang X X，Su J，et al. Identifying potential quality markers of Xin-Su-Ning capsules acting on arrhythmia by integrating UHPLC-LTQ-Orbitrap，ADME prediction and network target analysis[J]. Phytomedicine，2018，44：117-128.

[67] Wang Songsong，Xu Haiyu，Ma Yan，et al. Characterization and rapid identification of chemical compounds of NaoXinTong capsules by UHPLC-linear ion trap/Orbitrapmass spectrometry[J]. Pharm Biomed Anal，2015，111：104-118.

（许海玉　邓小芳）

第九章

基于数据挖掘的中药"定量组效关系"研究

第一节 基于数据挖掘的中药"定量组效关系"研究

一、数据挖掘在中药应用中的研究

数据挖掘技术是指从大量的数据中自动搜索隐藏于其中的有着特殊关系性的信息搜集、处理和评估的综合集技术，与计算机和数学科学密切相关[1]；是为了解决机器学习、模式识别、数据库技术等各种领域中的大型实际应用问题而提出的一些工程性方法的集合；可从大型数据库中高效地发现隐含在其中的知识或规律，为人类专家的决策提供支持。中药研究中的数据挖掘是指在中医理论指导下，运用现代信息技术对我国丰富的中药信息资源进行挖掘，以获取重要信息内容的数据处理分析技术，如对传统中医组方理论及规律、中药作用机制、有效成分构效关系及中药新药等多方面数据信息进行系统的分析，探讨其内在定量关系。

从数据本身来考虑，数据挖掘通常有信息收集、数据集成、数据规约、数据清理、数据变换、数据挖掘、模式评估、知识表示 8 个步骤；从挖掘方法来讲，数据挖掘通常有统计、神经网络、机器学习、数据库、可视化等方法；从计算方法来讲，有关联规则、决策树、神经网络、粗糙集、遗传等计算算法[2]。中医药数据挖掘多数使用商业或开源的通用数据分析工具软件，如 SPSS（Clementine/Modeler）、SQL Server（Analysis Services）、SAS、Matlab 和 Weka 等[3]。

数据挖掘技术在中医药领域应用自 21 世纪开始才有研究，现日渐成熟。但中医药学理论的发展自古与中国数学思维方法有着密切的联系，在古代就有运用五运六气推算疾病发生时间、地点、性质的说法。近代以来，随着数学科学与计算机科学不断融合发展，形成的数据挖掘技术越来越多地应用于中医药领域，尤其是方证关系研究。数据挖掘技术可以从量的层次划分上对中医药学的证候与复方量变关系进行研究，进而挖掘出量与证的确定关系，在解决证候与方剂组方研究的不确定体系的关键问题中起重要作用。中医证集的分析是处理确定与不确定体系的重要方法之一，基于经典数学、随机数学所建立的中医药学方证研究的实验设计、分析计算机平台，从中医药基本理论着手，以方证关联的量变关系作为切入点，依据量的确定与不确定体系开展数据挖掘分析，按照数学的多维体系逐层分析中医学证候与复方量化的相关性，在定性到定量的综合集成方法的指导下，研究出不同层次上的数学关系，从而在量的确定和部分客观不确定理论基础上建立一套较为完整的中医药学研究的试验设计、分析系统，可为中医药学的基础与临床研究提供必要的数据处理与分析的计算机平台[4]，为中药组效关系的研究提供强有力的支撑。

中药方药量效关系的现代研究是当前中医药研究领域亟待解决的关键科学问题之一，关键在于复杂体系的量效数学模型建立[5]，中医临床用药量效规律历来为临床医家所重视，并有大量实践积累，但多限于个人经验，难以形成系统的认识。现行中医方药教材及相关文献，也只论及方药用量，极少涉及量效关系问题，对此所进行的实验研究则主要是以现代药理研究为主，与中医理论有一定距离。计算机科学和人工智能的发展为研究方药量效关系提供了新的手段，可运用数据挖掘技术，从成千上万的中药复方量效数据信息库中进行数学规律研究，以阐明中医配伍的量效规律[6]。

高频集发现算法结合贝叶斯学习和方剂配伍计算机模型就可以建立中医药方证关联配伍的数据挖掘计算系统，分析中药方药量效关系。常用单味药合用模式，中医学上的药对研究可采用中药配伍高频集的发现解决；中医证候诊断可以看成是在大量临床案例库上进行的贝叶斯训练和分类；方剂配伍的关键问题是建立起一个合适的配伍计算机模型，三者结合组成中医药方证关联配伍分析系数，用于方药量效关系研究。首先应对中医药方证数据库进行校正，建立起合理的数据结构，采用 Apriori 算法分析出中药、方证用药的高频集；采用贝叶斯概率算法，建立起中医证候诊断方证贝叶斯网络模型，建立起以症状为维度的特征空间，以证候为分类目标的空间，建立起一个中医证候诊断的原型演示系统。同样以中药剂量为维度的特征空间，以中药名为分类目标的空间，建立起中药方剂的原型演示系统；再用拓扑网络算法将诊断演示系统与方剂原型演示系统关联建立计算机方剂配方系统，可开发一个计算机方证关联的复方配伍研究系统，它集成了中药药对发现功能、中医证候诊断功能及在中医专家支持下的计算机辅助组方功能[7]。同时，化学计量学作为一门以实验为基础的边缘学科，可将多变量的分析方法引入化学研究，这与中药思想有相通之处。化学计量学被应用到中药复方整体研究中有效性成分的提取分离，质量控制指纹图谱的建立与解析，代谢组学及药理药效与化学结构的关系等领域[8]。

目前数据挖掘技术在中医方证关联、配伍规律、药性药效与成分的效应关系等方面得到了大量的应用，同时定量药理学、中药定量谱学、网络药理学、系统生物学的大量计算方法应用到中药基本理论研究，推动中药学科学内涵的现代化研究[3]。因此，数据挖掘在中药药物靶点预测、药性与功效关联、安全性评价、活性成分发现、谱效关系、药物剂量、疗效评价、鉴定、制剂工艺及药房调剂等研究中也会得到更加广泛的应用[3]。

二、数学挖掘在中药"组效关系"中的研究

中药药效物质组合与药效活性的关联性，即"组效关系"，是中药现代研究关键科学问题之一。由于中药是一个复杂的多组分体系，随着近年来逐渐走向整体化的深入研究，数据挖掘等边缘学科方法被整合于中药组效的研究中，包括体外效应关联与体内效应关

联。中药生物来源的多样性、生态环境的多样性、化学物质结构的多样性、炮制方法的多样性、代谢途径的多样性及生物活性的多样性和临床应用的多样性构成了一个庞大的复杂系统。为了有效地从繁杂的中药复方化合物中发现和辨识出其药效成分并阐明其体内作用机制，最简单直接的途径就是通过对中国知网和国外相关杂志的文献进行检索和总结，提炼形成以药理活性为导向的有效成分辨识和基于体内过程的有效成分辨识这 2 个主要研究方法体系，要体现出中药多成分综合效应辨识特征，符合中药用药规律[9-11]，其数据挖掘作用举足轻重，目前相关研究现状：

（一）统计分析方法

统计分析方法是数据挖掘的基本算法[12]。多采用多元统计分析方法进行分析，包括多元回归分析、判别分析（贝叶斯判别、费歇尔判别、非参数判别）、聚类分析（系统聚类、动态聚类等）、探索性分析（主元分析法、相关分析法等）、模糊集、粗糙集等。多元统计分析方法能够在多个对象和多个指标互相关联的情况下分析它们的统计规律，已在天文气象、生物学、农业科学、工程技术等学科得到了广泛的应用，但缘于现代医学多用单个成分，一般采用经典的单因素统计学分析方法，而中医药统计学早期多借鉴西医药统计学理论，故很少在中医药专业应用，但近年来随着中医药现代化的推进，特别是面对中医药多因素、多层次、多水平的复杂体系的机制研究，多元统计学分析法就显得更加适合。目前中药方证关联、有效性与安全性、配伍规律、炮制制剂工艺的研究已越来越广泛地使用多元统计学进行分析，从中发现现代化的中药基础理论，特别是中药组效关系的研究，使得多元统计的数据挖掘技术的应用日益活跃。但由于目前中医药作用机制不明，定性物质运用规律不确定，定量的数学模型表征欠缺，多元统计只能对已经产生的数据进行结论性的分析，不能用来揭示其内在的本质规律，要想真正成为中药"组效关系"研究的有力工具还有很长的一段路程要走。

（二）人工神经网络算法[13-14]

人工神经网络算法是一种应用类似于大脑神经突触连接的结构进行信息处理的数学方法，已广泛应用于工业、农业、天气预报、制剂工艺条件优选及复杂科学计算等方面，近年来也应用于中医药方剂配伍、方证关联、中药量效关系的研究，但因其模型参数没有具体的物理意义而使应用受到限制，不建议用于中药组效关系的研究，特别是中药毒性的研究。

（三）机器学习方法[15-16]

机器学习方法可归纳为支持向量机方法、决策树、规则归纳、基于范例学习、遗传算法等，用于中医药量效关联研究。支持向量机方法是建立在统计学习理论的 VC 维（Vapnik-Chervonenkis Dimension）理论和结构风险最小原理基础上，根据有限的样本信息在模型的复杂性和学习能力之间寻求最佳折中，以期获得最好的分类技术。目前支持向量机方法已成为人工智能的重要算法，也是中医药方证、配伍规律研究的重要方法，也可用于中药组效的有效与无效的分类处理，多从大类上进行整体定性判别，目前刚处于起步阶段。

（四）定量药理学分析方法

中药单成分的体内定量药理学数学模型分析成熟，可结合用于中药"组效关系"的研究。尽管这是非经典的药学数据挖掘技术，但能与数据挖掘技术相结合，提供定量数学模型表征，可用于中药组效的体内关系研究。定量药理学是运用数学和统计方法定量研究药理作用规律的一个分支，又称数学药理学，是采用数学建模与模拟手段研究药理作用，主要包括将药代动力学（PK）、药效动力学（PK/PD）、群体药物动力学（PPK）模型与统计学模型相结合，用参数和图法表达结果，定量评价药理作用及其影响因素，从而为试验设计、研究决策和合理用药提供依据。目前定量药理学已成为当今国际上最重要的新药研发手段之一，是最活跃的学术研究领域[17]。在传统的实验药理学中，融合数学工具的定量药理学将有助于理解中医药在治疗复杂性疾病中体现的整体性、系统性特征[18]。中药药效组分体系，以定量药理学和分子生物学技术为基础进行研究，更能客观地表述中药生物效应和信息物质特征[19]，从中寻找到既符合中医药理论又能被现代科学解析的"组分中药"量效规律。因此，定量药理学通过建立高精度的模型，对组分中药量效研究、群体药物动力学、个性化给药、特殊人群的给药方案调整等研究具有重要意义[20]。

（五）中药定量谱学方法

中药为多成分体系，其定量药理学方法是以谱效学、谱动学、谱效动力学、网络药理谱学为基础构建的，以指纹图谱为成分测定手段的谱学分析体系。目前基本数学模型和分析方法已建立，可用于中药"组效关系"研究。本法也是非经典药学数据挖掘技术，但能针对中药多成分体系，采用中药指纹图谱表征，研究中药组分的量效[21]、量时[22]、量时效[23]关系的总量统计矩分析方法，同时还可将总量统计矩参数转变成与统计学相关的总量统计矩相似度分析，目前理论体系日益成熟，已成为中药领域基础运算工具之一，也是组分中药量效关系定量研究的重要工具之一。

同时近年兴起了中药提取动力学、溶度参数、指纹图谱表征分析、中医药超分子"印迹模板"等非经典数据挖掘的组分中药量效关系整合方法[24]，根据多分子的连接性指数[25]特征、提取溶解特征、指纹图谱特征来关联量效关系，可从分子结构及其内聚能、印迹作用等层面实现对多成分与多靶点作用机制的整合和简化。

第二节 常用数据挖掘方法

一、研究方法概述

经典的数据挖掘方法可分为统计方法、神经网络方法、机器学习方法、可视化、数据库方法等[2, 26, 27]。经典的数据挖掘方法是致力于大型数据分析中的半自动工具的研究方法[26]，若要完整阐明组分中药的量效关系还需要定量药理学、中药定量谱学和中医药超分子化学等非经典药学数据挖掘方法的相关知识辅助。其中统计学、神经网络方法是以数学计算为主，计算机判断为辅的方法；机器学习方法、可视化、数据库方法是以计算机判断为主，数学计算为辅的方法，两者都是经典的数据挖掘方法；但是定量药理学、中药定量谱学及中药超分子方法则是以药学模型测算为主，数学计算为辅，以体内量-时-效关系研究为主的方法；三者都需借鉴应用，均与数学计算密切相关。

经典的数据挖掘系统由以下部分组成[2]：①数据库、数据仓库或其他信息库，对数据进行清理和集成；②数据库或数据仓库服务器，可根据数据挖掘的请求，提取相关分析数据；③知识库，用于指导搜索或评价结果模式的兴趣度领域知识；④数据挖掘引擎，由一组功能模块组成，用于完成用户指定的数据挖掘任务；⑤模式评估模块，使用兴趣度量并与数据挖掘模块交互，以便将搜索聚焦在有兴趣的知识上；⑥图形用户界面，提供用户与系统的交互，指定数据挖掘任务、帮助搜索聚焦评估挖掘的模式等。一般来说，数据挖掘可以在任何类型的信息存储上进行，诸如关系数据库、数据仓库、事务数据库、高级数据库系统等。

由于数学算法在数据挖掘中的重要作用，故本节着重以数学计算原理为主线，从挖掘对象、挖掘方法和挖掘任务等角度进行叙述，并分析常用数据挖掘方法的优缺点[27-28]。同时从统计学与数据挖掘的联系与区别出发，强调多元分析方法在中药组效关系研究中的特殊作用，可与其他数据挖掘技术结合加以灵活运用，会有更好的效果[12, 29]。

由于中药组效研究与中医临床研究关系密切，了解临床上的一些数据挖掘方法对中药组效研究较为有利。一般来说，中医临床上数据挖掘方法需按循证医学制订临床路径来确定挖掘方案，挖掘临床数据，以决策树分类、关联规则分析、聚类分析和序列分析等方法应用较多[30-31]。

二、常用数据挖掘方法

（一）经典的数据挖掘方法

1. 经典统计学与多元统计学方法

（1）多元正态分析

由于事物数据库可提供的数据是随机发生的，并没有特定的试验设计，若要从事物的外在数量的表现去推断该事物可能的规律，应对关系表中各数据先进行属性判定，再按一定的计算方法进行统计分析，找出它们之间存在的关系。其中多元正态分布参数估计、均值检验、协方差阵检验等分析方法，也包括最为常用的一元统计学中的正态分布、参数估计、均值检验、方差分析、t 检验、χ^2 检验等方法[12, 29]，可综合评价问题，适用于中药组效全面分析[32]。

（2）回归分析[33]

回归分析分为线性回归分析和非线性回归分析，线性回归分析分为一元回归分析和多元回归分析，其中基本原理是将各属性事物的数据按一一对应方式进行排列，滤过偏倚性很大的数据，先按最小二乘法原理求得过诸实际数据点距离最近的直线，该直线的截距为回归常数，各变量前面的系数为回归方程各自变量前面的数据，由回归效果与剩余值做 F 检验，判断回归的结果，从而确定各事物的相关程度。非线性回归分析先确定各事物属性间的关系式，多凭经验确定，设初始值和回归步长，再利用泰勒展开关系式，取事物变量的一次项，构成线性方程，再解线性方程获得新增步长，再与初始值相加构成新的初始值再进行二次迭代，直到回归效果达到目标要求为准，同时也用回归效果与剩余值做 F 检验，判断回归结果，从而确定各事物的非线性相关程度。线性和非线性相关性研究在中药组效关系中最为常用，是最为基础的数据挖掘方法。

（3）判别分析

判别分析包括贝叶斯、费歇尔、非参数判别方法。贝叶斯方法[34-35]是概率判别，把某事物特征矢量落入某类集群的条件概率当成分类判别函数（概率判别函数），某事物落入某集群的条件概率最大的类为事物的类别，以错分概率或风险最小作为准则的判别规则，贝叶斯网络方法[36]在数据挖掘中的应用是当前研究的热点问题。贝叶斯网络是一种进行不确定性推理和知识表示的有力工具，当与统计方法结合使用时，显示出许多关于数据处理的优势。贝叶斯网络应用于数据挖掘当中，充分挖掘数据的隐含信息和内在本质，具备预测能力良好等优点，实验证明这种方法实用、有效[37]。费歇尔判别[38]则是选择综合判别变量或投影方向，使得各类的点尽可能分别集中，而类与类尽可能地分离，即达到类内离差最小、类间离差最大，也就是说，是要求类间均值差异最大而类内的离差平方和最小的判别方法。非参数判别[39]是利用非参数模型直接记录或分析系统的输入和输出信号及估计系统的非参数模型的判别方法。三种方法分别适用于不同情况的判别，但都基于空间距离大小进行判别[40]。

（4）聚类分析

聚类分析包括系统聚类、动态聚类等[41-42]。系统聚类法是首先把每个样品作为一类，然后把最靠近的样品（即距离最小的群品）先聚为小类，再将已聚合的小类按其类间距离再合并，不断继续下去，最后把一切子类都聚合到一个大类。动态聚类法属于大样本聚类法，先粗略地进行预分类，然后再逐步调整，直到把类分得比较合理为止，这种分类方法较之系统聚类法，具有计算量较小、占用计算机存贮单元少、方法简单等优点，所以更适用于大样本的聚类分析。聚类分析实际上是将各事物当作特征向量处理，计算各向量空间距离大小，依据距离进行聚类。聚类分析是多元统计分析的重要方法之一，在许多领域都有广泛的应用，对中药组分效应有无的判断非常有用。

（5）探索性分析

探索性分析包括主成分分析法[43]、相关性分析法[44]等。主成分分析法是基于原始数据向量空间构造一组新的潜隐变量来降低原始数据空间向量的维数，再从新的映射空间抽取主要变化信息，提取统计特征，从而构成对原始数据空间特性的理解。实际上就是线性空间的坐标体系变换，可以将复杂的多维向量空间转变成低维的向量空间，而保留原向量的绝大部分信息。相关性分析法是对两个或多个事物变量进行分析，按特征向量的夹角余弦法计算其相关系数，从而确定事物间的依从程度，当相关系数为 1，可以认为两个事物为同一事物进行合并，这对中药组效关系复杂性降维研究有重要作用，也是常用方法。

（6）数学集分析法[45]

数学集分析法包括模糊集、粗糙集等分析法。纳入考核的影响因素组成事物集，再决定集中各元素的影响，从而决定对事物的影响程度。这适合中药组效关系的研究，但各成分的影响程度，也就是药效系数亟须确定，这制约了其应用。

（7）灰色关联度分析法[46]

灰色关联度分析法是近年来发展起来的一种基于灰色系统理论，用关联度顺序来描述变量之间紧密程度的分析法。关联度是事物之间、因素之间关联性大小的量度，越近越一致。灰色关联度分析法依据各因素数列曲线形状的接近程度做发展态势的分析，如果两个因素变化趋势一致，则可以认为两者关联较大；反之亦然。

2. 神经网络分析[47]

神经网络分析是从神经心理学和认知科学研究成果出发，应用数学方法发展起来的一种具有高度并行计算能力、自学能力和容错能力的处理方法，可细分为前向神经网络（BP算法等）、自组织神经网络（自组织特征映射、竞争学习等）等。神经网络分析是一种应用类似于大脑神经突触连接的结构进行信息处理的数学模型，由大量的节点（或称神经元）相互连接构成。每个节点代表一种特定的输出函数，称为激活函数。每两个节点间的连接都代表一个对于通过该连接信号的加权值，称为权重，这相当于人工神经网络的记忆。网络的输出则依网络的连接方式、权重值和激活函数的不同而不同。而网络自身通常都是对自然界某种算法或者函数的逼近，也可能是对一种逻辑策略的表达。

3. 机器学习方法

其目的是通过观察和实验发现经验规律，可细分为关联规则分析、决策树、范例推理、支持向量机、遗传算法等[48-49]。

（1）关联规则分析[48]

关联规则分析主要用于发现隐藏在大型数据集中有意义的联系。其主要包含两个阶段，第一阶段是从数据集中找出所有的频繁项集，第二阶段是由频繁项集产生关联规则，常用的算法有 Apriori 算法、FP-growth 算法。Apriori 算法是发现频繁项集的常用基本算法，该算法使用逐层搜索的迭代方法扫描数据库，收集满足最小支持度的项，找出频繁项集，并直接产生强关联规则。FP-growth 算法是 Apriori 算法的优化处理，解决了 Apriori 算法在运行过程中会产生大量候选集的问题，大规模方剂数据集筛查挖掘中具有较强的泛化性和鲁棒性，适用于大样本的数据库挖掘数据信息。

（2）决策树[48]

决策树是一种类似流程图的树结构，在已知各种情况发生概率的基础上，通过构成决策树来求取净现值的期望值≥0 的概率，评价项目风险，判断可行性进行决策分析。

（3）范例推理[50-51]

范例推理是由目标范例的提示而得到历史记忆中的源范例，并由源范例来指导目标范例求解的一种策略。它是指借用旧的事例或经验来解决问题、评价解决方案、解释异常情况或理解新情况。

（4）支持向量机

支持向量机是一种二分类模型，旨从样本中找到一个支持向量，构建出最好的分类超平面对样本进行分割，以实现分割间隔最大化的方法。它是中药组效分类的机器学习方法。

（5）遗传算法[52]

遗传算法是将"优胜劣汰，适者生存"的生物进化原理引入待优化参数形成的编码串群体中，按照一定的适配值函数及一系列遗传操作对每一个个体进行筛选，从而使适配值高的个体被保留下来，组成新的群体，新群体中各个体适应度不断提高，直到满足一定的极限条件。此时，群体中适配值最高的个体即为待优化参数的最优解，适用于多目标优化问题。

4. 数据库方法[53]

数据库方法主要是多维数据分析或联机分析处理方法，另外还有面向属性的归纳方法。多维数据模型能够有效地支持多角度、多层次的中药信息查询、数据分析和数据挖掘，提高中药基础信息的再利用价值。上述可进一步通过联机分析处理方法（OLAP），满足对多维数据库和多维分析的需求。面向属性的归纳使用概念分层，通过以高层概念替换低层数据概化数据，这是数据挖掘主要技术之一。

5. 可视化[54]

可视化指在二维空间展示多维空间数据，把数据、信息、知识转化为可视的表示形式的过程，使用户能交互式地分析数据关系。可视化技术将人的观察能力和智能融入数据挖掘系统，极大地改善了数据挖掘的速度和深度。

（二）非经典药学数据挖掘方法

由于经典的数据挖掘方法只能从大型数据库中发现数据间潜在的作用信息。在挖掘这种作用信息时挖掘者的思维中本身就存在一个数学模型，如正态分布、线性相关、非线性相关、线性空间关系等统计学模型，若数据挖掘者所采用的统计学模型与实际数据的模型不同，则不能得到正确的挖掘结果。因此在进行中药"组效关系"的研究时，若能结合已有的药学数学模型则挖掘结果更为准确，因此经典的数据挖掘方法必须与药学数学模型结合才能实现最佳效果，可将药学数学模型分析划为非经典药学数据挖掘方法。非经典药学数据挖掘方法包括中药在体内的量-时-效作用关系的数据挖掘方法，如定量药理学、中药定量谱学方法、中药网络动力学模型、中药四性及其他方法等。

1. 定量药理学

定量药理学主要运用数学及统计学的方法定量描述、解释和预测药物在体内的吸收、分布、代谢和排泄，以及药物在体内药效作用规律，通过药物动力学及药效动力学的数学模型定量表征药物量-时-效关系，对中药组效体内研究将起到重要作用。定量药理学包括药物动力学、药效动力学、群体药物动力学/药效动力学、暴露-反应（药物动力学-药效动力学）关系、临床试验模拟、新型临床试验设计、生物标志物、疾病模型和试验模型、建模与模拟的方法学等内容。这里主要介绍药物动力学、药效动力学、群体药物动力学与药效动力学内容[55]。通过系统检索和分析中国定量药理学的论文发表情况，发现近年来定量药理学的研究内容逐渐拓展和深化，受到了越来越多学术机构、制药企业和政府药政监管部门的重视，数据共享和多中心协作将是未来的发展趋势，可以预见定量药理学在新药研发和个体化用药中将发挥越来越大的作用[56]。定量药理学通过建立高精度的模型，对新药研究、个体化给药，以及特殊人群给药剂量计算与估计具有重要意义，但是定量方法学仍需不断完善，其临床应用也有待进一步研究[20]。定量药理学是利用建模与模拟技术对药代动力学、药效动力学、机体功能、疾病进程和试验过程等信息进行模型化研究的一门科学，其在新药研发中的早期介入和全程参与能够形成模型引导的药物研发模式，以提高研发和科学审评效率，降低研发成本，缩短新药上市时间，在中药组效关系研究中有重要作用[57]。

（1）药物动力学方法

应用动力学原理与数学处理方法定量地描述药物通过各种给药途径，如静脉注射、静脉滴注、口服给药等，在体内经过吸收、分布、代谢、排泄等过程的体内定量变化规律。可运用药物动力学模型挖掘中药组分量-时-效关系，但目前药物动力学是针对单成分建立起的数学模型，在进行中药药物动力学研究时需对其单个成分的药物动力学进行整合形成多成分药物动力学体系，在后面的中药定量谱学中将介绍。药物动力学的数学模型又分为单室、双室、三室及多室药物动力学模型，还有非线性统计矩模型、多剂量给药药物动力学模型，其主要特点如下：

1）单室药物动力学模型。将整个人体看成与血液性质相同的一个室，运用化学一级动力学原理建立时间与药物浓度对数线性方程，获得药物血药浓度、表观分布体积、AUC、生物半衰期、消除平衡常数等药物动力学参数。若为血管外给药，还可获得吸收平衡常数、达峰时间、达峰浓度等参数。

2）双室药物动力学模型。将人体划分为组织深室和血液浅室（中央室），按化学一级动力学原理建立时间与药物浓度的指数关系，可获得血药浓度二室模型参数，特别是组织深室和血液浅室代谢混杂参数及半衰期参数、中央室与周边室的转运参数。若为血管外给药，还可获得吸收平衡常数、达峰时间、达峰浓度等参数。

3）三室及多室药物动力学模型。将人体划分为多个组织深室和血液浅室（中央室），按化学一级动力学原理建立时间与药物浓度的多项指数关系，可获得血药浓度多室模型参数，特别是多室代谢混杂参数及各室的半衰期参数、中央室与周边室的转运参数。若为血管外给药，还可获得吸收平衡常数、达峰时间、达峰浓度等参数。多室模型数学表达式复杂，一般少用。

4）非线性统计矩模型。按非线性动力学原理，建立药物成分代谢速度与药物浓度的Michaelis-Menten 方程，获得代谢时间与药物浓度及药物浓度对数的关系式，可获得血药浓度、AUC、生物半衰期等非线性药物动力学参数。

5）多剂量给药药物动力学模型。在单剂量给药基础上，建立多剂量给药的各时间点的累积药物浓度叠加关系式，在单次给药药物浓度关系式中加入以 e 为指数的多剂量函数，可获得达稳时间、达稳浓度、给药周期下药物 AUC、平均血药浓度等参数。

6）统计矩模型。运用统计矩原理研究药物在体内的平均驻留时间，获得零阶矩、一阶矩、二阶矩等药物动力学参数，以此为基础可获得各种形式给药的平均驻留时间，包括注射、吸收、溶解、崩解等各种给药形式各时段的驻留时间。由于统计矩能整合单个成分的药物动力学参数，因此在中药的药物动力学研究中有重要的作用。

7）群体药物动力学模型。运用药物动力学与统计学研究群体中影响药物动力学参数的确定变异与随机变异规律。通过建立各药物动力学参数与确定因素模型的初等函数关系，经单纯集聚数据分析法、二步法与非线性混合效应模型分析获得各参数受群体中各确定因素影响的定量表达式，从而为特殊人群给药提供修正。

（2）药物动力学/药效动力学模型

确定剂量与效应关系后根据药物动力学模型研究经时过程血药浓度和效应的关系，将药物动力学和药效动力学结合起来，增加作用部位的效应室，组成药物动力学/药效动力学结合模型，简称 PK-PD 模型。其中药物浓度与药物效应的关系分为线性、对数线性和 Hill 量效关系，也可以采用药效室的形式进行连接。药物动力学/药效动力学模型可提供完整的药物在体内的量-时-效参数，在药理学、毒理学、临床应用、新药开发等领域发挥越来越重要的作用，广泛用于药物作用机制的探讨、临床给药方案的个体化、药物治疗性和安全性的评估，以及预测活性化合物等研究工作。

（3）生物利用度模型

生物利用度模型指药物经血管外途径给药后吸收进入全身血液循环的相对速度和程度，用单位剂量下的 AUC 表示。生物利用度可用于中药组效配伍的效果研究。除此之外，还包括量效关系、联合用药、特殊人群剂量调整等数学模型，都可用于中药组效关系的研究。

2. 中药定量谱学方法

中药定量谱学方法是采用中药指纹图谱表征的量效、量时、量时效关系的总量统计矩分析方法，目前已成为中药领域基础运算工具之一[21-23]，也是组分中药量效关系定量研究的重要工具。其总体思路与原理是将以指纹图谱表征的中药量-时-效关系作为一个图形物体，采用统计矩原理，计算图形物体的面积、图形物体的密度比（相当于单位重量物体的面积）、图形物体中心矩和图形物体对中心的离散程度，依次用总量零阶矩、总响应率、总量一阶矩及坐标和总量二阶矩及坐标表征。同时还可将总量统计矩参数转变成与统计学相关的总量统计矩相似度分析，从而形成强有力的组分中药量效关系分析工具。主要内容：

（1）中药指纹图谱总量统计矩模型

将整张指纹图谱作为一个图形物体处理，计算整个峰下面积为总量零阶矩 AUC_T；单位剂量下的总面积为总响应率 $AUCPW_T$；平均驻留时间为总量一阶矩 $MCRT_T$ 和各峰与平均驻留时间的偏差平方和为总量二阶矩 $VCRT_T$，并可用其转换成总量统计矩相似度参数。

（2）中药谱效学

药物的效应系数与指纹图谱关联，将仪器响应值的指纹图谱转变成药效表示的指纹图谱群，再按总量统计矩方法计算获得总量统计矩参数。总量零阶矩 AEC_T 为总效应强度；总响应率 $AECPW_T$ 为单位剂量下的总量效应；总量一阶矩 MED_T、$MCET_T$ 分别为平均效应浓度和指纹图谱平均出峰时间；总量二阶矩 VED_T、$VCET_T$ 为诸成分的平均剂量方差和指纹图谱出峰时间方差，并可用其转换成总量统计矩相似度参数。

（3）中药谱动学

药物动力学与指纹图谱关联，将仪器响应值的指纹图谱转变成不同时间药物浓度表示的指纹图谱群，再按总量统计矩方法计算获得总量统计矩参数。总量零阶矩 AMC_T 为总生物利用度；总响应率 $AMCPW_T$ 为单位剂量下总量生物利用度；总量一阶矩 MRT_T、$MCRT_T$ 分别为总代谢平均驻留时间和指纹图谱平均出峰时间；总量二阶矩 VRT_T、$VCRT_T$ 为总代谢平均驻留时间方差和指纹图谱出峰时间方差，并可用其转换成总量统计矩相似度参数。

（4）中药谱效动学

药效动力学与指纹图谱关联，将仪器响应值的指纹图谱转变成不同时间药物效应表示的指纹图谱群，再按总量统计矩方法计算获得总量统计矩参数。总量零阶矩 AME_T 为总生物效应度；总响应率 $AMEPW_T$ 为单位剂量下总量生物效应度；总量一阶矩 MET_T、$MCRT_T$ 分别为总效应平均驻留时间和指纹图谱平均出峰时间；总量二阶矩 VET_T、$VCET_T$ 为总效应平均驻留时间方差和指纹图谱出峰时间方差，并可用其转换成总量统计矩相似度参数。

3. 中药网络动力学模型

根据药物成分、靶点作用的生物流量平衡原理，建立线性网络动力学模型，获得各成分与靶点间的作用平衡常数和网络动力学方程，据此获得成分与靶点间组效作用关系，并可按总量统计矩原理，建立总量统计矩参数分析方法。

4. 中药四性

根据生物热力学原理，将人体、中药看成一个封闭体系，运用 Hess 定律建立人体与中药四气状态方程，并与标准物质作对照测定中药的寒、热、温、凉四性。

5. 其他方法

其他方法包括网络药理学、系统生物学、中药超分子化学技术等，其中网络药理学、系统生物学方法另章叙述，中药溶度参数现应用较少，可参见相关文献[58]。中药超分子化学技术[24]刚刚起步，但对中药组效研究有重要的作用。

就目前而言，只有掌握统计学、聚类、主成分、神经网络、贝叶斯因果发现算法、最小角回归（LARS）算法、决策树、关联规则、空间数据库、多媒体数据库等常规数据挖掘技术，再加上药学的定量分析方法才能全面进行中药组效的体内外关系研究，揭示其药效学作用基础[30-31]。

第三节　基于数据挖掘的中药"定量组效关系"研究实例

中药组效关系研究分为体外研究、体内研究两大部分，实例较多，考虑到中药组效关系的体内外研究实际需要，本节从统计学、机器学习、药学等方面节选实例进行概况叙述，详细了解研究可根据参考文献进行阅读。

一、体外中药组效学关联

（一）多元回归法

这是中药组效关系常用的基本统计学方法，报道较多，主要根据药物主成分的变化与对应的药理指标的变化进行多元线性回归获得各特征峰与药理指标的响应系数，从而确定哪个成分是效应成分。最早中药组效关系研究当属宁黎丽等[59]采用多元回归的方法对吴茱萸汤的组方量效关系进行了研究。本研究按正交设计试验，组成 9 个不同配比的吴茱萸汤处方，建立 HPLC 指纹图谱，共获得 13 个特征峰，再进行各处方的镇痛与止呕两个指标的药理实验，将所得成分数据和药理数据进行逐步回归分析，结果确定吴茱萸汤的药效物质基础主要由特征峰 4、9、10、12 产生，其中峰 9 为吴茱萸次碱，这开启了中药组效关系研究的先河。张庆策等[60]采用多元线性回归建立了牛黄 7 种溶剂提取物的 UPLC 指纹图谱 7 个共有峰面积与其抗菌活性之间的回归方程，通过比较方程系数辨识出 3 种潜在抗菌活性成分为牛磺胆酸钠、胆酸、鹅去氧胆酸。尹莲等[61-62]采用强迫引入法和逐步回归法构建了加味四妙丸 GC 指纹图谱及 HPLC 指纹图谱共有峰与其药效之间的回归模型，分别识别出多个潜在活性成分。目前多元线性回归已大量用于中药有效性的研究，但缺点是：①很多中药成分不能在指纹图谱中测出，同时成分间不一定能分离开来；②中药成分浓度与药理效应呈线性关系的不占多数；③药物之间有相互作用；④药物作用于靶点是经时动态的，不同时间的药理指标效应进行回归，结论并不可靠；⑤适用于成分较少的中药组分研究，当成分数目太多时，需要多组实验才能回归得到所要求的实验结果。

（二）多元相关分析[63]

本法与多元线性回归原理类似，但采用成分与药理指标进行相关分析，通过相关系数大小来确定中药组效关系。戴荣华[64]采用多成分相关分析研究滋肾丸药效物质基础，选择小鼠抗炎（耳肿胀法）、免疫（碳粒廓清率法）两项药理指标，以 50%乙醇为溶剂对 9 个组方进行提取建立指纹图谱，再分别进行药理实验，从 23 个色谱峰中选取 10 个色谱峰进行相关分析，确定了 10 个色谱峰具有显著性作用，其中包括芒果苷、盐酸巴马汀、盐酸小檗碱等成分。黄勇等[65]采用双变量相关分析对灯盏细辛 9 种不同提取物的 12 个 UPLC 色谱特征峰与其对脑神经细胞损伤保护作用的各组分及其药效的相关系数进行了研究，探讨了中药组分与药效之间的相互依存关系，并辨识出多个与活性相关的色谱峰。孔维军等[66-68]用典型相关分析法分别研究了左金丸及类方的 HPLC 指纹图谱 7 个特征峰与其生物热活性之间的相关性、黄连的 UPLC 指纹图谱与其抗菌活性的相关性，通过相关系数的正负及大小来判断各成分对药物活性的影响；采用多变量相关分析构建了多批次板蓝根 HPLC 指纹图谱与其抗菌活性之间的组效关系式，用相关系数大小辨识出潜在抗菌活性成分。相关分析简单易行，其缺点与多元回归法相似，只能用于成分与药理指标效应的初步分析，这种结果不一定可靠。

（三）灰色关联方法

本法基于计量学原理，在中医药组效学研究也有应用，可根据灰色关联进行中药组间效应关系的判断。梁建娣等[69]采用灰色关联度研究了少毛北前胡氯仿提取部位 HPLC 指纹图谱与其化痰作用之间的组效关系，根据关联度大小来确定各成分对其化痰作用的贡献大小。李治建等[70]采用灰色关联度法也研究了地锦草不同洗脱部位指纹图谱与其抗真菌活性之间的关系，确定特征峰代表的化学成分对药效贡献的大小。赵雪丽[71]以四逆汤作为模型药物，建立指纹图谱，并进行抗心肌缺血作用的药效学研究，采用灰色关联度法进行分析得到四逆汤抗心肌缺血作用的谱效学相关参数，初步确定各个共有峰对抗心肌缺血作用的贡献大小顺序为 12、17、11、18、4、10、16、20、2、15、14 号特征峰。灰色关联分析效果与多元相关分析接近，是一种总体上的分析方法，只能整体上评价组间效应相关性，不能用于各成分与效应之间定量关系的确定。

（四）主成分分析

本法属于统计学原理，针对中药成分和靶点固定的作用因子，采用主成分分析，找到主要成分与靶点间的关系，适用于中药成分数中等的组效关系研究，应用较多。王毅等[72]采用主成分分析分别对 33 批川芎 35 个共有组分和 34 批当归 29 个共有组分的组效关系进行了分析，误差均在 5%以内，精度较好；孙琴等[73]采用主成分分析研究了板蓝根正丁醇提取物指纹图谱 13 个共有峰相对峰面积与其红细胞凝集效应之间的关系，成功辨识出 2 个活性成分。张磊等[74]采用 PLS 建立了 10 批黄芪注射液的 HPLC 指纹图谱与其抗氧化活性之间的组效关系模型，模型预测精度良好，并且分别利用选择比图和各变量标准化回归系数的大小与符号的正负解释了各组分对药效的贡献大小。Kvalheim 等[75]采用 PLS 建立了由 12 种植物成分（其中 7 种具有抗氧化活性）配成的 60 种混合物与其抗氧化活性之间的组效关系模型，模型具有良好的预测能力，预测误差均在 10%以内，并且根据选择比图成功识别出已知的 6 种抗氧化活性成分。

（五）谱效学分析

本法包括统计学和药学原理，是谱效学研究较为系统的方法。段晓鹏[76]采用 11 种不同溶度参数的溶剂分别提取分离得到补阳还五汤有效成分，并建立 HPLC 指纹图谱，从中选 5 个指纹图谱有显著差异的样品按星点设计搭配组成 32 组样品进行抗脑缺血性神经损伤实验，测定了 9 个靶点效应指标，先对指纹图谱进行主成分分析，降维成 3 个主成分；对 9 个靶点效应指标经主成分分析降维成 3 个主成分，再进行 Hill 量效关系关联，最终获得了 46 个中药成分与 9 个靶点的谱效学系数，奠定了中药体外谱效学研究基本方法。

除以上统计分析常用方法外，一些其他统计方法也被应用于组效关系研究中。王毅等[77]创新研究了一种因果发现算法，以此构建人参中 9 种皂苷成分与其药效之间的组效关系模型，用以辨识活性成分，结果证明此算法是有效的且预测精度良好；随后提出了逐步因果相邻关系发现算法用以解决因果发现算法鲁棒性差、泛化能力弱等缺点[78]，并建立了丹参和牡丹皮混合物的组效关系模型以对方法的适用性进行验证，结果表明模型预测精度良好，此方法有良好的适用性。李振坤等[79]基于 LARS 算法构建了川芎中 3 种成分配伍与其血管扩张活性之间的关系模型，用以优化其成分配比，最终获得血管扩张活性超过 80% 的组合。吴宏伟等[80]以丹参为范例，将最小角（LARS）回归算法应用于丹参 3 种成分不同配比混合物与其抗氧化活性之间的组效关系研究，预测活性结果与实验活性结果基本一致，模型较为稳定。

（六）关联分析

关联分析为机器学习方法，在中医药关系分析中应用非常广泛。陈莉等[81]采用 Apriori 关联规则分析了由苏州市 2016~2018 年药物不良反应管理平台中提供的 629 份中药注射剂不良反应报告，探讨中药注射剂及其成分与不良反应表现类型、不良反应发生时间、过敏史、性别和年龄之间的关联，结果显示总体上中药注射剂的不良反应大多发生在首次用药的 0~30 min 内，症状以皮肤不良反应居多（56.3%），以热毒宁注射液的发生率最高（32.4%），且与 0~19 岁男性、皮肤不良反应、0~30 min 时间段都呈现强关联性；以青蒿与皮肤、0~19 岁与 0~30min，以黄芩与无过敏史，麦冬和红参与女性的关联性最高，聚山梨酯虽然出现频次最多，但关联度均较低。这提示中药注射剂及其成分的不良反应呈现一定的用药、体质、年龄分布特征，临床应谨慎用药。

二、体内中药组效学关联

（一）药物动力学与谱动学

药物动力学与谱动学为药学数据挖掘方法，属于非经典数据挖掘技术。中药药物动力学（谱动学）/药效动力学（谱效动力学）的研究方法日益成熟，可直接用于中药组效量-时-效关系的研究。贺福元等[82]对补阳还五汤中黄芪甲苷、芍药苷、川芎嗪 3 种成分进行药物动力学实验，单成分在大鼠体内药物动力学都遵循二室模型，3 种成分药物动力学的总量统计矩参数为 AUC_T（119.8±27.20）g/（min·L）；MRT_T 为（210.0±54.49）min；VRT_T 为（5.608±2.723）×104 min^2；CL_T 为（0.319 6±0.068 8）ml/（min·kg）；V_T 为（64.12±8.243）ml/kg；$t_{0.95T}$ 为（588.9±149.4）min。这就说明 3 种成分总量的半衰期为（145.5±37.76）min，在 0~674.2 min 内代谢 95% 的浓度，中药复方多成分药物动力学可在单成分药物动力学基础上采用总量统计矩法进行整合。同时邓俊林等[83]对补阳还五汤中的黄芪甲苷、芍药苷与苦杏仁苷 3 种成分的谱动学进行了研究，总量统计矩参数分别为 AMC_T 为（118.8±14.56）mg/（min·ml）；MRT_T 为（168.6±6.564）min；VRT_T 为（89 670±2 089）min^2；Cl_T 为（0.4556±0.03 505）ml/（min·kg）；V_T 为（76.90±5.238）ml/kg；$t_{0.95T}$ 为（622.2±16.89）min；$\lambda_{0.95T}$ 为（106.1±0.6339）min。故 3 种成分总量的半衰期为（116.8±5.503）min，在 0~622.2min 内代谢 95% 的浓度。所建立的中药谱动学数学模型及参数能表征中药多成分体系药物动力学行为。

（二）药物动力学/药效动力学

本法在单成分的体内量-时-效关系研究应用很多，是西药新药研究的重要内容，可借鉴用于体内中药组效关系的研究。刘史佳等[84]运用 PK-PD 模型观察血清样本及雷公藤治疗类风湿关节炎（RA）的抗炎作用，并分别对浓度-时间、效应-时间曲线进行相关分析，采用 PCR 检测各组大鼠的 RORγt、IL-17、STAT3、IL-6 mRNA 转录水平。甲氨蝶呤、雷公藤红素和高剂量的雷公藤均可下调 RA 大鼠淋巴结中 RORγt、IL-17、STAT3、IL-6 mRNA 转录水平。根据 PK-PD 模型研究结果表明炎症因子与雷公藤的血药浓度存在一定的相关性。雷公藤及其主要活性成分雷公藤红素可通过抑制 IL-17 细胞因子实现抗炎作用来治疗 RA。于宜平等[85]运用药动学-药效学（PK-PD）结合模型评价黄芩苷解热作用的强度和特点，采用卡拉胶复制大鼠炎症发热模型，灌胃黄芩苷（180mg/kg）后不同时间点采血、测量体温，高效液相色谱-质谱（HPLC-MS）法测定黄芩苷血药浓度，以 ADAPT 软件拟合基于作用机制的各 PK-PD 模型，选取拟合优度最优的含肝肠循环的双部位吸收 PK 模型和 SigmoidImaxPD 模型，并以效应室抑制产热的方式联结了 PK 和 PD 模型，该模型表明黄芩苷解热作用的 I_{max} 为 0.56℃，PD 形状参数（H）为 10.67。

（三）谱动学/谱效动力学

贺福元等[86, 87]对鱼腥草注射剂中 13 种成分的谱动学进行了研究，总量统计矩参数：AUC_T 为 891.9μg·h/ml、MRT_T 为 22.83h、VRT_T 为 663.7h^2、$MCRT_T$ 为 28.13min、$VCRT_T$ 为 102.1min^2，说明 13 种成分平均半衰期为 15.83h，在 $22.83 \pm 1.96 \times 25.76$（0～73.32）h 内 13 种成分含量的 95%被小鼠代谢完成；其中 13 种成分在 GC/MC 指纹图谱上的中心出峰时间为 28.13min，在 $28.13 \pm 1.96 \times 10.10$（8.33～47.93）min 出峰的概率为 95%。而鱼腥草注射剂中 13 种成分的谱效动力学参数：AE_T 为 457.1%min/ml，MET_T 为 42.98h，VET_T 为 443.0 h^2，$MCET_T$ 为 27.22 min，$VCET_T$ 为 844.4min^2，说明鱼腥草注射剂 13 种成分平均效应半衰期为 29.79h，在 0～64.01h 内 95%药效成分被小鼠代谢完成；其中主要成分在 GC/MC 指纹图谱上的中心出峰时间为 27.22min，0～56.28min 为 95%效应成分出峰时间。而全方指纹图谱的谱效动学参数为：AE_T 为 660.2%min/ml，MET_T 为 45.98 h，VET_T 为 706.0 h^2，$MCET_T$ 为 22.50 min，$VCET_T$ 为 168.8min^2，说明鱼腥草注射剂全成分平均效应半衰期为 31.84 h，在 0～72.55h 内 95%药效成分被小鼠代谢完成；其中主要成分在 GC/MC 指纹图谱上的中心出峰时间为 22.50min，0～35.49min 为 95%效应成分出峰时间。因此，中药多成分体系可用指纹图谱表达；能用总量统矩参数表征中药多成分药动力学/药效动力学的整体行为，亦谱动学/谱效动力学行为，两者存在一个固体的时间。

（四）其他研究

1. 指纹图谱研究

指纹图谱研究属于非经典数据挖掘方法。杨岩涛等[88]采用相关系数法、夹角余弦法、模糊尖 T-分布法、欧氏距离法及总量统计矩相似度法对当归补血汤 HPLC 指纹图谱进行分析，10 批指纹图谱相似度均值分别为 0.819、0.837、0.405、593.5、0.948，其中以总量统计矩相似度法最能反映指纹图谱的真实相似性，且较为简单实用，还能定量表征其结论所承担的风险，较宜用于中药指纹图谱分析。

2. 中药提取动力学

贺福元等[89]建立中药复方成分提取动力学数学模型，并对补阳还五汤中黄芪甲苷的提取动力学参数进行研究和分析。根据 Fick 定律、Noyes-whitney 溶出理论和药材提取过程的实际情况，考虑到溶出成分的分解消除，建立包括代数式的微积分方程组的中药复方溶出动力学数学模型，求解得函数表达式。运用该模型研究了补阳还五汤中黄芪甲苷的动力学参数 M、α、N、β、L、π、K、$k_1{}'$、$k_2{}'$、ρ_1、ρ_2、t_{max}、c_{max}、AUC、w_0、P、D 分别为 0.06127%、0.2802min^{-1}、-1.027%、0.008965min^{-1}、1.077%、0.002665min^{-1}、$3.451\times10^{-3}min^{-1}$、$3.188\times10^{-3}min^{-1}$、0.3759$min^{-1}$、1.420min、0.7547min、184.9min、0.057 21mg/ml、289.9min、0.07011%、46.24%、22.35%，因此，中药复方成分的溶出可用提取动力学数学模型研究。

3. 中药超分子化学研究

超分子化学不应用于中药组效关系数据挖掘研究，但可用于中药组效关系的实验研究，在此作简单的实例介绍。穿心莲是我国传统中草药之一，具有解热、抗炎、镇痛、抗菌、抗病毒之功效。其有效成分是以穿心莲内酯为代表的二萜内酯类化合物。利用超分子技术富集穿心莲有效成分，二萜内酯类化合物含量达到 50% 以上。可采用超分子技术富集穿心莲以用于实验研究[90]，先利用 CAChe 6.1 软件系统的 SP 和半经验 MM3 力场计算法得到穿心莲二萜内酯类化学成分及 β-CD 的三维结构及关系，结果显示穿心莲二萜内酯类成分的五元内酯环部分及十氢萘环部分均可被 β-CD 包合，形成超分子体的过程可以自发进行，且形成超分子体后比较稳定；然后采用硅胶层析等方法从穿心莲超分子提取物中分离出穿心莲内酯（A）、异穿心莲内酯（IA）、新穿心莲内酯（NA）、14-去氧穿心莲内酯（DA）、脱水穿心莲内酯（DDA）5 种化合物；再采用超声波辅助饱和水溶液法制备超分子体，经 DTA、IR、1H-NMR 法鉴定超分子体部位均为此 5 种单体的十氢萘环部分和五元内酯环部分；最后采用 UV 法和相溶解度法分别测定 5 种成分/β-CD 超分子体的稳定常数，分别为 1052.63 L/mol、1612.90 L/mol、487.80 L/mol、1315.79 L/mol、1612.90 L/mol；由此可以判断 5 种超分子体均比较稳定，因此具有相似的"印迹模板"，有相似的分子间作用，此法可用于成分与靶点作用强度，也就是组效关系的研究。

参 考 文 献

[1] 吴地尧，章新友，甘宇汾，等. 数据挖掘算法在中药研究中的应用[J]. 中国药房，2018, 29（19）：2717-2722.

[2] 夏幼明，解敏，周雯. 数据挖掘方法分析与评价[J]. 云南师范大学学报（自然科学版），2003, 23（2）：7-16.

[3] 梅泰中，许吉，张洋，等. 2012～2017 年中医药数据挖掘研究状况分析[J]. 数理医药学杂志，2020, 33（1）：70-72.

[4] 孟庆刚. 数学方法应用于中医药研究的探索——证候与方剂的相关量化研究[D]. 北京：北京中医药大学，2009, 25（4）：241-245.

[5] 段金廒，范欣生，宿树兰，等. 中药及方剂量效关系的研究进展与思考[J]. 南京中医药大学学报，2009, 25（4）：241-245.

[6] 丁维. 基于数据挖掘技术的中医方药量效关联研究[D]. 成都：成都中医药大学，2007.

[7] 蔡越君. 数据挖掘技术及其在中药配伍系统中的应用研究[D]. 杭州：浙江大学，2003.

[8] 王旋, 郝海平, 王广基. 化学计量学在中药复方整体研究中的应用研究进展[J]. 中国天然药物, 2009, 7（3）: 234-240.

[9] 陈晓萌, 陈畅, 李德凤, 等. 中药有效成分辨识的研究进展[J]. 中国实验方剂学杂志, 2011, 17（12）: 249-252.

[10] 郭海涛. 数据挖掘方法综述[C]//西南财经大学. 2009 国际信息技与应用论坛论文集. 成都: 2009 国际信息技术与应用论坛, 2009: 327-330.

[11] 钱晓东. 数据挖掘中分类方法综述[J]. 图书情报工作, 2007（3）: 68-71+108.

[12] 陈伟志, 魏振军, 王春迎. 多元统计分析在数据挖掘中的作用[J]. 信息工程大学学报, 2003（4）: 22-25.

[13] 梁春华. 人工神经网络在数据挖掘中的应用研究[J]. 无线互联科技, 2019, 16（22）: 17-18.

[14] 张博. 基于粗集和神经网络的数据挖掘技术在中药方剂配伍中的药效关系研究[J]. 吉林化工学院学报, 2012, 29（7）: 35-37.

[15] 华小黎, 邹复好, 常聪. 基于机器学习的中药多元谱效关联技术研究[J]. 中国数字医学, 2014, 9（12）: 57-59.

[16] 郝金玲, 王耘, 乔延江. 基于机器学习方法的中药化学成分作用靶点的识别研究[J]. 计算机与应用化学, 2010, 27（9）: 1201-1204.

[17] 郑青山. 建模与模拟的工具: 定量药理学发展历程与展望[J]. 中国药理学与毒理学杂志, 2015（5）: 103-105.

[18] 陶丽, 范方田, 刘玉萍, 等. 中药及其组分配伍的整合作用研究实践与进展[J]. 中国药理学通报, 2013, 29（2）: 153-156.

[19] 张贵君, 罗容, 王奕洁. 中药药效组分理论与中药组分学[J]. 中药材, 2007（2）: 125-126.

[20] 孙忠逸, 贾黎瑞, 李东霖, 等. 定量药理学的研究进展与应用[J]. 沈阳药科大学学报, 2018, 35（5）: 431-436.

[21] 贺福元, 罗杰英, 刘文龙, 等. 中药谱效学研究方向方法初探[J]. 世界科学技术–中医药现代化, 2004（6）: 44-50+85.

[22] 贺红, 杨姣, 胡超, 等. 基于谱效学研究金（山）银花的生物等效性[J]. 中国实验方剂学杂志, 2016, 22（16）: 1-5.

[23] 贺福元, 邓凯文, 邹欢, 等. 中药复方谱动学与谱效动力学差异性的研究[J]. 中国中药杂志, 2011, 36（2）: 136-141.

[24] 周晋, 刘惠, 刘文龙, 等. 基于超分子"印迹模板"分析的中药毒与效整合模式探讨[J]. 药学学报, 2018, 53（11）: 1808-1816.

[25] 陈思阳, 王韧, 李文姣. 治疗脑梗死类药物结构拓扑指数与脑梗死面积关联性的研究[J]. 中国药学杂志, 2019, 54（16）: 1305-1310.

[26] 陈富赞, 寇继淞, 王以直. 数据挖掘方法的研究[J]. 系统工程与电子技术, 2000, 22（8）: 78-81.

[27] 李志更, 王天芳, 任婕, 等. 中医科研中几种常用数据挖掘方法浅析[J]. 中医药学报, 2008（2）: 29-32.

[28] 汤效琴, 毕利. 数据挖掘中的软计算方法及应用综述[J]. 计算机与信息技术, 2006（11）: 64-67.

[29] 冯启明. 多元统计分析方法在医学科研中的应用[J]. 广西医学, 2006, 28（2）: 298-302.

[30] 任建业, 许鸣, 陆嘉惠. 基于数据挖掘的中医临床用药规律和证型研究进展[J]. 中华中医药杂志, 2017, 32（10）: 4579-4582.

[31] 田瑾. 基于复杂网络及关联规则的失眠用药中医临床数据挖掘研究[D]. 北京: 北京中医药大学, 2015.

[32] 祁洪全. 综合评价的多元统计分析方法[D]. 长沙: 湖南大学, 2001.

[33] 李学学. 基于数据预处理和回归分析技术的数据挖掘算法及其应用研究[D]. 兰州: 兰州交通大学, 2014.

[34] 王文相. 贝叶斯公式在数据挖掘中的应用[J]. 数学学习与研究: 教研版, 2017（13）: 139.

[35] 黄永毅, 钮靖, 王秋红. 基于贝叶斯的不确定数据挖掘[J]. 硅谷, 2014, 7（2）: 43-44.

[36] 李强, 徐捷. 贝叶斯网在数据挖掘中的应用[J]. 中国科技信息, 2012（13）: 90-91.

[37] 李艳美, 张卓奎. 基于贝叶斯网络的数据挖掘方法[J]. 计算机仿真, 2008（2）: 92-94+166.

[38] 钟冲, 郭强. 费歇尔判别法及其应用[J]. 西南交通大学学报, 2008（1）: 136-141.

[39] 于春蕾. 基于非参数统计的判别分析[D]. 济南: 山东大学, 2013.

[40] 姜喜春. 数据挖掘中的距离判别分析法[J]. 科技资讯, 2015, 13（27）: 155-156.

[41] 彭孟凡, 苗明三, 朱正望, 等. 基于关联规则和系统聚类分析的菟丝子用药规律分析[J]. 中国现代应用药学, 2019, 36（18）: 2306-2311.

[42] 李国春, 戴慎. 动态聚类分析在中医方剂药量组合规律中的应用[J]. 中国卫生统计, 2006（1）: 63-64+67.

[43] 石岩, 魏锋, 马双成. 关于主成分分析在中药和天然药物分析研究中应用的探讨[J]. 中国中药杂志, 2018, 43（14）: 3031-3035.

[44] 魏刚, 方永奇, 黄可儿. 双柏炎痛喷雾剂中有效成分（蒽醌类）含量与药效的相关分析[J]. 中成药, 2000（2）: 43-45.

[45] 王彪. 粗糙集与模糊集的互补性研究及其在中医中的应用[D]. 呼和浩特: 内蒙古大学, 2007.

[46] 李力, 潘情雯, 刘宏. 灰色关联度分析法在中药谱效学研究中的应用[J]. 中国药房, 2018, 29（11）: 1581-1584.

[47] 杨岩, 肖佳妹, 王韧, 等. 人工神经网络在中药相关研究领域的应用[J]. 中草药, 2019, 50（13）: 3230-3236.

[48] 张玉娇, 章新友, 谈荣珍, 等. 基于循证的中药药性判别数据挖掘方法评价[J]. 中华中医药杂志, 2019, 34（3）: 1223-1226.

[49] 叶梓. 机器学习算法在数据挖掘中的应用[J]. 信息与电脑, 2019, 31（18）: 59-60.

[50] 赵鹏. 数据挖掘在范例推理和地理信息系统中的应用研究[D]. 合肥：安徽大学，2003.

[51] 倪志伟，蔡庆生，贾瑞玉. 范例推理中范例自动获取的数据挖掘技术[J]. 天津大学学报：自然科学与工程技术版，2003
（1）：82-86.

[52] 吕峰，杨宏，普奕，等. 遗传算法的数据挖掘技术在医疗大数据中的应用[J]. 电子技术与软件工程，2017（5）：203.

[53] 林智超，孙蕾. 多维数据库模式下联机数据分析技术的实施[J]. 计算机技术与发展，2010，20（5）：75-78+82.

[54] 孙健. 可视化数据挖掘技术研究[J]. 现代经济信息，2019（20）：316.

[55] 黄晓晖，谢海棠，史军，等. 现代定量药理学的研究进展及展望[J]. 中国临床药理学与治疗学，2009，14（6）：601-612.

[56] 邵佳，焦正，丁俊杰，等. 中国定量药理学研究的文献计量分析[J]. 中国医院药学杂志，2018，38（7）：687-692.

[57] 刘东阳，王鲲，马广立，等. 新药研发中定量药理学研究的价值及其一般考虑[J]. 中国临床药理学与治疗学，2018，23
（9）：961-973.

[58] 雷虹，段晓鹏，邓俊林，等. 中药谱效学溶度参数制样法考察[J]. 中国实验方剂学杂志，2012，18（20）：6-11.

[59] 宁黎丽，毕开顺，王瑞，等. 吴茱萸汤药效物质基础的方法学研究[J]. 药学学报，2000，35（2）：53-56.

[60] Zang Q C，Wang J B，Kong W J，et al. Searching for the main anti-bacterial components in artificial Calculus bovis using UPLC
and microcalorimetry coupled with multi-linear regression analysis. [J]. Pubmed，2011，34（23）：3330-3338.

[61] 尹莲，钱俊. 加味四妙丸有效部位群 GC 指纹图谱谱效关系及配伍变化研究[J]. 中成药，2007，29（5）：634-637.

[62] 钱俊，尹莲. 加味四妙丸有效部位群 HPLC 指纹图谱归属分析及谱效关系研究[J]. 世界科学技术-中医药现代化，2007，9
（1）：40.

[63] 周立东. 建议在天然药物研究中建立"定量组效关系"（QCAR）概念[J]. 世界科学技术，1999（2）：33-34.

[64] 戴荣华. 滋肾丸药效物质基础研究[D]. 沈阳：沈阳药科大学，2004

[65] 黄勇，齐晓岚，宫志忠，等. 灯盏细辛组分对脑神经细胞损伤保护作用的谱效关系研究[J]. 中国中药杂志，2010，35（8）：
1038-1041.

[66] 孔维军，赵艳玲，山丽梅，等. 左金丸及类方 HPLC 指纹图谱与生物热活性的"谱-效"关系研究[J]. 化学学报，2008（22）：
2533-2538.

[67] Kong W J，Zhao Y L，Shan L M，et al. Investigation on the spectrum-effect relationships of EtOAc extract from Radix Isatidis
based on HPLC fingerprints and microcalorimetry[J]. Journal of Chromatography B，2008，871（1）：109-114.

[68] Kong W J，Zhao Y L，Xiao X H，et al. Spectrum-effect relationships between ultra performance liquid chromatography
fingerprints and anti-bacterial activities of Rhizoma coptidis[J]. Elsevier B. V. ，2009，634（2）.

[69] 梁建娣，赵良功，刘小花，等. 少毛北前胡化痰作用的谱效关系研究[J]. 中国中药杂志，2012，37（19）：2894-2897.

[70] 李治建，周露，古力娜·达吾提，等. 地锦草洗脱部位指纹图谱特征与其抗真菌作用的灰关联度分析[J]. 中国中药杂志，
2012，37（5）：580-584.

[71] 赵雪丽. 四逆汤的谱动学与谱效学研究[D]. 广州：广州中医药大学，2016.

[72] Wang X W，Wang Y，Cheng Y Y. Empirical study on modeling quantitative composition-activity relationships in Chinese hebal
medicion27th annual conference of the IEEE engineering in medicine and biology，Shanghai[C]. New York：IEEE，2005：7722.

[73] 孙琴，马丽，李兰，等. 板蓝根中红细胞凝集效应组分的谱效关系研究[J]. 中草药，2012，43（1）：125-130.

[74] 张磊，聂磊，王唯红. 黄芪注射液色谱指纹图谱与抗氧化作用的相关分析[J]. 中药材，2009，32（11）：1757.

[75] Kvalheim O M，Chan H Y，Benzie I F F，et al. Chromatographic profiling and multivariate analysis for screening and quantifying
the contributions from individual components to the bioactive signature in natural products[J]. Elsevier B. V. ，2011，107（1）.

[76] 段晓鹏. 补阳还五汤抗脑缺血症神经细胞损伤的谱效学研究[D]. 长沙：湖南中医药大学，2012.

[77] Wang Y，Jin Y C，Zhou C G，et al. Discovering active compounds from mixture of natural products by data mining approach[J].
Pubmed，2008，46（6）：605-611.

[78] Cheng Y Y，Wang Y，Wang X W. A causal relationship discovery-based approach to identifying active components of herbal
medicine[J]. Pubmed，2006，30（2）：148-154.

[79] 李振坤，陈建新，杨洪军，等. 基于 LARS 算法的川芎成分组合与血管活性关系分析[J]. 中国实验方剂学杂志，2009，15
（3）：24-27.

[80] 吴宏伟，陈建新，杨洪军，等. 丹参成分组合与抗氧化活性相关性分析[J]. 中国实验方剂学杂志，2009，15（8）：68-71.

[81] 陈莉，陶渊达，朱亚静，等. 基于关联规则的中药注射剂及其成分的不良反应发生规律研究[J]. 中国合理用药探索，2019，
16（8）：1901-1907+1916.

[82] 贺福元,邓凯文,刘文龙,等. 中药复方药物动力学总量统计矩法的实验验证研究[J]. 中国中药杂志,2013,38(2):253-262.

[83] 邓俊林,邓凯文,刘文龙,等. 中药多成分体系谱动学数学模型的实验验证研究[J]. 中华中医药杂志, 2013, 28 (11): 3367-3373.

[84] 刘史佳,戴国梁,孙冰婷,等. 基于PK-PD 模型研究雷公藤治疗类风湿关节炎生物靶标[J]. 中国中药杂志, 2015, 40(2): 334-338.

[85] 于宜平,张艳,李红,等. 黄芩苷对角叉菜胶致热大鼠解热作用的 PK-PD 模型研究[J]. 中草药, 2014, 45 (4): 527-531.

[86] 贺福元. 中药及复方药效动力学:谱效动学数学模型的建立及对鱼腥草注射剂的研究[C]//中华中医药学会,青海省中医学会. 2009 现代化中药制剂发展与中药药理学研究交流会论文集. 青海:2009 现代化中药制剂发展与中药药理学研究交流会,2009:16-37.

[87] 贺福元. 鱼腥草注射剂的谱效动学研究[C]//中华中医药学会. 2009 全国中药创新与研究论坛论文集. 山西运城:2009 全国中药创新与研究论坛,2009:432-446.

[88] 杨岩涛,吴春英,刘文龙,等. 不同相似度法对当归补血汤指纹图谱分析的比较研究[J]. 中华中医药杂志, 2013, 28 (5): 1431-1435.

[89] 贺福元,邓凯文,罗杰英,等. 中药复方成分提取动力学数学模型的初步研究[J]. 中国中药杂志,2007,32 (6):490-495.

[90] 李景华. 超分子技术富集穿心莲有效成分的机制研究[D]. 开封:河南大学,2008.

（贺福元　肖美凤　于定荣）

第三部分
中药整合药理学的研究应用

第十章

基于整合药理学的中药有效成分辨识及质量标志物研究

第一节　基于传统方法的中药有效成分辨识研究

中药"多成分，多靶点"的作用特点，得到学术界普遍认可。如何从中药复杂化学体系中辨识出有效成分（群），并弄清其在中药复方药效中所起的作用，是中药现代研究的关键问题之一。

一、中药有效成分（群）概述

普遍认为，中药有效成分是指中药材、饮片或者中成药中，具有生物活性的单体化学物质，将多种化学物质的集合称为有效成分群。由于单一有效成分难以全面反映中药功效，不同功效对应不同成分群，也就是说，中药有效成分种类多、不同有效成分群对应不同功效，这些是导致中药有效成分复杂性的根本原因。

在疾病治疗过程中，方剂中各味中药发挥的作用并不完全一样，有的对主病或主证发挥主要治疗作用；有的对兼病或兼证发挥主要治疗作用；有的发挥引经药或者调和药的作用。我们认为中药有效成分具有不确定性的特点，也就是说，在不同的复方、不同的主治症中，即使是同一味中药，有效成分的种类有所不同，所发挥的药效活性也不一样。例如丹参，其中有脂溶性和水溶性两类成分，水溶性成分主要作用于心血管系统，而脂溶性成分主要起抗菌作用[1]。

中药有效成分体内过程研究中发现，中药中的一些化学物质对于机体来说直接发挥生物学作用；而另一些间接发挥生物学作用，包括大多数原生苷是前体药物（prodrug），如灯盏乙素聚乙二醇[2]，其在人体内的生物转化产物或代谢产物发挥生物学作用。然而有些成分没有被吸收入血，却能在胃肠道直接发挥作用或者能对胃肠道菌群发挥作用，如大承气汤中的芒硝，其硫酸钠的硫酸根离子不易被肠黏膜吸收，在肠道内形成高渗盐溶液，从而使肠道扩张，引起机械刺激，促进肠蠕动，从而发生排便效应[3]。番泻苷和芦荟苷都是泻下剂的前体药物[4]，中药大黄和番泻中都含有番泻苷（sennoside）属于蒽醌糖苷类化合物，本身无泻下作用，口服之后小肠吸收率很低，在大肠经肠道菌群作用生成苷元后才出现泻下作用。

还有一些成分起到促进或抑制其他成分吸收的作用，从而起到增加药效或降低毒性的作用。如对痹祺胶囊进行拆方配伍的药代动力学研究[5]，按照中药复方配伍的君臣佐使原则，对痹祺胶囊研究结果表明臣药组和佐药组均能显著降低并延长士的宁和马钱子碱的达峰时间，延缓吸收，降低君药中主要药效成分的血药浓度，避免过快产生毒性反应；有的成分能促进其他药效成分的吸收，如藁本内酯是川芎挥发油中的主要活性成分，在药代动力学研究时，发现在胸舒片复方中能促进其他各有效成分的吸收[6]。

由此可见，中药有效成分治疗疾病时发挥的作用并不尽相同，那么凡是参与疾病治疗的，能提高疗效的或者降低毒性反应的化学成分都是中药的有效成分。

二、以药理活性向导的中药有效成分辨识

以活性向导的中药活性物质辨识是研究中药物质基础的传统方法和最基本的模式，在活性物质辨识的其他思路中，都渗透着这种思路。该研究方法以药理活性为导向（体内实验、组织器官、细胞和分子等）的化学研究（中药复方、有效部位、有效成分3个层次上步步深入）来开展研究工作。具体研究上主要有以下2种思路。

（1）先化学后药效

把中药复方作为一个整体，对其进行系统分离，对分离所得的化合物逐一进行药效学研究，药理筛选出有效的化学成分即认为是该复方的药效物质基础。

（2）先药效后化学

把中药复方作为一个整体，根据该复方中主要的化学成分类型和君、臣、佐、使的配伍，有目的地将该复方划分为若干个部位，将所得的各个部位和该复方进行相对应的药效学研究，确定其有效的部位，再将有效部位进行分离，得到有效部位中的各个化学成分，把有效部位中的化学成分认定为该复方的药效物质基础。

中药复方服药方式多数为口服，口服后被肠内菌转化或被机体肝药酶代谢，以转化物或代谢产物的形式发挥作用，也有些成分根本不被人体吸收，因此复方的药效成分与成药中的化学成分不等同，很可能有重大差别[7]；其次，中药具有多靶点、多重药效的特点，在试验研究时，尤其是在离体组织器官、细胞、靶点研究时，往往选用的药效模型有限，不能全面、有效地筛选中药有效成分。可见，传统的以药理活性为向导的中药活性物质筛选模式难以有效辨识中药药效成分。

三、基于体内过程进行中药活性物质筛选

口服给药是最常见的临床给药途径，药物的吸收是产生体内活性的先决条件（在胃肠道直接发挥作用的药物除外），是整个体内过程的源头和起点。在多数情况下，中药有效成分需要被吸收入血、到达靶器官并作用于相应靶点后才能发挥药效作用。

该研究方法是通过现代仪器如HPLC-MS、GS-MS、NMR等，系统地分析生物体中血

液、组织器官、尿液、粪便等随时间和空间（各个组织）的药物（原型药物、转化产物和代谢产物等）动态变化情况，并对药物及其代谢物进行定性、定量分析，获得药物各种代谢途径、方式的信息和药代动力学的各种参数。王喜军等[8-9]对六味地黄丸及口服六味地黄丸后大鼠血清药物化学进行研究，从血中发现了 11 种入血成分，其中 4 种为新产生的代谢产物，7 种成分为六味地黄丸所含成分的原型成分。将血中移行成分以适当浓度添加到大鼠成骨细胞培养液中，用 MTT 法测定细胞的增殖速度，结果表明六味地黄丸主要血中移行成分莫诺苷、獐牙菜苦苷、马钱子苷的混合物各剂量组均表现出对大鼠成骨细胞的促增殖作用，从而初步确定六味地黄丸主要血中移行成分是其治疗骨质疏松的药效物质基础。

目前，细胞吸收模型、离体器官吸收模型、在体吸收模型等体外吸收模型常用于中药有效成分的筛选及其成分吸收机制的研究，同样，血清药物化学、药物代谢物组学等新的概念和方法应用到了中药的研究开发上，提高了中药药效物质的研究水平。目前研究药物在肠内吸收的实验方法主要有体外法（in vitro）、在体法（in silo）、体内法（in vivo）。体外吸收模型的建立，使原本复杂的动物实验相对简单化，不受一些生理因素如胃肠道的排空、小肠表面积等因素的影响，相比整体动物而言有一定优势，而且方法简单，对研究药物跨膜吸收、被动吸收和主动转运过程的机制有一定价值，并可单独用于研究影响吸收的因素。本法包括分离肠黏膜法（isolated gut mucosa）、外翻肠囊法（evened gut sacs）、Caco-2 细胞模型法（Caco-2 cell line）、MDCK（Madin-Darby 犬肾细胞系）细胞模型法[10]、平行人造膜通透性测定法（PAMPA）[10]，以及其他研究方法[10]，如研究小肠吸收的其他方法还有固定化人工膜技术（IAM）、固定化脂质体色谱（ILC）、胶束电动色谱（MEKC）、生物分配胶束色谱（BMC）、脂质体分配系统、生物传感器法、空壳红细胞法等，另外，还有一些细胞株如 2/4/A1、IIT29、T84、lEC-18 等，但应用并不广泛。其中，外翻肠囊法和 Caco-2 细胞模型法相对来说最为完善，应用最为广泛的为体外肠吸收模型法。

（一）外翻肠囊法

外翻肠囊法又称肠外翻法，它是由 Wilson 和 Wiseman 于 1954 年创建，最早用于研究葡萄糖和氨基酸在肠道的代谢、转运[11]，后经不断改进，成为目前最常用的体外肠道吸收生物模型。冯亮等[12]研究了三七皂苷 Rl 和人参皂苷 Rg1 在大鼠胃肠道的吸收动力学，并考察不同的药物浓度和常用吸收促进剂对其吸收的影响。本法是一种广泛用以研究肠吸收的方法，可用于研究生物膜的转运机制。该方法的优点在于操作简便，试验条件易控制，重复性好，经济适用，被广泛用来研究药物动力学和养分的吸收机制。然而由于组织的功能或形态易发生改变，该法只适于研究快速转运。

（二）Caco-2 细胞模型

Caco-2 细胞（the human colon adenocarcinoma cells）模型是最近十几年来国外广泛采用的一种研究药物吸收的体外模型，在吸收过程研究中，比较简单，重复性好，应用范围较广。Caco-2 细胞即可形成与小肠上皮细胞相同的细胞极性和致密的单细胞层组织，其形态和功能上与人体的小肠上皮细胞相似[13]。杨秀伟建立了 Caco-2 细胞模型和标准操作规程[14]，在中药成分的转运机制探讨方面，杨秀伟课题组对中药生物碱类化合物[15-18]、香豆素类化合物[19]、蒽醌类化合物[20]、三萜类化合物[21]和其他物质[22, 23]的转运机制做了系统探讨。尽管 Caco-2 细胞单层模型在药物肠吸收和转运研究上有诸多优点，但亦存在某些缺陷。已知 P-gp 在药物外流上起重要作用。由于 Caco-2 细胞来源于人结肠腺癌细胞，与正常结肠细胞相比，具有过量表达 P-gp 的特性，因此，所得到的药物外流性研究结果可能低于实际吸收水平。由于这个缺陷，为了更好地在体外模拟体内生理环境，预测体内肠道药物转运和代谢行为，今后应着重应用细胞培养技术、分子克隆技术和生化诱导技术对 Caco-2 细胞模型进行优化，改善 Caco-2 细胞模型的性质，使之更接近人肠道药物吸收的实际情况[14]。

（三）血清药物化学

血清药物化学主要是研究血清中的化学物质，观测血清中外源性活性物质及其作用和代谢规律，是近年来迅速发展起来的研究中药药效物质基础较为科学的一种方法。血清药物化学在中药复方物质基础方面的研究，已有学者对复方五仁醇胶囊[24]、醒脑滴丸[25]等中药复方开展过研究。近年来，有更多的人将血清药物化学的方法应用于阐明中药的药效物质基础。中药指纹图谱现已成为中药物质基础研究的一种新模式和研究体系，如果利用指纹图谱的建立与血清药物化学相结合，就能更加清楚地阐述中药的药效物质基础。然而，该法在实际运用中也可能遇到问题。首先，在血清中检测到的"成分"未必就是有效物质或者有效成分代谢产物；其次，某些吸收入血检测到的成分，经过富集和提纯后，未必能发挥出药物初提物的药效，这给有效成分的确定带来困难；此外，不同种属、年龄的动物对药物吸收的差异，不同给药剂量、采血时间造成的血药成分、浓度的差异，加上血清内源性成分的干扰，使血清有效成分的分离鉴定产生了相当大的困难。因此，尽管中药血清药理学和血清药物化学是一种很有发展前途的方法，但许多问题尚待今后更加深入的探讨。

在传统的中药活性物质筛选方法遇到瓶颈时，基于体内过程的中药有效成分研究给我们开辟出了另外一个思路。虽然有些指标成分在药材中含量较高，但由于生物利用度低、代谢消除迅速等原因难以在体内达到有效浓度。相应的，有些中药的有效成分原型药物没有药理作用或者药理作用不强，但在生物体内被肠道菌群转化或者被肝药酶代谢转化成活性代谢产物而发挥药效作用。同时，有效成分可能刺激机体发生作用形成新的成分。这些都为有效成分的辨识增加了难度。

四、传统方法的局限性和展望分析

一药多效是中药普遍具有的特点，为此，必须在明确适应证的基础上，进行有效成分辨识，较笼统进行有效成分辨识更具有实际意义。多成分综合作用是中药发挥效果的基本模式，因此，在系统解析中药复杂系统分子作用机制的基础上，进行有效成分辨识，在中药整体综合效应中辨识出主要的有效成分，是符合中药特点的有效成分辨识方法，我们在川芎挥发油舒张血管有效成分的辨识中，采用数据挖掘与实验研究相结合的方法，成功辨识出 13 种具有血管活性的有效成分[26]，结合体内过程，亦可以有效缩小辨识范围，探索基于整合药理学的有效成分辨识的新方法，不失为一条有效的研究路径。

第二节　基于整合药理学的中药质量标志物辨识研究

中药质量标志物（Q-markers）2016 年由刘昌孝院士提出，具有特有性、有效性、可测性、与中医药理论相关性等基本特征，是中药质量控制新概念、新模式，对引领中药质量发展新方向，促进中药现代化和国际化发展具有重要意义。中药质量标志物更加强调与中医药理论（药性理论、配伍理论）的关联性，通过专属性实现有效区分中药质量属性（基原、产地、采集期等鉴定），更加强调与临床疗效或安全性相关联，通过可测性实现分析方法经济适用和操作简便，实现从田间到临床全过程的产品追踪溯源[27, 28]。显而易见，中药质量标志物不同于有效成分、指标性成分、活性成分等概念，应该说，有效成分是中药质量标志物条件之一，中药质量标志物的内涵远远超越了有效成分等概念。中药质量标志物提出短短 2 年时间，发展迅速，相继在黑龙江哈尔滨、安徽池州、天津等召开了中药质量标志物研讨会，应该说中药质量标志物已经成为中药质量研究热点之一。如何发现并确证中药质量标志物，是一个尚未有效解决、需要深入研究的难点问题。中医药学者已经积极开展了相关的探索研究[29, 30]，本文主要侧重介绍基于整合药理学开展中药质量标志物的研究思路及探索应用。

一、质量标志物研究概述

（一）质量标志物的关键科学问题

中药是一个复杂化学体系，中药的化学物质实体与生命体分子网络的交互作用具有模糊性、难以定量等特点。化学质量评价是当前中药质量控制的主要模式，指标性成分选择相继出现了特征成分、有效成分、活性成分等概念。中药质量标志物的关键科学问题，就是力求以少量代表性成分定性、定量表征中药整体质量属性及其生物效应，见图 10-1。换而言之，既能建立中药质量标志物（特征性成分种类、特征性成分含量特异及特征性成分比例）与中药整体质量属性（真伪、产地、年限、用药部位等）之间定性和定量关联，又能建立中药质量标志物与中药整体生物效应之间定性和定量关联，并确证质量标志物对其整体生物效应的贡献度。由此可见，中药质量标志物不仅是一个科学概念，更蕴含深刻的哲学道理，将对中药质量的发展历程具有里程碑式意义。

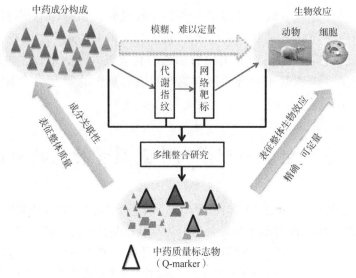

图 10-1　中药质量标志物的关键科学问题

（二）质量标志物发现原则和基本要求

依据中药质量标志物的基本原则和基本要求，"五原则"是中药质量标志物发现与确认的基本路径[31]。在中医药理论关联性研究方面，例如，从药性理论（五味）的角度，进行元胡止痛片的质量标志物发现研究[32]，以及从中药配伍理论对痹祺胶囊进行药代动力学研究，结果表明，配伍对主要活性成分或者毒性成分的药代动力学行为均有改变，从而发现中药质量标志物[33]。在有效性研究方面，中药功效的现代生物学效应表达方式是中药研究的核心内容，而中药的药效物质基础及作用机制研究是揭示中药功效表达方式的重要路径，"物质-功效"关联是核心，尤其是基于中药"成分-靶标-通路-效应"多维网络系统发现中药质量标志物[34-36]，值得广泛关注。

在成分特有性方面，强调不同药材之间及同种药材不同生境之间的专属性，指特有的成分种类、特征性的成分含量及比例，可以用作中药品质的化学标记，特别是道地药材，药效成分含量高和特征成分比例是其最重要的特征[37, 38]。在中药化学物质组基础上，进行成分的种类及其构成分析，从结构和含量进行"成分-成分"关联性分析，是成分特有性发现的有效方法，也是回答中药质量标志物的科学问题（为什么中药质量标志物能够表征中药整体质量属性及其生物学效应）的有效方法。但是，当前基于"成分-成分"关联性开展中药质量标志物研究的文献未见报道。生源合成途径是"成分-成分"关联性的内在因素，基于 DNA 分子标记和代谢标志物相结合的双分子标记法[39, 40]，是中药质量标志物发现及其生物学属性表达的重要研究内容。

在成分可测性方面，强调中药质量标志物有合适的分析方法，同时也强调中药质量标志物分析方法和质量标准要求操作简单、经济实用[41]，换而言之，"深入研究、浅出标准"是中药质量标准的研究与制订的基本思路，才能满足中药产品的市场监督需求。在成分传递性方面，是基于中药质量标志物实现从田间到临床建立全过程质量追踪溯源体系，进行从炮制、提取、纯化、制剂等过程中质量标志物的传递规律研究，针对中药产品不同生产工艺，如水泛丸、经典名方开发等，均采用水提工艺，质量标志物尽可能选择水溶性成分；另外，有的中成药采用醇提工艺、石油醚或者乙酸乙酯提取，质量标志物尽可能选择脂溶性成分。

二、基于整合药理学的中药质量标志物的研究思路

"物质-功能"关联是中药质量标志物研究的核心内容，"物质-功能"关联也就是指中药的化学物质实体与机体生命活动之间交互作用。整合药理学（integrated pharmacology，IP）是研究多成分药物与机体相互作用及其整合规律和作用原理的一门学科，融合了中药学、化学、药代动力学、药理学、计算科学等多学科知识，强调"整体与局部""体内与体外""体内过程与活性评价"等多层次、多环节的整合研究，中药物质实体与机体交互作用规律是整合药理学研究的关键科学问题之一[42-44]。本文着重介绍基于整合药理学进行中药质量标志物的研究策略和主要内容，见图10-2。

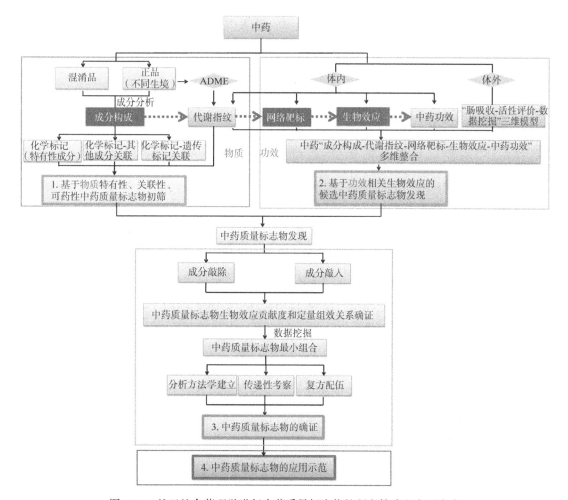

图 10-2 基于整合药理学进行中药质量标志物的研究策略和主要内容

（一）基于物质的特有性、关联性和可药性的中药质量标志物初筛

首先系统收集不同生境的中药及其混淆品的样品，采用 UPLC-Q/E 等分析方法对中药中水溶性成分、脂溶性成分和挥发性成分等进行定性分析和定量分析，通过数据挖掘方法获得与中药整体质量属性（真伪、产地、栽培方式、年限等）相关的特征性成分，包括特有的成分种类、特征性的成分含量及比例。在此基础上，进行"成分-成分"关联分析，包括化合物结构和含量的相关性，现有研究表明，化学相似性是化学信息学领域中非常重要的概念，也是中药领域中十分重要的概念，结构相似性化合物更可能表现相似的理化性质、药理作用和药代属性[45-47]，笔者在元胡止痛方及其单味药材的药代动力学研究中发现，主药延胡索中生物碱类成分和辅药白芷香豆素类成分分别表现了相似变化的血药浓度-时间曲线，具有相似变化的药代动力学变化特征[48]。生物合成途径是揭示"成分-成分"关联性的生物学本质，建立"化学标记-遗传标记"相关性，实现基于双分子标记法进行中药鉴定。同时，中药在体内发挥药效物质基础，往往要经过体内药物代谢处置过程，即通过胃肠道的消化、吸收、体内代谢和排泄等过程，到达靶器官或靶细胞发挥作用[49-51]，所以可药性分析，包括血清药物化学、组织药物化学及多成分药代动力学的研究工作，有利于明确中药在体内显效形式（原型或者代谢产物），实现中药质量标志物的初筛。

（二）基于中药药性相关生物效应的候选质量标志物发现研究

中药药性理论是中药理论的核心，是中医学对中药作用性质和特征的高度概括，如何架起传统中医药学与现代科学之间的桥梁，是中药现代化研究的主要内容。整合药理学"整体与局部""体内与体外""体内过程与活性评价"等多层次、多环节的整合研究，是系统解析中药与机体之间相互作用的有效方法，也是建立传统中医药学与现代科学之间关联的有效方法，是中药现代研究新模式。本文提出基于"化学指纹-代谢指纹-网络靶标"和"肠吸收-活性评价-数据挖掘"的整合药理学研究体系，在中医药原创理论的启发性，尤其是中药药性理论，开展质量标志物发现与确证研究，见图 10-3。

1. 基于"化学指纹-代谢指纹-网络靶标"的中药质量标志物与生物活性之间定性关联

基于中药整体论和系统观的特点，选用中医药证候动物模型，通过"化学指纹-代谢指纹-网络靶标"的整合药理学研究体系，系统揭示中药复杂化学体系与机体分子生物网络之间相互作用关系，尤其是揭示与中医"性味归经""升降浮沉""功效与毒性"等相关的现代分子机制，使中药"物质-功效"关联由模糊、不确定变得清晰、明确，从而从整体观系统筛选候选质量标志物。具体而言，针对中药进行系统成分分离、分析，包括化学指纹图谱和多成分含量测定，定性、定量描述中药化学基础，并开展生源合成途径关联性分析，获得与药材属性（真伪、产地、采集期等）相关的特有性成分；通过对血浆或者组织进行原型成分及代谢产物定性鉴别及定量分析，获得血药浓度-时间曲线和组织分布药物浓度，明确其在体内的药代动力学特征，尤其是基于结构相似性的药代动力学建模技术，创新了中药复杂体系药代动力学预测方法[48]，为经济、快速识别中药方剂的代谢指纹打开了一个新的窗口，从而明确中药体内显效成分并揭示其体内暴露轨迹；在此基础上，进行

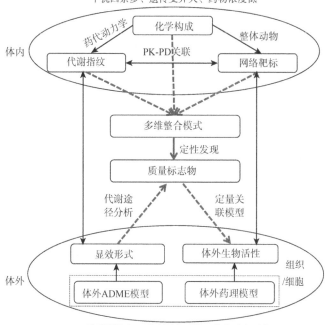

图 10-3 "化学指纹-代谢指纹-网络靶标"和"肠吸收-活性评价-数据挖掘"的中药质量标志物发现研究

基因组学、转录组学、蛋白质组学、代谢组学等系统生物学研究，然后通过靶标预测、网络构建与分析等生物信息分析，构建"化学指纹-代谢指纹-作用靶标-通路-生物效应-中药功效"多维关联网络，从而明确与有效性或者安全性相关联的成分，尤其是在中药中含量较高的特征性成分，为体内主要的显效成分（原型或者代谢产物），并且发挥关键药理作用，从而定性筛选中药质量标志物。

2. 基于"肠吸收-活性评价-数据挖掘"的中药质量标志物与生物活性之间定量关联

中药质量标志物与生物效应之间精确定量关联，是当前中药研究面临的难点问题之一，其中两个关键技术对突破该难点问题至关重要：一是需要建立符合中药特点的体外药理评价方法，为此，笔者前期建立了"肠吸收-活性评价"的体外药理评价方法[52]，该方法能排除未被吸收成分对药理活性的干扰，在此基础上，进一步提出建立更加复合的"ADME 体外模型-生物活性"整合模型，这些研究方法已被应用到元胡止痛方、益心舒胶囊等 10 余个方剂的"量-效"关系、"时-效"关系及分子机制研究[53-55]，具有操作简便、灵敏度高和稳定性好等优点。二是需要建立符合复杂、高维的数学建模创新方法，中药质量标志物研究的试验数据往往具有成分复杂性、生物效应多重性、"成分-效应"关联非线性等特点，常规数学建模方法（方差分析、线性相关法、多元线性回归等）难以进行有效的构建，满足中药特点的人工神经网络[56]、LARS 回归[57]、灰色关联分析[58]等算法，能够克服对小样本过拟合的缺陷、多重性关联、非线性等问题[59]。

3. 基于成分敲入/敲除的中药质量标志物的确证研究

中药是一个复杂体系，即使是单味中药，其成分之间相互协同或者拮抗共同发挥作用，作为中药质量标志物，也是与其他成分共同发挥治疗作用，开展中药质量标志物与其功效间关联度的研究，不能仅直接对该化合物进行药理活性或药效评价，最近在基因敲除/敲入研究模式的影响下，成分敲除技术被逐渐引入到中药药效物质基础的研究中，其对于中药质量标志物的确证非常重要[60,61]。成分敲除技术包括色谱敲除法和抗体敲除法，将中药质量标志物从中药复杂体系中敲除，并通过对比分析中药质量标志物敲除前后中药药效的变化，从而揭示该成分的作用并以此探讨中药质量标志物在中药整体生物效应中的贡献度。

三、基于整合药理学的中药质量标志物的研究案例

（一）基于"化学分析-体内代谢-网络靶标"的定性筛选元胡止痛片质量标志物

在对元胡止痛片进行研究时，在化学指纹方面，通过超高效液相串联四级杆飞行时间质谱（UPLC/Q-TOF-MS）分析 15 个批次 6 个不同厂家的元胡止痛片，通过质谱数据和对照品对主要色谱峰进行鉴定，然后，通过超高效液相串联三重四级杆质谱（RRLC-QQQ）对元胡止痛片中 17 种化学成分进行定量分析，定性、定量地描述了元胡止痛方的化学物质基础[62,63]，在此基础上开展生物合成途径分析，获得特征性成分；在代谢指纹方面，通过 RRLC-ESI-Q/TOF 进行血清药物化学和脑脊液药物化学研究，发现 21 种成分能被吸收入血并有 17 种成分能透过血-脑屏障入脑，并通过 RRLC-ESI-Q/TOF、UPLC-QQQ、UHPLC-Q/E 进行药代动力学研究，其中 8 种成分具有完整的血药浓度-时间曲线，具有合适的药代动力学特征[48,64,65]；在网络药理学方面，构建了"成分-靶标-疾病"复杂网络，发现延胡索中生物碱类能作用于阿片类受体、多巴胺类受体和 Ca^{2+} 通道受体等发挥主要止痛作用，并首次试验证实元胡止痛方的抗抑郁活性，白芷除能提高生物碱类成分的生物利用度从而促进止痛效果之外，其中香豆素类成分具有抗炎和解痉等发挥协同作用，暗示配伍可能发挥元胡止痛方的疗效[66]。在此基础上，开展"化学指纹-代谢指纹-网络靶标"整合研究，获得在元胡止痛片剂中含量高（≥30μg/g）、具有完整的血药浓度-时间曲线且较好的药代动力学特征，以及能结合关键靶标且发挥重要药理作用的 7 种成分（延胡索乙素、α-别隐品碱、原阿片碱、紫堇碱、欧前胡素、异欧前胡素、白当归素），可作为元胡止痛片的候选质量标志物[67]。

（二）基于"化学分析-体内代谢-网络靶标"的定性筛选心速宁胶囊质量标志物

在心速宁胶囊研究时，首先采用 UHPLC-LTQ-Orbitrap 高分辨质谱快速、高通量地识别了心速宁胶囊中 72 种化学成分；接下来，通过 Caco-2 和 PK 药代动力学预测模块进行口服吸收速率（Papp）和口服生物利用度（OB）预测，41 种化合物被认为具有较好的成药性特征，它们的 Papp 和 OB 值分别大于 $7 \times 10^6 cm/s$ 和 40%；最后，通过对"作用靶标-疾病靶标-PPI"进行网络分析得到心速宁胶囊治疗心律失常的关键核心网络，在此基础上，获得中药"关键成分-核心靶标-关键通路-主要生物效应"的多维异质网络。从化学成分分析、药代动力学预测和网络药理学三个方面初筛得到心速宁胶囊的 11 个候选质量标志

物（小檗碱、巴马亭、东莨菪亭、甘草素、柚皮素、芒柄花黄素、川皮苷、橘皮素、去甲基川陈皮素、苦参新醇 E、苦参黄素）[68]。

（三）基于"肠吸收-活性评价-数据挖掘"建立中药质量标志物与生物活性之间精确定量关联

"肠外翻-活性评价"联用模型是具有中药特色的体外药理学评价有效方法，具有灵敏度高、稳定性好，又能排除未被吸收成分对活性的干扰等优点，适用于中药复杂体系作用解析。在前期，笔者以"肠外翻-血管活性"联用模型对元胡止痛方进行系统评价，考察肠细胞活性评价、不同肠段、不同吸收时间对主要成分的影响，结果表明，肠细胞在 3h 之内有较好的活性，且随着吸收时间的延长吸收量增加，低、中、高浓度在血管舒张活性方面明显呈现剂量依赖关系，与成分的浓度呈正相关，且组内之间偏差比较少（≤30%），存在明显的量-效关系和时-效关系[52, 53]。利用该模型对 5 个厂家共 12 批元胡止痛片进行化学成分分析和血管扩张活性评价，一方面，化学成分分析结果表明，同一厂家的产品能聚为同一类，不同厂家的产品往往聚在不同类，所以成分分析能区分不同厂家的产品，评价产品质量稳定性等；另一方面，活性评价结果表明，化学成分相似度高的产品，血管活性比较接近，化学成分相差比较大的产品，活性也相差很大，活性评价结果可能为产品质量好与坏及产品等级划分等提供依据。在对元胡止痛片的成分与活性之间关联进行研究时，选择合适的复杂系统建模方法至关重要。首先，通过灰色关联分析建立了元胡止痛方中 34 个吸收成分峰面积与血管舒张活性之间关联，该模型建立时平均偏差率为 9.81%，对未知样品预测时的平均偏差率为 4.16%，说明该模型具有较好的准确度[32]。同时，采用灰色关联和支持向量机进一步建立 17 个定量成分与血管舒张活性之间关联，平均偏差为 5.031%，所有的偏差均小于 10%，说明该模建方法具有非常好的拟合度[67]。

通过前面研究，初步确定了元胡止痛片的 7 个质量标志物，依据"深入研究、浅出标准"的原则，必须选择质量标志物最小组合，才能满足质量控制成本低，方法学具有实用性的现实需求。为此，选择了元胡止痛片的 3 个质量标志物作为最小组合，其中延胡索乙素和紫堇碱含量高且特定存在君药延胡索中，延胡索乙素是体内主要活性成分之一并且是历版《中国药典》的指标性成分，紫堇碱同样是体内主要活性成分且与生物活性（血管扩张）之间显著相关，欧前胡素含量高且是主要活性成分之一，来源于佐使药白芷。然后，采用支持向量机构建 3 个质量标志物与血管扩张活性之间关联，平均偏差为 1.15%，所有偏差均小于 3.0%[67]。在此基础上，联合 13 家企业制订了元胡止痛片优质产品质量标准（标准号：T/CACM009-2016），并在中华中医药学会发布，这是中成药第一个优质产品质量标准，具有示范意义。许海玉等发现了元胡止痛片中含有 7 个质量标志物，在标准研制阶段时，尝试通过数据建模构建质量标志物最小组合（延胡索乙素、紫堇碱、欧前胡素）与生物效应之间精确定量模型，制订了元胡止痛片优质产品质量标准（标准号：T/CACM 009-2016）。这些成分皆为脂溶性成分，与元胡止痛片的制备醇提工艺相一致，可体现质量标志物选择的可测性和传递性。

四、讨论与展望

中药质量标志物将是中药质量控制新模式，将引领中药质量的发展方向。依据中药质量标志物的概念和基本条件，中药质量标志物明显区分于之前的指标性成分或活性成分等概念，将与生物活性和中医药理论相关联，以最低成本（最小组合）实现中药产品的质量控制和全链条的质量追踪溯源。所以，整合药理学是中药质量标志物发现与确证的有效策略和方法，它从宏观和微观两个层次揭示中药及方剂与机体之间的相互作用，首先通过整合药理学研究，构建"化学指纹-代谢指纹-网络靶标-生物效应-中医功效"多维关联，定性筛选候选中药质量标志物；然后，通过体外药理学评价，当前主要采用"肠吸收-活性评价"联用模型构建中药多成分与活性之间定量关联，采用数学挖掘方法构建中药质量标志物最小组合与生物活性之间精确定量模型并明确其功效度，在此基础上，采用成分敲出/敲入，确证中药质量标志物与生物活性定量模型及其功效度。由此可见，这是从定性到定量，再深入确证的研究过程，从而实现质量标志物定性、定量表征中药整体质量属性及生物效应，有效回答质量标志物的关键科学问题。但是，当前对"成分-成分"关联性和"成分组合-效应"关联性等方面研究还不够深入，基于质量标志物应用到全产业链的中药产品质量控制还没有成功的案例，这些还需要更多的中医药学者共同攻关，促进中药质量标志物这个新概念的发展与应用。

参 考 文 献

[1] 陈向荣，陆京伯，石汉平. 丹参的药理作用研究新进展[J]. 中国医院药学杂志，2001，21（1）：44-45.

[2] 叶海，张灿，沈文斌，等. 灯盏乙素聚乙二醇前药的合成与表征[J]. 中国天然药物，2006，4（4）：283-285.

[3] 周永学. 芒硝的临床运用与药理研究[J]. 陕西中医学院学报，2007，30（1）：54-55.

[4] Dreessen M，Eyssen H，Lemli J. The metabolism of sennosides A and B by the intestinal microflora：in vitro and in vivo studies on the rat and the mouse[J]. J Pharm Pharmacol，1981，33（10）：679.

[5] 许妍妍. 基于配伍理论的痹祺胶囊药代动力学研究[D]. 天津大学博士论文，2010.

[6] 戚建平，平其能，李江然，等. 舒胸片中各活性成分药动学的相互作用以及川芎挥发油的促吸收作用[C]//中国药学会，江苏省药学会. 江苏省药学会第七届药师周大会、第十一届华东地区药剂学术会议论文集. 南京：江苏省药学会第七届药师周大会、第十一届华东地区药剂学术会议，2008：486-489.

[7] 郭立玮. 中药药物动力学方法与应用[M]. 北京：人民卫生出版社，2002：295.

[8] 王喜军，张宁，孙晖，等. 六味地黄丸的血清药物化学研究[J]. 中国天然药物，2004，2（4）：219-222.

[9] 孙晖，张宁，李丽静，等. 六味地黄丸主要血中移行成分对培养大鼠成骨细胞促增殖作用的研究[J]. 中国中药杂志，2008，33（17）：2161-2164.

[10] H·van de 沃特贝恩德. 药物生物利用度[M]. 何仲贵，钟大放，等译. 北京：化学工业出版社，2006：8-80.

[11] Wilson T H，Wiseman G. The use of sacs of everted small intestine for the study of the transference of substances from the mucosal to the serosal surface[J]. Physiol，1954，123（1）：116-125.

[12] 冯亮，蒋学华，周静，等. 三七皂苷 R1 和人参皂苷 Rg1 的大鼠在体肠吸收动力学研究[J]，中国药学杂志，2006，41（14）：1097-1102.

[13] 孙海燕，廖晓慧，彭光华. Caco-2 细胞模型及其在食品营养物质吸收研究中的新进展[J]. 时珍国医国药，2007，18（10）：2573.

[14] 杨秀伟，杨晓达，王莹，等. 中药化学成分肠吸收研究中 Caco-2 细胞模型和标准操作规程的建立[J]. 中西医结合学报，2007，5（6）：634-641.

[15] 马莲，王莹，杨秀伟. 利用 Caco-2 细胞模型研究白鲜碱和茵芋碱在人小肠的吸收[J]. 中国新药杂志，2007，18（2）：124-128.

[16] 马莲，杨秀伟. 盐酸黄连碱和小檗红碱在人源 Caco-2 细胞单层模型中的吸收研究[J]. 中国中药杂志，2007，32（32）：2523-2527.

[17] 马莲，杨秀伟. 利用人源 Caco 一细胞单层模型研究婴粟碱 N·甲基四氢婴粟碱和头花千金藤碱在人肠道的吸收[J]. 药学学报，2008，43（2）：202-207.

[18] 马莲，杨秀伟. 利用 Caco-2 细胞单层模型预测柯楠碱、育亨宾、阿马碱、萝芙木碱的人肠吸收[J]. 中国中药杂志，2008，33（20）：2373-2377.

[19] 杨秀伟，郭庆梅，王莹. 独活中 6 种香豆素类成分在 Caco-2 细胞单层模型中的吸收转运研究[J]. 中西医结合学报，2008，6（4）：392-398.

[20] 王莹，杨秀伟. 游离蒽醌在人肠 Caco-2 细胞模型的转运[J]. 中国天然药物，2008，6（2）：141-145.

[21] 郑艳，杨秀伟. 茯苓三萜类化合物在人源 Caco-2 细胞单层模型中的吸收研究[J]. 中国中药杂志，2008，33（13）：1596-1601.

[22] 田莉，杨秀伟，王莹，等. 顺式-和反式-阿魏烯在 Caco-2 细胞模型中的体外摄取、转运和外排特性[J]. 药学学报，2007，42（1）：87-92.

[23] 郑艳，杨秀伟. 茯苓酸在人源肠 Caco-2 细胞单层模型的吸收和转运[J]. 中西医结合学报，2008，6（7）：704-710.

[24] 窦志华，丁安伟，王陆军，等. 复方五仁醇胶囊血清药化学研究[J]. 中草药，2006，37（8）：1137.

[25] 阳长明，陈玉平，李霄，等. 醒脑滴丸中右旋龙脑含量测定及其体内分析方法研究[J]. 北京中医药大学学报，2006，29（7）：489.

[26] 陈畅. 基于数据挖掘的川芎挥发油有效成分辨识研究[D]. 成都：西南交通大学，2010.

[27] 刘昌孝，陈士林，肖小河，等. 中药质量标志物（Q-Marker）：中药产品质量控制的新概念[J]. 中草药，2016，47（9）：1443-1457.

[28] Liu C X，Cheng Y Y，Guo D A，et al. A new concept on quality marker for quality assessment and process control of Chinese medicines[J]. Chinese Herbal Medicines，2017，9（1）：3-13.

[29] 闫广利，孙晖，张爱华，等. 基于中医方证代谢组学的中药质量标志物发现研究[J]. 中草药，2018：3729-3734.

[30] 刘妍如，唐志书，宋忠兴，等. 多元统计及"成分-靶点-疾病"在线关联分析脑心通胶囊中质量标志物[J]. 中草药，2018：2775-2785.

[31] 张铁军，白钢，陈常青，等. 基于"五原则"的复方中药质量标志物（Q-marker）研究路径[J]. 中草药，2018，49（1）：1-13.

[32] 张铁军，许浚，申秀萍，等. 基于中药质量标志物（Q-Marker）的元胡止痛滴丸的"性-效-物"三元关系和作用机制研究[J]. 中草药，2016，47（13）：2199-2211.

[33] 刘昌孝. 中药药物代谢动力学研究思路与实践[M]. 北京：科学出版社，2013.

[34] 孙蓉，李晓宇，王亮，等. 基于"效-毒"相关的 Q-marker 合理辨识与科学控制[J]. 世界科学技术—中医药现代化，2016，18（8）：1224-1231.

[35] Liao M L，Shang H H，Li Y Z，et al. An integrated approach to uncover quality marker underlying the effects of Alisma orientale on lipid metabolism，using chemical analysis and network pharmacology[J]. Phytomedicine，2018，45：93-104.

[36] Xiang W，Suo T C，Yu H，et al. A new strategy for choosing "Q-markers" via network pharmacology，application to the quality control of a Chinese medical preparation[J]. J Food Drug Anal，2018 Apr，26（2）：858-868.

[37] 黄璐琦，郭兰萍，胡娟，等. 道地药材形成的分子机制及其遗传基础[J]. 中国中药杂志，2008，33（20）：2303-2308.

[38] 郭兰萍，刘俊英，吉力，等. 茅苍术道地药材的挥发油组成特征分析[J]. 中国中药杂志，2002，27（11）：814.

[39] 黄璐琦，张瑞贤. "道地药材"的生物学探讨[J]. 中国药学杂志，1997，32（9）：563-566.

[40] 黄璐琦，钱丹，邓超. 双分子标记法的构建及在中药研究中的应用[J]. 中国中药杂志，2015，40（2）：165-168.

[41] 吴婉莹，果德安. 中药整体质量控制标准体系构建的思路与方法[J]. 中国中药杂志，2014，39（3）：351-356.

[42] 许海玉，杨洪军. 整合药理学：中药现代研究新模式[J]. 中国中药杂志，2014，39（3）：357-362.

[43] 杨洪军，许海玉. 整合药理学-元胡止痛方的探索研究[M]. 北京：科学出版社，2015.

[44] 王萍，唐仕欢，苏瑾，等. 基于整合药理学的中药现代研究进展[J]. 中国中药杂志，2018，43（7）：1297-1302.

[45] Boström J，Hogner A，Schmitt S. Do structurally similar ligands bind in a similar fashion?[J]. J Med Chem，2006，16，49（23）：6716-6725.

[46] Cheng T，Wang Y，Bryant S H. Investigating the correlations among the chemical structures，bioactivity profiles and molecular targets of small molecules[J]. Bioinformatics，2010，15，26（22）：2881-2888.

[47] Schuffenhauer A，Floersheim P，Acklin P，et al. Similarity metrics for ligands reflecting the similarity of the target proteins[J]. J Chem Inf Comp Sci，2003，43（2）：391-405.

[48] WangP，Li K，Tao Y，et al. Prediction of the pharmacokinetics of traditional Chinese medical preparations using constituent pharmacokinetics，structural similarity，and mathematical modeling[J]. J Ethnopharmacol，Being accepted，2019.

[49] 刘昌孝. 我国药物代谢动力学研究的发展及其对创新药物研发的重要作用[J]. 中国药理学与毒理学杂志，2015，29（5）：686-687.

[50] Li Y Z，Wang Y L，Tai W，et al. Challenges and solutions of pharmacokinetics for efficacy and safety of traditional Chinese medicine[J]. Curr Drug Metab，2015，16（9）：765-76.

[51] Wang X Y，Li W，Ma X H，et al. Simultaneous determination of caffeic acid and its major pharmacologically active metabolites in rat plasma by LC-MS/MS and its application in pharmacokinetic study[J]. Biomed Chromatogr，2015，29（4）：552.

[52] Zhang Y C，Xu H Y，Chen X M，et al. Study on the application of intestinal absorption in vitro coupled with bioactivity assessment in Yuanhu Zhitong Preparation[J]. J Med Plants Res，2012（10）：1941-1947.

[53] 黄斌、陈晓萌、张迎春、等. 元胡止痛方肠吸收液的血管舒张活性评价[J]. 中国实验方剂学杂志，2012，18（5）：117-120.

[54] Zhang F B，Huang B，Zhao Y，et al. BNC protects H9c2 cardiomyoblasts from H_2O_2-induced oxidative injury through ERK1/2 signaling pathway[J]. Evid Based Complement Alternat Med，2013，（5）：802784.

[55] Zhang J J，Geng Y，Guo F F，et al. Screening and identification of critical transcription factors involved in the protection of cardiomyocytes against hydrogen peroxide-induced damage by Yixin-Shu[J]. Sci Rep，2017，7（1）：13867.

[56] 赵筱萍、范骁辉、余杰、等. 一类基于组效关系神经网络模型的中药药效预测方法[J]. 中国中药杂志，2004，29（11）：1082-1085.

[57] 李振坤、陈建新、杨洪军、等. 基于 LARS 算法的川芎成分组合与血管活性关系分析[J]. 中国实验方剂学杂志，2009，15（3）：24-27.

[58] Xu H Y，Li K，Chen Y J，et al. Study on the absorbed fingerprint-efficacy of Yuanhu Zhitong tablet based on chemical analysis，vasorelaxation evaluation and data mining[J]. PLoS One，2013，8（12）：e81135.

[59] 许海玉、唐仕欢、陈建新、等. 基于代谢组学的中药"组效关系"研究思路与策略[J]. 世界科学技术—中医药现代化，2011，13（1）：30-35.

[60] 邵晓、朱珂璇、张蕾、等. 成分敲除技术在中药药效物质基础研究中的应用[J]. 世界科学技术—中医药现代化，2016，10（9）：1563-1566.

[61] 肖小河、鄢丹、袁海龙、等. 基于成分敲除/敲入的中药药效组分辨识与质量控制模式的商建[J]. 中草药，2009，40（9）：1345-1348.

[62] Xu H Y，Zhang Y C，Tao Y，et al. Study of chemical fingerprint for yuanhu Zhitong tablet by UPLC/Q-TOF-MS[J]. Journal of Liquid Chromatography & Related Technologies，2013，36：1.

[63] Zhang Y C，Xu H Y，Chen X M，et al. Simultaneous quantification of 17 constituents from Yuanhu Zhitong tablet using rapid resolution liquid chromatography coupled with a triple quadrupole electrospray tandem mass spectrometry[J]. J Pharm Biomed Anal，2011，56（1）：497.

[64] Tao Y，Xu H，Wang S，et al. Identification of the absorbed constituents after oral administration of Yuanhu Zhitong prescription extract and its pharmacokinetic study by rapid resolution liquid chromatography/quadrupole time-of-flight[J]. J Chromatogr B Analyt Technol Biomed Life Sci，2013，15（935）：1-9.

[65] Wang P，Zhang T，Yu G，et al. Poly-pharmacokinetic strategy delineated metabolic fate of bioactive compounds in a traditional Chinese medicine formula，Yuanhu Zhitong tablets，using a parallel reaction monitoring mode[J]. Phytomedicine，Being accepted.

[66] Xu H，Tao Y，Lu P，et al. A computational drug-target network for yuanhu zhitong prescription[J]. Evid Based Complement Alternat Med，2013，2013：658531.

[67] Li K，Li J，Su J，et al. Identification of quality markers of Yuanhu Zhitong tablets based on integrative pharmacology and data mining[J]. Phytomedicine，2018，44：212-219.

[68] Guo R，Zhang X X，Su J，et al. Identifying potential quality markers of Xin-Su-Ning capsules acting on arrhythmia by integrating UHPLC-LTQ-Orbitrap，ADME prediction and network target analysis[J]. Phytomedicine，2018，44：117-128.

（许海玉　肖学凤）

第十一章

基于整合药理学的中药关键靶标发现及临床定位研究

第一节　中药靶标发现研究和临床定位研究现状

一、中药靶标概述

中药是指在传统中医药理论、辨证施治指导下，用于预防和治疗疾病的一类药物[1]。中医药在医药产业、替代医学等众多领域发挥着不可替代的作用，但因其化学成分复杂、药理作用机制不甚明确，又受中药材品种、产地和制剂加工技术等因素的影响，使其在药理研究、质控监管及现代化、国际化发展中面临巨大阻碍[2,3]。传统的药理实验为证明药物对某个疾病的线性因果关系，通常设置对照试验、施加单一药物因素，研究其对某个靶蛋白的高亲和力、高特异性相互作用，以揭示药物对疾病的作用机制[4]。但这与中医药辨证论治、整体观、系统观的医疗理念，以及中药"多组分、多靶点、多通路"系统作用机制的研究理念是相悖的。而且，现代医学研究表明，肿瘤、心血管系统疾病、神经精神系统等诸多疾病是由多种遗传、非遗传因素，多个靶点、通路引起的复杂性疾病，传统的"一个靶点，一种疾病，一个药物"的研究模式已很难系统化、整体化地阐明中药药效物质基础及其对复杂疾病的药理作用机制[5,6]。

中药靶标是指体内具有药效功能并能被中药作用的生物大分子，如某些蛋白质和核酸等生物大分子，编码靶标蛋白的基因也被称为靶标基因。中药靶标的发现和验证是新药研发的第一步，也是药物筛选和中药有效成分筛选及定向合成成败的关键因素之一。在过去几个世纪，人们很大程度上是依赖目前已知的五百多个药物靶标来发现药物的。基因组研究表明，人类拥有 3～4 万个基因和更多的蛋白质，其中许多蛋白质是控制人类疾病发生和发展的药物靶点，鉴于此，至少有9/10 的药物靶点蛋白尚未被发现。发现并验证药物新靶点对阐明疾病原因、进展和转归、药物作用机制、中药有效成分筛选、中药新药组方研究、复方配伍规律解释及耐药性潜力探索等具有重要意义[7]。

二、中药靶标的发现、验证及其临床定位

计算机建模和生物模拟被用作癌症治疗靶点发现的有效方法。结合超级计算机技术如

虚拟筛选、蛋白结构测定和实验室验证分析来鉴定特定抗癌化合物的多种蛋白靶标[8]。在计算机模拟筛选中，分子对接程序将分子非共价地"放置"在蛋白质的活性位点，调节蛋白质相互作用位点或其他生物学相关位点，然后根据其与靶蛋白相互作用的能力对候选分子进行排名。基于细胞的生化测定，部位诱变和动物研究在体内外对计算机确定的药物靶点进行验证。最后，在细胞或器官水平上，建立癌症模型对其进行研究。也有研究发现有限的阿片受体通过二聚化作用产生多种特征性信号单位，增加了阿片受体功能的复杂性，这样导致配体和多种受体同时相互作用，对阿片受体二聚化的研究，为镇痛和戒毒药物靶标的发现和研究提供了新思路[9]。药物亲和致靶点稳定性（drug affinity responsive target stability，DARTS）是不对目标化合物进行修饰的靶标发现策略中经典的方法之一。2009年，Lomenick 等[10]基于小分子与靶蛋白的亲和作用增加靶蛋白结构的稳定性，从而抵抗蛋白酶水解这一原理，基于凝胶电泳、染色和质谱鉴定识别出目标小分子的作用靶点。该方法的优点在于不仅不需要标记和修饰目标分子，还能广泛应用于各种天然状态的生物体系。2017 年，Li 等[11]采用 DARTS 方法，运用代谢组学和蛋白质组学技术发现了内源性小分子代谢物丁酸的靶蛋白丙酮酸激酶，阐明丁酸通过诱导结肠癌细胞的代谢重排，限制其增殖所需的生物原料的获得，最终抑制结肠癌细胞增殖的代谢调控机制。尽管 DARTS 方法应用广泛、操作简便，但有其自身的局限性，不适用于发现与目标分子的结合亲和力较弱的靶蛋白，以及无法用于发现与靶分子结合后构象没有发生显著性变化的靶标等[12]。

近年来，随着基因组学、蛋白组学、生物信息学的快速发展，以及 RNA 干扰、噬菌体展示等新兴技术的出现，新的药物靶标搜索和验证方法不断出现，为中药靶标发展提供了新的技术手段和方法。自 20 世纪 90 年代以来，开始从基因数据库中搜索药物靶标，初步形成药物靶标筛选模式。表达序列标签（expressed sequence tag，EST）数据库被广泛应用于新基因搜寻，成功搜寻到了组织蛋白酶 K 和阿立新受体等[13]。相对于 EST 数据库，人类基因组数据库的序列信息更为完整，但它不能提供不同组织的表达信息，因此人们开始将 EST 数据库与基因序列数据库结合起来搜索新的药物靶标。2001 年，3 个不同研究小组分别应用不同方法，以 H3 受体为参照，利用 BLAST、FAST-PAN 和 TFAST 程序，搜索到 5 种新的 H4 基因，这些基因都以标准分子生物学方法确认，可作为疾病治疗候选药物靶标。基因芯片技术是微小的基片表面集成了大量的分子识别探针，应用已知核酸序列作为探针与互补的靶核苷酸序列杂交，通过随后的信号检测进行定性与定量分析。基因芯片（DNA microarray，DNA 芯片、生物芯片、DNA 微阵列）技术可以同时筛选、鉴别药物或疾病相关基因，同时将这些基因与之功能联系起来，在药物靶标发现和验证过程中是一个强有力的工具。有许多成功应用的例子[14]，且在阿尔茨海默病[15]、帕金森病[16]、恶性肿瘤[17]等疾病的药物靶标研究中也发挥了很大作用。然而，芯片技术本身尚不十分成熟，在大量数据处理之后还需要大量的验证工作；其反映的是 mRNA 的表达水平，其未必与蛋白表达和功能一致，使药物靶标发现和验证领域的应用受到一定限制。基因敲除（knockout）是指一种遗传工程技术，对一个结构已知、功能未知的基因从分子水平设计实验，将该基因去除，或用其他序列相近的基因替代，然后从整体观察动物，推测相应的基因功能。基因敲除模型在发现基因功能和药物作用新靶点的发现方面具有高度价值，同时也有助于确定药物作用于特定靶点后的不良反应。目前，研究者正在系统地敲除鼠固有基因，并根据哺乳动物生理学特点确定它们在体内的功能，这一研究足以覆盖几乎所有的蛋白质和可用于药物研究的基因家族，如离子通道、核激素受体、蛋白酶、磷酸二酯酶、激酶、磷酸酶及其他关键的酶类。基因敲除技术也已广泛应用于药物在免疫[18-20]、肺纤维化[21]、动脉粥样硬化[22]、肿瘤[22]等疾病中的作用靶点。

在转录水平上也有药物靶标发现和验证的方法，如反义寡核苷酸（antisense oligonucleotide，asON）技术、RNA 干扰（RNA interference，RNAi）技术。反义寡核苷酸技术是利用反义寡核苷酸或修饰的寡核苷酸与特定靶 mRNA 的一部分互补，抑制 mRNA 的翻译和剪接，从而抑制其编码的蛋白质的表达。与基因敲除技术相比，尽管这种方法是一种更加省时省力的研究目的基因的强大工具，但还是有局限性，如体内应用时生物利用度有限，毒性较大。利用反义技术验证药物靶标也有一些成功的例子。Okabe 等[23]利用 cDNA 芯片技术分析临床肝癌样品发现，DDEFL1（development and differentiation enhancing factor-like 1）基因在肝癌组织中表达异常，进而以硫代反义核酸抑制该基因的表达，结果肿瘤细胞的生长受到抑制，提示 DDEFL1 可以作为肝癌的潜在治疗靶点。而 RNA 干扰技术可特异高效地抑制基因的表达，获得去基因功能表型，需要少量的核酸序列信号，不受蛋白结构影响，siRNA 的合成和控制较基因敲除或其他方法简单易行、资金消耗少、周期短，且可通过质粒或病毒载体表达的小发卡 RNA（small hairpin RNA，shRNA）干扰目的基因，从而达到在细胞水平和动物水平筛选药物靶标的目的[24, 25]。

人类基因组计划大规模测序为创新药物的研究提供了前所未有的机遇，但生命活动及药物作用的基础均为蛋白质。蛋白水平的药物靶标研究具有更加重大的意义。迄今，已发现的大部分药物靶标都是来自蛋白水平研究。蛋白水平药物靶标的研究方法层出不穷，人们通过蛋白质组学[26, 27]、蛋白芯片[28]、亲和色谱[29]、酵母三杂交系统[30]、磁性纳米探针技术[31]等发现了很多天然活性化合物或其衍生物的作用靶点。在药物靶标研究的漫长发展历程中，亲和色谱技术是最经典的一种技术。由于它具有能直接分离各种组织、细胞中的天然状态蛋白、操作方便、稳定性强等优点，长期以来被广泛应用于药物靶蛋白的分离。迄今为止，亲和色谱法已成功应用于 FK-506[32]、环孢素[33]等多种药物靶蛋白的搜寻。噬菌体展示技术是一种有效的药物靶点筛选工具，它可以将外源蛋白或多肽呈现在噬菌体表面，利用外源蛋白或多肽与待筛选药物的特异性亲和作用，通过吸附-洗脱-扩增的筛选富集过程，将表达与药物特异性结合的外源蛋白或多肽的噬菌体大量富集，然后通过测序分析即可得到与药物特异性结合的外源蛋白或多肽。这一技术将基因型和表型、分子结合活性和噬菌体的可扩增性巧妙地结合起来，是一种高效的筛选体系，同时也是一种探讨受体和配体之间相互作用的结合位点、寻求高亲和力结合配体的有力工具。据报道，Rodi[34]等利用噬菌体展示技术，对抗癌药物紫杉醇进行筛选，获得了紫杉醇在体内的药物作用的靶点 Bcl-2 蛋白。Jin[35]等利用噬菌体展示技术，通过固定化多柔比星筛选 T7 噬菌体人类肝脏的 cDNA 文库，得到了多柔比星的靶点蛋白 hNopp140。酵母三杂交系统（three-hybrid system）是在酵母双杂交技术的基础上发展的由活性小分子鉴定靶蛋白的方法。其基本原理与酵母双杂交类似，用于分析蛋白和 RNA 间的相互作用。当待筛选靶组织的 cDNA 库中的某一蛋白与小分子相互作用时报告基因的转录被启动，这时细胞可明显被检测。Becker 等用周期素依赖性蛋白激酶（CDK）抑制剂作为饵，采用该方法从人 cDNA 库中筛选到多种 CDK 抑制剂的靶蛋白[36]。此外，采用三杂交系统在哺乳动物组织细胞中成功筛选活性小分子靶蛋白[30]。蛋白质芯片是一种类似于基因芯片的高通量筛选方法。其研究对象是蛋白质，其原理是对固相载体进行特殊的化学处理，再将已知的蛋白分子产物固定于上（如酶、抗原、抗体、受体、配体、细胞因子等），根据这些生物分子的特性，捕获能与之特异性结合的待测蛋白（存在于血清、血浆、淋巴、间质液、尿液、渗出液、细胞溶解液、分泌液等），经洗涤、纯化，再进行确认和生化分析；它为获得重要生命信息（如未知蛋白组分、序列。体内表达水平生物学功能、与其他分子的相互调控关系、药物筛选、药物靶位的选择等）提供有力的技术支持。利用蛋白质芯片技术可以从正常细胞和病变细胞的蛋白质的变化中发现疾病相关蛋白，这些相关蛋白经研究筛选后可能成为药物的新靶点。Fong 等[28]借助蛋白质芯片发现 TROP2 将成为诊断治疗口腔鳞状上皮细胞癌和抗口腔鳞状上皮细胞癌药物研究的新靶点。

药物靶标的发展迅速，但其发现与验证方法也存在一些不足。王永炎院士认为，"中药是一个复杂的化合物体系，生物机体也是一个复杂的生命体系，使得中药的化学物质实体与机体生命活动的交互规律，尚未形成有效模式和方法学体系，也就成为制药中药现状研究的瓶颈问题"[37]。中药有效成分复杂，传统的还原论方法研究并不能很好揭示多种生物分子网络相互作用紊乱而引起的复杂疾病的作用机制[38]。整合药理学将整体与局部、宏观与微观、药物体内吸收与分布、代谢和排泄过程与活性评价、计算与试验相结合，从多层次、多角度研究多成分药物与机体相互作用及其整合规律和作用机制[39]。

第二节　基于整合药理学的中药关键靶标的发现及临床定位研究

面对中药方剂的化学成分复杂体系与机体生命活动的交互规律研究的关键科学问题，杨洪军、许海玉等提出"整合药理学"概念。整合药理学（integrative pharmacology，IP）是研究多成分药物与机体相互作用及其整合规律和作用原理的一门学科，是药理学研究的新领域，是中药学、化学、药代动力学、药理学、计算科学等多学科融合的交叉学科，系统、全面地揭示中药方剂的药效物质基础及其作用机制，促进中药的国际化和现代化发展[40]。整合药理学主要包括三个方面的内容：①在计算层次上，通过对"药物溶出-肠内菌代谢-肠吸收-肝药酶代谢"等预测模块，并与计算生物学或者网络药理学相结合，从计算机虚拟角度进行中药方剂与体内相互作用研究；②在体外试验层次上，通过整合"药物溶出-肠内菌代谢-肠吸收-肝药酶代谢"等体外模块，并与细胞、组织、器官等体外药理评价相结合，从而在体外试验角度进行中药方剂与体内相互作用研究；③在整体动物试验上，进行体内药代动力学与药效学评价相结合研究，尤其是中药方剂代谢指纹与系统生物学相结合，药代标志物与生物标志物相关联的中药方剂与体内相互作用研究。从多层次、多环节对中药方剂与机体的相互作用关系进行研究，从而系统、全面地揭示中药方剂的药效物质基础及其作用机制，为中药临床应用、质量评价、药效物质基础、方剂作用原理和中药新药研究等方面提供依据，促进中药的国际化和现代化发展。整合药理学的提出，可使人类能够更加明确地阐明疾病的病理生理机制、药物治疗作用及其毒性作用的分子机制，发现更多可以治疗疾病的药物作用靶点或靶点组合，进而发现更好的药物，提高人类的生活质量。

一、整合药理学研究策略在中药靶标及其作用机制研究中的进展

中药整合药理学自 2014 年提出以来发展十分迅速，在国内外已有很多相关报道，在代谢产物识别、中药药代动力学预测等关键技术方面取得了一些重要进展，并通过分析中药或方剂中多种成分的协同作用，"多成分-多靶点-多疾病"共同参与到机体内的"药物成分-成分靶标-疾病基因"网络关系，为研究中药的活性成分及其潜在药效，药物靶标的发现为网络分析及其潜在机制探究提供了一种新的思路[41]。基于整合药理学策略，许海玉等[42]对元胡止痛方进行研究，基于"化学指纹-代谢指纹-网络靶标"和"肠吸收-活性评价-数据挖掘"两个模块辨识元胡止痛方中的有效成分，阐明该方中元胡和白芷主要成分的协同作用。中药整合药理学研究平台（Integrative Pharmacology-based Research Platform of Traditional Chinese Medicine，TCMIP，http://www.tcmip.cn/）的建立为整合药理学研究计算分析提供有力的数据库资源[43]，包括来自中医药百科全书（ETCM）的中药材数据库、中药方剂数据库、中药成分数据库、中药靶标数据库和疾病相关分子库等五大数据库资源。同时，采用人工智能、数据挖掘、网络计算及可视化等方法和技术，形成疾病相关分子集及其功能挖掘、证候相关分子挖掘及功能分析、中药（含方剂）靶标预测及功能分析、中药药性相关分子挖掘及功能分析、组方用药规律分析、中医药关联网络挖掘和反向查找中药（含方剂）七大整合药理学分析模块。该平台的建立有利于进一步发展整合药理学研究方法和技术，完善研究体系，拓展整合药理学在中医药领域的应用。

中医药研究普遍存在整体与局部、宏观与微观、体内过程与活性评价脱节，建立能反映中医药整体特色的研究新策略和新方法，成为中医药现代化的当务之急。整合药理学的提出，为解决中医药研究"碎片化"问题提供了一条切实可行的途径。杨磊等[44]基于整合药理学平台探讨斑蝥治疗结直肠癌的分子机制，借助整合药理学平台的分析功能，构建斑蝥治疗结直肠癌疾病"核心成分-关键靶标-主要通路"多维网络，从多个角度探索斑蝥治疗结直肠癌潜在的分子机制。通过整合药理学平台分析斑蝥治疗结直肠癌的分子机制研究中发现，斑蝥对结直肠癌的干预作用可能与氨基酸代谢、NF-κB 信号通路、免疫系统、内分泌系统、神经系统及趋化因子信号转导通路、幽门螺杆菌感染中的上皮细胞信号转导、T 细胞受体信号通路、B 细胞受体信号通路等有关。有学者借助整合药理学研究平台，初步阐明人参补气和心血管疾病的疗效，以及多组分、多靶点和协同作用的分子机制[45]。Guo 等[46]基于药理学的综合方法结合了 UHPLC-LTQ-Orbitrap，计算机模拟 ADME（absorption-distribution-metabolism-excretion）预测和网络靶标分析，有效识别中药潜在靶标。张艳英等[47]运用整合药理学平台具有的靶标预测和网络建设的功能模块，计算获得防己的成分-靶标网络，并进一步计算出防己抗高血压相关靶标网络，探索防己抗高血压相关分子机制。

在中药复方研究中，基于系统生物学方法，构建网络分析龙血竭片对结肠炎的治疗靶点，以其与已知疾病指标靶点之间的相互作用，为探究药物治疗结肠炎的复杂药理学机制提供有效方法[48]；通过代谢组学和整合药理学的整合研究，揭示了防己黄芪汤治疗肾病综合征的潜在靶点，并发现该方治疗肾病综合征的作用机制可能与免疫调节、能量代谢和脂肪酸代谢有关，初步探索了该方的生物活性化合物[49]。整合药理学也用于脑心通胶囊（步长）治疗脑缺血分子靶点及其活性成分的发现[50]；苏瑾等[51]对舒冠颗粒的配伍、成分、作用靶标、通路进行分析，确定其可能的最优适应证，探究该方活性成分、核心作用靶点及其作用通路。发现该方可通过 MAPK、NFKB 和 GF 等靶标间接干预心绞痛病程。主要通过 PI3K-Akt 信号通路、RAS 信号通路、TNF 信号通路、雌激素信号通路及糖异生信号通路干预心绞痛的炎症反应、血脂代谢血管扩张等关键病理环节。整合药理学研究平台还用于探究中药与疾病之间的关系，通过构建并丰富"中药-化合物-靶标"相互作用网络，用于分析关键靶标基因功能，代谢通路及其"核心药物-靶标"相互作用[52]；还用于越鞠丸治疗抑郁和胃肠道疾病的靶点和通路研究，研究发现 ATP1A1、KRAS 和 PRKAA1 其关键靶标，神经元凋亡、神经营养素信号转导、5-羟色胺能突触和一氧化氮合酶活性调节是其关键通路，这些通路在糖尿病的分子机制中发挥关键作用[53]。徐宁阳等[54]基于中药整合药理学平台的中药材、中药成分、方剂数据库的信息和分析功能，检索桂枝汤中药所含的化学成分信息，构建可视化的"中药方剂-中药材-化学成分-核心靶标-关键通路-疾病关键病理环节"多层次网络关联图，揭示了桂枝汤治疗血脂异常的潜在活性成分及可能的作用机制，为进一步研究其物质基础和作用机制等实验提供了切实有效的理论依据。杨相立等[55]通过结合中医传承系统和整合药理学平台，对方剂的潜在分子靶点和信号通路进行分析，探究其潜在分子机制，寻找间接存在的影响因素。丁芳芳等[56]利用中药整合药理学平台，从多成分、多靶标的维度揭示丁香柿蒂汤降逆止呃的潜在分子机制，发现该方可能是通过影响神经递质的释放、线粒体能量代谢等调节胃肠运动，基于多靶标、多通路共同干预实现其降逆止呃的作用。赵振营等[57]通过中医传承辅助系统挖掘痔疮治疗新方，联合整合药理学平台分析从宏观和微观角度对痔疮的中药治疗挖掘新方并研究潜在分子机制，为研究中医方剂的计算推演提供了方向指导。

整合药理学是多学科融合的交叉科学，强调多层次、多环节整合研究，重点发展多模块的整合。基于整合药理学研究策略对中药及其方剂的探究，提高了中药及其方剂的研究水平，更系统、全面地揭示中药、方剂的作用原理。

二、整合药理学研究策略在临床定位研究中的进展

1995 年，Richardson 等学者[58]针对研究中临床问题的构建提出临床的问题和人群-干预措施-对照-结局（patient/problem-intervention-comparison-outcome，PICO）四步法，即后来的 PICO 模型。其中，第一点就是临床的问题和人群，即所谓的临床定位。

目前整合药理学已用于方剂配伍、中医基础理论解析、中药作用机制阐释及新药开发等多个方面[59]，但上述研究多集中于对中药的探索，中医作为中药应用的指南和开发的源泉[60]，其生命力在于临床和实践，在中医药现代化发展过程中，应更注重从中医临床中发

现问题、探索方向，以临床疗效为基础，将整合药理学研究扩展应用于中医临床。鉴于中医治病的主要手段是方剂，因而形成中药品种组方不同、功效近似的现象，使临床上同类品过多，区分困难。面对中药国际化的需求，中药明确、合理的临床定位是扩大其应用范围及其适应证的关键。《黄帝内经》有言，"未病先防，既病防变，瘥后防复"。中医药治未病学术思想和预防特点决定了应该将其定位在疾病发展的前期。如，临床上多以 α-糖苷酶抑制剂阿卡波糖和双胍类药物二甲双胍治疗糖尿病，但患者多出现质量骤降等不良反应，同时药价导致患者用药依从性不佳。针对糖尿病前期这一定位，合理选择中成药品种，进行预防糖尿病的二次开发。已变防渐思想，将中医药的定位置于疾病的恢复期。针对心肌梗死恢复期治疗方案上的不足，将芪参益气滴丸定位在这一阶段，取得了很好的临床疗效。再如，中药制剂组方中所包含的"病-证-方-药"体系体现了方剂中主要药物组成与其所主治病证的相互对应关系。中药成方制剂因其处方配伍和药效物质的复杂性及临床目标人群的不精确性，影响了临床优势的定位和作用特点的发挥。针对优势病种的优势阶段，运用现代科学技术和方法，运用中药药理、循证医学、临床流行病和信息学等多个交叉学科理论，解决临床精准疾病定位的问题[61]。

将传统中医与整合药理学相结合，对中药干预作用进行研究，以"差异化定位和作用"为出发点，可更客观、全面、系统地评价中药疗效和作用。杨洪军课题组前期基于古今临床医案和文献挖掘四逆汤及其类方的主治病症，并分析归纳出其对应的西医疾病，结果发现四逆汤类方在古代可用治腹泻、恶心、呕吐和腹痛，提示其下利清谷症状可能涉及消化系统疾病（如溃疡性结肠炎、急慢性肠炎等）[62]。该研究结合中医文献挖掘、网络药理学预测结果和疾病发展进程，并参考实验的可行性，最终聚焦于溃疡性结肠炎与四逆汤在消化系统的临床新定位的相关性，并后续进行相关药效学验证，为下利清谷的临床重定位提供新临床依据[63]。此外，该课题提出了"中药-网络-效应"整合策略，即通过中药方剂各化学成分的网络药理学分析，结合蛋白质组学等技术，构建中药与生物效应的网络联系，选择合适的药理模型，揭示中药成分与靶标之间的相互作用关系及各个节点的生物学意义，阐明其复杂作用机制，以期指导临床定位[64]。曼琼等[65]学者通过整合药理学研究策略，预测小儿扶脾颗粒治疗功能性消化不良的作用靶标和信号通路，探讨其可能的作用机制，为该药物的临床精准应用及定位提供了依据，同时有助于阐明该药物的作用机制。

中日友好医院李平教授团队开展糖肾方治疗糖尿病肾病的研究，为整合药理学应用于中医临床提供了良好的示范[66]。整合药理学为药物和人体复杂体系组分及其相互作用规律的研究提供了有力支持，其思路和方法在中医经典名方的相关研究中亦是有益的借鉴。姚贺之等[67]学者借助整合药理学中的化学成分鉴定、数据挖掘、网络预测和组学技术，从临床病例研究出发，基于代谢综合征各临床受益点，分析苓桂术甘汤用于代谢综合征的临床效应人群特征，构建该方用于代谢综合征的临床决策路径；进一步将临床研究与基础研究有机整合，从"药物成分-通路预测-基础研究-临床研究"系统阐述该方用于代谢综合征的作用机制，以期为苓桂术甘汤临床精准应用及科学内涵阐释提供证据及支持，并为经典名方相关研究提供借鉴和参考。

基于整合药理学的药物临床重定位分析方法有利于阐释药物靶标-疾病基因-相关通路之间的相互关系，系统优化候选药物靶标，在新药发现和二次开发中发挥绝对优势。

第三节 应用案例——基于中药整合药理学的
复方鳖甲软肝片适应证拓展研究

近年来，张彦琼课题组以中国国家药品监督管理局（NMPA）（现称为国家市场监督管理总局）批准的首个抗肝纤维化中成药——复方鳖甲软肝片为范例，采用整合药理学研究策略构建和分析"肝纤维化-肝硬化-肝癌恶性进展轴基因-候选靶标"相互作用网络及功能挖掘。本节对其相关内容进行总结。

一、复方鳖甲软肝片的中医概述及其问题分析

复方鳖甲软肝片是由解放军302医院（现称为解放军总医院第五医学中心）自主成功研制，并于1999年由国家批准上市的国家级中药新药。该复方由"鳖甲（BJ）、赤芍（CS）、冬虫夏草（DCXC）、三七（SQ）、紫河车（ZHC）、连翘（LQ）、当归（DG）、莪术（EZ）、党参（DS）、黄芪（HQ）、板蓝根（BLG）"11种中药组成，具有软坚散结、化瘀解毒、健脾益气、养血柔肝、填精补髓，扶正祛邪之功。方中鳖甲、三七、赤芍、当归、莪术活血化瘀、软坚散结，改善肝细胞代谢，稳定细胞膜，防止肝细胞损伤和促进肝细胞恢复，起到防治肝纤维化的作用；党参、黄芪具有补中益气、升阳、固表扶正等功效；冬虫夏草不仅能减少肝脏炎性细胞浸润及肝细胞变性、坏死，还能增加胶原酶的活性，抑制I、III型胶原的沉积，而且能使已形成的胶原降解吸收，另外它能提高机体免疫功能，加强对病毒的清除作用。复方鳖甲软肝片是中国NMPA批准的首个抗肝纤维化中成药，同时，也是《肝纤维化中西医结合诊疗指南》推荐的首选用于抗纤维化及早期肝硬化的药物，该药上市十余年来，广泛用于肝纤维化及多种脏器纤维化的治疗，疗效确切，临床上不仅中医在用，中西医结合甚至西医也在广泛应用，已成为目前国内肝病中药市场影响力和销售额最大的品种之一[68]。

大量临床实践证实，复方鳖甲软肝片在抗炎、抗纤维化及增强机体免疫方面具有明显优势。由于肝纤维化是慢性肝炎发展为肝硬化、肝癌的中间环节，有效的抗肝纤维化治疗对于肝癌的防治具有重要意义。赵志敏等[69]发现复方鳖甲软肝片人源药物血清能够有效抑制人肝癌细胞株HepG2的增殖活性，表明该方具有一定的抑癌作用。然而，其对肝癌的干预特点和作用原理尚不清楚。针对这个问题，本课题组应用整合药理学，从中医药抗肿瘤治疗的优势出发，探索复方鳖甲软肝片调节肝癌纤维化微环境进而干预肝癌进展的可能性及其作用机制，以期拓宽该方的应用范围及研究思路。

二、基于"肝纤维化-肝硬化-肝癌相关基因-药物候选靶标"网络的复方鳖甲软肝片的临床适应证扩展研究

（一）复方鳖甲软肝片候选靶标预测

张彦琼等通过在线数据库获得复方鳖甲软肝片相关生物活性化合物，并选择成药性

（drug-likeness）好的化合物（drug-likeness score＞0.49，the Encyclopedia of Traditional Chinese Medicine，ETCM，http: //www.nrc.ac.cn：9090/ETCM/），基于结构与功能的相似性原理，预测得到该方候选靶标。共得到该方中 157 个化学成分和 1348 个候选靶标。并基于在线数据库，获得肝癌、肝硬化及肝癌相关基因[70]。为了揭示"炎症-肝硬化-肝癌"进展过程中药物候选靶标的生物学过程及相关通路情况，作者分别进行了 Gene Ontology（GO）和 KEGG 通路富集分析，发现相关生物学过程与代谢、炎症和癌症过程显著相关。除此之外，发现其与代谢通路、免疫系统通路及癌症相关通路三大模块相关。表明，复方鳖甲软肝片候选靶标可能靶向"肝纤维化-肝硬化-肝癌"转归过程中的分子过程。

（二）网络构建及分析

整合药理学研究的药物临床重定位有利于辨识药物候选靶标-疾病基因-相关通路相互作用关系，系统优化明确疾病的候选药物靶标，从而提高新药候选靶标的发现和药物二次开发。基于此，作者利用"肝纤维化-肝硬化-肝癌"相关基因和复方鳖甲软肝片候选靶标相互作用，构建"疾病基因-药物靶标"相互作用网络，并通过网络拓扑特征值（节点连接度、节点介度和节点紧密度）计算，以其大于其中位数作为卡值，筛选到 411 个关键网络节点，其中 161 个同时为该方治疗肝癌的候选靶标（图 11-1）。

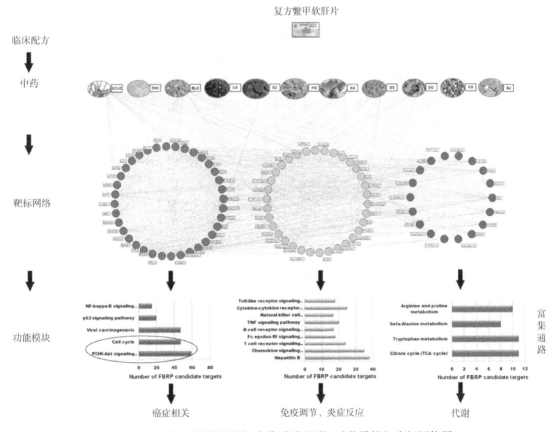

图 11-1 "复方鳖甲软肝片-中药-靶标网络-功能模块"多级网络图

（三）模块分析

为了更好地识别药物逆转肝癌转归过程的候选靶标，将以上候选靶标分为三个模块，即致癌作用、免疫调节和炎症、代谢。研究表明 PI3K-Akt 信号通路及细胞周期在癌症过程发生紊乱[71]，在癌细胞生长、繁殖、凋亡、存活、转移和侵袭过程中发挥重要作用。复方鳖甲软肝片候选靶标与 PI3K-Akt 信号通路显著相关，PI3K 及 Akt 的激活导致核因子 κB（NF-κB）的活化。NF-κB 是一种半聚体转录因子，在细胞增殖、凋亡、存活和免疫应答相关基因的调节过程中发挥关键性作用[72, 73]。他们之间通过信号传感器 IκB 激酶（IKK）进行传导。因而，在肝纤维化-肝硬化-肝癌恶性进展轴中发挥作用。

（四）基于肝癌大鼠模型验证复方鳖甲软肝片对 PI3K/Akt/NF-κB 信号轴的靶向抑制作用

本研究采用二乙基亚硝胺（diethylnitrosamine，DEN）诱导 SD 大鼠肝癌模型，进行体内实验验证。采用 Western Blot（WB）检测方法对 PI3K/Akt/NF-κB 信号轴中 p-PI3K（phospho-PI3K）、p-Akt（phospho-Akt）、IKκB、p-IKκB（phospho-IKκB）、NF-κB 及 p-NF-κB（phospho-NF-κB）六个蛋白进行检测，发现模型组中该蛋白水平均显著上调，复方鳖甲软肝片给药后显著抑制此五个蛋白的激活。免疫荧光数据显示，DEN 诱导后 NF-κB（p65）入核，但该方治疗后肝脏组织中 NF-κB 的入核情况得到抑制。表明在大鼠肝癌模型中，复方鳖甲软肝片可能影响 NF-κB 的激活。另外，免疫组化和 WB 法对亚细胞蛋白及下游 PCNA、CCND1、CCNE1、CDK2 和 CDK4 靶标蛋白进行验证，得到与之一致的结果。上述结果均显示，复方鳖甲软肝片可能用于肝纤维化-肝硬化-肝癌疾病进展，与前期研究相比，本研究基于整合药理学研究策略结合实验验证发现复方鳖甲软肝片新的治疗作用，并有利于全面理解其潜在分子机制（图 11-2）。

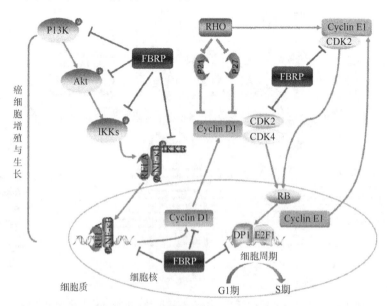

图 11-2　复方鳖甲软肝片对 PI3K/Akt/NF-κB 信号轴的靶向调控作用

综上所述，在药物研究中，新药效作用的发现及二次开发是一项非常有意义的工作。整合药理学研究策略为已知药物的鉴定和发展、药物重定位、新药研发及临床应用提供技术支撑。

参 考 文 献

[1] 罗国安，王义明，饶毅. 中药中成药现代化进程[J]. 中成药，2000，22（1）：73-81.

[2] 徐芳琴，张新睿，郭凤伟，等. 中成药质量控制研究进展[J]. 现代生物医学进展，2014，14（31）：6159-6163.

[3] 洪筱坤，王智华，李琴韵，等. 中成药化学成分分析测定[J]. 中成药，2000，22（1）：82-102.

[4] 潘家祜. 基于网络药理学的药物研发新模式[J]. 中国新药与临床杂志，2009，28（10）：721-726.

[5] 刘志华，孙晓波. 网络药理学：中医药现代化的新机遇[J]. 药学学报，2012，47（6）：696-703.

[6] 周文霞. 网络药理学的研究进展和发展前景[J]. 中国药理学与毒理学杂志，2015，29（5）：760-762.

[7] 黄娅琳. 药物靶标的发现与验证技术研究进展[J]. 时珍国医国药，2010，21（10）：2634-2636.

[8] AnnM Bode，董子钢. 发现癌症化学预防分子靶标的策略（英文）[J]. 化学进展，2013，25（9）：1501-1516.

[9] 雍政，颜玲娣，宫泽辉. 阿片受体二聚化研究：药物靶标发现新策略[J]. 中国药物依赖性杂志，2007，16（6）：402-405.

[10] Lomenick B，Hao R，Jonai N，et al. Target identification using drug affinity responsive target stability（DARTS）[J]. Proc Natl Acad Sci U S A，2009，106（51）：21984-21989.

[11] Li Q，Cao L，Tian Y，Zhang P，et al. Butyrate suppresses the proliferation of colorectal cancer cells via targeting pyruvate kinase M2 and metabolic reprogramming[J]. Mol Cell Proteomics，2018，17（8）：1531-1545.

[12] 叶慧，郝海平. 内源性代谢物靶标发现及其在精准靶向肿瘤治疗中的应用前景[J]. 医学研究生学报，2019，32（5）：468-473.

[13] Sakurai T，Amemiya A，Ishii M，et al. Orexins and orexin receptors：a family of hypothalamic neuropeptides and G protein-coupled receptors that regulate feeding behavior[J]. Cell，1998，92（4）：573-585.

[14] Jayapal M，Melendez A J. Dna microarray technology for target identification and validation[J]. Clin Exp Pharmacol Physiol，2006，33（5-6）：496-503.

[15] 郑越，程肖蕊，周文霞，等. DNA 微阵列技术在阿尔茨海默病及其防治药物研究中的应用[J]. 生物技术通讯，2007，18（2）：320-324.

[16] Grünblatt E，Mandel S，Maor G，et al. Gene expression analysis in N-methyl-4-phenyl-1，2，3，6-tetrahydropyridine mice model of Parkinson's disease using cDNA microarray：effect of R-apomorphine [J]. J Neurochem，2001，78（1）：1-12.

[17] Stam R W. Differential mRNA expression of Ara-C-metabolizing enzymes explains Ara-C sensitivity in MLL gene-rearranged infant acute lymphoblastic leukemia[J]. Blood，2003，101（4）：1270-1276.

[18] Kim Y M，Kim H，Lee S，et al. Airway G-CSF identifies neutrophilic inflammation and contributes to asthma progression[J]. Eur Respir J，2020，55（2）：1900827.

[19] Lettieri A，Borgo C，Zanieri L，et al. Protein kinase CK$_2$ subunits differentially perturb the adhesion and migration of GN11 cells：a model of immature migrating neurons[J]. Int J Mol Sci，2019，20（23）.

[20] Zhang S，Zhang F，Chen Q，et al. CRISPR/Cas9-mediated knockout of NSD1 suppresses the hepatocellular carcinoma development via the NSD1/H3/Wnt10b signaling pathway[J]. J Exp Clin Cancer Res，2019，38（1）：467.

[21] Milara J，Ballester B，Montero P，et al. MUC$_1$ intracellular bioactivation mediates lung fibrosis[J]. Thorax，2020，75（2）：132-142.

[22] Semo J，Chernin G，Jonas M，et al. Deletion of the Mir-106b～25 MicroRNA cluster attenuates atherosclerosis in Apolipoprotein E knockout mice[J]. Lipids Health Dis，2019，18（1）：208.

[23] Okabe H，Furukawa Y，Kato T，et al. Isolation of development and differentiation enhancing factor-like 1（DDEFL1）as a drug target for hepatocellular carcinomas[J]. Int J Oncol，2004，24（1）：43-48.

[24] Chen J，Liu G，Wu Y，et al. Correction to：CircMYO10 promotes osteosarcoma progression by regulating miR-370-3p/RUVBL1 axis to enhance the transcriptional activity of β-catenin/LEF$_1$ complex via effects on chromatin remodeling[J]. Mol Cancer，2019，18（1）：150.

[25] Guo Q，Han N，Shi L，et al. NAMPT：A potential prognostic and therapeutic biomarker in patients with glioblastoma[J]. Oncol Rep，2019，42（3）：963-972.

[26] Celis J E, Rasmussen H H, Vorum H, et al. Bladder squamous cell carcinomas express psoriasin and externalize it to the urine[J]. J Urol, 1996, 155（6）: 2105-2112.

[27] Zhou C H, Nitschke A M, Xiong W, et al. Proteomic analysis of tumor necrosis factor-α resistant human breast cancer cells reveals a MEK5/Erk5-mediated epithelial-mesenchymal transition phenotype[J]. Breast Cancer Res, 2008, 10（6）: R105.

[28] Fong D, Spizzo G, Gostner J M, et al. TROP2: a novel prognostic marker in squamous cell carcinoma of the oral cavity[J]. Mod Pathol, 2008, 21（2）: 186-191.

[29] Kuramochi K, Miyano Y, Enomoto Y, et al. Identification of small molecule binding molecules by affinity purification using a specific ligand immobilized on PEGA resin[J]. Bioconjug Chem, 2008, 19（12）: 2417-2426.

[30] Ahn Y H, Chang Y T. Tagged small molecule library approach for facilitated chemical genetics[J]. Acc Chem Res, 2007, 40(10): 1025-1033.

[31] Won J. A Magnetic nanoprobe technology for detecting molecular interactions in live cells[J]. Science, 2005, 309（5731）: 121-125.

[32] Zhang X P, Wang T D, Zhang H Z, et al. Profiling of drug binding proteins by monolithic affinity chromatography in combination with liquid chromatography-tandem mass spectrometry[J]. J Chromatogr A, 2014, 1359: 84-90

[33] Tanaka A. Identification of the specific binding proteins of bioactive small compound using affinity resins[J]. Methods Mol Biol, 2009, 577: 181.

[34] Rodi D J, Janes R W, Sanganee H J, et al. Screening of a library of phage-displayed peptides identifies human Bcl-2 as a taxol-binding protein[J]. J Mol Biol, 1999, 285（1）: 0-203.

[35] Jin Y, Yu J, Yu Y G. Identification of hNopp140 as a binding partner for doxorubicin with a phage display cloning method[J]. Chem Biol, 2002, 9（2）: 157-162.

[36] Becker F, Murthi K, Smith C, et al. A three-hybrid approach to scanning the proteome for targets of small molecule kinase inhibitors[J]. Chem Biol（Cambridge）, 2004, 11（2）: 211-223.

[37] 王永炎, 杨洪军. 中小型中药企业大品种培育策略与路径分析[J]. 中国中药杂志, 2014, 39（5）: 755-758.

[38] Pujol A, Mosca R, Judith Farrés, et al. Unveiling the role of network and systems biology in drug discovery[J]. Trends Pharmacol Sci, 2010, 31（3）: 0-123.

[39] 马艳, 张迎春, 陶野, 等. 基于整合药理学策略的元胡止痛方研究进展[J]. 中国中药杂志, 2015, 40（6）: 1048-1054.

[40] 许海玉, 杨洪军. 整合药理学: 中药现代研究新模式[J]. 中国中药杂志, 2014, 39（3）: 357-362.

[41] 许海玉, 刘振明, 付岩, 等. 中药整合药理学计算平台的开发与应用[J]. 中国中药杂志, 2017, 42（18）: 3633-3638.

[42] Xu H, Tao Y, Lu P, et al. A computational drug-target network for yuanhu zhitong prescription[J]. Evid Based Complement Alternat Med, 2013: 1-15.

[43] 许海玉, 刘振明, 付岩, 等. 中药整合药理学计算平台的开发与应用[J]. 中国中药杂志, 2017, 42（18）: 3633-3638.

[44] 杨磊, 刘梦娇, 张志国, 等. 基于整合药理学平台的斑蝥治疗结直肠癌的分子机制研究[J]. 中国中药杂志, 2018, 43（7）: 1317-1322.

[45] Li S, Tang S H, Liu J L, et al. Ginseng prescription rules and molecular mechanism in treating coronary heart disease based on data mining and integrative pharmacology[J]. China Journal of Chinese Materia Medica, 2018, 43（7）: 1303-1309.

[46] Guo R, Zhang X, Su J, et al. Identifying potential quality markers of Xin-Su-Ning capsules acting on arrhythmia by integrating UHPLC-LTQ-Orbitrap, ADME prediction and network target analysis[J]. Phytomedicine, 2018, 44: 57-62.

[47] 张艳英, 李娜, 刘国琦, 等. 基于整合药理学平台的中药防己治疗高血压分子机制研究[J]. 中国药师, 2018, 21（10）: 1716-1720.

[48] Xu H Y, Zhang Y Q, Lei Y, et al. A systems biology-based approach to uncovering the molecular mechanisms underlying the effects of dragon's blood tablet in colitis, involving the integration of chemical analysis, ADME prediction, and network pharmacology[J]. PLos One, 2014, 9（7）: e101432.

[49] Zhang W N, Yang L, He S S, et al. Metabolomics coupled with integrative pharmacology reveal the protective effect of FangjiHuangqi Decoction against adriamycin-induced rat nephropathy model[J]. J Pharm Biomed Anal, 2019, 174: 525-533.

[50] Xu H, Shi Y, Zhang Y, et al. Identification of key active constituents of Buchang Naoxintong capsules with therapeutic effects against ischemic stroke by using an integrative pharmacology-based approach[J]. Mol Biosyst, 2015, 12（1）: 233.

[51] Su J, Zhou R R, Guo F F, et al. Molecular mechanism of Shuguan Granules in treating angina based on integrative pharmacology

[J]. China Journal of Chinese Materia Medica，2019，44（7）：1425-1435.

[52] Wang B，Zhou R R，Tang S H. Study on relevance mining of "core drug action target" in Dictionary of Traditional Chinese Medicine Prescriptions[J]. China Journal of Chinese Materia Medica，2018，43（19）：3919-3926.

[53] Zhang W，Tang S，Zhang Y，et al. Study on Yueju Wan for "different diseases with same treatment" based on integrative pharmacology[J]. China Journal of Chinese Materia Medica，2018，43（7）：1352-1359.

[54] 徐宁阳，王群，刘悦，等. 基于整合药理学平台的桂枝汤治疗血脂异常的分子机制[J]. 时珍国医国药，2019，30（8）：1867-1870.

[55] 杨相立，韦升利，王林，等，刘吉祥. 喉痹中药组方规律探索及整合药理学分子机制[J]. 医药导报，2019，38（4）：419-424.

[56] 丁芳芳，彭修娟，唐文强，等. 基于整合药理学分析丁香柿蒂汤降逆止呃的分子机制[J]. 中国实验方剂学杂志，2019，25（3）：100-107.

[57] 赵振营，张伟华，赵丽中，等. 痔疮治疗中医新方挖掘以及分子机制研究[J]. 南开大学学报（自然科学版），2018，51（4）：85-92.

[58] Richardson W S，Wilson M C，Nishikawa J，et al. The well-built clinical question：a key to evidence-based decisions[J]. ACP J Club，1995，123（3）：A12-A13.

[59] 张文娟，王永华. 系统药理学原理、方法及在中医药中的应用[J]. 世界中医药，2015，10（2）：280-286.

[60] 国务院十六部委. 中医药创新发展规划纲要（2006—2020年）[J]. 中医药管理杂志，2007，4：225-230.

[61] 商洪才，张伯礼，李幼平. 上市后中成药再评价临床定位的原则和方法——基于循证医学的理念[J]. 中西医结合学报，2008，6（9）：887-890.

[62] 王嘉伦，卫军营，范建伟，等. 基于古代文献分析经典名方四逆汤的主治疾病[J]. 中国实验方剂学杂志，2018，24（18）：1-4.

[63] 王婷婷. 基于整合策略的四逆汤干预溃疡性结肠炎作用及机制研究[D]. 北京：中国中医科学院，2019.

[64] 贤明华. 基于"中药-网络-效应"整合的益心舒胶囊作用解析及策略拓展应用[D]. 北京：中国中医科学院，2018.

[65] 曼琼，王婷婷，唐纯玉，等. 基于整合药理学策略分析小儿扶脾颗粒对功能性消化不良的精准应用[J]. 中国实验方剂学杂志，2019，25（11）：173-179.

[66] 王永华，杨凌. 基于系统药理学的现代中药研究体系[J]. 世界中医药，2013，8（7）：801-808.

[67] 姚贺之. 苓桂术甘汤用于代谢综合征的临床效应特征和作用机制探索性研究[D]. 北京：中国中医科学院，2019.

[68] 黄灵跃，施维群，孟庆宇. 复方鳖甲软肝片抗肝纤维化的现状及展望[J]. 江西中医药大学学报，2015，27（4）：97-107.

[69] 赵志敏，叶永安，杨先照，等. 中药复方抗纤抑癌方和复方鳖甲软肝片不同采血时间点药物血清对HepG2肝癌细胞增殖活性的影响[J]. 中国中医基础医学杂志，2010，16（3）：244-246.

[70] Cai C，Chen J Y，Han Z D，et al. Down-regulation of dual-specificity phosphatase 5 predicts poor prognosis of patients with prostate cancer[J]. Int J Clin Exp Med，2015，8（3）：4186-4194.

[71] Villanueva A，Llovet J M. Targeted therapies for hepatocellular carcinoma[J]. Gastroenterology，2011，140（5）：1410-1426.

[72] Ding Y F，Wu Z H，Wei Y J，et al. Hepatic inflammation-fibrosis-cancer axis in the rat hepatocellular carcinoma induced by diethylnitrosamine[J]. J Cancer Res Clin Oncol，2017，143（5）：821-834.

[73] Cheng C，Chou C，Kuo M，et al. Radiation-enhanced hepatocellular carcinoma cell invasion with MMP-9 expression through PI$_3$K/Akt/NF-κB signal transduction pathway[J]. Oncogene，2006，25（53）：7009-7018.

（张彦琼　李玮婕）

第十二章

基于整合药理学的经典名方开发研究

第一节　研　究　概　述

中医药学是中华民族的伟大创造，是中国古代科学的瑰宝，也是打开中华文明宝库的钥匙，为中华民族繁衍生息作出了巨大贡献，对世界文明进步产生了积极影响。党和政府高度重视中医药工作，特别是党的十八大以来，以习近平同志为核心的党中央把中医药工作摆在更加突出的位置。继承和创新是中医药领域永恒的主题。自屠呦呦受中医药经典著作《肘后备急方》启发，发现青蒿素而获得诺贝尔生理学或医学奖以来，又掀起了一场全国性的挖掘中医药伟大宝库的新浪潮。通过对经典名方深入而规范的研究，将其开发为上市药物——经典名方制剂，可使传统中医药更好地满足民众对健康生活、医疗保障的需求，也可迅速推动中医药事业与产业的发展。

一、经典名方、物质基准定义及相关政策

（一）经典名方

经典名方是中药方剂的杰出代表，是历代临床经验的总结，是中医药伟大宝库中最精华的部分，承载着数千年来中医药灿烂文明的深厚积淀。官方最早对经典名方注册管理和定义有明确提出的，始见于 2008 年国家食品药品监督管理总局发布的《中药注册管理补充规定》。该规定中第七条明确"来源于古代经典名方的中药复方制剂，是指目前仍广泛应用、疗效确切、具有明显特色与优势的清代及清代以前医籍所记载的方剂"。

（二）经典名方物质基准

"经典名方物质基准"是指以古代医籍中记载的经典名方制备方法为依据制备而得的中药药用物质的标准，除成型工艺外，其余制备方法应当与古代医籍记载基本一致。"经典名方物质基准"是衡量与古代医籍中记载的经典名方在临床使用时的药用物质是否一致的标准参照，是在传统中药的大生产过程中，为保证临床疗效不降低、毒性不增

加而设计的一个中间过渡对照物。其不以某些成分高低论质量，强调传统的才是最佳的选择[1]。经典名方复方制剂工艺参数的优化和质量标准的制定要以经典名方物质基准为参照。

物质基准是制剂内在质量的实物对照，是大生产提取工艺优化及其制剂质量标准制订的依据。《中药注册管理补充规定》指出"经典名方物质基准"应充分考虑药材来源、饮片炮制、制剂生产及使用等各环节影响质量的因素，系统开展药材、饮片、中间体、物质基准对应实物及制剂的质量研究，综合考虑其相关性，并确定关键质量属性，据此建立相应的质量评价指标和评价方法，确定科学合理的药品标准，加强专属性鉴别和多成分、整体质量的控制。

（三）经典名方研究开发政策

为支持中药经典名方的开发，加快其研发进程，体现扶持和促进中医药事业发展具体举措，扩大中医药的健康服务范围，国家先后发布了相关鼓励性政策。

2008 年实施的《中药注册管理补充规定》首次明确了来源于古代经典名方的中药复方制剂的注册管理要求。

2015 年 8 月，国务院印发《关于改革药品医疗器械审评审批制度的意见》，提出"简化来源于古代经典名方的复方制剂的审批"。

2016 年 12 月，《中华人民共和国中医药法》（简称《中医药法》）正式颁布，规定"生产符合国家规定条件的来源于古代经典名方的中药复方制剂，在申请药品批准文号时，可以仅提供非临床安全性研究资料"，明确了源于古代经典名方的中药复方制剂的法律地位。

2017 年 10 月，国家食品药品监督管理总局办公厅公开征求《中药经典名方复方制剂简化注册审批管理规定（征求意见稿）》。

2018 年 4 月，国家中医药管理局发布了《古代经典名方目录（第一批）》，首批收录 100 首方剂；本次遴选依据《中药注册管理补充规定》第七条"来源于古代经典名方的中药复方制剂，是指目前仍广泛应用、疗效确切、具有明显特色与优势的清代及清代以前医籍（1911 年前出版的古代医籍）所记载的方剂"的规定，总体要求为"目前仍广泛应用、疗效确切、具有明显特色及优势"。其优势及特色主要体现在：①有较多记载及医案证据，现代文献中有较多临床及实验研究报道；得到中医临床进一步凝练、权威专家广泛认可；各类中医药教材中广为收录等。②方中药味均按 2015 年版《中国药典》的法定标准；处方适合工业化生产，成药性较好；给药途径与古代医籍记载一致；处方中不含有十八反和十九畏等配伍禁忌。③可仅提供非临床安全性研究资料，免做临床试验，直接申报生产，可为企业节约大量的时间和资金成本。

2018 年 6 月，国家药品监督管理局发布了《古代经典名方中药复方制剂简化注册审批管理规定》，提出"经典名方物质基准"概念，并实行按"经典名方物质基准"和"经典名方制剂"分段申报注册的原则，鼓励对经典名方进行开发研究。

2019 年 3 月，国家药品监督管理局组织起草了"古代经典名方中药复方制剂及其物质基准的申报资料要求"，并公开征求意见。

以上有关文件的相继出台，为经典名方制剂的研制、申报、注册、备案等科研活动依法有序开展提供了政策支持和法律保障。其中，古代经典名方目录与管理规定的发布，是来源于古代经典名方的复方制剂研发与审批的里程碑。

二、企业进行经典名方研发的策略

近年来，中药新药获批日趋困难，每年颁发的新药证书寥寥无几，企业普遍陷入研发困境。而经典名方研究，在申请药品批准文号时，可以仅提供非临床安全性研究资料，具有"投入少、周期短、风险小"的优势，引起企业普遍关注与极大兴趣。立项研发的企业，普遍基于"新药研发困难，经典名方补位，未来会有扶持政策，相对新药研发回报率高"的认识，认为经典名方可以为企业带来收益，"有市场机会，研发回报高"是多数企业的基本预期[2]。

来源于古代经典名方的中药复方制剂研发，首要考虑的是将经典名方做成中成药的精品，将当前中药面临的质量问题，在经典名方研发中予以充分解决，以引领未来中药质量控制迈向更高台阶。立足人民健康需求，研发精品中成药，满足中医临床用药，传承发展中医药事业，应是国家实施经典名方简化注册的主要初衷。因此，"精品传承经典、价值驱动市场"就成为经典名方研发的核心导向，切实以高水平研发促进中成药高质量发展。

杨洪军等[2]指出：目前"符合经典名方概念的方剂，数量众多，综合考虑经典简化注册的目录、经典名方上市中成药等因素，经典名方研发有三条路径，即目录制管理的经典名方中药复方制剂研发、上市经典名方产品的二次开发、源于经典名方的中药新药研发"。企业在布局此类经典名方研发，应统筹规划，研发方向符合企业的战略发展定位，综合考虑政策、市场、技术等因素，切不可一哄而上，盲目跟风。企业研发经典名方，牢固树立"以临床为导向的精品制剂"理念，加强中药全产业链布局，构建从田间到病床的质量控制体系，以经典名方制剂弥补产品线。

三、经典名方的研究内容

经典名方研究与以往的中药新药研发最大的区别在于引进了物质基准（标准汤剂）的管理要求，以其作为工艺优化和质量控制的基准。《古代经典名方中药复方制剂简化注册审批管理规定》明确指出，经典名方研发需完成"经典名方物质基准"和"经典名方制剂"两部分研究内容，并实行分段申报注册的原则。

笔者所在团队承担了科技部"重大新药创制"科技重大专项——经典名方百合地黄汤开发研究（项目编号：2018ZX09721005-009-013），现将研究方案及研究内容整理如下（图 12-1）：

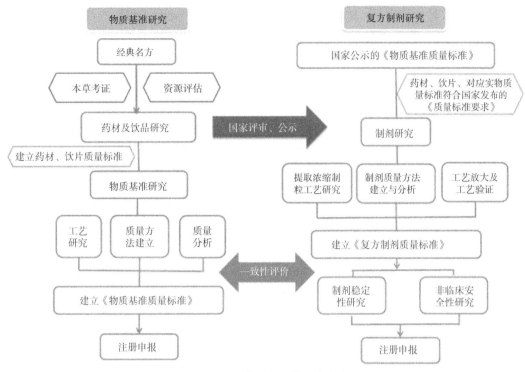

图 12-1　经典名方整体研究方案

（一）文献研究与数据挖掘

为进一步考证经典名方在古籍中适应证、药材基原、用药剂量的演变，结合现代临床研究，利用文献统计、数据挖掘及网络分析方法，确定现代适应证，考证现代处方组成、制备方法、用法用量等要素。

1）通过经典古籍文献考证及大型中医方剂数据库检索系统（如中国方剂数据库、中国中医药方剂检索系统），明确经典名方来源、出处、功能主治、历代衍化发展及其临床应用情况。

2）通过大型中医方剂数据库和检索系统（如中国方剂数据库、中国中医药方剂检索系统）及现代文献数据库（如 CNKI、万方、维普等）检索、收集经典名方现代临床应用文献。

3）制定相应的纳入标准和排除标准筛选出合格文献，清理、提取这些文献中的要素（如病名、证候、症状、剂量、疗效指标及评价标准等），并进行规范化。

4）综合运用多种数据挖掘方法：计量统计、机器学习、网络分析等，对百合地黄汤临床应用各要素及其之间关联关系进行挖掘，确定现代适应证，对比考证古今处方、制法、用法等要素差异。

（二）药材研究

开展方中各味药材文献研究，明确其历代演变情况，并确定其物种基原，明确物质基准研究中所用的药材基原。对不同基原、不同药用部位、不同产地及采收期的药材进行至少 15 批次的质量评价研究，优化确定基原、药用部位、产地及采收期。

同时开展药材质量研究，内容包括：①定性鉴别，采用薄层色谱法。②主要成分定量分析，采用高效液相色谱法，计算转移率，根据多批次对照汤剂样品实测结果，建立成分含量限度范围。③全成分质量分析，包括固含量、灰分、粗多糖、总蛋白质、总脂肪酸、总碳水化合物、总氨基酸、总环烯醚萜类、总蒽醌等。④指纹图谱或特征图谱，建立 HPLC 指纹图谱或特征图谱分析方法，并对方法学进行考察，包括系统适用性考察和验证，验证包括线性和范围、专属性、精密度、稳定性、重复性和准确性等。用中药色谱指纹图谱相似度评价系统软件进行指纹图谱分析，标定共有峰，采用 HPLC-QTOF-MS 对主要色谱峰进行结构确认。同时对非共有峰找出在各种变异情况下，各类指标的波动范围，建立各药材饮片的全部质量特征标准及其范围。⑤外源性污染限量分析，包括水分、杂质、农药残留、重金属和有害元素、真菌毒素等外源污染限量等。⑥DNA 条形码检测。

（三）饮片研究

1. 文献研究

研究处方中各味药材饮片炮制方法的历代变迁情况，并确定其具体炮制方法。

2. 饮片炮制研究

根据方剂的功能主治及文献记载，选择合适的炮制品，对于生品，切制前需经过软化处理，开展软化时间、吸水量、温度、浸润设备等研究；对于炮制品，根据实验确定炮制方法和具体工艺参数，明确辅料来源、种类、用量等情况，并对参数进行优化。

3. 饮片质量评价研究

对处方中各味中药饮片，分别进行质量评价研究，确定质量评价指标：①定性指标，基原、性状鉴别、薄层色谱等方法对有效/指标成分进行鉴别；②定量指标，如有效/指标成分含量、水分、杂质、农药残留、重金属和有害元素、真菌毒素等外源污染限量等。

4. 饮片炮制中试研究

进行饮片炮制中试，以验证方法的合理性与科学性及不同批次之间的一致性。

（四）经典名方"物质基准"的制备

按照经典名方原方处方剂量，浸泡煎煮后，以物理方法固液分离，并对浓缩、干燥工艺进行考察，优化工艺参数。评价指标为出膏率、主要成分含量测定、特征指纹图谱。

1. 煎煮

研究饮片前处理方法、饮片的破碎程度、煎煮次数、加水量、煎煮时间等相关参数的参考值。

2. 滤过、浓缩与干燥

考察浓缩、干燥方法等主要影响因素对物料关键质量属性的影响，确定工艺参数和操作规程。

3. "物质基准"的工艺验证

进行不少于 15 批原料饮片，经煎煮、浓缩（干燥）等过程分别制得 15 批次"物质基准"，以其均值作为基准。

4. "物质基准"的质量控制

按处方量及优化工艺参数生产至少 15 批次"物质基准"，开展性状、鉴别、检查、含量测定等相关研究，并对研究方法进行验证。根据不同批次的数据，分析确定物质基准的质量控制项目和限度范围及变异范围。

5. 药材、饮片与"物质基准"的量值传递关系研究

（1）评价指标

以出膏率、有效指标成分的含量测定和指纹或特征图谱为指标，开展至少 15 批次药材、饮片与"物质基准"的量值传递关系。

（2）出膏率

计算 15 批次"物质基准"的浸膏得率，并计算相对标准偏差。有效指标成分的含量测定：分别测定药材、饮片、"物质基准"中有效指标成分的含量，计算转移率。

（3）指纹图谱或特征图谱

采用 HPLC 或 GC 法，分别采集药材与"物质基准"的指纹图谱或特征图谱，比较多批次"物质基准"指纹图谱的相似度；或比较主要成分峰的个数，相对保留时间及峰的比例。比较药材与"物质基准"的指纹图谱，并通过阴性对照样品的制备及测定或峰指认等方法，说明主要色谱峰归属。

（五）经典名方的制剂研究

1. 制备工艺

（1）煎煮工艺研究

在传统工艺基础上，以提取时间、提取次数、加水倍量为考察因素，采用正交设计优选方剂最佳水提工艺。采用同样指标对最优工艺进行验证。

（2）煎煮工艺验证试验

取处方量药材 3 份，按照上述最佳工艺的因素水平进行操作，以有效成分转移率、得膏率为指标，对最优工艺进行验证。

（3）浓缩工艺研究

依据传统工艺中采用常压煎煮方式浓缩，但考虑到生产效率及后期制剂成型需要，以活性成分转移率、浓缩效率为指标，对比考察减压和常压浓缩两种浓缩方式。单因素法确定适宜浓缩温度，并给出合理范围内的标准化参考浓缩参数。

（4）离心工艺研究

取减压浓缩至一定浓度的药材提取液，考察离心机转速和离心时间对合剂澄明度、颜色、气味、口感等方面的影响，确定最优离心工艺。传统工艺无离心操作，但考虑到制剂成型需要，需要对所得浓缩液进行适度除杂质操作。考虑到与传统工艺一致性，拟采用离心方法。单因素考察转速、离心时间、离心温度等指标，确定最优离心工艺。

（5）灭菌工艺研究

以微生物限度为考察指标，进行灭菌方法考察：高压蒸汽灭菌、流通蒸汽灭菌、煮沸灭菌。同样指标进行灭菌参数优化。

（6）小试产品初步考察

按处方量的 10 倍投药，按上述制备工艺，试制 3～5 批小试样品，分别考察相对密度、pH、装量、微生物限度等。

2. 工艺放大技术研究

评估小试工艺（确定中试用设备）；设计中试批量、批次；采购原辅料、包材（考察药材）；投料、生产：（多批次）稳定中间体收率（工艺优化），制定关键控制参数（考察有效成分的转移率，评估有效成分优化的工艺合理性），确定物料平衡；中试放大，连续生产，确定处方、工艺稳定性、工艺参数，同时复核质量标准。中试研究方案如下：

1）评估小试工艺：根据小试工艺评估其提取、纯化、制剂工艺，设计中试提取、纯化、制剂关键参数。

2）根据品种的特点，设计合理的批次、批量。

3）结合品种的质量标准，指标成分的特点，评估指标成分的提取率、转移率，确定关键控制点，控制参数。

4）中试研究

提取、浓缩：以指标成分和干浸膏得率为考察指标，确认优化小试确定的提取温度、提取时间、次数、水料比、浓缩温度、真空度、浓缩膏密度及干燥方式、温度和干燥时间，制定合理的中控标准及各关键工序收率范围。

制剂：根据小试提供的制剂工艺，以所得合剂的相对密度、pH 等关键参数与技术指标为考察指标，确认优化小试工艺，制定合理的中控标准、各关键工序收率范围及物料平衡范围。

5）放大验证：对提取、浓缩、制剂工艺进行考察，进行至少连续 3 批合格的工艺验证，按照中试研究确定的最优设备及工艺参数进行操作，对最优工艺进行验证。

3. 质量标准研究

质量标准研究主要开展外观性状、鉴别、含量、指纹图谱或特征图谱、检查及制剂通则项下的有关要求。

（1）制剂质量标准的制定

参照药典、现有企业标准、参考文献结合我们研究的结果，建立固阴煎合剂的指纹图谱，并根据稳定性研究结果，确定一个合理的内控标准，并对建立的方法进行验证。

（2）制剂与经方的质量对比研究

采用指纹图谱、一测多评等技术手段，考察制剂与经方的质量，全面评价制剂中的化学成分，并以此作为质控指标，进行对比研究，保证制剂能替代传统剂型。

（3）质量标准验证

对实验室小试、中试及生产工艺放大研究过程中的制备样品进行质量标准验证。每个产品验证 3 批。

4. 稳定性研究

取 3 批中试样品，按中药稳定性研究指导原则及《中国药典》2015 年版的规定，确定稳定性研究方案，按拟定的质量标准对不同放置条件下的样品检验，以考察本品质量的稳定及包装的可行性，包括影响因素试验、加速试验和长期试验。

（1）影响因素试验

1）高温试验：供试品置密封洁净容器中，在 60℃条件下放置 10 天，于 0、5、10 天取样检测。与 0 天比较，若供试品发生显著变化，则在 40℃下同法进行试验。如 60℃无显著变化，则不必进行 40℃试验。

2）高湿试验：供试品置于恒湿设备中，于 25℃、相对湿度（RH）92.5%±5%条件下放置 10 天，在 0、5、10 天取样检测。检测项目应包括吸湿增重等。

3）强光照射试验：供试品置于装有日光灯的光照箱或其他适宜的光照容器内，于照度为 4500±500lx 条件下放置 10 天，在 0、5、10 天取样检测。

（2）加速试验

供试品在 40℃±2℃、RH 75%±5%条件下进行试验，在试验期间第 0、1、2、3、6 个月末取样检测。

（3）长期试验

供试品在 25℃±2℃、RH 60%±10%条件下，分别于 0、3、6、9、12、18 个月取样检测，也可在常温条件下进行试验，取样时间点同上。

（六）非临床安全性研究

虽然经典名方目录遴选已经对于部分"剧毒""大毒"及经现代毒理学证明有毒性药材进行了限制，但由于免除了临床试验要求，因此在非临床安全性方面势必会要求更高。注册规定中明确要求，必须在具有 GLP 资质实验室中进行，且严格按照 GLP 规范执行，包括给药毒性试验、遗传毒性试验、生殖毒性试验、致癌性试验等，这些内容将披露于药品说明书中。可采用传统实验研究与网络药理学相结合的方法，进行经方非临床安全性评价。

1）基于传统实验方法开展固阴煎的毒理学研究，完成经方临床前安全性评价。

2）采用网络药理学方法，构建药物、靶点、疾病网络，通过网络分析方法（拓扑结构、网络平衡）预测、识别药物靶点模块，并进行药物靶点模块与表型的相关性分析，推动对药物作用机制的理解，预测及发现影响药物安全性的因素，加速药物靶点的确认及新靶点的发现。

3）通过传统实验方法验证网络药理学的预测结果，两者互相结合进行经方非临床安全性评价。

四、中药经典名方开发的关键问题

（一）文献研究

文献考证是经典名方复方制剂研发的第一步，是确保经典名方制剂临床应用安全性和有效性的重要环节，是确定研发方案、选择实验参数指标的主要依据之一。由于经典名方应用历史久远，诸如剂量换算、古法炮制、基原变迁等共性、难点问题较为复杂，在这些问题上尚缺乏共识，应在"遵古"的前提下，以历史和发展的角度去认识研发过程中的中药基原、炮制、剂量、煎服法等共性问题，广泛凝聚行业共识，具体问题具体分析，做到"遵古而不泥古"。

（二）制备工艺研究

1. 物质基准

国家中医药管理局的首批古代经典名方目录涉及的传统剂型包括汤剂（73首）、散剂（3首）、煮散（23首）、外用膏剂（1首）。物质基准制备原则应以古籍记载的制备方法为准，不同剂型的制备工艺不同，其物质基准的制备方法、对应实物、质量评价方法也应视具体情况而定。

2. 复方制剂

制剂工艺为经典名方研究的重点和关键，应结合配伍药味及标准煎液的特点，优化制剂质量，在确保制剂符合现行版《中国药典》标准的前提下，应力求辅料用量最小化。煎煮时间、计量换算等问题上不应过多纠结，应集中精力在饮片质量、工艺优化、质控标准及临床定位等方面深下功夫。

经典名方品种多，需要针对不同品种中药性味及功能主治设计合理制备工艺。在融合现代煎药设备及工艺特点基础上极大限度地保存传统工艺的完整性，以保证经典名方物质基准及制剂的均一、稳定。

3. 质量标准研究

（1）药材

中药质量标准和质量控制方法是保障中药有效性和安全性的前提，是经典名方研究中的一个关键环节。国家中医药管理局首批经典名方目录收录的100首方剂中涉及中药材170余味，其中缺乏具体含量质控指标的药味有40余味。在药材质量标准研究中，首先要符合《中国药典》2015年版中的相关要求。由于中药中化学成分复杂，在研究中应充分考虑中药多成分的质量属性，采用指纹图谱、一测多评等研究手段，建立多成分质量控制方法。研究中应充分考虑不同药材的核心药效，建立相关生物评价方法。

（2）物质基准（标准汤剂）

经典名方物质基准研究应充分考虑复方物质基础与核心药效，建立经典名方质量控制指标，可参考刘昌孝院士提出的质量标志物（Q-marker）理论。刘院士指出：中药 Q-marker 是存在于中药材和中药产品（如中药饮片、中药煎剂、中药提取物、中成药制剂）中固有的或加工制备过程中形成的、与中药的功能属性密切相关的化学物质，其作为反映中药安全性和有效性的标示性物质应进行质量控制。中药 Q-marker 的提出密切了中药有效性-物质基础-质量控制标志性成分的关联度，有利于建立中药全程质量控制及质量溯源体系[4]。

（3）复方制剂

复方制剂质控成分的选择首先以现行版《中国药典》中各饮片项下规定的化学成分为范围，在充分考虑标准煎液制备工艺、制剂工艺对各化学成分含量检测结果产生影响的前提下进行筛选。质控成分的筛选应确保检测时样品溶液制备简单、方便，检测方法稳定、易操作。制剂质量标准的制定应以质控成分为主，结合指纹图谱（或特征图谱）手段进行评价。建议建立处方全部药味 TLC 色谱图，为降低检验成本和提高检测技术，可将多味药材图谱显示在同一张色谱板上。

4. 其他问题

1）药材基原：对于多基原品种，在文献考证的基础上，结合现行版《中国药典》，充分考虑能够长期、稳定提供药材后，确定并固定基原。

2）饮片炮制方法、剂量等：建议参考"十二五"国家"重大新药创制"专项"经典名方标准颗粒研究"项目的相关研究成果。

3）临床定位：综合运用多种数据挖掘方法（计量统计、机器学习古今处方、制法、用法等要素差异、网络分析等），对经方临床应用各要素及其之间关联关系进行挖掘，确定现代适应证。上市后的循证医学研究将为临床用药和市场推广及产品全生命周期提供科学依据。

五、小　　结

在经典名方研究中，要充分重视中医理论、临床实践、基础研究 3 个维度。其中，以中医理论为指导，将充分发挥中医原创知识的价值，并将经典名方研发成果回归到中医体系；临床实践是经典名方新药研发的核心优势，将个体医生的经验与真实世界证据有机结合，为经典名方新药研发提供临床定位依据；基础研究要充分考虑经典名方多成分、多环节作用特点，采用"物质基础-网络靶标-生物效应"关联分析及药效多指标整合评价，确定主要药效物质，明晰主要作用机制、药效作用特点等。中医理论、临床实践、基础研究 3 个维度不是孤立的，而是有机关联的，因此，"中医理论-临床实践-基础研究"三维整合技术，是源于经典名方的中药新药研发的关键技术，将对经典名方新药成药性评价发挥重要作用[2]。同时，要加强古方物质基准研究、重视道地药材及资源研究、严把源头关，确保中药经典名方的"经典"地位和"精优"品质。

第二节　基于整合药理学的经典名方开发研究

中医药的特色体现在中药复方对复杂疾病整体上的辨证论治，强调整体性，通过多味中药的协调配合实现对机体的调节，体现了多成分、多靶点、多途径调控的理念。而网络药理学融合了系统生物学、计算生物学、多向药理学、网络分析等多学科的技术和内容，从整体的角度探索药物与疾病的关联，具有整体性、系统性的特点，与中医药理念具有一致性。因此，利用网络药理学的技术和方法，通过分析网络中的关键节点和功能模块可以探究复方中药的药效物质基础及作用机制、阐释配伍规律及方剂毒理[5]，为经典名方开发研究提供新思路。

一、"理法-方药-成分-活性"关联性研究

中医学的理、法、方、药是一个完整且完善的体系，中医理、法、方、药的知识是中医理论体系的核心内容，中药的"理法-方药-成分-活性"关联性研究，能促进中药传统知识与现代科学之间融合发展，是推动中医传统理论发展与创新的有效途径。传统理、法、方、药理论因缺少化学及生物学的表征，难以和现代科学有机融合，网络药理学的出现对中药复方的"病证-药对-成分-靶标-通路-活性"关联性研究起到了很大的推动作用。基于中药"多成分、多靶点、整体调节"的特点，采用整合药理学方法，将方剂治疗疾病的传统功效及治疗法则与现代医学治疗疾病的物质基础、作用机制结合起来，为经典方剂的配伍、药效物质基础及作用机制的阐述提供思路。

"柴胡-黄芩"作为大、小柴胡汤的关键药对，临床经化裁治疗糖尿病具有显著疗效，许海燕等以"柴胡-黄芩"药对为范例，采用整合药理学方法，建立了"柴胡-黄芩"药对治疗糖尿病的"理法-方药-成分-靶标-通路-活性"关联性，分析结果表明："柴胡-黄芩"药对具有疏肝、清热、和解少阳之功，可治疗肝失疏泄、肝郁化火、脾胃肾三脏失调所致糖尿病，皂苷、黄酮、挥发油、不饱和脂肪酸等主要成分为其治疗的主要药效物质基础，可通过调节机体 22 个直接靶标和 26 条主要通路起到治疗糖尿病的作用[6]。

二、基于整合药理学的药性理论研究

中药药性是对中药功效、性味及其运用规律的高度概括，主要包括四气五味、归经、升降浮沉、有毒无毒等重要内容。中药药性理论在中药理论体系中具有基础与核心地位，是指导中药临床应用的纲领。

中药药性的作用机制难以归结为作用于某一特异性靶点，而是多靶点、多环节整合调节作用的总结归纳，多成分、多靶点、多环节之间组成了密切联系、相互协同与制约的复杂网络，建立符合复方中药整体性的研究方法是复方中药发展的关键问题，而用网络药理学的方法诠释复杂的传统复方中药基础实验研究、临床应用和新药研发等是未来复方中药

的发展方向之一[7, 8]。

陶瑾等[9]利用中医传承辅助系统，分析消渴病药方的用药规律，选用代表性的药物和关键药效成分，结合网络药理学和蛋白互作分析等手段，选出核心药对，发现"甘味"的皂苷类成分和"苦味"的黄酮及生物碱等成分是方药发挥治疗消渴的主要成分，可针对"上消、中消、下消"的病症，中药通过抗炎，调节免疫，调节糖脂代谢，提高胰岛素并发症等多通路进行"清热去燥，补肾固涩"的综合干预。

王俊尧[10]通过网络药理学的方法，以分子对接筛选 2015 年版《中国药典》中中药的活性靶点，研究不同归经中药生物学基础，并通过已知的活性靶点与疾病的关系，挖掘不同归经中药的适应证、主要生理活性、蛋白靶点主要作用的疾病类型等，初步探索归经理论的生物学基础，为归经理论的进一步研究提供理论基础。

三、基于整合药理学的配伍理论研究

中医关于方剂的配伍有高度的科学性，中药复方蕴含了中医理论丰富、深刻而复杂的科学内涵。阐明中医方剂配伍理论和规律是中医药现代化研究最具挑战性内容之一。在文献研究的基础上，明确方剂的配伍规律及方义解析，然后分别对其君臣佐使药（或拆方）进行整合药理学分析，依托 TCMIP 平台（http://www.tcmip.cn/）预测各类药物的作用靶点和通路，分析其各自的作用偏重及协同、拮抗作用，可从分子作用机制上揭示经典名方配伍的科学内涵，为经典名方的进一步开发利用提供参考。

韩彦琪[5]等采用网络药理学的方法，对疏风解毒胶囊中清热解毒组、解表组和甘草组的 32 个化合物的作用靶点及通路进行预测和筛选，通过数据整合分析，剖析该方的作用特点及配伍规律。研究表明，3 组方既有共同的作用靶点群及通路群，又各有偏重，协同发挥治疗作用。其中，清热解毒组通过干预炎症反应、细菌脂多糖反应、防御反应和免疫反应等相关过程发挥治疗作用；解表组除可与清热解毒组协同发挥药效外，亦可通过多途径作用于发汗解热过程；甘草组从抗炎、增强机体免疫等方面起到辅助治疗作用，初步阐述了疏风解毒胶囊各组药材间的协同配伍作用特点，解析了该方中清热解毒药、解表药的作用机制及配伍规律，为后续研究提供参考和依据。

李伯会[11]选取了经典复方小柴胡汤和大柴胡汤来探讨中医药"加味减味"机制，经药物-靶标网络分析发现二者的"加味药"都有其特异性作用靶标，而其共有的中药所作用的靶点与机体主要疾病和功能紊乱相关；"加味药"中的成分起到辅助作用，通过与基础复方共同作用于相关靶标来达到整体治疗的作用。同时，作者还以郁金方为例，通过网络药理学方法分析得出"君"药郁金在活性成分和作用靶点上所占比例最大，并通过作用于心脑血管疾病主要靶点来治疗疾病；"臣"药栀子所含活性成分和作用靶标都少于郁金，与"君"药郁金拥有最多的共同靶标（15 个），能够增强郁金的药理作用；"佐、使"药则通过减少郁金和栀子的毒性并引导药物到达靶器官实现其辅助作用。

四、基于整合药理学的经典名方质量标志物理论及质量标准研究

《古代经典名方中药复方制剂及其物质基准的申报资料（征求意见稿）》明确提出，在复方制剂的研究过程中，申报单位要系统开展药材、饮片、中间体、物质基准所对应实物及制剂的质量研究，综合考虑其相关性，并确定关键质量属性，据此建立相应的质量评价指标和评价方法，确定科学合理的药品标准。目前的中药复方制剂质量控制指标与中药的传统功效的关联性不强、质量控制指标专属性差、中药质量研究系统性差、重复性研究的现象严重，不能有效解决从药材到成药全过程质量控制和发展的共性问题。针对中医药产业发展过程中存在的上述问题，中国工程院刘昌孝院士研发团队提出了中药质量标志物（Q-marker）的概念，其核心内容是基于有效、特有、传递与溯源、可测和处方配伍的"五要素"，既反映了与有效性（和安全性）的关联关系，又体现了中药成分的专属性、差异性特征，特别是基于方-证对应的配伍环境，使质量研究回归到中医药理论，体现针对疾病的中药有效性表达方式及其物质基础的客观实质[12, 13]。中药质量标志物更加强调与中医药理论（药性理论、配伍理论）的关联性，通过专属性实现有效区分中药质量属性（基原、产地、采集期等鉴定），更加强调与临床疗效或安全性相关联，通过可测性实现分析方法经济适用和操作简便，实现从田间到临床全过程的产品追踪溯源。中药质量标志物将是中药质量控制新模式，将引领中药质量的发展方向[14, 15]。

整合药理学在计算层次上、在体外试验层次上、整体动物试验上，通过多层次、多环节的中药方剂与机体的相互作用关系研究，系统、全面地揭示中药方剂的药效物质基础及其作用机制，为中药临床应用、质量评价、药效物质基础、方剂作用原理和中药新药研究等方面提供依据。整合药理学研究是采用"化学指纹-代谢指纹-分子生物网络-药理效应"多维研究模式，在靶标分子、细胞、组织、器官和整体等多个水平上，实现多学科、多层次、多环节的整合，基本讲清证候/疾病的分子生物网络，基本讲清中药复方的化学成分及其在体内的药物代谢过程，并基本讲清中药复方的分子生物网络和药理效应。具体而言，通过化学指纹图谱和多成分含量测定，定性、定量描述中药的成分构成；通过血清药物化学和多成分药代动力学，揭示血浆中的移行成分（原型成分及代谢产物）的体内暴露轨迹；通过靶标预测、网络构建与分析，明确中药作用的核心靶标网络及生物效应，在此基础上，深入挖掘与中药功效关联。以中药功效为指导，开展"成分构成-代谢指纹-网络靶标-生物效应-中药功效"多维整合药理学研究，是中药质量标志物（Q-Marker）辨识的有效途径之一[16, 17]。

基于质量标志物理论及整合药理学的经典名方质量标准研究方法，从根本上解决中药质量评价的共性问题。此方法直接与中药质量属性的五原则相关联，实现了中药质量控制理论、思路和方法的质的飞跃，为中药特别是经典名方的质量标准研究指明了方向（如图 12-2）。

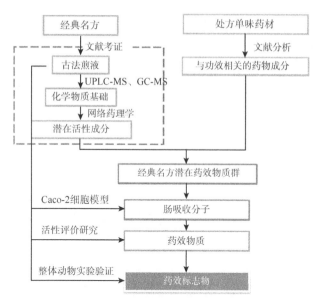

图 12-2 经典名方质量标志物辨识研究思路

五、经典名方作用机制及临床定位研究

经典名方是中药方剂的杰出代表，是历代临床经验的总结，是中医药伟大宝库中最精华的部分，承载着数千年来中医药灿烂文明的深厚积淀。其研究策略应体现出中医理论整体观和系统调控的特点，若沿袭目前的西药研究思路，对其进行化学成分分离及活性成分的筛选，难以阐释其配伍的科学内涵。TCMIP 以大数据和模型计算为基础，采用人工智能、数据挖掘、网络科学等学科的方法和技术，形成智能化和网络化的功能模块，构建中药多成分与活性之间的关联性，明确中药药效物质及其分子机制，为经典名方的研究开发提供了新的思路。

经典名方的核心生命力在于临床疗效，借助现代技术手段为经典名方的临床精准定位提供支持和参考，以指导其临床更合理、有效的应用，是经典名方研究的重要内容之一。目前，针对经典名方的临床应用研究已开展了文献研究、临床经验挖掘研究、借助现代技术手段的机制研究、循证评价研究等，但相关研究方法仍较为分散，尚未形成系统的研究模式和思路[18]。近年来，随着多组学技术和大数据资源的迅速发展，人们对于机体和疾病的认知已由分解还原走向系统整合。整合药理学作为一门从多层次、多环节、多角度研究复杂系统间整合规律和作用原理的交叉学科，与中医学的整体观理念不谋而合。

运用高效液相、液质联用、磁共振等先进的技术手段对经典名方所含的化学物质实体进行检测和识别，明确经典名方中可检测到的化学成分的概况；在计算层面上通过化学成分二维结构相似性搜索，即采用 MACCS 分子指纹特征提取方法和 Tanimoto 系数定义的相似度计量方法，针对中药化学成分（可根据成药性等级进行筛选）和 FDA 上市药物进行相似性打分，从而获取高可信度（similar score＞0.8）的中药（含方剂）候选靶标谱，富集靶标参与的药理学通路，预测药物在机体内的生物学过程，从虚拟的角度阐释药物与机体的相互作用[11]；而后在体外试验方面，通过整合"药物溶出–肠内菌代谢–肠吸收–肝药酶代谢"等模块，结合细胞、组织、器官等生物学样本，对药物与机体相互作用进行体外药理学评价；最后整体动物为研究对象，结合药代动力学和药效学评价，明确给药后药物对机体的作用规律，并结合蛋白质组、基因组等多组学技术，找到生物分子标志物进一步阐释药效物质基础与药物作用机制[12]。以上研究为进一步阐释中药（含方剂）作用机制奠定基础，为经典名方临床定位提供研究思路。

第三节　基于整合药理学的经典名方应用实例

一、基于中药整合药理学平台的百合地黄汤治疗抑郁症的作用机制研究[19]

经典名方百合地黄汤出自《金匮要略》（汉·张仲景），由百合、生地汁组成，具有养阴清热、补益心肺之功效，是治疗百合病专用方。在国家中医药管理局首批经典名方目录收录的 100 首方剂中列于第 21 位。何廉臣解其方义："百脉一宗，悉致其病，仲景主用百合，百合花下覆如钟，有肺之象，其根多瓣，合而为一，百脉合宗之象，故以为君。盖病由邪热伤肺之气管，上入脑而达于鼻，路最直捷，故据脑髓以辨病之浅深。头痛者，病深；不痛者，病浅；其症如有神灵者，即神经错乱之征。鲜生地汁泄血分之热，使热邪下泄，为安静神经之正法，故以为臣。服后便如漆色，即血热从下排泄之明证也"。

临床应用和实验研究均表明，百合地黄汤经化裁可用于多种病因所致抑郁，如抑郁症、老年抑郁症、产后抑郁症、更年期抑郁症、中风后抑郁症、慢性心力衰竭合并抑郁症等。但目前缺乏对其活性成分及其作用机制的研究，限制了百合地黄汤的进一步开发利用。本研究借助中药整合药理学平台（TCMIP）筛选其主要活性成分和作用靶点，对于阐明其抗抑郁作用的分子机制、进一步开发利用百合地黄汤具有十分重要的意义。

（一）基于文本挖掘的百合地黄汤治疗抑郁症的研究现状分析

以中国知网（CNKI）为数据来源，采用高级检索，设置检索条件为"主题=百合地黄汤或者题名=百合地黄汤"进行精确匹配检索，共检索到相关文献 359 篇。用 CNKI 自带可视化软件进行可视化分析，研究前 20 的主题分布见图 12-3。结果显示，与疾病相关的主题出现频次依次为百合病出现 69 篇（占 19.2%），抑郁症 26 篇（占 7.2%），忧郁症 25 篇（占 7.0%），情感性精神病 24 篇（占 6.7%），睡眠障碍 23 篇（占 6.4%），绝经期综合征 23 篇（占 6.4%），更年期综合征 21 篇（占 5.8%），内科杂症 13 篇（占 3.6%）。

对文献资料进一步研究发现，目前相关报道多为基础理论研究或临床研究，仅有 12 篇涉及百合地黄汤治疗抑郁症、失眠、焦虑等精神类疾病的作用机制，占现有文献的 3.4%。百合地黄汤的作用机制主要涉及神经系统及内分泌系统等，其抗抑郁的作用通路主要是下丘脑-垂体-肾上腺轴（HPA 轴）。

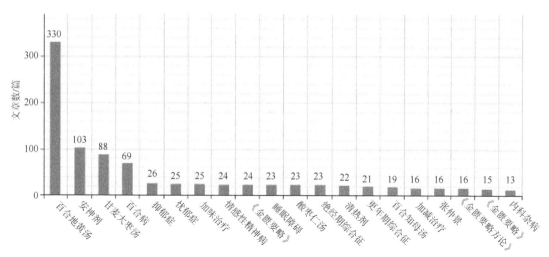

图 12-3　百合地黄汤研究热点的主题分布

目前有关百合地黄汤的报道多为基础理论研究或临床研究，实验报道较少且多用其粗提物进行研究，缺乏活性成分及其作用机制的研究，不利于百合地黄汤的进一步开发利用。本文拟借助整合药理学平台，寻找其主要活性成分和作用靶点，阐明其抗抑郁作用的分子机制，为深入研究百合地黄汤的作用机制及进一步的制剂开发提供科学依据。

（二）基于 TCMIP 的百合地黄汤治疗抑郁症的作用机制研究

TCMIP 可采用二维结构进行相似性搜索，并采用 Tanimoto 系数定义的相似度计量方法，通过与 FDA 上市药物进行化学结构相似性比对；该平台整合包括 HAPPI、Reactome、OPHID、InAct、HPRD、MINT、DIP、PDZBase 八个现有蛋白质相互作用数据库中 PPI 信息；TCMIP 通过网络分析模块，针对百合地黄汤的潜在靶标与抗抑郁疾病靶标之间的 PPI 信息计算网络特征值，以"节点连接度（degree）"的 2 倍中位数为卡值，选取中药靶标-疾病基因互作网络的核心节点（hubs）；在此基础上，以"degree""节点紧密度（closeness）"和"节点介度（betweenness）"的中位数为卡值，选取同时满足 3 个卡值的节点为百合地黄汤的潜在靶标-抑郁症疾病靶标相互作用网络的关键节点；通过基因功能和通路的富集分析，进一步挖掘百合地黄汤治疗抑郁症的关键网络靶标，以及其对应的活性成分和中药，并构建可视化的"中药方剂-中药材-化学成分-核心靶标-关键通路-疾病关键病理环节"多层次网络关联图，明确其作用机制。

此外，TCMIP 整合基因本体数据库 GO 和 KEGG 通路数据库资源，可直接提取靶标基因或蛋白质的分子功能（molecular function）、细胞内定位（sub cellular localization）及其所参与的生物学反应（biological process）和通路（pathway），并通过富集计算，针对百合地黄汤的关键潜在靶标，进行基因功能分析和通路分析，并将 P-Value 排名靠前的通路展示在结果中。

1. 百合地黄汤化学成分及靶标预测

通过 TCMIP 相关数据库，共收集百合化学成分 12 个，主要为皂苷类；地黄化学成分

38 个，主要为环烯醚萜类和氨基酸。针对上述成分，共预测出百合的作用潜在靶标 197 个，地黄的作用潜在靶标 690 个，二者的共有靶标 78 个，暗示百合和地黄在共性靶标之间存在潜在的叠加作用。

通过对百合地黄汤潜在靶标进行基因功能和通路富集分析，结果见表 12-1 和表 12-2。可见百合地黄汤涉及的基因功能和通路主要为氨基酸类神经递质（如谷氨酸、甘氨酸等）、神经系统、能量代谢（如氨基酸代谢、核苷酸代谢、嘌呤代谢）、线粒体等。文献研究表明，方中百合味甘性寒，归心、肺经，具有养阴润肺止咳、清心安神之功效，可通过调节机体免疫系统、内分泌系统、神经系统和糖代谢，产生具有"滋阴"功效的物质，并通过抑制炎症反应，清除体内氧化产物，提高机体对氧化产物的耐受度来发挥养阴润肺止咳、清心安神的功效。其抗抑郁的活性部位为总皂苷，其作用机制可能是通过提高大脑皮质单胺类神经递质的含量来抑制亢进的下丘脑-垂体-肾上腺轴，也可能与增加脑内 5-HT 含量有关。生地黄味甘性寒，入心、肝、肾经，为清热凉血之品，有清热生津、滋阴养血之功，在免疫系统、血液系统、中枢神经系统等疾病及抗衰老作用等方面具有较好的活性，还可通过改善脑缺血、保护受损神经元和促进神经再生等发挥抗抑郁作用。推测百合地黄汤"养阴清热，补益心肺"的功效可能与调节机体能量代谢、神经系统有关。

此外，氨基酸类神经递质，例如，甘氨酸和天冬氨酸等参与突触传递调控，并且在众多神经精神性疾病（包括阿尔茨海默病、自闭症、抑郁症等）中发生显著改变，进一步表明百合地黄汤临床较多应用于神经系统疾病，尤其是精神情感心理障碍性疾病的科学性。

表 12-1　百合地黄汤候选靶标基因功能分析

序号	GO	数目	P-Value
1	extracellular-glutamate-gated ion channel activity	18	8.87e-035
2	ATP binding	85	1.19e-032
3	ionotropic glutamate receptor signaling pathway	18	1.11e-029
4	tRNA aminoacylation for protein translation	18	6.52e-025
5	cytosol	106	4.85e-020
6	glutamate receptor signaling pathway	10	4.03e-016
7	chemical synaptic transmission	24	2.96e-015
8	postsynaptic membrane	23	5.72e-015
9	amino acid transmembrane transporter activity	13	7.49e-015
10	urea cycle	9	7.57e-015
11	glycine binding	9	2.10e-014
12	mitochondrial matrix	27	3.21e-014
13	NMDA glutamate receptor activity	7	5.29e-013
14	L-glutamate transmembrane transport	8	1.05e-012
15	tRNA binding	12	1.79e-012
16	mitochondrion	48	1.44e-011
17	NMDA selective glutamate receptor complex	7	2.11e-011
18	L-glutamate transmembrane transporter activity	7	2.11e-011
19	glutamate receptor activity	7	2.11e-011
20	ion transmembrane transport	19	4.61e-011

表 12-2 百合地黄汤候选靶标通路分析

序号	Pathway	数目	P-Value
1	Aminoacyl-tRNA biosynthesis	22	3.44e-018
2	Amino acid metabolism	38	2.77e-016
3	Alanine，aspartate and glutamate metabolism	15	1.93e-014
4	Nucleotide metabolism	30	7.54e-014
5	Purine metabolism	27	4.31e-013
6	Arginine and proline metabolism	16	5.85e-012
7	Nicotine addiction	12	7.82e-010
8	Nervous system	40	8.59e-010
9	Amphetamine addiction	14	6.66e-009
10	Neuroactive ligand-receptor interaction	27	2.33e-008
11	D-Glutamine and D-glutamate metabolism	4	7.16e-007
12	Cocaine addiction	10	1.38e-006
13	Long-term potentiation	11	3.17e-006
14	Pyrimidine metabolism	13	1.03e-005
15	Environmental adaptation	14	1.26e-005
16	Amyotrophic lateral sclerosis（ALS）	9	1.39e-005
17	Metabolism of other amino acids	13	1.41e-005
18	Proximal tubule bicarbonate reclamation	6	3.91e-005
19	Overview	16	3.93e-005

2. 百合地黄汤治疗抑郁症的核心靶标网络

根据设定条件筛选出关键靶标网络有 171 个节点，其中百合地黄汤治疗抑郁症的直接靶标 15 个，潜在作用靶标 77 个。degree（连接度）排名前 100 的靶标见图 12-4，节点的大小与 degree 成正比。图 12-4 中 8 个直接作用靶标分别为 μ、δ、κ 阿片受体基因（OPRM1、OPRD1、OPRK1），磷酸二酯酶（PDF2A），组胺受体 1（HRH1），组胺受体 4（HRH4），肌醇单磷酸酶 1（IMPA1），5-羟色胺 2C 受体（HTR2C）。目前报道，抗抑郁药物的主要作用靶点有单胺类受体、非单胺类受体、神经肽受体和激素系统、阿片受体等。阿片受体可调节抑郁样行为，特别是 μ 受体，不仅与抑郁情绪相关，且与许多情绪相关的神经递质和大脑网络联系密切，彼此相互作用，共同对情绪调控产生作用。PDE2 可能参与调节应激诱导对海马神经元的神经细胞毒性，而 PDE2 抑制剂可改善海马相关认知行为并能影响海马神经元的可塑性，其作用机制可能通过 CaMK Ⅱ /NMDAR 介导的 cGMP 及下游转录因子和突出相关的蛋白表达。

百合地黄汤的潜在作用靶点则显示百合地黄汤在帕金森病、抗肿瘤（PRKAR2B、NT5C2、POLE3）、儿童急性白血病的治疗中有一定的应用价值。目前已有研究表明，加味百合地黄汤对 Lewis 肺癌有非常显著的抑制作用，可抑制肿瘤细胞增殖，降低增殖细胞核抗原（PCNA 蛋白）及 Cyclin D1 蛋白的表达。

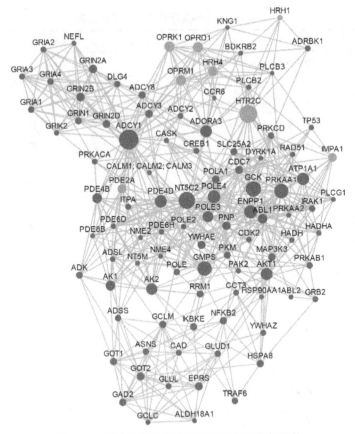

图 12-4　百合地黄汤治疗抑郁症的候选靶标网络

3. 百合地黄汤治疗抑郁症的 GO 基因功能及 KEGG 通路富集分析

百合地黄汤 GO 基因功能涉及细胞质基质、ATP 结合、蛋白激酶活性、化学性突触传递、细胞外谷氨酸门控离子通道活性、离子型谷氨酸受体信号通路、蛋白结合等多个条目，见表 12-3；其主要作用通路有嘌呤代谢、核苷酸代谢、神经系统、雌激素信号通路、神经营养因子信号转导通路、炎症介质调节色氨酸通路、氨基酸代谢、内分泌系统、趋化因子信号转导通路等，见表 12-4。

表 12-3　百合地黄汤治疗抑郁症关键靶标基因功能分析

ID	条目	数目	*P*-Value
GO：0005829	cytosol	101	1.61e-034
GO：0005524	ATP binding	66	9.76e-030
GO：0042493	response to drug	26	1.43e-017
GO：0004672	protein kinase activity	20	1.31e-015
GO：0007268	chemical synaptic transmission	20	1.19e-014
GO：0005234	extracellular-glutamate-gated ion channel activity	9	1.36e-014
GO：0035235	ionotropic glutamate receptor signaling pathway	9	3.50e-013
GO：0005886	plasma membrane	79	4.11e-013

续表

ID	条目	数目	*P*-Value
GO：0042802	identical protein binding	27	5.60e-012
GO：0005515	protein binding	117	4.48e-010
GO：0018105	peptidyl-serine phosphorylation	12	7.49e-010
GO：0008652	cellular amino acid biosynthetic process	7	1.25e-009
GO：0019901	protein kinase binding	19	1.57e-009
GO：0007215	glutamate receptor signaling pathway	6	2.22e-009
GO：0046777	protein autophosphorylation	13	4.13e-009
GO：0007165	signal transduction	31	4.60e-009
GO：0043197	dendritic spine	11	4.71e-009
GO：0005737	cytoplasm	79	4.73e-009
GO：0007568	aging	13	4.77e-009
GO：0034199	activation of protein kinase A activity	6	5.40e-009

表 12-4　百合地黄汤治疗抑郁症关键靶标通路富集分析

ID	条目	数目	*P*-Value
hsa00230	Purine metabolism	37	3.33e-026
#	Nucleotide metabolism	38	9.74e-025
#	Nervous system	51	2.56e-021
hsa04915	Estrogen signaling pathway	23	3.78e-017
hsa04724	Glutamatergic synapse	21	1.61e-013
#	Environmental adaptation	20	5.18e-012
hsa04722	Neurotrophin signaling pathway	19	2.98e-011
hsa04713	Circadian entrainment	17	6.59e-011
hsa04750	Inflammatory mediator regulation of TRP channels	17	9.24e-011
hsa05161	Hepatitis B	20	1.32e-010
hsa04022	cGMP - PKG signaling pathway	21	2.27e-010
#	Cell growth and death	28	2.92e-010
hsa00250	Alanine，aspartate and glutamate metabolism	11	3.13e-010
hsa04062	Chemokine signaling pathway	22	3.73e-010
#	Endocrine system	43	6.59e-010
hsa04914	Progesterone-mediated oocyte maturation	15	9.97e-010
hsa04728	Dopaminergic synapse	18	1.13e-009
hsa04012	ErbB signaling pathway	15	1.18e-009
#	Substance dependence	26	1.57e-009
hsa04720	Long-term potentiation	13	3.51e-009

　　文献研究发现，患有重度抑郁症的人可能嘌呤代谢发生了改变，嘌呤是作为 DNA 合成基础的含氮化合物，在细胞信号转导及其他方面也发挥着作用。也有资料表明，抑郁症

的发病机制可能与谷氨酸循环障碍有关，离子型谷氨酸受体拮抗药能够减轻应激造成的海马神经元损伤，促进神经元再生，具有抗抑郁效应。脑源性神经营养因子（BDNF）作为神经营养因子之一，是 5-HT 能神经元的生长因子，其含量下调可导致海马神经元的萎缩甚至死亡，提示了神经营养因子与抑郁症之间的关系。查阅文献还发现，抑郁症模型鼠中 c-KitV922G/+杂合突变小鼠的 MF-CA3 通路的长时程增强（LTP）形成受损，ErbB 信号转导通路在神经发育、细胞增殖分化中起重要作用。雌激素通过中枢胆碱能、抗线粒体氧化及抑制谷氨酸中毒途径发挥对神经元的营养、代谢及功能调节作用。雌激素水平异常可引起阿尔茨海默病、脑梗死、经前期综合征、更年期抑郁症及帕金森病等多种中枢神经系统疾病。推测百合地黄汤的抗抑郁作用与嘌呤代谢、氨基酸代谢障碍、神经营养因子、雌激素信号通路等多种体内代谢过程及作用通路有关。

4. 百合地黄汤治疗抑郁症的"中药-成分-靶标-通路"多维异质网络分析

百合地黄汤的关键药靶共计 54 个，见图 12-5，其抗抑郁作用主要与 10 个化学成分相关联，其中百合成分 4 个，分别为 6-O-β-D-吡喃葡萄糖基-3β，26-二羟基-Δ5-胆甾烯-16，22-二氧代-3-O-α-L-吡喃鼠李糖基-（1→2）-β-D-吡喃葡萄糖苷、岷江百合苷 D、百合皂苷、百合苷 C；地黄成分 6 个，分别为谷氨酸、蔗糖、苍耳苷、腺苷、L-精氨酸、甘露三糖。郭秋平等研究发现百合皂苷可改善抑郁模型大鼠体质量减轻、耗食量减少、快感缺失、行为迟缓等症状，其作用机制可能是通过增加抑郁模型大鼠大脑皮质的单胺类神经递质水平及抑制下丘脑-垂体-肾上腺（HPA）轴的亢进来发挥抗抑郁作用。地黄醇提物及其药渣水提物（主要为氨基酸及糖类等极性较大的成分）均有抗抑郁作用，其作用机制可能涉及单胺能神经系统。

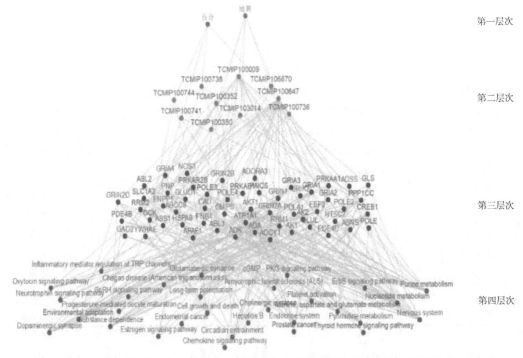

图 12-5　百合地黄汤治疗抑郁症的"核心成分-关键靶标-主要通路"多维网络关系图

第一层次代表中药；第二层次代表成分；第三层次代表关键药靶；第四层次代表通路

（三）结论

百合地黄汤作为治疗百合病的经典名方，临床经化裁治疗抑郁症具有显著疗效，但目前缺乏对其活性成分及其作用机制的研究。本研究表明，百合地黄汤的主要活性成分可针对多个靶点、多条通路发挥抗抑郁作用，其作用机制可能与嘌呤代谢、氨基酸代谢障碍、神经营养因子、雌激素代谢通路等有关，这些靶点及通路均与文献报道的抑郁症发病机制相吻合，这也证明 TCMIP 在预测中药及复方作用机制方面具有较高的准确性。本研究还显示百合地黄汤在帕金森病、抗肿瘤、儿童急性白血病的治疗中存在一定的应用价值。

本研究是基于中药整合药理学平台所做的预测，百合地黄汤治疗抑郁症的药效标志物及作用机制还需要通过进一步的实验研究加以验证。

二、基于整合药理学的经典名方当归补血汤防治糖尿病的作用机制研究[20]

经典名方当归补血汤源于《内外伤辨惑论》（金·李东垣），由君药黄芪和臣药当归5∶1组成，是益气养阴名方。糖尿病（diabetes mellitus，DM）属中医学"消渴症"的范畴，主要发病机制为先天不足、七情失调、劳欲过度致阴虚燥热，阴虚易产生内热，内热灼伤津液，更伤气血，运行不通，血液在脉管中瘀滞。现代研究认为，DM 是由于胰岛素分泌绝对不足或胰岛素抵抗引起的糖、脂肪、蛋白质、水和电解质代谢紊乱的代谢性疾病群，以高血糖为主要标志，随着病情的迁延，容易出现心脑血管病变、糖尿病肾病、神经病变、糖尿病足等并发症。大量临床研究表明，当归补血汤对 DM 及其并发症的疗效明显，能全面改善该病症的多个指标，延缓并发症的发生，且药物不良反应较少。《中国 2 型糖尿病防治指南（2017 年版）》指出，我国成年人 2 型糖尿病（type 2 diabetes，T2MD）的发病率已高达 10.9%，呈发病年轻化及逐年上升趋势，已成为最常见的慢性病之一。中医药治疗"消渴症"已有上千年的历史，然而，中药方剂药效物质基础难以阐明，药理机制难以说清，服用剂量难以明确，长期应用的安全性评价等诸多问题，严重制约了经典名方的深入研究。这就使得中药防治 DM 药效物质基础的发现和作用机制的阐明，成为当前亟待解决的问题。

本研究借助 TCMIP 平台，探讨当归补血汤防治 DM 及其并发症的药效物质基础和作用机制，以期为当归补血汤药效物质基础的辨识、制剂质量的评价、作用机制的阐明及其在 DM 的中药防治提供有益指导。

（一）当归补血汤化学成分及其预测靶标分析

基于 TCMIP 平台，黄芪收集到 29 个化学成分，主要为黄芪皂苷类、黄芪苷类、黄酮类等；当归收集到 65 个化学成分，主要为挥发油类（如藁本内酯、正丁烯内酯、当归酮、异丁香酚）、有机酸类（阿魏酸）、当归内酯类等。黄芪的 29 个成分预测出 796 个药物靶标，当归的 65 个成分预测出 774 个药物靶标。采用"1.2"的方法，选取药物相似性分数

≥0.7 的化学成分预测靶标，作为当归补血汤潜在的作用靶标。当归和黄芪两药共有靶标分析结果显示，黄芪的潜在药靶有 399 个，当归的潜在药靶有 396 个，且黄芪与当归间共有作用靶标高达 208 个，说明黄芪和当归间有很强的协同叠加作用。

（二）当归补血汤候选靶标基因功能及所参与的通路分析

对当归补血汤的潜在药靶进行 GO 分析，所得分析结果中，选择 P-Value 前 20 的主要基因功能信息列于表 12-5 中。

表 12-5 是当归补血汤候选靶标基因所参与的生物学功能信息。由表 12-5 可知，当归补血汤候选靶标基因主要参与了机体的氢离子跨膜转运、氧化还原过程、线粒体电子转运、前体代谢物和能量生成、维生素代谢、化学突触传递等生物学过程；在细胞组分方面，主要存在于线粒体、线粒体内膜、线粒体基质等组分当中；在分子功能方面，主要介导了谷氨酸门控离子通道活性、离子型谷氨酸受体信号通路及谷氨酸受体信号通路、天冬氨酸-谷氨酸受体活性及谷氨酸受体的活性、CYP450 酶活性、辅酶 Q 活性等分子生物学过程。

表 12-5　当归补血汤候选靶标基因功能分析

ID	Entries	Number	P-Value
GO：0005234	Extracellular-glutamate-gated ion channel activity	18	6.40e-033
GO：0035235	Ionotropic glutamate receptor signaling pathway	18	7.87e-028
GO：0005739	Mitochondrion	81	2.60e-027
GO：0005743	Mitochondrial inner membrane	47	2.92e-025
GO：1902600	Hydrogen ion transmembrane transport	20	6.34e-020
GO：0055114	Oxidation-reduction process	47	6.77e-019
GO：0005759	Mitochondrial matrix	34	1.26e-017
GO：0004129	Cytochrome-c oxidase activity	13	1.63e-015
GO：0006123	Mitochondrial electron transport，cytochrome c to oxygen	11	3.52e-015
GO：0007215	Glutamate receptor signaling pathway	10	4.12e-015
GO：0042493	Response to drug	30	3.05e-014
GO：0006122	Mitochondrial electron transport，ubiquinol to cytochrome c	9	4.17e-013
GO：0009235	Cobalamin metabolic process	10	4.43e-013
GO：0004972	NMDA glutamate receptor activity	7	2.69e-012
GO：0052650	NADP-retinol dehydrogenase activity	7	1.19e-011
GO：0008121	Ubiquinol-cytochrome-c reductase activity	7	3.92e-011
GO：0006091	Generation of precursor metabolites and energy	12	4.39e-011
GO：0008066	Glutamate receptor activity	7	1.06e-010
GO：0017146	NMDA selective glutamate receptor complex	7	1.06e-010
GO：0007268	Chemical synaptic transmission	21	1.82e-010

同时，对当归补血汤潜在药靶进行 KEGG 通路富集分析，所得分析结果中，选择 P-Value 值前 20 的关键通路信息列于表 12-6 中。表 12-6 是当归补血汤候选靶标基因组所参与的

生物学调控通路信息。由表 12-6 可知，当归补血汤候选药靶主要参与了内分泌及代谢疾病、阿尔茨海默病、亨廷顿舞蹈症、心肌收缩、非酒精性脂肪肝、帕金森病、神经退行性疾病、药物上瘾等疾病过程，以及谷氨酸能神经突触、辅酶和维生素的代谢、能量代谢、氧化磷酸化、叶酸的一碳单位、氨基酸代谢等代谢途径。

表 12-6 当归补血汤潜在药靶标通路分析

ID	Entries	Number	P-Value
hsa04724	Glutamatergic synapse	35	1.12e-023
hsa05010	Alzheimer's disease	33	4.01e-016
hsa05016	Huntington's disease	30	1.46e-012
#	Metabolism of cofactors and vitamins	31	1.61e-012
#	Energy metabolism	28	1.65e-012
hsa04260	Cardiac muscle contraction	20	1.86e-012
hsa04932	Non-alcoholic fatty liver disease（NAFLD）	27	2.49e-012
hsa05012	Parkinson's disease	26	4.37e-012
#	Neurodegenerative diseases	41	4.41e-012
hsa00190	Oxidative phosphorylation	25	5.36e-012
#	Nervous system	49	1.02e-011
#	Overview	28	1.03e-011
hsa00670	One carbon pool by folate	10	4.06e-010
#	Amino acid metabolism	33	5.71e-010
hsa04080	Neuroactive ligand-receptor interaction	33	6.29e-010
#	Endocrine and metabolic diseases	30	1.12e-009
hsa05031	Amphetamine addiction	15	1.14e-008
#	Circulatory system	29	5.18e-008
hsa05033	Nicotine addiction	11	9.53e-008
#	Environmental adaptation	18	3.24e-007

（三）当归补血汤防治 DM 的核心靶标网络

通过 TCMIP 的网络分析模块，建立当归补血汤药靶与 DM 靶标的 PPI 网络，筛选得到 202 个关键靶标，其中药物直接作用靶标 86 个，已知的疾病靶标 10 个，疾病与药物间的共有靶标 3 个，其他间接靶标 101 个。根据 degree 值仅显示前 100 个靶标的 PPI 网络，见图 12-6，图中节点大小与 degree 值成正比。药物作用靶点的主要来源是疾病靶点，由图 12-6 可知，当归补血汤与 DM 间的共有靶标有 3 个，分别为精氨酸加压素受体（arginine vasopressin receptor，AVPR）的 3 个亚型：AVPR1A、AVPR1B 和 AVPR2。AVPR 在体内分布广泛，与机体的血压调节、心脏活动、血糖代谢、血栓形成、肾脏的水盐代谢、炎症反应和大脑学习记忆等过程密切相关。有研究表明，AVPR 基因缺陷，是导致肾性糖尿病（以烦渴、多饮、多尿及低比重尿为主要临床表现）的重要原因，推测当归补血汤对 DM 及其并发症的防治作用可能与 AVPR 介导的心血管-肾脏系统作用有关。

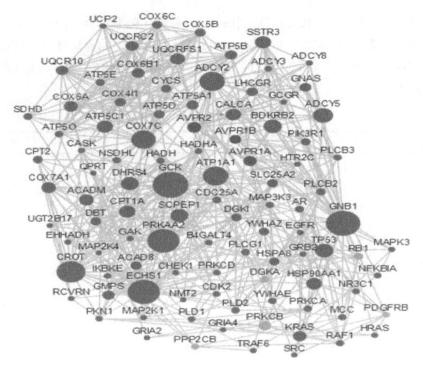

图 12-6　当归补血汤防治糖尿病的核心靶标网络

中药方剂可通过保护胰岛 B 细胞、调节血糖血脂代谢异常、改善胰岛素抵抗、抑制炎症反应与氧化应激等环节来发挥防治 DM 的作用。研究发现，当归补血汤能降低血糖，明显改善 DM 的"三多一少"症状，以及其心血管系统、肾脏、周围神经病变、眼睛病变等并发症。张莹雯等研究表明，当归补血汤可抑制肾皮质转化生长因子 β1（TGF-β1）mRNA 的表达，改善肾功能，延缓 DM 肾病病理进展；周肖等运用当归补血方加减对气虚血瘀型糖尿病周围神经病变（diabetic peripheral neuropathy，DPN）患者进行为期 4 周的三阴交、涌泉敷贴治疗，结果表明，当归补血方穴位敷贴能够改善气虚血瘀型 DPN 患者肢体疼痛、肢体麻木、手足畏寒、倦怠乏力等不适症状，并改善气虚血瘀型 DPN 患者的感觉功能。郭艺娟等研究表明，当归补血汤加味通过降低 DM 大鼠血-视网膜屏障的渗漏，对 DM 视网膜早期病变有防治作用，其作用机制可能是抑制 NF-κB 的激活。

（四）当归补血汤防治 DM 的 GO 基因功能及 KEGG 通路富集分析

基于 TCMIP 的疾病靶标信息，对 DM 靶标进行 GO 分析，选择 P-Value 值前 20 的主要基因功能信息列于表 12-7 中。表 12-7 是 DM 靶标基因所参与的生物学功能信息。由表 12-7 可知，参与 DM 病理过程的基因主要分布于细胞质基质、线粒体及线粒体内膜等细胞器，通过调控机体细胞的凋亡和增殖，参与了 ATP 结合、蛋白激酶活化、腺苷酸环化酶激活、蛋白质磷酸化、氨基酸磷酸化、血小板激活、脂肪酸 β 氧化、线粒体电子转运、G 蛋白偶联受体信号通路等多条信号通路的转导，把细胞外的信号传入细胞内，进而影响疾病的发生、发展。

表 12-7　当归补血汤防治糖尿病的关键靶标基因功能分析

ID	Entries	Number	P-Value
GO：0005524	ATP binding	64	3.43e-023
GO：0005829	Cytosol	91	8.29e-020
GO：0004672	Protein kinase activity	23	1.78e-017
GO：0005739	Mitochondrion	51	1.99e-017
GO：0042493	Response to drug	26	1.07e-015
GO：0005743	Mitochondrial inner membrane	29	1.28e-015
GO：0007190	Activation of adenylate cyclase activity	12	1.52e-015
GO：0004674	Protein serine/threonine kinase activity	25	2.76e-014
GO：0007165	Signal transduction	42	8.63e-014
GO：0018105	Peptidyl-serine phosphorylation	16	1.53e-013
GO：0043066	Negative regulation of apoptotic process	27	2.41e-013
GO：0030168	Platelet activation	15	9.53e-013
GO：0006468	Protein phosphorylation	24	1.15e-010
GO：0006635	Fatty acid beta-oxidation	9	1.40e-010
GO：0006091	Generation of precursor metabolites and energy	10	1.59e-010
GO：0035556	Intracellular signal transduction	21	3.22e-010
GO：0008284	Positive regulation of cell proliferation	23	6.05e-010
GO：0042776	Mitochondrial ATP synthesis coupled proton transport	7	6.29e-010
GO：0006123	Mitochondrial electron transport，cytochrome c to oxygen	7	9.59e-010
GO：0007189	Adenylate cyclase-activating G-protein coupled receptor signaling pathway	9	1.40e-009

　　基于 TCMIP 的疾病靶标信息，对 DM 靶标进行 KEGG 通路富集分析，选择 P-Value 前 20 的关键通路信息列于表 12-8 中。Tab 4 是 DM 靶标基因组所参与的生物学调控通路信息。由表 12-8 可知，参与 DM 病理过程的通路主要集中在内分泌系统、细胞间隙连接、激素信号通路、神经系统、循环系统、长期的抑郁、长期应激状态、谷氨酸能突触、昼夜节律等多条信号通路，以及神经退行性疾病、前列腺癌、乙型肝炎、神经胶质瘤、阿尔茨海默病、亨廷顿病等疾病相关通路。中医将 DM 划分为脾瘅和消瘅两种类型，全程分为郁、热、虚、损 4 个阶段。郁阶段多见于 DM 前期，热阶段多见于 DM 早期，虚阶段多见于 DM 中期，损阶段多见于 DM 晚期。当归补血汤可根据消渴症不同阶段的核心病机进行分型论治，从而达到多途径、多层次、多靶点、多环节干预 DM 及其并发症的目的。

表 12-8　当归补血汤防治糖尿病的关键靶标通路富集分析

ID	Entries	Number	P-Value
#	Endocrine system	70	1.20e-024
hsa04540	Gap junction	27	1.07e-021
hsa04912	GnRH signaling pathway	27	2.88e-021
#	Nervous system	54	2.26e-020
#	Circulatory system	40	1.01e-019

续表

ID	Entries	Number	P-Value
hsa04915	Estrogen signaling pathway	26	4.96e-019
hsa04730	Long-term depression	21	1.55e-018
hsa04720	Long-term potentiation	21	2.13e-017
hsa04724	Glutamatergic synapse	26	2.77e-017
#	Neurodegenerative diseases	42	4.25e-017
hsa05215	Prostate cancer	23	7.18e-017
hsa05161	Hepatitis B	28	1.19e-016
#	Environmental adaptation	26	1.30e-016
hsa04921	Oxytocin signaling pathway	29	1.34e-016
hsa05214	Glioma	20	1.94e-016
hsa04713	Circadian entrainment	23	5.70e-016
hsa05010	Alzheimer's disease	29	6.29e-016
hsa05016	Huntington's disease	30	8.23e-016
hsa04914	Progesterone-mediated oocyte maturation	21	6.04e-015
hsa05012	Parkinson's disease	26	6.28e-015

（五）当归补血汤防治糖尿病的"中药–核心成分–关键靶标–主要通路"多维网络关系分析

基于图 12-6 当归补血汤药靶与 DM 疾病靶标的 PPI 网络信息，构建了当归补血汤防治 DM 的"核心成分–关键靶标–主要通路"多维网络关系图，见图 12-7。由图 12-7 可知，当归补血汤的 50 个核心"黄芪–当归"化学成分，通过直接或间接作用于 60 个关键药靶，这些药靶作用于神经–内分泌系统、细胞间连接、激素信号通路、心血管循环系统等 30 条主要调控通路，来纠正 DM 及其并发症的疾病失衡网络。黄芪的 29 个化学成分中有 22 个参与了 DM 的防治，主要为三萜环黄氏醇、熊竹素、乙酰黄芪皂苷 I、黄芪苷 I～Ⅷ、膜荚黄芪苷 I、膜荚黄芪苷 Ⅱ、异黄芪苷 I、异黄芪苷 Ⅱ、绵毛黄芪皂苷Ⅸ等；当归的 65 个化学成分中有 28 个参与了 DM 的防治，主要为阿魏酸、茴香酸、棕榈酸、肉豆蔻酸、琥珀酸、癸二酸、壬二酸、木蜡酸等有机酸，β-甜没药烯、甲基苯酚、乙基苯酚、二羟基苯乙酮、香草醛等油性成分，豆甾醇-3-O-β-D-吡喃葡萄糖苷、伞形花内酯、东莨菪素等。可见黄芪为该方中发挥防治 DM 作用的核心中药，也体现了当归补血汤方重用黄芪的科学性和合理性。

本研究采用整合药理学方法，对经典名方当归补血汤防治 DM 的作用机制和药效物质基础进行了预测分析。预测过程中收集了方剂–病症的化学结构数据、基因组学数据、蛋白组学数据及 PPI 交互网络数据等，以便更合理地研究开发经典名方当归补血汤。

TCMIP 预测结果表明，主要有 50 个"黄芪–当归"化学成分，通过直接或间接作用相关靶标和通路，来纠正 DM 及其并发症的疾病失衡网络。

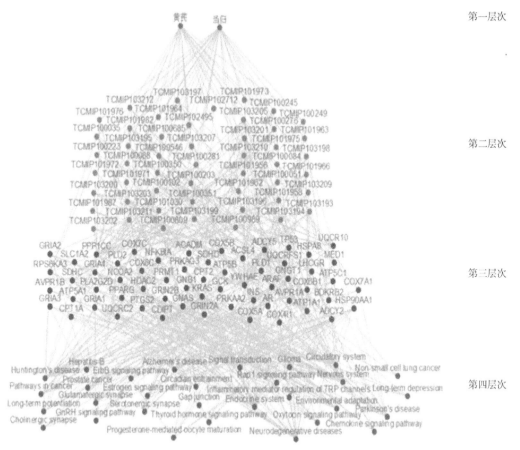

图 12-7　当归补血汤防治糖尿病的"核心成分-关键靶标-主要通路"多维网络关系图

第一层次代表中药；第二层次代表成分；第三层次代表关键药靶；第四层次代表通路

在 GO 基因功能信息方面，预测结果表明，当归补血汤通过直接或间接作用于线粒体、线粒体内膜及细胞质基质等细胞器，以及介导多种离子通道活性、酶活性及受体信号通路，影响跨膜转运作用，在物质转运、电子转运、物质代谢和能量代谢过程中起作用。在 KEGG 调控通路方面，预测结果表明，当归补血汤主要参与了 DM 的谷氨酸能突触传递、氧化磷酸化、辅酶和维生素的代谢、能量代谢、氨基酸代谢等代谢途径，以及内分泌系统、细胞间隙连接、激素信号通路、神经系统、循环系统、长期应激状态等多条信号转导通路，也参与了 DM 引发的神经退行性疾病、非酒精性脂肪肝和心肌收缩等并发症。

在 GO 基因功能信息和 KEGG 调控通路的基础上，通过 TCMIP 的 PPI 数据资源，筛选到疾病与药物间的共有靶标为 AVPR1A、AVPR1B 和 AVPR2，该受体在体内分布广泛，参与了机体的血压调节、心脏活动、血糖代谢、血栓形成、肾脏的水盐代谢、炎症反应和大脑的学习记忆等众多生命活动。推测当归补血汤对 DM 及其并发症的作用机制可能是通过 AVPR 受体信号通路来发挥的。本研究是基于 TC-MIP 所做的预测分析，当归补血汤防治 DM 的药效物质基础及作用机制还需通过实验研究加以验证。望本研究能够为经典名方当归补血汤的深入研究开发及中药方剂对 DM 及其并发症的防治提供一些新思路，进而为 DM 的中药防治提供更多的临床选择。

参 考 文 献

[1] 杨立伟，王海南，耿莲，等. 基于标准汤剂的中药整体质量控制模式探讨[J]. 中国实验方剂学杂志，2018，24（8）：1-6.

[2] 杨洪军，黄璐琦. 经典名方的研发——中医药传承发展的突破口之一[J]. 中国现代中药，2018，20（7）：775-779.

[3] 李兵，侯酉娟，刘思鸿，等. 经典名方复方制剂研发的文献考证要点与策略[J]. 中国实验方剂学杂志，2019，25（21）：1-5.

[4] 刘昌孝，陈士林，肖小河，等. 中药质量标志物（Q-Marker）：中药产品质量控制的新概念[J]. 中草药，2016，47（9）：1443-1457.

[5] 韩彦琪，朱强，董亚楠，等. 基于网络药理学的疏风解毒胶囊配伍合理性研究[J]. 中草药，2019，50（15）：3547-3554.

[6] 许海燕，彭修娟，陈衍斌，等. 基于网络药理学的"柴胡-黄芩"药对治疗糖尿病的"理法-方药-成分-靶标-活性"关联研究[J]. 药学学报，2018，53（9）：1414-1421.

[7] 顾浩. 基于生物网络的性味归经药性组合三联密码子作用机制解析及应用[D]. 北京：北京中医药大学，2014.

[8] 马清林，杜丽东，臧凯宏，等. 网络药理学在复方中药研究中的应用及其存在的问题[J]. 中国当代医药，2019，26（26）：21-24.

[9] 陶瑾，姜民，陈露莹，等. 基于中药性味理论和网络药理学方法的治疗消渴方药作用机制研究[J]. 药学学报，2017，52（2）：236-244.

[10] 王俊尧. 基于网络药理学研究中药归经与治疗疾病的关系[D]. 北京：北京中医药大学，2018.

[11] 李伯会. 大小柴胡汤"加减味"和郁金方"君臣佐使"的系统药理学研究[D]. 咸阳：西北农林科技大学，2016.

[12] 刘昌孝. 从中药资源-质量-质量标志物认识中药产业的健康发展[J]. 中草药，2016，47（18）：3149-3154.

[13] 刘昌孝. 中药质量标志物（Q-marker）：提高中药质量标准及质量控制理论和促进中药产业科学发展[J]. 中草药，2019，50（19）：4517-4518.

[14] 张铁军，白钢，刘昌孝. 中药质量标志物的概念、核心理论与研究方法[J]. 药学学报，2019，54（2）：187-196，186.

[15] 许海玉，侯文彬，李珂，等. 基于整合药理学的中药质量标志物发现与应用[J]. 中国实验方剂学杂志，2019，25（6）：1-8.

[16] 许海玉，杨洪军. 整合药理学：中药现代研究新模式[J]. 中国中药杂志，2014，39（3）：357-362.

[17] 许海玉，刘振明，付岩，等. 中药整合药理学计算平台的开发与应用[J]. 中国中药杂志，2017，42（18）：3633-3638.

[18] 姚贺之. 苓桂术甘汤用于代谢综合征的临床效应特征和作用机制探索性研究[D]. 北京：中国中医科学院，2019.

[19] 彭修娟，杨新杰，陈衍斌，等. 基于中药整合药理学平台的百合地黄汤治疗抑郁症的作用机制研究[J]. 中国中药杂志，2018，43（7）：1338-1344.

[20] 张倩韬，侯敏娜，彭修娟，等. 基于整合药理学的经典名方当归补血汤防治糖尿病的作用机制研究[J]. 中国药理学通报，2019，35（9）：1314-1319.

（彭修娟　许海燕　陈衍斌　刘　峰　许　刚）

第十三章

基于整合药理学的中药新药研究

第一节 研 究 概 述

一、中药新药研究及中药产业发展状况

我国是中药的发源地，中医药的应用源远流长，在长达数千年的实践中积累了极其丰富的实践经验，创立了博大精深、独特的中医药理论体系。《中华人民共和国药品管理法实施条例》对"新药"的含义作出的解释是"未曾在中国境内上市销售的药品"。对于中药新药而言，实际上指的是一个全新的复方、一个新的有效的物质基础以及一个已上市制剂的新增适应证或给药途径的变更。新药的上市前研究主要分为临床前研究和临床研究两个阶段，临床前研究是新药研究与开发的基础，临床研究则是新药研究与开发的关键。

根据国家药品监督管理局药品审评中心的年度药品审评报告，初步归纳总结了 2014 年到 2018 年的中药新药审评通过情况，如表 13-1 所示，其中 IND 代表新药临床试验，NDA 代表新药上市申请，ANDA 代表仿制药上市申请，可以看出，中药新药获批的数量非常少，说明中药新药研究创新性存在严重不足，面临巨大挑战，不能满足当前中药产业的需要和人民健康的需求。

表 13-1　中药 IND、NDA、ANDA 批准通过数量　　　　　单位：件

年份	中药 IND 批准数量	中药 NDA 批准数量	中药 ANDA 批准数量
2014	22	11	0
2015	22	7	54
2016	84	2	0
2017	36	1	1
2018	44	2	0

目前，中药还存在许多问题，较为突出是中药注射剂问题、中成药生产工艺问题、中药材原料问题以及经典名方简化注册等。中药注射剂主要存在以下几方面的问题[1, 2]：

①不良反应严重，目前中药注射剂多为一些复方药提取物，成分复杂，有效成分不明确，以及中药材原料质量控制不佳、中药注射剂的制造技术参差不齐等，随着其在临床上的广泛应用，导致了广泛的不良反应事件如溶血、过敏等。据国家药品监督管理局 2018 年的不良反应监测年度报告，中药不良反应/事件报告按照给药途径分类统计，静脉注射给药占48.7%，其他注射给药占 0.6%，口服给药占 43.6%，其他给药途径占 7.1%。②临床运用不规范，药品说明书对临床合理用药指导不足，禁忌证不明确，药理毒理、药动学数据，老年人、儿童以及妊娠期妇女用药数据，药物相互作用等数据严重不足。且在使用时，无法辨证施治，安全隐患极大。中成药生产工艺问题主要是中成药生产使用的药材质量得不到保证，中成药生产自动化水平较低，且目前的中成药炮制尚没有统一的标准进行评定，现行的中药炮制规范中也没有明确的指标评定药材炮制的优劣，导致药材存在一定的差异性，无法保证产品整体的质量。经典名方简化注册主要在以下六个方面难以确认：处方中多基原药材的基原无法确定；某些药材古今药用部位不一致；饮片特殊炮制方法难以实现产业化；某些古方煎煮方法难以实现工业化生产；处方剂量难以确认；古方功能主治难以与现代病证桥接。

二、中药新药发现路径

（一）发掘传统古方、民间验方、经典名方、宫廷秘方，是开展中药新药研究的主要路径

中医药学是一伟大宝库，是中国古代科学的瑰宝，也是打开中华文明宝库的钥匙，为中华民族繁衍生息做出了巨大贡献。中医药具有上千年的临床应用历史和经上千年总结出来的独特的中医理论基础，在历史长河中积累了成千上万种的方剂，其安全系数高、临床疗效确切，具有很高的实用价值和丰富的科学内容。如何从中医药古籍文献、民间验方、经典名方、宫廷秘方等中挖掘有效的中药新药方剂，是中药新药研发的重要方向[3]。目前治疗急性早幼粒细胞白血病（APL）效果非常好的复方黄黛片即是从古籍文献以及民间验方中发现从而研发的。

20 世纪 60 年代，北京中医研究院西苑医院的一个叫作周霭祥的老中医参照古代医书《景岳全书》《世医得效方》及《奇效良方》中关于青黄散的记载开始用青黄散（青黛、雄黄）治疗白血病，效果非常好。80 年代，沈阳军区医院的老中医黄世林医生采用自拟方，研制出了以雄黄为君，青黛为臣的复方黄黛片用于 APL，效果也非常好。后在此基础之上，中医血液病专家黄世林教授在张从正《儒门事亲》"攻邪"学说的启发下，认为白血病的病因为正气不足，气滞血瘀，化生毒邪；病理基础为邪毒内蕴，积久生变；治法为驱邪复正，遂组方复方黄黛片，药味为雄黄（水飞）、青黛、丹参、太子参，构成了如今的 APL良药。

但在挖掘借鉴的同时，我们也要认识到由于时代的变迁，人类的体质、饮食结构、饮食习惯以及生存环境发生了变化，一些疾病也在这场变迁中消失、新增或者变化，因此一些古代的治疗方案以及用药不一定完全适合于现代疾病的治疗，因此，在利用古方进行新

药研发时，必须对处方进行筛选，对症下药。

（二）组分中药是中药新药研发的新方向

面对中药的复杂体系，科技部立项支持中医药行业的三个"973"计划项目[方剂关键科学问题的基础研究（G1999054400）、方剂配伍规律研究（2005CB523400）、治疗心血管疾病有效方剂组分配伍规律研究（2012CB518401）]，为了实现理念的更新和研究方法的突破，通过以药效物质、作用机制相对清楚的临床有效小复方为基础，建立了"标准组分、组效关系、组分配伍、优化设计"研发模式，提出"强化主效应，兼顾次效应，减少副效应"的配伍策略；建立了中药多组分体内过程、"七情和合"的相互作用、网络调控机制研究等关键技术；诠释了方剂配伍理论的科学内涵，为中药新药创制提供新理论基础和技术支撑。

组分中药是以中医药理论为指导，遵循方剂配伍理论与原则，吸收现代药物研制方法和技术，由有效组分配伍而成的现代中药，是创新中药研究的一种途径，组分中药主要研究内容包括组分制备、组效关系评价、配伍综合寻优方法、药代动力学技术、安全性评价技术等。目前组分中药相关技术已经被应用到中药大品种二次开发及中药新药研究中，并且还成功用于投料、提取、醇沉、浓缩、色谱及脱色等中药制药过程中的质量监测，实现了中成药生产过程关键节点质控指标的监控，为中药制药质量提升提供了技术保障。组分中药新药更符合国际药品注册管理要求，有助于建立与国际接轨的中药质量标准，实现在发达国家进行药品注册，促进我国中药进入发达国家主流医药市场。

（三）加强中药及天然产物的活性成分系统研究，开展一类中药新药

中药及天然产物是现代药物发现主要来源之一，有文献报道，40%中药化学药物来自天然产物或其衍生物。中药有效成分新药系指对中药（包括文献古籍记载的单味中药及其复方、民族民间药物、临床名方和名优中成药）进行系统的活性成分研究，发现具有临床使用价值的活性化合物，再进行系统的药效、药代、安全性和临床评价，研发而成的单体化合物新药[4]。如法国银杏叶制剂，我国从中药中发掘出来的麻黄碱和青蒿素。这种以天然产物的活性成分或者以有效成分为中心进行的中药新药研究模式是一种非常有效的中药新药发现模式，尤其是结合组合化学、高通量筛选、数据挖掘技术等新技术，研究其物质基础和构效关系，发现中药中一些具有生物活性的母核或者先导化合物，再进行特异性结构修饰和结构改造，就可能极大增强天然产物的药效，运用于临床，从而实现中药新药的发现。

（四）应用现代生物技术、中药基因组学结合合成生物学技术开展中药创新药物研究

以基因工程、细胞工程、发酵工程和酶工程为主体的现代生物技术，是最有生命力和前途的技术之一，也是新技术革命的重要标志之一[3]。将其应用于中药新药开发也具有广

阔的前景。比如利用细胞工程对药用植物进行培养与生产可以不受地域、气候条件的影响，且生产周期短，虽有产物不稳定、含量较低等缺点，但也为一些药用价值高、资源短缺的药材提供了新的生产途径、有利于进行二次研发；利用基因工程可以人工定向改变药用植物的性状，可以培育出优质、抗病力强、产量高的新品种，不断提高中药材的质量；利用酶工程可以生产某些次生代谢物用于药物研发等。

中药基因组学和合成生物技术是目前中药现代化以及中药新药研发的热门话题。中药基因组学主要对中药原物种的遗传信息进行挖掘探索，揭示一些重要活性产物的生物合成途径以及参与生物合成的功能基因，对中药有效成分的遗传机制进行深入的阐释，推动中药现代化进程[5]。而合成生物技术是分子和细胞生物学、进化系统学、生物化学、信息学、数学、计算机和工程等多学科交叉的产物。基于系统生物学的遗传工程和人工生物系统的工程方法等，从基因片段、DNA 分子、基因调控网络与信号传导路径等对生命体进行有目标的遗传学设计、改造。在中医药方面，可以重建生物合成途径和代谢网络，实现药用活性成分的定向、高效的异源合成，实现中药新药不种而获，这是未来中药新药研发的重要方向，也是提升我国创新中药新药的研发能力和中药产业的国际竞争力的有效途径。

将以上理论和技术进行有机融合，能够使中药新药向前迈出巨大的一步，增强国际影响力以及国际竞争力。

（五）开展已上市中药、医院制剂、经典名方等的二次改造与开发，创新中药新药研发

加强对已上市中药、医院制剂、经典名方等进行二次开发及技术升级研究，尤其是选择目前市场占有率较高、市场需求较大、疗效确切、不良反应少、具有明显药效特点和一定国际市场前景的已上市中药、医院制剂、经典名方等[6]。充分应用或借鉴中药现代化研究的新成果以及新药研究的新技术，如现代生物技术、数据挖掘技术、整合药理学、血清药理以及血清药物化学等，开展各种中药方剂的药效物质基础、体内的作用靶点和作用机制以及代谢途径等的研究；揭示中药及其中药复方的药理作用以及各种有效成分的相互作用情况；建立有效可靠的中药原材料和中药制剂的质量控制方法及质量控制体系，从源头上保证中药以及制剂的安全性与有效性；开展中药炮制、制备和生产的现有工艺改进和新工艺研发，促进中药又快又好发展；进行中药新药研究与开发历程的完善升级与创新改进，规范中药新药的上市过程以及上市后的再评价体系，提高中药的国际地位。

对已上市中药、医院制剂、经典名方等进行二次改造与开发，不仅可以节约大量的寻找候选药物、药效物质基础以及药理作用机制研究的成本，还可以快速地研制出药效物质和作用机制清楚、剂型先进、服用剂量小、质量稳定可控的现代中药，既降低研发风险，又易于开拓市场，是创新中药新药发现的重要途径，如脑心通胶囊、通心络胶囊等来源于临床方剂，连花清瘟胶囊来源于经典名方等。

三、中药新药研发的主要研究内容

中药新药研发主要包括临床前药学研究以及临床评价研究两个阶段。临床前药学研究主要包括名称、结构、生产工艺研究、化学成分研究、理化性质研究、质量和质量标准研究、稳定性研究、一般药理学研究、药代动力学研究、药效学及分子机制研究、安全性评价等内容。临床评价研究研究药物对人体的各项作用，包括临床Ⅰ期、Ⅱ期、Ⅲ期、Ⅳ期评价。下面对部分研究内容进行概述。

（一）中药新药临床前药学研究

中药新药的临床前药学研究不能仅仅只考虑新药是否能够经过审核获得批准，更要考虑新药上市后生产工艺的工业化、规模化和生产成本，使新药在上市以后能很好地投入市场且成本较低，降低用药者的负担；考虑质量检测及质量标准的可靠性、重现性和可控性，使新药在上市以后经得住市场的考验并能在国际市场上打开局面；考虑药品包装、贮藏条件和有效期制定的合理性，使得新药的药效更加稳定，患者适用性更好。

1. 中药新药生产工艺研究

中药新药生产工艺包括原料来源、采收处理、原料前处理、加工炮制、提取、纯化、浓缩、干燥、制剂处方及其成型、包装等过程[4]。对中药新药的生产工艺进行研究的目的是在保障目标提取物和制剂安全有效与质量可控的前提下，尽可能建立一套工艺简单，步骤简易，成本较低，质量稳定，能够实现工业化大规模生产的工艺体系，这样对于后续的研究就可以提供很大的便利。工艺体系的建立一般要经历三个阶段，第一个阶段初步确定生产工艺参数，第二个阶段优化生产工艺参数，第三个阶段最终确定生产工艺参数。在研究过程中，要注意运用科学、全面的考察方法；再结合经济学评价选择高性价比的工艺参数；最好使用单独提取物进行组方，实现产品的最终一致性；加强中药制剂学研究，使中成药的疗效更好地发挥。

2. 中药新药化学成分研究

长期以来，由于中药成分复杂以及相应的检测技术落后导致中药新药的化学成分研究一直未能得到很好的重视与进展，除有效成分新药和部分有效部位新药外，大部分新药都没有开展化学成分研究，可能存在一些影响药物活性的物质。因此，在中药新药的研发过程中，应对药物的物质基础和化学成分进行详细的研究。基于整合药理学理论以及利用中药整合药理学平台（TCMIP）可以进行活性成分的发现，质量标志物的确认，并且对中药新药的药效物质基础和分子机制等也能进行很好的研究，能为后期质量标准的建立、药代动力学的研究以及毒理学的研究奠定物质基础。

3. 中药新药质量研究

中药质量是决定中药有效性、安全性的关键因素，是影响产业发展的关键问题，是民生需求的重中之重，是中医临床用药的安全保障[4]。针对中药及其复方开展稳定可控的质量评价研究，确定影响中药质量的标志物，不仅有助于反映中药材的品质，也有助于中医药在国际上的推广和应用。由于分析技术的迅速发展以及各学科的交叉加速融合，中药质量评价研究有了全方位的进步，有效地促进了中医药现代化的发展。中药质量研究包括单味药和复方制剂的质量相关的分析研究及其文献资料的综述，如定性鉴别，含量测定，指纹图谱检测，重金属及有害元素、农药残留物、有机溶剂残留、原料本身含有的有毒有害成分等的检测[4]。随着中药质量控制水平和标准的提升，全面开展中药新药的质量分析研究，建立科学、合理、可控的质量标准是中药发展的必然趋势。

4. 中药新药质量标准研究

药品标准是指国家对药品的质量规格及检验方法所作的技术规定，是药品的生产、流通、使用及检验、监督管理等部门共同遵循的法定依据，也是衡量药品质量可控性与安全有效稳定性的尺度和准则。在我国，药品标准分两种：一是国家标准，即《中华人民共和国药典》（简称《中国药典》），收载的品种为疗效确切、被广泛应用、能批量生产、质量水平较高并有合理的质量监控手段的药品，一种是《中华人民共和国卫生部药品标准》（简称《部颁药品标准》）与地方标准，即各省、自治区、直辖市卫生厅（局）批准的药品标准。目前中成药质量标准内容包括性状、鉴别、检查、指纹图谱（仅注射剂要求）、含量测定等。但是目前现行的中药制剂标准以及新研究开发的中药制剂标准中，一般只建立对某一指标化学成分或单一化学成分的含量规定与测定，这对目前种类繁多的中药复方制剂以及制备工艺所形成的复杂的中药成分来讲是远远不够的[4]。因此建立多指标含量测定的质量标准体系，增加制剂质量的可控性，确保批次间的稳定，对于保证中药的安全有效具有重要意义。同时，结合中药指纹图谱等技术以及整合药理学等理论，考虑中药现代化以及更加有效地保护中药知识产权的需求，建立全面、科学、可行、有效的中药质量评价体系，体现现代中药质量标准的优质化、标准化和现代化是目前迫切需要解决的问题。

5. 中药新药稳定性研究

药品稳定性即原料药及制剂保持其物理、化学、生物学以及微生物学的性质，直接关系着临床用药安全性以及临床疗效[7]。新药稳定性研究主要包括药品包装的考察、贮藏条件的确定和有效期的制定。其目的一般有三个：一是通过稳定性研究试验，证明所研究药品的质量是稳定可控的；二是考察原料药或者制剂在温度、湿度、光线等的影响下随时间变化的规律，为确定药品的生产、包装、贮存、运输等条件提供依据；三是根据研究试验结果，找出导致药物质量不稳定的因素，有针对性地采取控制措施，进而提高药品质量[8]。目前国家药品标准中对于中药稳定性考察的项目有着明确的规定，但由于借鉴了西药稳定性的相关规定，所以对于中药稳定性的考察或有错误与不足，因此，在今后关于中药稳定性的研究中，要多多结合一些新的中药研究理论与技术，不断改进与改善中药稳定性研究的内容，使中药能得到国际上的认可。

6. 中药新药临床前药效学及分子机制研究

有效性是药物治病救人的前提，是评价新药的基础。药效评价贯穿于生物实验到临床试验的所有阶段中，药物的有效性最终由临床试验所确定，但是所有药物必须进行临床前药效学研究，这是基于安全性、伦理道德与人权基础之上的要求。临床前的药效学研究研究的是药物的生化、生理效应及机制，剂量和效应之间的关系，并对药理作用和作用机制进行观测与探讨。评价主要包括了药物对机体产生的作用、药物对病原体产生的作用、药物对组织器官的作用以及药物作用于机体的位点（受体），遵守随机、对照、重复三大原则。对中药新药进行分子作用机制的探讨，可以揭示药物作用于人体的药效物质基础、作用机制、作用靶点以及作用通路，进而对药物进行修饰改进与完善，发现新的药物类似物，筛选出疗效确切、针对性强、有应用前途的中药。随着科技的发展以及分子生物学、整合药理学等的引入，中药药理的发展已经开始由以整体、器官水平为主导，向以细胞、分子水平为主导的方向深入发展[9]。

7. 中药新药临床前安全性评价研究

药物临床前安全性评价也称药物临床前毒理学研究，指通过在大于临床用药剂量，或（和）大于等于临床用药时间的条件下给动物用药，发现并评价药物对动物机体潜在的毒性作用，毒性反应表现，靶器官的损伤和损伤的可逆性，内容涉及全身和局部急性毒性，长期毒性以及特殊毒性的研究，其目的是为确定药物是否具有进一步的临床研究的价值，预测上市后临床使用，以及为临床用药毒副反应监测提供重要信息。随着中医药现代化和国际化进程以及国内外一些中药严重不良反应事件的时而出现，我国在中药临床前安全性评价方面取得了不错的进展与成绩，随着 GLP 法规的发展完善及实施，基于 GLP 规范的中药安全性评价实验室的建立，我国不少 GLP 中心的药物安全性评价工作达到或接近国际水平，获得美国、欧盟药监部门的认可[10]。许多的新兴技术理论也在中药的临床前安全性评价中被完美地运用，如基于磁共振、质谱以及化学计量学软件等而发展起来的代谢组分学在发现毒性物质、探讨毒性机制等方面发挥了巨大的作用；基于计算机技术和信息技术，具有发现、推理和思维过程的能自动进行趋势预测和各种关联分析、偏差检测的数据挖掘技术在中药不良反应监测和中药安全性影响因素研究上也大放光彩，推动了中药现代化的进程[11]。但是也还存在许多不足，中药毒性特征尚待阐明，控毒和减毒增（存）效研究不足，毒性的早期发现与检测的理论和技术有待完善等。中药的毒性是客观存在的，我们要科学地进行评价并加以利用，做到趋利避害，转害为利，将中药发扬光大。

（二）中药新药临床评价研究

1. 中药新药临床 I 期评价

I 期临床试验是在人体进行新药研究的起始期，对新药初步的临床药理学及人体安全性的评价试验，主要观察人体对于新药的耐受程度和药动学影响，提出初步的、安全有效的给药方案，以指导下一阶段的临床试验。具体包括：新药在一定剂量范围内的药代动力学和生物利用度数据；新药在动物实验中显示的药理作用是否与人相同；确定人体对新药的局部或全身耐受情况。I 期临床试验的对象一般为健康志愿者，但依据试验目的不同也可以在适应证患者、老人、儿童等特殊人群中进行。由于新药初次应用于人体，无相关临床使用经验，对受试者存在一定的潜在、未知风险，需要对用药者进行密切的关注[12]。

2. 中药新药Ⅱ期评价

Ⅱ期临床试验是治疗作用初步评价阶段。其目的是初步评价药物对目标适应证患者的治疗作用和安全性，也包括为Ⅲ期临床试验研究设计和给药剂量方案的确定提供依据。此阶段的研究设计可以根据具体的研究目的，采用多种形式，包括随机盲法对照临床试验（根据具体目的也可以采取其他设计形式），需要遵守代表性、重复性、合理性以及随机性四项原则。Ⅱ期临床试验的对象一般为相应适应证的患者，评价药物的药代动力学和排泄情况，试验期间的不良反应等也需要详细记录。

3. 中药新药Ⅲ期评价

Ⅲ期临床试验是Ⅱ期临床试验的延续，是治疗作用确证阶段。其目的是进一步验证药物对目标适应证患者的治疗作用和安全性，评价利益与风险关系，决定新药是否优于或不差于市场现有的"老药"，最终为药物注册申请的审查提供充分的依据。试验一般应为具有足够样本量的随机盲法对照试验。要求在Ⅱ期临床试验的基础上除增加临床试验的病例数之外，还应扩大临床试验单位，多中心临床试验单位应在临床药理基地中选择。

4. 中药新药Ⅳ期评价

Ⅳ期临床试验即上市后临床试验，也称上市后监察，为新药上市后由申请人进行的应用研究阶段。其目的是考察在广泛使用条件下的药物的疗效、适应证和不良反应，评价在普通或者特殊人群中使用的利益与风险关系以及改进给药剂量等，指导临床合理用药。包括扩大试验、特殊对象临床试验、补充临床试验。Ⅳ期临床试验为上市后开放试验，不要求设对照组，但也不排除根据需要对某些适应证或某些试验对象进行小样本随机对照试验，其病例数按国家药品监督管理局规定，要求大于 2000 例。

四、中药新药研究存在的主要难点问题

（一）缺乏中药复杂系统分子作用解析创新方法，中药新药基础薄弱

随着科学技术的快速发展和药品研发水平的逐步提升，涌现出了很多用于阐明中药复杂体系的化学成分、主要成分的作用机制，药物作用靶点和通路的理论和技术，如血清药理学、生物分子学、高通量数据筛选技术等，除此之外还有各种辅助用的数据库，如 ETCM、TCMID 等。目前结合各种理论技术已经能够较为完善地将一些中药的相关信息解析完成，但是由于中药的复杂性，尤其是临床多用中药复方以及中医药理论的整体观和辨证论治，"君臣佐使"的组方原则，"相须、相使、相恶"的作用规律，还缺少一些中药复杂系统分子作用解析创新方法，中药发展仍需不断努力。并且，我国中药的研究起步晚，理论体系还不十分成熟，一些中药还没有被比较全面的认识就因为种种原因而进入临床，导致许多

中药的基础研究严重不足，而且中药新药研发的相关规定也不十分完善，中药新药基础薄弱，多数中药新药基本没有基础研究的工作，不能明确化学成分、作用机制和体内过程，中药的基础研究和新药研发严重脱节[13]。

（二）剂型落后、质量难以有效控制

由于国内中药研究起步晚，新药创新性严重不足，不仅剂型落后，而且质量难以控制[14]。中药制剂方面，我国中药剂型种类还算丰富，但是制剂研发水平不足，创新剂型少，如植入剂和缓控释制剂；普通的片剂、胶囊剂、针剂比较多，用于儿童的制剂少；基础薄弱，相关的制剂学研究少，很少研究其溶出度、体内的药代动力学等，释药机制、模型设计研究以及新辅料开发等滞后；制剂水平落后，质量不稳定，检测的技术落后，无法跟上并促进制剂学的研究；最后，中药制剂方面的人才以及资金都十分缺少，进一步阻碍了中药制剂的发展[15]。还由于目前中药审批的相关规定不够完善，中药质量难以进行有效控制。

（三）中药药效评价方法混乱，没有统一有效的评价体系

传统西药的评价方法往往为单指标评价体系，中药在发展之初也借鉴了许多西药的评价方法，随着对中药的研究越来越深入，现有的中药评价体系的不足也逐渐凸显，如不能很好地体现中医药理论的整体观与辨证治疗，不能很好地体现中医药在治疗慢性、复杂性疾病时所具有的多成分、多环节、多靶点的整合作用特点，没有很好地将中药药效的评价与药效物质基础和临床疗效相结合，阻碍了中药的现代化发展以及国际影响力发展。目前，针对中药药效物质基础的认识已形成了一定的共识，许多有关中药药效评价的理论也不断涌现。基于中药谱效学（谱效关系）将中药特征指纹图谱中化学成分的变化与药效联系起来，建立了中药"谱-效"关系[16]；以活性为导向进行中药药效物质分离与活性筛选，但有一定的局限性；基于生物色谱技术研究小分子与生物体内的靶标蛋白（包括受体、酶等）的相互作用，筛选分离中药活性成分与药效物质基础。除此之外，还有其他许多理论体系百花齐放，但是还需要对这些理论体系进行归纳整理，取长补短，整合出统一有效全面的中药药效评价体系。

（四）证候为中医特色，缺乏证候分子基础深入研究

证是指对疾病所处一定阶段的病机概括，或对非疾病机体的一定阶段的机体状态的概括；候是指这种病机或状态的可被观察到的外在表现[17]，"证候"是反映疾病本质的特殊证候群，由特定的症状和舌、脉象构成，是中医药现代化的关键环节，是连接临床和基础理论的桥梁，是辨证论治的基础。而辨证治疗是中医药的特色与优势所在，是中医药体系发展中必须坚持的原则。然而目前对于证候的研究还停留在比较浅的层次，缺乏证候分子基础深入研究，缺乏针对某一中医证候的有循证医学证据的成熟量表，不能对证候的内涵进行全面的揭示论证，导致现有的中药新药只是针对疾病治疗，缺乏针对证候的治疗。证

候类中药新药是最具中医特色的一类新药，但是目前上市的证候类中药新药极其稀少。2018 年 11 月国家药品监督管理局发布《证候类中药新药临床研究技术指导原则》，为证候类中药新药的研发提供了指导原则。

第二节　基于整合药理学的中药新药设计与研究

一、研究概述

新药的研发是一项复杂且庞大的系统性工程，无论中药还是西药的新药研发，均包括研究与开发两个阶段。研究阶段是指寻找和确定候选药物，开发阶段则是候选药物确定好之后的临床前研究与临床研究阶段。而所谓的候选药物则是指拟进行系统性临床前试验并有可能进入临床试验的具有药理作用的物质，西药上一般是指先导化合物，而中药则为一些中药组方或中药提取物等。研究阶段是药物研发的重要阶段，其成功与否决定着该药物的后期研究成果以及能否成功上市进入临床[18]。

西药的研发设计以"构效关系"为核心，并已经形成了比较完善的理论、技术和方法。而中药的研发设计才刚刚开始发展，在借鉴"构效关系"的同时，多成分、多靶点、多环节的中药复方更加侧重基于以"组效关系"为核心进行研究设计。所谓中药"组效关系"（combination-activity relationship，CAR）是指在不同层次上的中药物质组合与药效活性之间的关联性，系统建模是分析"组效关系"的基本方法[18]。以王永炎院士和张伯礼院士领衔的三个"973"计划项目，建立了"标准组分、组效关系、组分配伍、优化设计"研发模式，强调"组效关系"在中药新药（组分中药）研究中的作用。

西药新药的研究阶段主要分为靶标的确定、活性筛选发现先导化合物、先导化合物结构优化 3 个环节，而中药新药的研究阶段与之对应的有中药处方发现、有效成分辨识、组方配比优化 3 个环节。在第一节的叙述中，中药新药的研发基础薄弱，有许多难点还亟待解决。而整合药理学的提出，将复杂的中药与体内的相互作用以及整合规律在计算机层面、体外层面和体内层面上都进行了详细的阐释，在揭示药效物质基础、作用机制以及中药质量评价与控制等方面发挥了巨大的作用，有利于克服中药现代研究中"化学成分-体内过程-药理活性-病证效应"之间关联性不足和研究"碎片化"倾向等问题，为中药复杂作用体系解析提供了解决策略、方法与技术，形成了具有中药特色的药物评价体系和研究方法。

中药整合药理学以大数据和人工智能为驱动，整合多种计算与试验方法，通过整体、组织、细胞等多层级整合，构建中药多成分"PK-PD"网络定性、定量关联。中药整合药理学从中药新药处方发现、主要有效成分的辨识、提取物（组分或成分层次）的组方优化 3 个关键环节，突破中药新药研发的关键技术，从而开发出药效物质明确，作用机制清晰，临床疗效定位精准的中药新药，为上市后的质量控制、制剂稳定性评价、临床再评价等奠定基础，基于整合药理学的中药新药研发流程，见图 13-1。

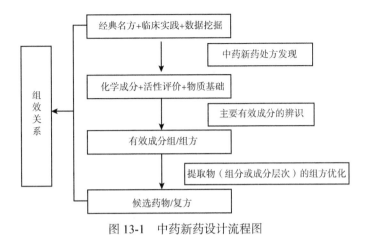

图 13-1 中药新药设计流程图

二、研 究 阶 段

（一）基于中医药大数据和数据挖掘的中药新药处方发现

处方的发现与筛选是中药新药研发的重要环节，是新药研发的起始与基础，是决定后续相关研究的前提与关键。中药处方的创新性直接关系到中药新药的创新性，包括疗效、剂型、制作工艺等方面的创新。一个好的处方能够大大提高后续研究的可行性、临床疗效以及市场开发前景，是防止低水平重复的一个关键[19]。故中药处方的发现是中药新药研发的重中之重。处方筛选的目的主要有以下几个方面[19]：①确定复方中主要药物或活性物质，明确处方中药物的主要药效，为寻找最佳组方提供依据。②寻找方中药物的最佳剂量配比，增强药效，节约生产成本。③精简方剂，通过拆方研究可筛选出针对某一药效的主要药味或组分，使组方得到精简，药效更为明确。

目前的中药新药处方筛选多从传统古方、民间验方、经典名方、临床医案上入手，以提高处方筛选的效率以及成功率。处方筛选的常用方法主要有以下几种[19]。①植物化学理论研究模式[20]：研究方剂中有效成分、有效部位的提取及有效组分配伍，将活性筛选与化学分离紧密结合，以药效为指标，追踪分离复方有效部位与有效成分，结合临床在一定程度上阐明复方组方规则及疗效机制[21]。②数学设计研究模式：包括正交试验设计、均匀设计、直接实验设计、正交 t 值法等，各有优缺点，需相互补充利用。③与现代技术相结合：利用现代的提取、分离技术，如溶剂萃取、柱层析、超滤、超临界萃取等方法确定复方有效部位并进行筛选。总之，处方发现是指以名医的个体经验和群体经验为基础，采用数据挖掘的方法，寻找用于新药研究的中药饮片处方。

近年来，随着科技的发展，中药新药的处方筛选开始尝试利用当前中医药大数据，通过网络药理学和深度数据挖掘等方法，基于分子网络发现有效中药新处方。如基于 TCMIP 平台，可以利用其五大数据库以及七大整合药理学分析模块，采用人工智能、数据挖掘、网络计算及可视化等方法和技术，揭示疾病的分子机制，中医证候生物学基础，阐释中药（含方剂）作用原理，发现组方用药规律，发现中药（含方剂）干预目标疾病的关键网络靶标及其作用机制，进而为筛选潜在候选中药提供很大的便利与帮助。

中药数据挖掘旨在在中医理论指导下，用一系列探索和计算对传统中医中药组方理论及规律、中药作用机制、药效物质基础、构效关系、作用靶点及通路等多个方面进行深入挖掘的研究[22]。数据挖掘的方法有许多种，主要分为两种方式，一种是有监督解决，主要挖掘研究自变量与因变量之间的关系，常用的有神经网络、随机森林、贝叶斯分类、决策树和支持向量机等。一种是无监督解决，主要挖掘研究隐藏在自变量数据中的模式，常用的有聚类分析、主成分分析、熵聚类方法、隐变量、自组织神经网络映射法等[18]。

而中药新药的处方发现的技术则主要涉及数据挖掘技术中的无监督技术，此项技术能在没有人为干预的情况下，根据变量的特点从处方数据中挖掘出隐含在其中的药对、核心组合，为新的方剂提供思路。因为中药方剂的数据具有"离散性强，因素多，样本少，高度非线性"等特点，所以目前在无监督方法中常用复杂系统熵聚类、无监督随机神经网络、K 均值聚类等三种技术，它们能够高效率、高准确度、低重复性地从庞大的数据集中提取核心药对与组合，实现处方发现与创新[18]。①复杂系统熵聚类技术：其原理是把方剂数据看成是一个复杂系统，所有的药物是构成此系统的因素，可以通过计算某变量与其他变量间的关联度系数来判断变量之间是否相关，从而实现中药新药处方的挖掘与发现[23]。在胸痹[24]、慢性胃炎[25]、小儿营养不良[26]等疾病的处方分析中都有很好的运用。②无监督随机神经网络技术[27]：把处方数据看成是相互作用的随机网络，模拟人脑的神经系统对复杂信息处理。它能充分逼近任意复杂的非线性关系，尽可能排除主观因素得出客观的数据关联。我们通过对各个处方药物进行编码再输入到随机神经网络中，能够在药效与组方之间建立不同程度的关联，优选出最佳疗效的组方成分与配比[28]。③K 均值聚类技术[29]：先随机选取 K 个对象（处方数据）作为初始的聚类中心，然后计算剩下的每个对象（处方数据）与各个聚类中心之间的距离并将其分配给最近距离的聚类中心。这样聚类中心以及分配给它们的对象（处方数据）就代表一个聚类。然后再计算每个所获新聚类中心（该聚类中所在对象）的均值，不断重复这一过程，直到标准测度函数开始收敛为止。总之，三种数据挖掘技术各有优劣，但均适用于离散性强，因素多，样本少，高度非线性的方剂数据，将不同的数据挖掘技术进行整合利用，取长补短，能够有效地进行中药新药的处方发现。

（二）基于整合药理学的中药有效成分辨识

中药的有效成分基于中药的药效物质基础，要进行中药处方的有效成分辨识，就必须先初步认识中药的药效物质基础。而中药复方的药效物质基础是一个比较笼统且复杂的概念，在不同的层次有不同的表现形式，从"宏观到微观"大致可以分为四个层次：有效药材（饮片）、有效部位、有效组分（群）、有效成分（群）[18]。宏观的治疗效果基于微观层次各种化学成分与体内的相互作用，是其相互交织的总和，但是每个层次所包含的中药成分并不能完全等同。中医药理论向来重视辨证治疗与整体观，认为"药有个性之特长，方有合群之妙用"。重点探讨中药的多成分、多环节、多靶点作用的特点和组方规律，才是符合中药自身作用特点的研究方法，才能将中医药继续传承下去。

目前，随着各种分析技术和计算机科学的发展以及很多有关中药药效物质基础研究的新思路、新方法的提出，使得人们对中药药效物质基础有了更为全面的认识并形成了一定的共识。对中药有效成分辨识的研究方法也由以前借鉴化学药和植物药形成的单纯的分离纯化-活性筛选-方剂活性追踪与有效成分发现过程过渡到了如今的整合了中医、中药、生物、化学、信息等众多学科的相关知识和方法的整合分析方法。可以分为两个思路：一为以中药本身为出发点，包括拆方组方和整方研究法、中药组效关系辨识、分子生物色谱与高通量筛选技术三个方面；一为以生物体内代谢为出发点，包括代谢研究法、血清药理学和血清药物化学、系统生物学技术三个方面，进行综合分析，辨识中药有效成分[30]。

整合药理学以多学科交叉、融合为基础，通过"整体与局部研究相结合"、"体内 ADME 过程与活性评价相结合"、"计算、体内与体外相结合"等从多层次、多环节对中药方剂与机体的相互作用关系进行系统解析和有效成分的辨识，揭示药效物质基础与作用机制，指导中药质量控制[31]。在有效成分辨识方面，可从定性、定量两个方面构建中药多成分与生物活性之间的关联。在定性方面，"中药化学成分-入血成分-活性评价-建模分析-有效成分"多维整合，构建中药多成分与生物活性之间的"定性组效关系"，定性筛选关键药效成分。如在对元胡止痛方进行研究时，建立了"肠吸收-活性评价-数据挖掘"三维模式，进行了元胡止痛方吸收成分与体外活性关联性研究，基于灰色关联等分析方法，辨识出了具有舒张血管活性的关键成分；建立了"化学指纹-代谢指纹-网络靶标"三维模式，进行了元胡止痛方的成分群与活性质检关联性研究，结合中药指纹图谱技术、血清药理学和血清药物化学理论，基于 MassHunter 工作站和 Metabolite ID 软件，清楚地揭示了元胡止痛方的药效物质基础[32]。在定量方面，结合 UPLC-QQQ 等仪器，能建立多成分同时测定的体内分析方法，尤其为微量成分的体内分析方法建立提供了理论支持与技术手段。

（三）基于体外药理学和数学建模技术的中药新药组方优化

中药复方药效是方剂中各药综合作用的结果，各药味对药效的贡献并不是独立的，随着方剂中药味数量、药物炮制工艺、药量的多少等因素的变化，药效也随之非线性进行波动变化。故对中药复方进行处方优化即考察这些因素变化和组合对药效的影响，揭示中药复方药与组方各药味间的依赖关系，并最终获得最优处方，使其拥有疗效最佳、毒性反应和蓄积毒性最小、制剂最简便、花费最少、服用和携带最方便等优点。对"多指标、非线性、离散性和小样本"的中药复方数据进行筛选优化主要通过两个环节来实现：一试验设计，二优化分析[33]。试验设计是通过数学统计学原理对实验结果进行有效的分析从而找出最优条件的一种方法，主要包括正交设计、均匀设计、混料设计、响应曲面设计等，相应的分析软件也有许多，如 Minitab、SAS、SPSS 等。优化分析则是根据试验设计所得出来的最优解进行相应的验证，可分为直接分析法和回归建模并指标优化法[34]。

基于体外药理学和数学建模技术可以对中药新药组方进行良好的优化。中药体外药理学是药物研发中的重要一环，不仅可以初步对药物药效进行简单判断，而且操作相对简便，用时较少，充分的体外药理药效评估有助于降低研发风险。数学建模技术是指将生活中复杂的实际问题用数学语言将其描述出来，使其成为一个简化的数学问题（数学模型），从而发现其内部蕴含规律的技术。杨洪军等在《发现·辨识·优化——中药新药设计的核心与关键》一文中，提到的多指标综合特征提取技术和基于系统建模的多目标综合优化技术两种数据处理方式也是在前期药理研究的基础上基于数据建模技术对处方数据进行分析优化的[18]。基于中药体外药理学中的体外"药动-药效"关联复合模型，如"肠吸收-活性评价"联用模型，开展不同配比药味组成的药效学评价，并基于数据建模方法构成中药多成分与生物活性之间"定量组效关联"，获得的中药新药最优配比是目前中药复方处方优化的主流思想。

利用整合药理学理论以及整合药理学平台，可以针对目标中药方剂群组中中药的使用频次、药性特征、药对关联性进行统计分析，对组方用药规律进行分析；可以分别构建"疾病基因-药物靶标分子网络""证候基因-药物靶标分子网络"和"疾病基因-证候基因-药物靶标分子网络"，并通过网络拓扑特征计算和富集分析，发现中药（含方剂）干预目标疾病的关键网络靶标及其作用机制，对中医药关联网络进行挖掘，有利于中药新药组方优化。

三、开　发　阶　段

候选药物确定后，新药研发就进入开发阶段（development），药物开发第一阶段的目标就是完成临床前的药理毒理学研究，向药监部门提交"新药临床试验"（IND）申请。新药开发需要多学科的协作，比如合成工艺、毒理学、药理学、药代动力学、制剂学等，与分析化学更是联系紧密。在完成临床前药理毒理实验之后会对新药是否进一步进行临床研究进行评估，临床试验评价是确定新药疗效的唯一证明，也是新药能否成功上市的关键。

（一）基于体外活性评价的临床前药理与毒理研究

药理学是研究药物与机体间相互作用规律及其药物作用机制的一门科学，主要包括药效动力学和药代动力学两个方面。前者阐明药物对机体的作用和作用原理，后者阐明药物在体内吸收、分布、生物转化和排泄等过程，及药物效应和血药浓度随时间消长的规律。毒理学是一门研究外源因素（化学、物理、生物因素）对生物系统的有害作用的应用学科。包括研究化学物质对生物体的毒性反应、严重程度、发生频率和毒性作用机制，对毒性作用进行定性和定量评价，预测其对人体和生态环境的危害，为确定安全限值和采取防治措施提供科学依据。

新药临床前的药效学研究主要包括以下两个方面：①主要药效学研究，包括动物品系、动物模型、实验方法、观察指标、剂量、剂型、对照和数据处理等。②一般药理学研究，了解新药除主要药效以外的较广泛的药理作用；针对其主要药效作用的剂量与给药途径，评价其对神经系统、心血管系统、呼吸系统以及肝肾、内分泌的作用等。药动学研究主要包括[35]：①药物吸收研究，用拟采用的给药途径给药，定量分析产生药理和毒理作用时，血液、血浆或血清中的药物浓度，至少要报道一种动物的吸收情况。②药物分布研究，通过监测服药后一定时间内某些组织或器官中药物及其代谢产物的浓度变化给出药物的大致分布情况。③生物转化和排泄的研究，研究母体与代谢物对机体的药效与毒性以及药物的主要排泄途径。新药临床前的毒理学研究主要包括[35]：①急性毒性试验（单次给药毒性），应求出 LD_{50} 及其置信限，条件允许也应将 LD_5 和 LD_{95} 求出。②亚急性和慢性毒性试验（多次给药毒性），通常研究三种给药方式（单剂量用药、短期用药、长期用药）下动物的毒性效应，一般应包括两种动物且其中一种应该是非啮齿类动物。

基于体外活性评价的临床前药理与毒理研究具有操作简便、灵敏度高和稳定性好、重现性好等优点，可为临床评价提供有效的技术与理论支持。中药体外活性评价给药方式主要有 2 种[31]：提取物直接给药和含药血清给药。提取物直接给药目前用得越来越少，因为其复杂的成分，加之肠道吸收率和生物利用度的差异，药物的体内-体外相关性较差，且此方法未能很好地监测到代谢物发挥的药理作用，容易导致假阳性或假阴性结果。随着"血清药理学"和"血清药物化学"的提出，利用含药血清给药进行药物活性评价得到了很好的运用，但是由于血清基质成分复杂，药物含量较低等因素，难以解析中药方剂与机体之间的相互作用，限制了该方法的应用[31]。之后在中药整合药理学中，提出了体外"ADME 复合模型-活性评价"联用模型、"肠吸收-活性评价"联用模型等体外活性评价方法，在元胡止痛方、脑心通胶囊和益心舒胶囊的体外药理学评价研究中都获得了较好的应用。

（二）新药临床试验评价

新药临床试验评价需要遵守《药物临床试验质量管理规范》（GCP）。《药物临床试验质量管理规范》是为了保证药品临床试验过程规范，结果科学可靠，保护受试者的权益并保障其安全制定的，是临床试验全过程的标准规定，包括方案设计、组织、实施、监查、稽查、记录、分析总结和报告。凡药品进行各期临床试验，包括人体生物利用度或生物等效性试验，均须按本规范执行。

新药临床药理评价总共分为四期临床试验。前三期是药品上市前的评价，是逐步研究药品安全性与有效性的过程，并对药品的代谢排泄情况、不良反应情况、给药方式与给药剂量等进行研究，评估效益与风险的关系，为药品注册申请获得批准提供依据，是药品能否成功上市的关键。第四期临床评价为上市后再评价，会根据其疗效和不良反应修订药物使用说明书，还会涉及药物配伍使用的研究、药物使用禁忌等。如果批准上市的药物在这一阶段被发现之前研究中没有发现的严重不良反应，比如显著增加服药人群心血管疾病发生率之类，药物还会被监管部门强制要求加注警告说明，甚至下架。

（三）基于整合药理学的质量控制

中药质量控制研究是中药现代研究的重要组成部分，中药质量标准决定着中药的安全性与有效性。中药质量标准的内容不是一成不变的，而是随着技术和理论的发展在不断地进行提高和完善。现行的中药成方制剂质量标准的内容包括以下方面的项目：名称（中文名称及汉语拼音）、处方[以制成 1000 个制剂单位（g 或 ml）的成品量为准]、制法、性状、鉴别（显微鉴别、理化鉴别、薄层色谱鉴别和其他方法鉴别）、检查（与制剂通则相关的各项检查）、特殊检查（浸出物、指纹图谱、特定物质检查等）、含量测定、功能主治、用法用量、规格、注意事项、贮藏等正文内容，另外有的质量标准包含附件内容（如关于药材、原料药的制法或炮制等）。中药质量标准中各种项目按照功能可分为 3 类：第一类是与生产和使用过程控制密切相关的项目，处方、制法、贮藏等；第二类为与终点控制相关的项目，性状、鉴别、检查、特殊检查、含量测定、规格等；第三类为与医学方面内容相关的项目，功能主治、用法用量、注意事项等。中药质量控制研究一直是中药研究与发展的关键，中药质量标准决定着中药的安全性与有效性。

目前中药质量控制的方法主要有以下几种方法[36,37]：①中药指纹图谱技术，分为色谱指纹图谱法与光谱指纹图谱法。具有中药物质群整体性、模糊性的特点，能较全面地反映中药所含的复杂化学信息，符合我国传统中医药理论观念而被广泛地成功地运用于中药质量控制方面。②一测多评法，根据中药有效成分间存在的函数关系和比例关系，测定其中的一个成分，来实现多个成分的测定。具有检测成本低、分析效率高等优点，适用于对照品制备难度大、成本高或对照品不稳定的多成分质量控制，适用于药效成分复杂多样的中药，符合中药多成分、多功效的作用特点。另外，一测多评法既能用于同类型成分中药的质量控制，也能用于一些紫外吸收相近的不同类型成分中药的质量控制，是中药多成分质量评价模式的发展方向之一。③多元统计分析法，从多方面因素对中药进行综合分析和评价，主要有主成分分析、聚类分析、因子分析等方法。④仿生技术，包括电子鼻、电子舌、电子眼等，能在不同的方面对中药质量进行监测控制，快速且方便，准确度高。⑤中药快速检测技术，包括离子迁移谱（IMS）、免疫检测、近红外光谱（NIRS）、表面增强拉曼光谱（SERS）等，在中药质量控制方面也得到了很好的应用。

基于整合药理学的质量控制主要在中药质量标志物识别和质量标准建立上有着很好的运用。中药质量标志物（Q-marker）主要依据中药属性、制造过程及配伍理论等特点提出，是中药及中药复方质量评价的指标性成分。是存在于中药材和中药产品（如中药饮片、中药煎剂、中药提取物、中成药制剂）中固有的或加工制备过程中形成的、与中药的功能属性密切相关的化学物质，作为反映中药安全性和有效性的标示性物质进行质量控制。整合药理学通过"化学指纹-代谢指纹-网络靶标-生物效应-中医功效"多维关联系统筛选候选中药质量标志物，在此基础上，基于"肠吸收-活性评价-数据挖掘"体系建立中药质量标志物与生物活性之间精确定量模型并明确其贡献度[38]。药物的化学物质实体与机体生命活动之间"物质-功能"交互作用是中药质量标志物研究的核心内容。整合药理学是研究多成分药物与机体相互作用及其整合规律和作用原理的一门学科，其关键研究问题之一即是中药物质实体与机体交互作用规律。从基于物质的特有性、关联性和可药性的中药质量标志物初筛和基于中药药性相关生物效应的候选质量标志物发现研究两条通路，结合成分敲除、敲入，数据挖掘等最终确定中药质量标志物。基于整合药理学的中药质量标志物的探索研究现已有许多成功的例子，如基于"化学分析-体内代谢-网络靶标"定性筛选出了 7 个元胡止痛片的候选质量标志物，定性筛选出了 11 个心速宁胶囊的候选质量标志物[38]。整合药理学是中药质量标志物发现与确证的有效策略和方法，可从宏观和微观两个层次揭示中药及方剂与机体之间的相互作用，促进了中药质量标志物的发展以及中药质量控制的发展。

四、总　　结

近年来"单靶点、高亲和"的现代创新药物研究模式已经表现出局限性，"多靶点、低亲和"的药物研究方法日益受到重视。国家药品监督管理局基于中药新药研发规律调整了审评理念，不断强化"以临床价值为导向、重视人用历史"的中药新药审评理念。其中"以临床价值为导向"是中药和化学药都共同遵循的研究与审评理念，而由于中药研发多来源于临床处方以及经典名方，已经在临床上有了一定的疗效与运用，相当于已经进行了一部分临床试验，所以还需要"重视人用历史"。基于名老中医经验方的中药新药研发是从临床到实验室再到临床的研究过程，而化学药新药研发则是从实验室到临床的研究过程[39]。

中药新药的研发需要充分重视中医理论、临床实践、基础研究 3 个维度[40]。其中，以中医理论为指导是核心，需要充分发挥中医药理论的价值，并将其运用于中药新药开发与临床治疗中。临床实践是中药研发的独特优势，流传至今的中药复方以及代代口耳相传的用药经验早已在千百年的用药历史中积累了丰富的临床用药经验，结合临床实践对中药进行新药创新将取得事半功倍的效果。基础研究则是药物研发不可或缺的一个部分，利用目前高速发展的技术对中药进行回归药物本身的成分研究，既是对流传千年的中药在主要药效物质、主要作用机制、药效作用特点等的科学解密，也是中药站上国际大舞台所必须具有的物质证明。将现代科技理论与中医药理论体系进行整合，相互促进，才能使中药新药研发不断创新，使中医药发展走向辉煌。

参 考 文 献

[1] 张勇，周燕. 新形势下中药注射剂存在的问题及对策[J]. 中国医院用药评价与分析，2018, 18（9）: 1176-1178.

[2] 王珠芳，李新平，王林. 中药注射剂存在的问题及对策[J]. 临床合理用药杂志，2009, 2（7）: 81-82.

[3] 李道平，蔡筱英. 从国际新药研制信息论我国开发新药的思路[J]. 中国中医药信息杂志，1998, 5（6）: 19-20.

[4] 姜勇，李军，屠鹏飞. 再议新形势下中药创新药物的发现与研发思路[J]. 世界科学技术-中医药现代化，2017, 19（6）: 892-899.

[5] 陈士林，朱孝轩，李春芳，等. 中药基因组学与合成生物学[J]. 药学学报，2012, 47（8）: 1070-1078.

[6] 杨义芳，杨必成，金丽丽. 中药创新药物研究开发的回顾、策略与实践[J]. 中草药，2009, 40（10）: 1513-1519.

[7] 刘江，胡小凤. 药品稳定性在药品质量控制中的运用研究[J]. 山东工业技术，2018（9）: 210.

[8] 佟笑. 中药新药成药性风险管理研究[D]. 沈阳: 沈阳药科大学，2018.

[9] 王米渠，吴斌，袁世宏，等. 试谈复方药物的分子机制研究[J]. 现代中西医结合杂志，2003, 12（5）: 449-450.

[10] 叶祖光. 中药安全性评价的研究进展[C]//中国毒理学会中药与天然药物毒理专业委员会. 中国毒理学会中药与天然药物毒理专业委员会第二次（2017 年）学术交流大会论文集. 苏州: 中国毒理学会，2017: 49.

[11] 张广平，叶祖光. 中药安全性评价的发展、现状及其对策[C]//中国毒理学会中药与天然药物毒理专业委员会. 中国毒理学会中药与天然药物毒理专业委员会第一次（2016 年）学术交流大会论文集. 天津: 中国毒理学会，2016: 96.

[12] 黄淑云，吴萍，赵兰英，等. 中药新药 I 期临床试验病房管理及护理[J]. 中国新药杂志，2017, 26（4）: 394-397.

[13] 屠鹏飞，姜勇，郭晓宇. 新形势下中药创新药物的发现与研发[J]. 中国中药杂志，2015, 40（17）: 3423-3428.

[14] 屠鹏飞，姜勇. 中药创新药物的发现与研发[J]. 中国天然药物，2007, 5（2）: 81-86.

[15] 高永良，阮金秀. 我国新药开发中药剂学研究的现状与对策[J]. 中国新药杂志，2000, 9（10）: 665-666.

[16] 戚进，余伯阳. 中药质量评价新模式——"谱效整合指纹谱"研究进展[J]. 中国天然药物，2010, 8（3）: 171-176.

[17] 胡晨霞，王洪琦. 中医证候研究现状[J]. 中华中医药学刊，2007, 25（5）: 1003-1005.

[18] 杨洪军, 雷燕, 唐仕欢, 等. 发现·辨识·优化——中药新药设计的核心与关键[J]. 世界科学技术（中医药现代化）, 2011, 13（1）: 154-158.

[19] 王红莉, 潘五九, 王伟明. 中药新药的处方筛选研究进展[J]. 黑龙江中医药, 2015, 44（5）: 75-76.

[20] 贾英杰, 李小江, 张丽丽, 等. 中药复方的拆方研究进展[J]. 实用中医药杂志, 2011, 27（8）: 578-580.

[21] 张海燕. 中药复方配伍的研究进展[J]. 华北煤炭医学院学报, 2010, 12（15）: 648-649.

[22] 张博. 基于关联规则的数据挖掘技术在中药方剂配伍中的应用研究[J]. 甘肃联合大学学报（自然科学版）, 2011, 25（1）: 82-86.

[23] 吴地尧, 章新友, 甘宇汾, 等. 数据挖掘算法在中药研究中的应用[J]. 中国药房, 2018, 29（19）: 2717-2722.

[24] 庞树朝, 张军平, 吕仕超. 基于关联规则和复杂系统熵聚类的中药成方制剂治疗胸痹用药规律研究[J]. 辽宁中医杂志, 2019, 46（1）: 20-23.

[25] 张丽丽, 王一战, 尹瑞英, 等. 基于关联规律和复杂系统熵聚类的姚乃礼教授治疗慢性胃炎用药规律研究[J]. 医学综述, 2019, 25（16）: 3136-3140.

[26] 高诗宇, 李维军, 王健, 等. 基于关联规则和复杂系统熵聚类方法探索李维军教授治疗小儿营养不良用药规律[J]. 西部中医药, 2020, 33（1）: 85-88.

[27] 陈建新. 中医证候的复杂系统建模及其与疾病的相关性研究[D]. 北京: 中国科学院自动化研究所, 2008: 12.

[28] 吴地尧, 章新友, 甘宇汾, 等. 数据挖掘算法在中药研究中的应用[J]. 中国药房, 2018, 29（19）: 2717-2722.

[29] Selim S Z, Ismail M A. K-means type algorithm[J]. IEEE Trans on Pattern Analysis, 1994, 6（1）: 81-87.

[30] 李花, 陈玉文. 中药有效成分辨识的研究进展[J]. 中国药业, 2014, 23（5）: 3-6.

[31] 王萍, 唐仕欢, 苏瑾, 等. 基于整合药理学的中药现代研究进展[J]. 中国中药杂志, 2018, 43（7）: 1297-1302.

[32] 杨洪军, 许海玉. 整合药理学——元胡止痛方的探索研究[M]. 北京: 科学出版社, 2015: 16-17.

[33] 李连达, 李贻奎. 中药研究与新药开发的回顾与展望[J]. 中医杂志, 2009, 50（2）: 107-110.

[34] 荆鲁, 王停, 周刚. 中药复方优化研究的现状与思考[J]. 中国新药杂志, 2013, 22（9）: 1010-1013, 1051.

[35] 王少坤, 夏芸. 新药临床前药理和毒理研究[J]. 南药译丛, 1986, 10（1）: 91-94.

[36] 孙仁爽, 赵敏婧, 孟军. 中药质量控制的研究进展[J]. 人参研究, 2018, 30（2）: 52-55.

[37] 符海郑, 张倩睿, 吴方建. 现代分析技术用于中药质量控制研究进展[J]. 中国药业, 2019, 28（22）: 96-99.

[38] 许海玉, 侯文彬, 李珂, 等. 基于整合药理学的中药质量标志物发现与应用[J]. 中国实验方剂学杂志, 2019, 25（6）: 1-8.

[39] 王停, 林红梅, 周刚, 等. 基于名老中医经验方的中药新药研发策略分析[J]. 中国实验方剂学杂志, 2019, 25（14）: 1-5.

[40] 杨洪军, 黄璐琦. 经典名方的研发——中医药传承发展的突破口之一[J]. 中国现代中药, 2018, 20（7）: 775-779.

（许海玉　陈　鸿）

第十四章
基于整合药理学的中药大品种培育研究

第一节　中药大品种培育研究概述

一、中药大品种定义

中成药是由中药材、中药饮片按一定治病原则配方、工艺制成，随时可以取用的现成药品；既包括用中药传统制作方法制作的各种蜜丸、水丸、冲剂、糖浆、膏药等，又包括用现代药物制剂技术制作的中药片剂、注射剂、胶囊、口服液等。中成药制造业的总产值占整个中药行业总产值的80%左右。

现代中药制药企业往往有许多具有确切的临床疗效和良好的患者认可度以及市场占有率的中成药品种，他们会对这些品种进行技术升级以及二次开发等研究，使之成为具有良好应用基础与市场份额的中药大品种。从商品学角度讲，这些中药大品种目前正处于商品生命周期的成熟期[1]。而中药大品种是支撑中药产业高速发展的关键，是决定企业生存与快速发展的重要因素，对中医药事业的可持续发展发挥着不容忽视的作用。

目前，中药大品种产品的具体定义还没有统一的标准，大多数是以销售额作为主要衡量指标，一般将年销售额超过亿元的中成药品种称为中药大品种。中华中医药学会中药大品种培育策略与路径研究课题组调研全国10余省份情况后发布了《中药大品种科技发展报告2014～2015》，该报告明确指出中药大品种是指具有显著或确切的临床疗效，满足临床需求，科技含量高，中医药特色显著，所占市场份额较大的品种。而品种如满足上述特征，最直观的表现是销售规模大，一般而言，年销售额超过亿元的品种可以称为大品种。销售额可以作为衡量大品种的重要指标之一，但不是唯一指标。

王永炎[2]等人认为，从定性角度看，中药大品种指具有显著或确切的临床疗效、满足临床需求、科技含量高、中医药特色显著、所占市场份额大的品种。临床价值大、科学价值强、市场价值高是中药大品种的基本特征，临床价值和科学价值是产生市场价值的基础，市场价值是最终体现，如何进一步凸显临床价值和科学价值是中药大品种培育亟待解决的问题。

综上所述，中药大品种指具有显著或确切的临床疗效，满足临床需求，科技含量高，中医药特色显著，所占市场份额大的品种。中药大品种的基本特征是临床价值大、科学价值强、市场价值高，同时具有"三高四特"和共识疗效的特点，"三高"即高技术含量、高知名度、高销售额；"四特"即特效、特色、特别携带方便、特别服用方便；共识疗效是指品种的临床疗效中医认可，西医也认可[3]。

二、中药大品种存在的问题分析

长期以来，中成药的基础研究方法滞后，产品有效性和安全性缺乏可靠的科学数据证明，中药大品种一直存在五大瓶颈问题——临床定位宽泛、药效物质不清、作用机制不明、制药工艺粗放、质控水平低下。中成药物质基础、作用机制、质量控制体系等方面研究均不深入，不仅不利于中成药产业本身的发展，也阻碍了中成药的国际化进程。

（一）中成药物质基础研究薄弱

中药复方具有君臣佐使的组方原则，其组方构成是一个具有一定层次与结构的有机整体。同时中药复方中每味药材又是由多类化学成分组成。因此，整体性和复杂性是中药复方最大的特点，同时也是物质基础研究面临的巨大难题。目前中药复方物质基础研究方法分为传统化学成分分离法、拆方研究法、血清药理学/药物化学法、谱效关系结合法、代谢组学研究法。

中药复方物质基础的揭示是中药大品种二次开发、中药复方现代化的迫切需求，为此数十年来中医药工作者一直孜孜以求。多年来中医药工作者在中药物质基础研究领域取得了不少成就，也创建了不少的理论，但对于中药这个庞大的全局系统仍只是冰山一角。如何揭示其发挥整体药效的药效物质却是一段时间以来困扰学界的关键科学问题。面对中药这个复杂体系，必须以多学科联合为出发点，以现代科技进步为支撑，密切配合、通力合作才能达到揭示其内涵的目的。

如何阐明中药药效物质基础已成为制约中药现代化、产业化和国际化进程的瓶颈，问题的解决将会全面地提升中药行业的创新能力和水平，促进中药产业的技术进步。应用多学科技术手段与先进仪器设备，持续深入地开展中药药效物质基础的系统研究，将有可能得到更多的新化合物，甚至新结构的化合物，进而对其进行活性研究，能发现新的候选物或新的先导化合物，经过进一步的结构修饰，就有可能开发出类似青蒿素等的创新中药。此外，在研究思路和方法上，中国学者越来越注重与中医药理论临床实践的结合，重视复方药物的研究思路与方法创新，同时也可能产生药物研发新理论、新思维。

（二）中成药作用机制不明确

有效性是药物的基本属性。在中医药整体性辨证思维的指导下，中药药效及作用机制研究的技术方法体系构建取得了长足的进步。结合现代生物医学的方法技术，建立了系列动物模型，包括自发性疾病模型，基因工程动物模型，传染病、药物诱导和手术动物模型，模式生物模型等，以及各种人、哺乳动物来源细胞模型，较好地评价中药的药效作用。包括各种组学、系统生物学、分子生物学、数据挖掘技术、分子模拟、高通量高内涵筛选技术等被引入中药药效和作用机制研究中。创建了多种中药药理学研究新的方法技术，如生物力药理学、体液（血液、脑脊液、组织液、淋巴液等）药理学、网络药理学、肠道内生菌群网络调节、机体内源性网络功能状态评价技术等，形成了适合中药作用特点的药效评价体系，研究深度和广度显著提高，初步实现了理论创新和一些中药药效及作用机制研究的突破。

中药大品种一般都具有确切的临床疗效，但是许多品种药效评价和作用机制研究较少，中药大品种有效性的现代科学阐释不足，基本没有开展过整体动物、离体器官、细胞及分子水平的作用机制研究，不能系统地阐释作用机制，制约了中药大品种的临床推广和合理使用。

（三）中成药质量控制体系不完善

中药质量标准是对中药品质评价和检验方法所作的技术规定，是中药生产、经营、使用、监督、检验必须遵循的法定依据。

中成药大多数由单味药材加以辅料配制而成，具有有效化学成分复杂、药效物质基础不明确等缺点，另外，组成中成药的单味药材容易受品种、产地、加工方法等因素的影响，使得中成药的质量控制成为中成药研究的重点与难点[2]。

尽管中药及其制剂在中国、韩国、日本等国家具有悠久的使用历史，却很难被大多数国家的官方药品监督管理机构所认可，其主要原因在于中成药与西药相比较，缺乏科学依据、药品的有效性和安全性较难控制，还达不到国际化的统一标准，进而在世界范围内得以推广。随着现代科学技术的发展与深入，国内已有很多关于中成药新的质量控制方法和评价体系的相关报道，这说明我国中成药的质量控制与过去相比已经取得了长足的发展，但与日、韩等国家相比，在深度和广度上仍然处于落后地位。因此，我国在加强中成药基础理论研究的同时，还应利用现代化的质量控制技术建立常用中成药的质量控制标准，加强与国际之间的交流与沟通，逐渐完善和推进中成药质量标准的统一化和国际化。

近年来，我国中药科技工作者为中药质量控制做了大量的工作，中药质量研究水平也有了长足的进步，但仍未能满足日益提高的质量控制的要求。特别是中药药效物质基础研究薄弱、质量控制指标与中药的有效性关联性不强、质量控制指标专属性差、全产业链以质量为核心的质量管理和监管体系建立的探索工作量大。虽然业内科技工作者做了大量的研究工作，但由于缺少系统的思路统领，大多数研究都是针对某个局部或点的问题，致使研究碎片化，重复性研究现象严重，不能有效地解决行业发展的共性问题[4]。因此，如何建立既符合中药特点，又能为国内外医药界所认可的质量标准体系，是当前中药现代化、国际化进程中亟待解决的难题，也是国内外中药研究者的研究重点。中药标准化研究是个复杂的系统工程，还需要广大科研人员共同开展深入系统的研究工作，建立有效的分工合作机制，通过"深入"研究、"浅出"标准，切实把中药标准化研究往前推进，让更多的中药标准走向世界[5]。综上所述，中成药质量控制存在的问题有：质控指标单一，质控指标与中药的安全性、有效性关联性不强，成分的专属性、特异性不强，含量低；质控方法的科学性、专属性差；限度性标准及标准限度的确定与实际情况存在较大差异。这些现实情况使得现行质量控制方法和质量标准难以合理反映和评价中药的有效性和质量一致性。因此，迫切需要建立和完善中药质量控制的科学模式，对中药质量进行系统提升研究[6]。

（四）中成药制剂工艺过于粗放

中药经过配料、提取、分离纯化、浓缩、干燥、成型等工艺加工成最终制剂产品。每一道工艺甚至每一步操作都可能影响最终成品质量。而传统制药技术水平一直较为粗放，存在工艺参数不稳定、设备运行偏差等问题，直接影响了中药生产过程重现性。20世纪50年代开始，各种新的中药剂型纷纷涌现，现代制药技术水平不断提升，中成药生产也从传统手工制备逐渐步入机械化生产。现在，随着超微粉碎、超临界萃取、连续逆流提取等先进技术的应用，药材资源利用率得到了极大的提高；在中国制造2025的大背景下，中成药智能制造水平也得到了巨大发展，从药材配料到成品入库全程机械化、自动化、智能化生产线在各大制药公司开始投入运行，提高了生产效率，降低了工人劳动强度。

虽然中药制造已经发展到前所未有的高度，大多数企业严格按照GMP规范执行，部分大型制药企业也实现了智能化、自动化生产制造，但是仍然有中小企业存在工艺粗放、参数不准等问题，也严重制约中药工业的发展。中药生产企业经常存在加工工艺不当、生产设备落后、生产环境脏乱、生产管理粗放、检测设施滞后、市场供需脱节等问题，这些问题的叠加造成了中药的有效利用率不足，资源得不到最优化的利用。有些企业生产中成药的主要工艺包括水（醇）提、浓缩、醇沉、干燥、成型等处理工序，这些工序大多创始于20世纪70年代，干燥和成型工艺在后续的科技进步推动下不断推陈出新，但水提、醇沉工艺受制于多方因素未能有质的提高，而且水提、醇沉工艺又是提取车间的关键工序，物料往往需经过多次的冷热交替处理，不但加工时间长，工艺效能低，而且耗能大，一般占到提取车间能耗的60%以上。还有些中药企业虽然企业实现了管道化，但整体装备的落后影响了中药制药企业的技术进步与效率提升。

中药制剂技术涉及多个学科领域知识的交叉融合，但从事该领域的研究机构少，高素质的专家和技术人员队伍缺乏。虽然面临世界的巨大变化，但中药制药工业的应对非常有限，连续制药、QbD和PAT还没有引起足够重视。近年来，诺华、辉瑞等国际制药巨头分别与高校、研究机构、设备制造商成立联盟，已开展连续制药方面研究。多专家认为连续制药是"革命性的"，将大大提高药品生产效率，加强质量保证。因此中药制药工业必须面对挑战，推动中药生产工艺技术的升级换代，引导中药制造业步上先进产业台阶，应尽快实现中药制造工业网络化、自动化及智能化综合技术方面零的突破，促进中药生产厂家达到工艺最优、物耗最低、资源利用度最高及产品质量可控等现代制药企业的要求，迎头赶上国际制药技术发展的步伐，推动中药工业水平向4.0迈进，为中药质量提升提供技术保障。

三、中药大品种培育的关键科学问题和重点

中药大品种需要从临床价值、科学价值、市场价值三个方面进行衡量，临床价值和科

学价值是产生市场价值的基础，市场价值是最终体现，当前，众多高销售额产品在临床价值和科学价值上，缺乏有效体现，甚至是空白。如何进一步凸显临床价值和科学价值是中药大品种培育亟待解决的关键科学问题。

中药大品种培育的技术重点包括疗效、质量、机制、理论四个方面，具体而言，疗效得到临床广泛认可，质量控制体系健全，作用机制得到深入阐释，相关中医理论有创新发展，其核心目标是以市场价值为引导，凸显临床价值为核心，不断提升科学价值。

（一）加强临床研究，肯定并提高疗效

由于种种原因，中药产品普遍存在临床定位模糊，有效性和安全性缺乏循证医学证据，临床应用缺乏客观指征等问题，导致临床优势难以充分发挥，甚至带来有效性和安全性的担忧。进行中药大品种培育的临床研究，在肯定中药疗效的基础上，通过精确化用药水平的提升，逐步实现疗效提高。

适应证宽泛是临床定位模糊的主要表现，首要解决的是适应证聚焦与患者人群细分的问题。具体实施策略为：在药品说明书适应证的范围内，通过临床医生用药经验深度访谈，了解药品的疗效特点，在此基础上，通过基于真实世界的临床研究等循证医学评价，确定疗效最优的患者人群。

在进行临床研究过程中，病证结合和中西药联合用药是两个值得关注的内容。辨证论治是中医诊疗的优势和特色，与疾病的分期、分型等进行关联，实现用药的精确化，同时，重视疾病不同层次的相关指标与中药疗效的关联性研究，以实现用药指征的客观化。中西药联合用药是临床上普遍存在的现象，但是，缺乏联合用药的安全性和有效性研究评价，可选择临床最常见的联合用药组合，阐明联合应用的相互作用和疗效特点，优选临床用药方案。

（二）提高质量标准，构建全程质量控制体系

由于中药物质基础的复杂性，研究基础还比较薄弱，质量控制困难，中药产品质量标准有待进一步提升。目前以单一成分为主导的中药质量评价方法难以有效控制质量。进行中药成分组合与药效活性关联的"组效关系"研究，将为探索建立符合中药作用特点的质量评价模式，提供新的思路和视角[7]。进行中药大品种培育，必要通过质量标准提升，保证药品质量的一致性与稳定性。

对于非独家品种的大品种培育，解决自身产品与其他厂家产品质量区分度是基本前提。例如，元胡止痛片的批准文号有 256 个，不同厂家的产品质量悬殊。通过"肠吸收-血管活性"的评价方法，对不同厂家、不同批次的元胡止痛片含药肠吸收液进行舒张血管活性评价，基于灰色关联分析方法，构建了多成分组合与血管活性之间关联的数学模式，进行了"组效关系"解析，进而辨识出具有舒张血管活性的关键成分[8]，提高了中药质量评价水平。将中药多成分的含量与相关药效有机地联系起来，从而有效地克服了中药质量评价中指标成分脱离疗效、盲目性突出的缺点，使质量评价更符合中药特点，由此建立符合中药疗效的质量标准。

建立体现中药产品疗效的质量标准，以此标准为基础，进而可以确定中药材、饮片、提取物等中药制药过程中的质量控制标准，使构建从田间到病床的全程质量控制体系成为可能。

（三）揭示作用机制，发现科学价值，促进临床应用

作用机制不明制约着中药产品的临床应用和国际认可。进行作用机制的阐释，离不开物质基础，研究化学物质实体与机体生命活动的交互规律是揭示中药方剂治疗原理、发现中医原创思维科学价值的基本路径。中药产品的物质基础是一个复杂化学体系，生物机体也是一个复杂生命系统，使得中药产品的化学物质实体与机体生命活动的交互规律研究尚未形成有效模式和方法学体系，也就成为制约中药现代研究的瓶颈。该问题的解决，必须采取整合策略，以多学科交叉、融合为基础，构建新的研究体系，以满足"整体与局部研究相结合""体内 ADME 过程与活性评价相结合""体外与体内相结合"等多层次、多环节的整合研究的需要[9]。

通过以上研究，不仅可以解析有效物质基础，为质量标准的制定提供支撑；也可以分析中药产品的作用模式，发现作用特点，促进临床合理应用；此外，通过机制研究，可发现作用的生物标志物，指导临床精确用药，以提高疗效。

（四）创新中医理论，催生新的科学发现

中药是中医临床治疗的基本手段，尤其一些经典名方承载着中医理论内涵，是进行中医理论研究的有效载体，而且中药应用以复方为主，强调"药有个性之特长，方有合群之妙用""君臣佐使""七情和合"等用药模式，通过配伍发挥临床疗效和降低毒性，这些用药理论的深入阐释，不仅能促进中医理论发展，还有可能对现代药学研究提供新的思路，催生新的科学发现。

据统计，2009～2011 年，单品累计销售额超过 10 亿的中药产品有 98 个，其中，体现脑心同治的中药产品有 13 个，且均具有活血作用。脑心同治作为中医异病同治的具体体现，体现了中医核心诊疗价值，但是理论科学内涵阐释严重滞后于产品的临床应用，制约了产品的临床科学、合理应用。为此，以脑心同治产品为切入点，揭示脑卒中、冠心病的血瘀证的生物学机制，以期对疾病的认识得到进一步提高和完善，提高临床应用水平。

四、中药大品种培育策略与路径

中药产业是我国战略性新兴产业的重要组成部分，然而中药产业发展存在不少困难和制约因素。如何通过技术提升，将上市中药产品做大、做强，培育成具有竞争力的战略大品种，是关系到企业生存与发展的重大问题。中药企业培育战略大品种应该依靠科研实力雄厚的科研院所，同时也要遵循中药大品种培育的策略与路径。

中药大品种培育是以一定市场规模的中成药产品为研究对象，在临床反应、物质基础、作用机制研究基础上进行创新药物设计和提高药物内在品质的过程。中药大品种培育包括

如下内容：临床新适应证或不良反应的发现，作用机制、毒理机制与毒性物质代谢动力学研究，新的作用靶点或机制的研究，物质基础的明确与制备，新技术、新方法的应用与实施，新质量的控制与规范。中药大品种培育应当对于原品种有质的提高，而不是简单的、局部的、无实质意义的修饰与改变。

如图 14-1 所示，中药大品种培育路径基本分为三个阶段：①顶层设计阶段，由企业投入，委托或联合专门机构予以实施；②技术提升阶段，在顶层设计的统一规划下，根据企业需求和产品状况，逐步实施，企业是投资主体，研究机构、大学、医院等作为技术实施的主体；③转化应用阶段，通过技术提升，明确临床价值和科学价值的基础之上，由企业为主体进行转化应用，实现市场价值的提升[2]。

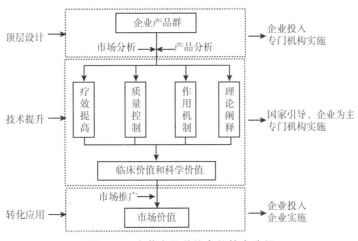

图 14-1　中药大品种培育的技术路径

需要强调指出，由于部分中小企业自身实力不足，难以真正成为技术创新主体，但是，并不代表企业不组建研发机构，鼓励企业建立研究所或者与科研机构、大学成立专业特点显著的联合实验室。与企业相关联所成立的研发机构，应该以"规模小、规格高、多学科、特色浓"作为建设目标。在大品种培育过程中，企业还应重视积极参与多科学联合体建设，多学科联合体是在创新团队和产学研联盟的基础上发展起来的，是医、教、学、研、资五个要素的结合，在此，强调"医、教、学、研"与"资"的联合，强调成果能够被广泛认可，以获得资本的支持。此外，重视企业领军人才的引进与培养，以主导大品种培育的技术实施与落实。

经过近几年的整合，我国中药产业形成了一批具有竞争力的企业。然而，众多中小型中药企业尚未将自身拥有的产品进行大品种培育提上日程，仍处于拼价格和在市场夹缝中苦苦挣扎的状态。中小型中药企业发展面临诸多挑战，其中缺乏大品种是关系到生存的最紧迫的问题。

五、中药大品种培育意义

随着时代发展，生活节奏加快，患者疾病谱的变化等，中药大品种终有一天不能满足临床用药的需求被逐渐舍弃而进入其生命周期的衰退期。如何能够保持这些品种的市场生命活力，就需要医药工作者对这些大品种进行二次开发，将其培育成疗效更好、毒副反应更低、临床用药更方便的产品，以满足不断发展的用药需求。

杨洪军认为，"三环互动"（即"科技提升、药物政策、市场营销"三个环节的有机协调）对培育中药大品种有着积极的意义。中药品种要想成为大品种，需要充分认识自身优势，提升科技含量，获取国家药物政策支持，如具有知识产权保护、中药保护品种等。同时还要通过一系列严谨的上市后临床再评价，获得更可靠的临床证据，找到更准确的临床定位和适用人群，运用营销等手段，促成产品做大做强，体现中药大品种的价值品牌。

一是突出科学价值。中药大品种是中医理论的载体，是中医临床治疗疾病要施用的手段和形式，通过对中药大品种培育，阐释了中医针对疾病的治疗机制，对中医理论及中药的临床运用原理进一步丰富和完善；中药大品种多为中药复方制剂，而中药复方的配伍原理是中医理论的精髓，通过对中药大品种培育，研究配伍规律，用现代科学方法手段和实验证据，阐释中药配伍理论；中药大品种虽然是经过多年临床实践，并通过大量临床样本检验证实的有效药物，但其药效物质基础和作用机制尚不完全清楚，通过对中药大品种培育，以现代科学方法、客观指标和实验证据阐明其药效物质基础和作用机制，在此基础上建立科学的质量控制方法，并指导临床实践。

二是彰显技术价值。中药大品种核心技术价值主要反映在四个方面。①基于中医理论和多组分药物评价技术：目前，中药复杂体系的物质基础、有效性评价机制等方面的研究仍处于探索阶段，中药大品种培育研究整合现代分析技术、化学生物学、系统生物学、网络药理学、生物信息学等技术方法，在阐释中药大品种作用机制方面发挥重要作用，为中药复杂体系疗效特点、作用机制及配伍和理性研究提供可行研究路径，并建立系统的评价方法和技术手段。②制药工艺技术：中药大品种培育研究的重要内容之一就是对制药过程的改造进行优化和技术升级，建立质量溯源的工艺体系，实现工艺参数优化、在线监测等技术升级。③中药现代制剂和释药技术：制剂处方、工艺优化和剂型改进也是中药大品种培育的重要内容。其中，引进和应用适宜的释药技术和新型制剂技术，并应用于中药复方的复杂体系，对于推动中药现代制剂和释药技术的发展具有重要的意义。④质量控制技术：质量标准提升研究是中药大品种培育研究的重要内容，通过质量标准提升研究，建立可溯源的、与疗效高度关联的全程质量控制系统和质量标准，为中药质量控制提供可参照的模式和研究范例。

三是实现临床价值。主要体现在四个方面：①通过中药大品种培育，进一步评价、发现其临床特点，聚焦和明确临床定位。②基于中医理论，应用现代研究手段，阐明药物干预原理，为临床应用提供明确的理论和实验依据。③进一步明确临床疗效，使患者获益。④指导临床实践、实现更加精准用药，提高临床疗效。

第二节　基于整合药理学的中药大品种研究

中药方剂是中医临床治疗的基本形式，"药有个性之特长，方有合群之妙用"，中药方剂通过配伍发挥临床疗效和降低毒性。与西药的单一"基因-疾病-药物"研究模式相比，中药方剂强调的是药物组合，"七情和合"是中药方剂配伍的基本原则，由此可见，"组效关系"是中药方剂研究的核心问题之一。在当前研究中，中药方剂研究存在整体与局部脱节、宏观与微观脱节、体内过程与活性评价脱节等问题。尤其近年来，针对单一靶点的疾病治疗和药理机制研究的不足逐渐凸显，系统生物学和网络药理学的兴起，使药物机制研究及新药研发从传统的"单组分、单靶点、单疾病"研究模式向"多组分、多靶点、多途径"的方向发展。整合药理学的兴起，从多层次、多环节对中药方剂与机体的相互作用关系进行系统解析，从而揭示中药方剂物质实体与生命活动的交互规律，形成中药现代研究的新模式，促进组合药物的发展[9]。

整合药理学是中药学、化学、药代动力学、药理学、计算科学等多学科融合的交叉学科，在大数据和人工智能背景下，中国中医科学院中药研究所联合北京大学药学院、中国科学院相关机构，构建中医药整合药理学研究平台（TCMIP）。中医药整合药理学研究平台是一个集中医药大数据管理及整合药理学计算服务于一体的智能化数据挖掘平台，可提供从"中草药-方剂-成分-靶标基因-功能/通路-疾病"之间的交叉检索、多维智能化网络构建和可视化，为揭示中医药理论的科学内涵、中药作用原理阐释尤其是现代药物组合发现和优化等，提供了有力的数据支撑，同时克服了中药"化学成分群-体内过程-药效活性"之间关联性不足和存在严重的"碎片化"现象等问题，是一种具有中药特色的药理学评价体系和研究方法[10]。

将中医原创思维及中药资源宝库与国际先进科技融合创新，既是我国中医药守正创新事业发展的必然要求，也是现代中药创制及中成药二次开发的科学源泉。由于中医与西医在诊疗理论、术语体系与治疗方法上存在很大差别，简单套用现代医学、生命科学以及天然药物化学等研究手段难以全方位辨识中药药效物质，也无法揭示或系统阐释中药防病治病的科学内涵[11]。而中药整合药理学以大数据为基础，以网络构建与分析为手段，通过"成分构成-代谢指纹-网络靶标-生物效应-中药功效"多维整合研究，用现代分子生物学语言诠释传统中医理论和方剂作用原理的科学内涵，为中药大品种的培育及二次开发提供科学依据。

一、阐明中医药理论的科学内涵

中医理论认为，人体是一个整体，在外的表证可以反映在内的疾病，不同的疾病如果发病机制相同，则可以辨为同一证候，在治疗上也可以用同样的方法，这也就是所谓的"异病同治"[12]。赵步长教授认为"脑心生理功能同源，主神志，主精血，在疾病的发生发展过程中，相互影响，相互制约，互为因果"，在此基础上，赵教授提出了"脑心同治"理论，即：包括但不限于动脉粥样硬化性血管病变为主的多种疾病，证见血瘀证或气虚瘀血证，具虚、瘀、络阻病机等本虚标实特征者，可采用基本相同的活血化瘀、益气活血化瘀类方药治疗。脑心同治理论是在对脑血管、冠心病病理生理学和病因病机的研究基础之上，结合临床实践而提出的，关于中药在脑心同治过程中的分子基础没有得到深入的研究。从分子层面对中药方剂脑心同治的作用机制的研究有利于进一步进行其他类型疾病在异病同治方面的研究及相关药物的研发，并有利于促进中西医结合在异病同治方面的进展。

脑心通胶囊是体现脑心同治的代表性方剂，主要用于治疗冠心病和中风病，并已证实有确切疗效，遵从了中医"异病同治"的理论。为了科学揭示"脑心同治"的机制，陈迪[13]等基于数据科学的思想以心脑血管疾病中最具有代表性的 2 种疾病——中风病和冠心病为例，从药物、靶标、通路、疾病多个角度出发，整合应用各类数据资源，采用文本挖掘、生物网络以及富集分析方法来识别心脑血管疾病间的潜在关联特征以及具有"同治"功能的药物特性，从而从多个水平揭示"脑心同治"的潜在机制。在此基础上，结合利用聚类和关联规则分析这类数据挖掘的算法，并对比在冠心病和中风病两种不同疾病相关网络下得到的结果，探讨了脑心同治的分子机制。对比冠心病和中风病上的计算结果发现，脑心通胶囊的主要成分同时作用于 APOB、APOE、APOA1、LPL、LDLR 靶标组合，这 5 个靶标都同心脑血管疾病的共同基础病因——动脉粥样硬化相关。步长脑心通方在作用于 2 种疾病共同的靶标的同时，主要成分针对不同的疾病还直接作用于或间接干涉不同的靶标，从而实现了脑心同治，为脑心通胶囊临床科学应用提供了有益的指导[14]。

二、阐明中药大品种的药效物质基础及质量标志物研究

（一）脑心通胶囊药效物质基础及质量标志物研究

1. 脑心通胶囊化学成分研究

Wang 等[15]采用 UHPLC-LTQ-Orbitrap 法对脑心通胶囊化学成分进行研究，初步鉴定出 178 种成分，其中黄酮类 21 种、黄酮苷 6 种、菲醌 18 种、萜类 22 种。

2. 活性成分研究

基于"入血成分才可能是有效成分"和"化学成分群＞吸收成分群＞药效成分（群）"的假说，应用比格犬血清药物化学研究脑心通胶囊血中移行成分；采用外翻肠囊法研究脑心通胶囊肠吸收液中化学成分及在小肠中的吸收特性；利用 LC-MS 技术辨析活性成分。

（1）入血成分分析

从血浆中共鉴定 10 个原型入血成分，分别是羟基红花黄色素 A、苦杏仁苷、芍药苷、杜鹃花酸、2-甲氧基-4-（3-甲氧基-1-丙烯基）苯酚、黄芪甲苷、13-羟基-9,11-十八碳二烯酸、芒柄花苷、二氢欧山芹醇当归酸酯或同分异构体，其中来源于黄芪的有 3 个、当归 3 个、赤芍 1 个、川芎 1 个、红花 1 个、桃仁 1 个、鸡血藤 1 个（黄芪中也含有该成分）。

（2）肠吸收成分分析

脑心通胶囊的肠吸收液总离子流图共得 44 个峰，确定 40 个峰分子式和化学名称，其类别包括黄酮类、有机酸类、生物碱类、挥发油类、氨基酸类等，与提取物成分类别相一致；其中，阿魏酸、芍药苷、丹酚酸 B、羟基红花黄色素 A 为全肠段吸收；阿魏酸、芍药苷、丹酚酸 B 可能存在部位特异性吸收[16]。

（3）脑心通胶囊质量标志物及质量控制方法研究

刘妍如等[17]采用多元统计方法找到多批次脑心通胶囊的特异性成分，运用基于

BATMAN-TCM 网络药理学计算平台构建"Q-markers-靶点-通路-疾病"网络，并进行生物学信息注释。进一步建立超高效液相色谱法（UPLC）同时质控质量标志物的分析方法。

（二）冠心舒通胶囊药效物质基础及质量标志物研究

1. 冠心舒通胶囊化学成分研究[18-19]

（1）非挥发性成分解析

经过 UPLC-Q-TOF-MSE 解析，冠心舒通胶囊 70%甲醇提取物在正离子模式下共有 16 个化合物具有明显的离子峰，各离子峰之间基本达到了基线分离。冠心舒通胶囊提取物在负离子模式下共有 34 个明显响应且基线分离的离子峰。通过对 MSE 质谱图进行结构分析，共确定了 50 种成分。

（2）挥发性成分解析

采用 GC-MS 法对冠心舒通胶囊挥发性化学物质进行分析。通过 NIST 数据库进行相似性对比，共解析得到冠心舒通胶囊中 36 个挥发性成分，主要来源于冰片及丁香挥发油。

（3）关键药效成分研究

应用心肌细胞膜色谱反向垂钓技术对系统药理学筛选得到的 12 个化合物进一步筛选，发现了可作用于心肌细胞膜的 4 个活性化合物，分别为原儿茶酸、隐丹参酮、丁香酚和龙脑。同时，建立了原代培养心肌细胞的 H/R 模型，利用心肌细胞 H/R 模型对筛选的活性化合物进行药理活性验证，结果表明 CMC 筛选得到的 4 个化合物对 H/R 诱导的心肌细胞损伤具有良好的保护作用，通过研究初步确证原儿茶酸、隐丹参酮、丁香酚和龙脑是冠心舒通胶囊抗心肌缺血损伤的关键药效成分。该有效成分组合物获得了国家发明专利授权（专利号：ZL201510870868.1）。

2. 基于"五原则"的冠心舒通胶囊质量标志物研究

（1）有效性方面

通过心肌缺血大鼠模型和 H/R 心肌细胞进行药效评价研究，结果表明，4 个关键药效成分组合物具有明显心肌细胞保护作用，可减少大鼠心肌缺血损伤模型的心肌梗死面积，其作用与冠心舒通胶囊基本相当，相当于"等效成分群"，上述研究成果分别在 *Chinese Journal of Natural Medicines*[18]和 *Phytotherapy Research*[19]上发表。

（2）可测性方面

基于 HPLC-DAD 建立了中间体及冠心舒通胶囊的特征指纹图谱及 4 个关键药效成分的含量测定方法。

（3）传递性方面

建立了广枣、丹参等 5 味药材及饮片的质量控制方法及质量标准，并考察了冠心舒通胶囊的 4 个关键药效成分从药材、饮片、中间体到成品的质量传递性及样品稳定性。

（4）特异性及配伍原则

冠心舒通胶囊的 4 个关键药效成分来自不同药材（原儿茶酸/君药广枣，隐丹参酮/臣药丹参，丁香酚/佐药丁香，龙脑/使药制冰片），体现了配伍原则且其是各自药材中特异性成分。

由此可见，4 个成分（原儿茶酸、隐丹参酮、丁香酚和龙脑）不仅是冠心舒通胶囊中关键药效成分，而且适合作为冠心舒通胶囊的质量标志物。但是，冠心舒通胶囊质量标志物如何定量表征其抗心肌缺血生物效应还需要进一步探索。

三、揭示中药大品种的作用机制

孙志[20]等基于液质联用技术从冠心舒通胶囊中辨识其化学物质组成，以口服生物利用度（OB）≥30% 和类药性（DL）≥0.18 筛选活性成分，进一步利用网络药理学方法预测其活性成分及作用机制。结果基于液质联用技术辨识指认得到 43 个化合物，通过 OB 及 DL 筛选得到鞣花酸、隐丹参酮、丹参酮 ⅡA 等 10 个主要活性成分；这些成分可作用于 CLP、LDLR、TNF 等关键靶点 26 个，共涉及 49 条重要信号通路（$P<0.05$），预测冠心舒通胶囊可能主要通过对 TGF-β、T 细胞受体、MAPK 等信号通路的干预来发挥治疗冠心病的作用。

利用现代药理学方法研究发现：①冠心舒通胶囊及其各单味药能提高 SOD 活性，降低 MDA 和 LDH 含量，增加 NO 含量和 NOS 活性。冠心舒通臣药丹参成分隐丹参酮能够对君药广枣成分原儿茶酸保护作用起到较好的辅佐作用，二者联合应用起到加强抗心肌缺血的保护作用，验证了中药复方臣药能够辅助君药加强治疗主病和主证功效这一基本中医理论；佐药冰片龙脑成分和佐药丁香中丁香酚成分对原儿茶酸治疗主证心肌缺血的作用也有一定的促进作用，但其促进作用没有隐丹参酮作用明显。冠心舒通含药血清对缺氧复氧损伤导致的心肌细胞钙超载有明显的对抗作用；冠心舒通含药血清对缺氧复氧心肌细胞 CaM-CaMPK Ⅱ信号系统有明显的保护作用。冠心舒通胶囊及其各单味药提取物可以不同程度地抑制 Ang Ⅱ诱导的心肌细胞增殖。②冠心舒通胶囊及其各单味药能增强血清中 SOD 活力和 NO 的含量，降低 MDA 含量和血清中 LDH、CK 和 AST 的活力，发挥心肌缺血保护作用。冠心舒通胶囊及其各个单味药均可不同程度地降低 NADPH 氧化酶亚基 p22phox、p47phox、p67phox 和 gp91phox 的 mRNA 的表达量，发挥心肌缺血保护作用。冠心舒通胶囊及有效组分群对大鼠心肌缺血有明显的对抗作用，这一作用主要是通过减少心肌梗死面积，提高 SOD 活性，降低 CK、AST 和 LDH 活性实现的。③冠心舒通胶囊能够上调 eNOS mRNA 表达，催化生成低浓度的 NO，用以舒张血管和抑制血小板聚集，发挥对 TNF-α 所致 ECV304 内皮损伤的保护作用。冠心舒通胶囊通过下调 iNOS mRNA 表达从而防止过量 NO 合成引起内皮细胞损伤和凋亡，发挥对 TNF-α 所致 ECV304 内皮损伤的保护作用。

四、指导临床合理用药

原发性蛛网膜下腔出血（subarachnoid hemorrhage，SAH）是由于脑底部或表面血管破裂发生病变，破裂而使血液直接流入或主要流入蛛网膜下腔。患者多伴有剧烈的头痛。因此，采取积极有效的治疗方法控制头痛有利于缓解病情及减少并发症的发生[21]。赵秀改等[21]对步长头痛宁胶囊治疗 SAH 后头痛的临床疗效进行观察，发现在常规治疗基础上加用口服步长头痛宁胶囊，能明显减轻 SAH 患者的自觉症状，缩短病程，减少并发症发生。

刘辉等[22]采用网络药理学研究头痛宁治疗 SAH 的分子机制，根据 OB≥30%、DL≥0.18 及血脑屏障（blood brain barrier，BBB）透过率≥0.3 或 BBB 透过率<0.3 的筛选标准，得到头痛宁容易透过 BBB 的 7 种有效成分及不易透过 BBB 的 14 种有效成分，它们分别对应着 57、120 个靶点。将这些靶点与 SAH 的 273 个靶点共同分析后得到易透过 BBB 的 10 个关键节点及不易透过 BBB 的 28 个关键节点，metascape 分析结果显示这些关键节点主要在炎症、神经元修复、神经递质调节、周围神经重塑、脂质及激素代谢、血管舒缩调节方面富集。该研究揭示了步长头痛宁胶囊治疗蛛网膜下腔出血的作用机制，体现了中药复方多靶点的治疗优势，为进一步药理学研究提供了实验依据。

第三节　应用案例（基于整合药理学的中药大品种脑心通胶囊研究）

脑心通胶囊是陕西步长制药有限公司的独家专利产品，由黄芪等 16 味中药组成，收载于《国家基本药物目录》《国家基本医疗保险、工伤保险和生育保险药品目录》《中国药典》（2015 年版），为国家二级中药保护品种，拥有马来西亚、泰国、哈萨克斯坦和印度尼西亚等多个海外国家的药品注册批文，在国外上市销售。脑心通胶囊目前年销售额已超过 30 亿元，是名副其实的中药大品种。脑心通胶囊之所以能够取得如此大的单品销售成就，不仅仅因为其上市 20 多年来临床疗效确切、质量安全稳定，更因为步长制药联合中国中医科学院等科研院所的大量科研人员对其进行了系统的大品种培育研究工作。这也凸显了中药大品种临床价值大、科学价值强、市场价值高的基本特征，是中药大品种培育最成功的案例之一。

中药整合药理学强调中药研究的整体价值，从"化学指纹-代谢指纹-网络靶标"和"肠吸收-活性评价-数据挖掘"的整合药理学的研究体系，在理论和方法上均有创新性的突破。中药大品种脑心通胶囊的培育过程是基于整合药理学思路的全面研究，充分反映了整合药理学在中药大品种培育中的重要作用。

一、基于数据挖掘和网络分析的"脑心同治"分子机制研究

"脑心同治"理论是赵步长教授多年心脑血管疾病治疗经验的理论升华，是在对脑血管、冠心病病理生理学和病因病机的研究基础之上，结合临床实践而提出的，该学说揭示了中医整体观在心脑血管疾病研究中的指导作用。脑心通胶囊是体现脑心同治的代表性方剂，主要用于治疗冠心病和脑中风，并已证实有确切疗效，遵从了中医"异病同治"的理论。

中国中医科学院杨洪军团队从分子层面出发，结合利用网络分析和数据挖掘算法，针对脑心通胶囊，分别在冠心病和中风病相关的蛋白质交互作用网络上进行分析，从一定程度上解释了该方剂在心脑血管疾病治疗过程中的作用机制。

本研究包括两个阶段。分析过程见图 14-2。

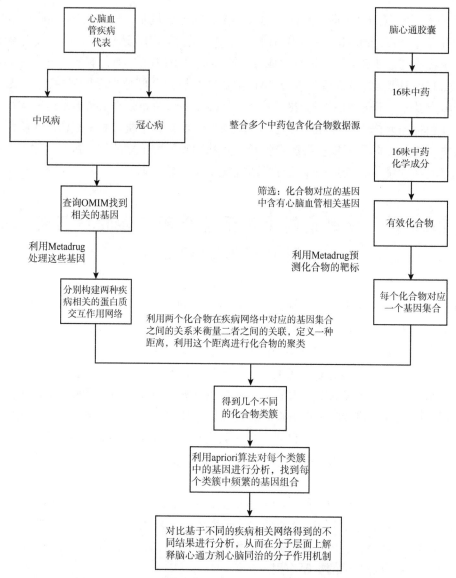

图 14-2　基于网络分析的脑心同治分子机制研究过程示意图

（一）冠心病和中风病相关蛋白质网络构建

研究中，利用冠心病和中风病相关的基因，将基因映射到 GeneMania 的蛋白质交互作用网络中，构建该疾病相关的蛋白质交互作用网络。其中，网络的节点表示一种蛋白质，节点间的边表示两个蛋白质之间有交互作用。这里的交互作用包括共表达、共位、通路关联、物理关联、共享蛋白质域、基因关联。本研究分别构建了基于通路关联（GeneMania 中的通路关联来自 Pathway Common）的蛋白质交互作用网络和包括了全部 6 种关联的蛋白质交互作用网络。

研究中分别针对冠心病和中风病在 OMIM 数据库中找到相关的疾病基因，其中冠心病 131 个基因，中风病 165 个基因。分别将疾病基因映射到 GeneMania 蛋白质交互作用（PPI）网络中得到两种疾病相关的网络。对于每一种疾病，都构建两个网络，一个是仅仅通过通路进行关联的蛋白质交互作用网络（图 14-3，图 14-4），一个是包括了数据库中所有关联类型（共表达、共位、通路关联、物理关联、共享蛋白质域、基因关联）的蛋白质交互作用网络（图 14-5，图 14-6）。

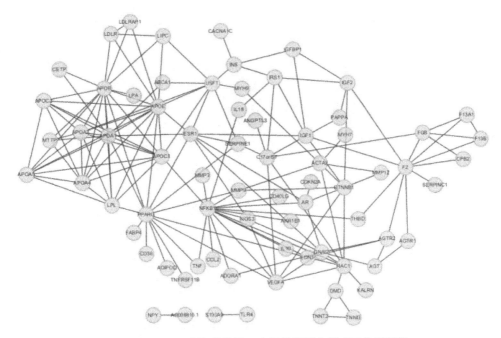

图 14-3　通过通路关联的冠心病相关的蛋白质交互作用网络

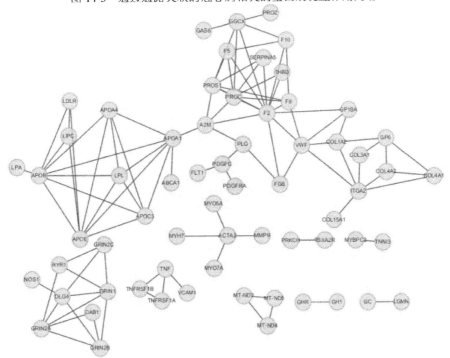

图 14-4　通过通路关联的中风病相关的蛋白质交互作用网络

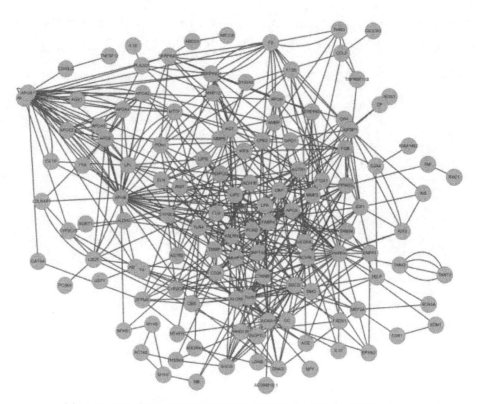

图 14-5　冠心病相关的蛋白质交互作用网络（包括所有关联类型）

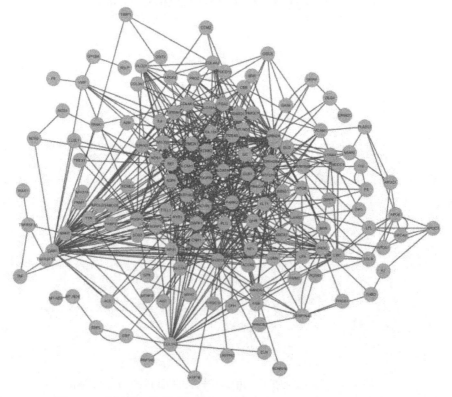

图 14-6　中风病相关的蛋白质交互作用网络（包括所有关联类型）

（二）化合物潜在靶标预测与分析

研究中，利用 MetaDrug 提供的化合物靶标预测功能，根据每个化合物的二维结构找到相似化合物，并将相似化合物的靶标作为该化合物潜在靶标，得到步长脑心通中 384 种化合物对应的潜在靶标。根据化合物潜在靶标对其进行筛选，只保留那些含有疾病相关基因对应靶标的化合物。筛选后，对于冠心病剩余 68 种化合物；对于中风病剩余 64 种化合物。计算化合物之间的距离，分别基于冠心病和中风病相关蛋白质交互作用网络利用层次聚类算法对化合物聚类，保留包含化合物较多的类簇，其中最大类簇中的化合物代表了该方剂在治疗相应疾病时起主要作用的成分，即脑心通胶囊的主要成分。根据以上聚类结果，对每个较大类簇中的化合物潜在靶标进行分析，利用 apriori 算法找到频繁的靶标组合，每个大类簇相应的频繁靶标组合对应于体现了该方剂主要功能的靶标。即从分子层面上找出方剂的主要成分所共同作用的靶标组合，结果见表 14-1 至表 14-4。

表 14-1　基于通路关联的冠心病蛋白质网络聚类频繁靶标集合

类簇	类簇中的化合物对应的频繁靶标组合	与冠心病及中风病都相关的靶标	只与冠心病相关的靶标
类簇 1	HGPS，APOE，CETP，PON1，CD36，CTNNB1，LDLR，LPL，APOB，APOA1，AR	LDLR，APOA1，APOE，APOB，LPL	HGPS，CETP，PON1，CD36，CTNNB1，AR
类簇 2	ALOX5	无	ALOX5
类簇 3	UGT1A1，ALDH2，ALOX5	无	UGT1A1，ALDH2，ALOX5

表 14-2　基于通路关联的中风病蛋白质网络聚类频繁靶标集合

类簇	类簇中的化合物对应的频繁靶标组合	与冠心病及中风病都相关的靶标	只与中风病相关的靶标
类簇 1	CYP2C19，GABRA5	CYP2C19	GABRA5
类簇 2	GABRA5，FABP2	无	GABRA5，FABP2
类簇 3	GABRA5，ACE，NOS2A	ACE	GABRA5，NOS2A
类簇 4	LPL，APOE，NOS1，NOS2A，LDLR，APOA1，APOB，ITGA2，APP	LDLR，APOA1，APOE，APOB，LPL	NOS1，NOS2A，ITGA2，APP

表 14-3　基于冠心病蛋白质交互作用网络的化合物聚类频繁靶标组合

类簇	类簇中的化合物对应的频繁靶标组合	与冠心病及中风病都相关的靶标	只与冠心病相关的靶标
类簇 1	CD36，AR，LPL，PON1，LDLR，APOB	LDLR，APOB，LPL	CD36，AR，PON1

表 14-4　基于中风病蛋白质交互作用网络的化合物聚类频繁靶标组合

类簇	类簇中的化合物对应的频繁靶标组合	与冠心病及中风病都相关的靶标	只与中风病相关的靶标
类簇 1	LPL，APOE，NOS1，NOS2A，LDLR，APOA1，APOB，ITGA2，APP	LDLR，APOB，LPL，APOE，APOA1	NOS1，NOS2A，ITGA2，APP
类簇 2	LDLR，GABRA5	LDLR	GABRA5
类簇 3	NOS2A	无	NOS2A

从表 14-1、表 14-2 可以发现脑心通胶囊的主要成分无论针对冠心病还是中风病都同时作用于 LDLR、APOA1、APOE、APOB、LPL 这 5 个靶标，这几个靶标主要与脂质、脂蛋白及介导脂质的代谢、运输消化的通路相关；并且这 5 个靶标属于 OMIM 数据库中动脉粥样硬化相关基因的产物，也符合于相关的研究结果。作用于这 5 个靶标，符合于心脑血管疾病的基础病因——动脉粥样硬化。从网络中观察这 5 个靶标，其在两个网络中的平均度（在通路关联的冠心病和中风病网络中均为 6）均明显大于整个网络的平均度（冠心病和中风病网络中所有节点的平均度均为 3），可见这 5 个靶标在网络中占有相对重要的地位，并且可以看出这 5 个靶标在相应的网络中都比较临近，且位于连接相对紧密的子网络中。同时，在频繁作用于两种疾病共同相关靶标的同时，脑心通胶囊的主要成分针对于不同的疾病还频繁作用于各自相关的靶标，比如该方剂的主要成分还频繁作用于与冠心病相关的 HGPS、CETP、PON1、CD36、CTNNB1、AR 靶标，同时频繁作用于与中风病相关的 NOS1、NOS2A、ITGA2、APP 靶标。可见该方剂在作用于两种不同疾病共同的靶标的同时，还可以分别影响两种疾病各自相关的靶标，从而实现了脑心同治。

从表 14-3、表 14-4 的结果中同样可以发现，脑心通胶囊的主要成分同时频繁作用于与两种疾病都相关的 LDLR、APOB、LPL 靶标，同样与动脉粥样硬化相关。同样这 3 个节点的平均度（冠心病相关网络：33；中风病相关网络：26）也明显高于网络中所有节点的平均度（冠心病相关网络：17；中风病相关网络：19）。同时，该方剂中的主要成分在作用于两种疾病的共同靶标组合的同时，还分别频繁作用于与冠心病相关的 CD36、AR、PON1，以及与中风病相关的 NOS1、NOS2A、ITGA2、APP。该结果同样说明了该方剂对于两种疾病在作用于共同的靶标的同时，还可以间接地影响到其他不同的靶标，实现对两种疾病同时治疗。同时，鉴于表 14-4 中得到的频繁靶标的组合同表 14-1、表 14-2 中得到的一样，都为 APOB、APOE、APOA1、LPL、LDLR，且表 14-3 得到的结果也在这 5 个靶标当中。可见 APOB、APOE、APOA1、LPL、LDLR 这 5 种靶标在脑心同治中占据了重要的位置。

二、脑心通胶囊物质基础研究

（一）脑心通胶囊化学成分研究

中国中医科学院杨洪军团队对中药大品种脑心通胶囊的化学成分进行了系统研究，首先构建了脑心通胶囊的化学信息库，收录 932 个成分的化学信息。其次使用 UHPLC-LTQ Orbitrap 串联高分辨质谱仪对脑心通胶囊的化学成分进行系统分析，在脑心通胶囊中共鉴别出了 178 个化合物，包括 27 个黄酮类化合物，18 个菲醌类化合物和 22 个萜类化合物；最后采用 LC-MS 技术，在脑心通胶囊提取物中共鉴定出 54 个成分，确定了 16 种质控标志成分。

（二）脑心通胶囊肠吸收液化学成分研究

杨洪军团队应用外翻肠囊法制备肠吸收液，采用 HPLC-MS 分析肠吸收液化学成分，在脑心通胶囊肠吸收液中，共发现了 44 个肠吸收成分，均来自于脑心通胶囊提取液。同时采用 UPLC 法建立了阿魏酸、芍药苷、丹酚酸 B、羟基红花黄色素 A 四个成分的含量测定方法。

　　将 180 min 组肠吸收液按照建立的含量测定条件测定 4 个成分含量，比较 4 个成分在不同肠段的累积吸收浓度和累积吸收率，结果见图 14-7、图 14-8。图 14-7 可以看出在 180 min 时，肠段 4 和肠段 3 对阿魏酸、丹酚酸 B、芍药苷的吸收均高于肠段 1 和肠段 2；同时图 14-8 的数据显示，在 180 min 时间点时 4 个成分中丹酚酸 B 的吸收率最高，阿魏酸的吸收率最差。肠段 1、2、3、4 分别为空肠前段、中段、后段和回肠段，说明在 180 min 时，越接近回肠对阿魏酸、丹酚酸 B、芍药苷的吸收越好。

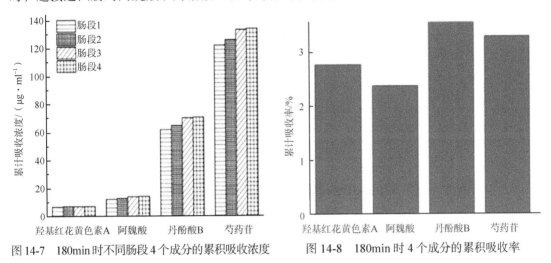

图 14-7　180min 时不同肠段 4 个成分的累积吸收浓度　　　　图 14-8　180min 时 4 个成分的累积吸收率

　　根据回肠段的数据绘制 4 个成分的时间-累积吸收曲线（见图 14-9），观察其于 180 min 内的吸收特性。图 14-9 显示，在 180 min 内，4 个成分的时间-累积吸收曲线均为上升趋势，未呈现饱和趋势，说明 4 个成分在 180 min 内的吸收尚未达到饱和状态。

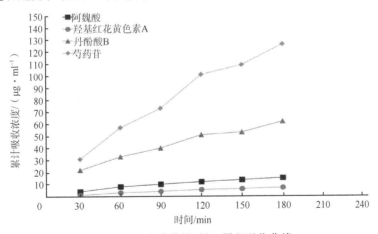

图 14-9　4 个成分的时间-累积吸收曲线

（三）脑心通胶囊血中移行成分研究

　　按 3g/kg 给比格犬灌予脑心通药液 30 ml。给药后分别于 0.5 h、1.0 h、2.0 h、4.0 h 采血，3000 r/min 离心 15 min，取上清即得含药血浆，用 Waters HLB 固相萃取小柱处理血浆，HPLC-MS 分析含药血清中化学成分，并与脑心通胶囊中成分进行比对，确定脑心通胶囊血中移行成分。

结果见表 14-5，脑心通胶囊中共确定了 10 个原型入血成分。

表 14-5 脑心通胶囊中原型入血成分分析

序号	分子式	名称	来源
1	$C_{27}H_{32}O_{16}$	羟基红花黄色素 A	红花
2	$C_{20}H_{27}NO_{11}$	苦杏仁苷	桃仁
3	$C_{23}H_{28}O_{11}$	芍药苷	赤芍
4	$C_9H_{16}O_4$	杜鹃花酸	当归
5	$C_{11}H_{14}O_3$	2-甲氧基-4-（3-甲基基-1-丙烯基）苯酚	川芎
6	$C_{41}H_{68}O_{14}$	黄芪甲苷	黄芪
7	$C_{19}H_{20}O_5$	二氢欧山芹醇当归酸酯或同分异构体	当归
8	$C_{18}H_{32}O_3$	13-羟基-9,11-十八碳二烯酸	黄芪
9	$C_{22}H_{22}O_9$	芒柄花苷	鸡血藤、黄芪

三、基于"Q-Markers-靶点-通路-疾病"网络的脑心通胶囊质量标志物研究

陕西步长制药有限公司与陕西中医药大学共同开展了脑心通胶囊质量标志物研究。通过选取与心脑血管疾病相关的通路进行网络构建（图 14-10），得到桑皮苷 A、羟基红花黄色素 A、芍药苷、阿魏酸、毛蕊异黄酮苷、迷迭香酸、丹酚酸 B、芒柄花素和丹参酮ⅡA

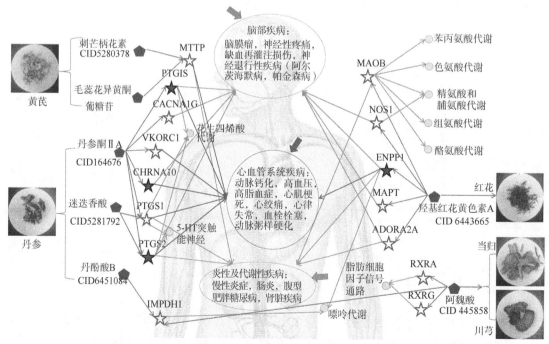

图 14-10 脑心通质量标志物"药材-成分-靶点-通路-疾病"关联网络图

为代表的脑心通质控标志物可以作用于 PTGIS、PTGS2、CHRNA10、ENPP1 和 ADORA2A 5 个关键靶点和花生四烯酸代谢、精氨酸和脯氨酸代谢、脂肪细胞因子信号通路等 8 条信号通路，这些靶点及通路多数都与心脑血管有关，因此确定这 9 种化合物作为脑心通胶囊质控的质量标志物，并建立了 UPLC 质控方法（图 14-11）。

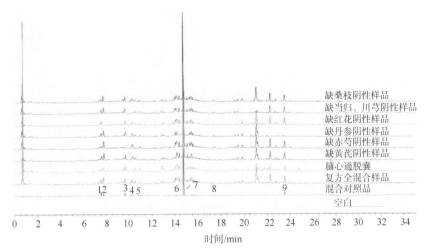

图 14-11　脑心通胶囊质量标志物 UPLC 图谱

1. 桑皮苷 A；2. 羟基红花黄色素 A；3. 芍药苷；4. 阿魏酸；5. 毛蕊异黄酮苷；6. 迷迭香酸；7. 丹酚酸 B；8. 芒柄花素；9. 丹参酮 ⅡA

四、基于整合药理学的脑心通胶囊生物活性评价研究

脑心通胶囊具有益气活血，化瘀通络的作用，用于气虚血滞、脉络瘀阻所致中风中经络，半身不遂、肢体麻木、口眼㖞斜、舌强语謇及胸痹心痛、胸闷、心悸、气短；脑梗死、冠心病、心绞痛属上述证候者。为了评价脑心通胶囊主要功效，陕西步长制药有限公司与陕西中医药大学对脑心通胶囊进行了抗凝血与抗氧化方面的生物活性评价研究。

（一）脑心通胶囊抗凝血活性测定

大鼠腹主动脉取血，采用 3.2% 的枸橼酸钠（全血与抗凝剂比例为 9:1）抗凝，将血液分装在离心管内，2500 r/min，离心 15 min，取血浆备用。取脑心通胶囊 20 粒，倾出内容物，研细，取 6.0g，精密称定，置 150 ml 具塞磨口锥形瓶中，精密加入 70% 甲醇 50 ml，回流 1h，摇匀，过滤，取续滤液，挥干。用 4ml 生理盐水溶解，离心机 5000 r/min 离心 10 min，取上清液，得脑心通胶囊供试品溶液原液。用生理盐水按剂间比 0.8 进行逐级稀释，浓度（单位：g/ml）依次为 1.050、0.840、0.672、0.538、0.430、0.344、0.275、0.220、0.176、0.141、0.113、0.090、0.072、0.058，备用。

取血凝仪测试杯，每通道加入血浆 90μl，分别加入不同浓度的脑心通胶囊供试品溶液 50μl，用全自动血凝仪测定凝血酶时间，为保证测量的准确性，测定应在 4h 内完成，且不可冷冻保存和过度震荡。

对脑心通胶囊抗凝作用量效关系进行考察，以药物浓度（X）为横坐标，体外抗凝血时间（Y）为纵坐标，进行线性回归，得回归曲线方程：$Y= 25.262X+31.319$（R^2=0.9995）。脑心通胶囊供试品浓度在 0.43～1.05g/ml，凝血酶时间与浓度的线性较好。

规定浓度为 0.1g/ml 的脑心通胶囊供试品溶液为标准品溶液，其比空白对照（生理盐水）凝固时间（TT）每延长 1s，作为 1 个效价单位（U），连续测定 3 次，取平均值。

$$1g\ \text{标准品的效价（U/g）} = t \times [1/ (V \times C)] \tag{14-1}$$

其中，t 为供试品比空白对照延长的时间（s），V 为供试液体积（ml），C 为供试品浓度（g/ml）。

将 15 批脑心通胶囊稀释至浓度为 0.672g/ml 的供试品溶液，再进行体外抗凝血酶时间测定，并根据上述公式计算其抗凝血生物效价，结果见表 14-6。

表 14-6 脑心通胶囊供试品抗凝血酶时间检测结果

批次	抗凝血生物效价/（U·g⁻¹）
17030101	457.29
17040101	374.36
17050101	513.84
17060101	475.89
1801145	475.89
1801146	592.91
1801147	578.17
1801207	572.02
1801208	509.87
1801215	528.57
1801216	679.71
1801217	572.77
1801218	448.76
1801219	599.11
1801220	457.29

（二）脑心通胶囊抗氧化活性测定

取脑心通胶囊 20 粒的内容物，精密称定，研细，取 2.0g，精密称定，置 150 ml 具塞磨口锥形瓶中，精密加入 70%甲醇 50 ml，超声处理提取 45 min（功率 300 W，频率 40 kHz），摇匀，过滤。残渣及滤器用 70%乙醇 30 ml 分 3 次等量洗涤，洗液合并入滤液中，离心浓缩仪浓缩（转速 1465r/min，浓缩温度 35℃），残渣加 70%乙醇微热溶解，并转移至 25ml 量瓶中，加 70%乙醇至刻度，摇匀，0.22μm 微孔滤膜过滤，取续滤液，即得。

按总抗氧化能力检测试剂盒（ABTS 快速法）方法，将羟自由基试剂盒中的试剂按照说明书方法分别配制应用液及显色剂，并将应用液在 37℃水浴中预温 3 min，供试品溶液用蒸馏水稀释成不同浓度待测液，分别取各待测液 0.2ml，按试剂盒说明书进行操作。加入试剂三后立即开始计时，以秒表计时 1min 后立即加入显色剂终止反应。混匀，室温放置 20min 后，用酶标仪于 550nm 处测定吸光度。

根据下列公式计算供试品抑羟自由基能力。

$$抑羟自由基能力 = \frac{对照OD值-测定OD值}{标准OD值-空白OD值} \times 8.824 mmol/L$$
$$\times \frac{1ml}{0.2ml} \times 样品测试前稀释倍数 \tag{14-2}$$

用甲醇配制 0.2mmol/L 的 DPPH 溶液，避光保存备用，另配制 2.0mg/ml 的 Vc 溶液备用，采用微量法进行加样，室温下避光静置 30min，于 517nm 处测定吸光度。

根据下列公式计算得供试品的 DPPH 自由基清除率。

$$DPPH 自由基清除率 = (1 - \frac{As-Ab}{Ac}) \times 100\% \tag{14-3}$$

As=150μl 的 DPPH 溶液+150μl 的当归样品 OD 值，Ab=150μl 的脑心通样品+150μl 的70%甲醇溶液 OD 值，Ac=150μl 的 70%甲醇溶液+150μl 的 DPPH 溶液 OD 值。

脑心通供试品溶液清除 ABTS、DPPH 和抑羟自由基能力结果见表 14-7。

表 14-7　脑心通胶囊清除 ABTS、DPPH 和抑羟自由基结果

样品批号	ABTS 清除率	DPPH 清除率	羟自由基抑制率
17030101	66.97%	41.49%	55.91%
17040101	66.16%	31.37%	45.59%
17050101	60.59%	25.59%	54.62%
17060101	66.43%	42.09%	59.90%
1801145	67.15%	27.45%	62.13%
1801146	66.14%	46.35%	56.85%
1801147	69.56%	33.96%	60.58%
1801207	66.86%	27.06%	58.46%
1801208	64.20%	31.67%	59.14%
1801215	65.34%	45.22%	61.57%
1801216	61.64%	42.23%	44.40%
1801217	21.52%	71.16%	57.71%
1801218	26.60%	69.72%	97.38%
1801219	27.08%	79.63%	45.61%
1801220	66.07%	23.88%	59.27%

（三）脑心通胶囊对过氧化氢诱导的大鼠心肌细胞 H9c2 损伤的保护作用

对大鼠胚胎心肌细胞株 H9c2，使用不同浓度脑心通肠吸收液（入孔浓度 0μg/ml、7.81μg/ml、15.63μg/ml、31.25μg/ml、62.50μg/ml、125μg/ml、250μg/ml）作用 24h，再加入 100μmol/L 过氧化氢作用 1h，MTT 检测细胞存活率，曲美他嗪（10μmol/L）作为对照药，结果表明 7.81μg/ml、15.63μg/ml、31.25μg/ml 和 62.50μg/ml 具有保护作用，且无细胞

毒作用（图 14-12）。

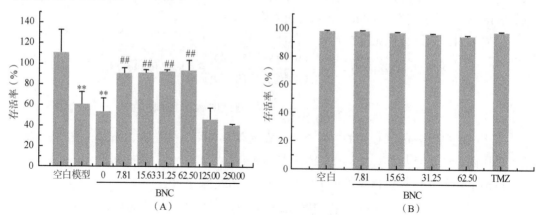

图 14-12　MTT 法检测脑心通胶囊的保护作用

A 图为不同浓度脑心通胶囊作用下 H9c2 细胞的存活率，B 图为四个浓度脑心通胶囊与 H9c2 共孵育 24h 的存活率

　　H9c2 细胞加入不同浓度脑心通胶囊孵育 24h 后，再加入 100μM 过氧化氢作用 1h，细胞收缩变圆，间隙增加，随着脑心通胶囊浓度的升高，细胞损伤程度降低（图 14-13）。

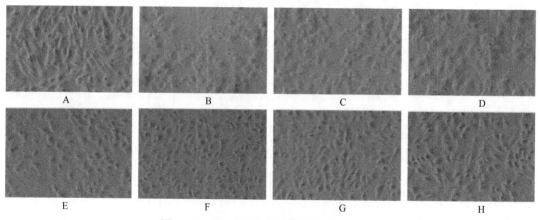

图 14-13　H9c2 细胞的形态变化（×200）

A、B、C、D、E、F、G、H 分别代表正常组、过氧化氢组、空白肠吸收液组、脑心通胶囊 7.81μg/ml、脑心通胶囊 15.63μg/ml、脑心通胶囊 31.25μg/ml、脑心通胶囊 62.50μg/ml 以及 TMZ 组

五、结　语

　　为充分发挥步长中成药的品牌和疗效优势，培育安全、有效、质量可控的中药大品种，步长制药科研部与西安交通大学、陕西中医药大学、中国中医科学院、陕西省中药研究院等高校、科研院所联合攻关，针对制约中成药品种做大做强的因素（包括药效物质不清、作用机制不明、制药工艺粗放、质控水平低下等），开展系统研究，以步长制药现有大品种——丹红注射液、脑心通胶囊、冠心舒通胶囊、头痛宁胶囊为对象，围绕做大做强中成药品种的重大需求，促进中药产业向科技型、高效型和节约型转变，构建了基于整合药理学研究模式的中成药技术升级改造模式，培育了大品种群，推动了中药产业技术升级，形

成了中药市场的竞争优势。本章节以步长脑心通为研究范例，充分反映了整合药理学在中药大品种培育及技术升级、改造中的重要作用，该研究模式的进一步推广应用，将进一步扩大优质中药产品的市场占有率，促使中药大品种成批涌现，推动中药产业健康发展。

参 考 文 献

[1] 成旭东，贾晓斌，封亮，等. 基于系统论的中药大品种二次开发研究思路[J]. 中国中药杂志，2013，38（24）：4369-4374.

[2] 王永炎，杨洪军. 中小型中药企业大品种培育策略与路径分析[J]. 中国中药杂志，2014，39（5）：755-758.

[3] 王永炎. 基本药物制度下大中药产业发展的若干思考[J]. 中国中药杂志，2012，37（18）：2677-2678.

[4] 刘昌孝. 中药质量标志物（Q-marker）：提高中药质量标准及质量控制理论和促进中药产业科学发展[J]. 中草药，2019，50（19）：4517-4518.

[5] Guo D A. Quality marker concept inspires the quality research of traditional Chinese medicines[J]. Chinese Herbal Medicines，2017，9（1）：1-2.

[6] 张铁军，许浚，韩彦琪，等. 中药大品种质量标准提升研究的思路与实践[J]. 天津中医药，2017，34（1）：4-12.

[7] 许海玉，唐仕欢，陈建新，等. 基于代谢组学的中药"组效关系"研究思路与策略[J]. 世界科学技术（中医药现代化），2011，13（1）：30-35.

[8] 马艳，张迎春，陶野，等. 基于整合药理学策略的元胡止痛方研究进展[J]. 中国中药杂志，2015，40（6）：1048-1054.

[9] 许海玉，杨洪军. 整合药理学：中药现代研究新模式[J]. 中国中药杂志，2014，39（3）：77-82.

[10] Xu H Y，Zhang Y Q，Liu Z M，et al. ETCM：an encyclopaedia of traditional Chinese medicine[J]. Nucleic Acids Res，2019，47（D1）：D976-D982.

[11] 王毅，张晗，张伯礼，等. 中药药效物质多模态辨识方法学及其应用研究[J]. 中国中药杂志，2020，45（1）：1-6.

[12] 杨芳，依秋霞，李敬林. 基于"异病同治"理论探讨温胆汤在心、脑、肺系疾病中的应用[J]. 长春中医药大学学报，2018，34（4）：709-711.

[13] 陈迪，唐仕欢，卢朋，等. 基于数据科学的脑心同治机制研究[J]. 中国中药杂志，2015，40（21）：4288-4296.

[14] 陈迪，卢朋，张方博，等. 基于数据挖掘和网络分析的"脑心同治"分子机制研究[J]. 中国中药杂志，2013，38（1）：91-98.

[15] Wang S S，Xu H Y，Ma Y，et al. Characterization and rapid identification of chemical constituents of NaoXinTong capsules by UHPLC-linear ion trap/Orbitrap mass spectrometry[J]. Journal of Pharmaceutical and Biomedical Analysis，2015，1（10）：104-118.

[16] 黄斌，李耿，郭宇飞，等. 脑心通胶囊中4个成分肠吸收研究[J]. 中国中药杂志，2013，38（6）：889-893.

[17] 刘妍如，唐志书，宋忠兴，等. 多元统计及"成分-靶点-疾病"在线关联分析脑心通胶囊中质量标志物[J]. 中草药，2018，49（12）：2775-2785.

[18] Liu F，Du X，Liu P R，et al. Screening and analysis of key active constituents in Guanxinshutong capsule using mass spectrum and integrative network pharmacology[J]. Chin J Nat Med，2018，16（4）：302-312.

[19] Liu F，Huang Z Z，Sun Y H，et al. Four main active ingredients derived from a traditional Chinese medicine Guanxin Shutong capsule cause cardioprotection during myocardial ischemia injury calcium overload suppression[J]. Phytother Res，2017，31（3）：507-515.

[20] 孙志，左莉华，师莹莹，等. 冠心舒通胶囊治疗冠心病的"成分-靶点-通路"研究[J]. 中国药学杂志，2019，54（3）：200-207.

[21] 赵秀改，吴治瑞. 步长头痛宁胶囊治疗蛛网膜下腔出血后头痛的临床观察[J]. 中国实用医药，2011，6（8）：197-198.

[22] 刘辉，潘鹏宇，王姣，等. 基于网络药理学分析头痛宁治疗蛛网膜下腔出血的机制研究[J]. 中华中医药学刊，2020，38（8）：65-70，264.

（陈衍斌　许　刚　刘　峰　彭修娟）

索　引